Soft Tissue

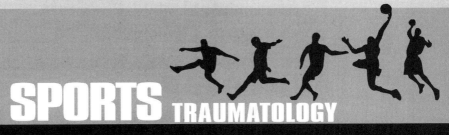

SPORTS TRAUMATOLOGY

运动软组织损伤学

主　编　王　煜
副主编　何春江　胡毓诗

U0346849

四川科学技术出版社

图书在版编目（CIP）数据

运动软组织损伤学／王煜主编. 一成都：四川科学技术出版社，
2010.2（2021.11重印）
ISBN 978-7-5364-6981-5

Ⅰ.①运… Ⅱ.①王… Ⅲ.①软组织损伤-诊疗 Ⅳ.①R686
中国版本图书馆CIP数据核字（2010）第009972号

运动软组织损伤学
YUNDONG RUANZUZHI SUNSHANGXUE

主　　编　王　煜
副 主 编　何春江　胡毓诗

出 品 人　程佳月
责任编辑　肖　伊　郑　尧
封面设计　韩建勇
版面设计　杨璐璐
责任校对　尧汝英　程　丽
责任出版　欧晓春
出版发行　四川科学技术出版社
　　　　　成都市槐树街2号　邮政编码 610031
　　　　　官方微博：http://e.weibo.com/sckjcbs
　　　　　官方微信公众号：sckjcbs
　　　　　传真：028-87734039
成品尺寸　185mm×260mm
印　　张　26.25　字数 560 千
印　　刷　四川机投印务有限公司
版　　次　2010年2月第一版
印　　次　2021年11月第四次印刷
定　　价　78.00元

ISBN 978-7-5364-6981-5

邮购：四川省成都市槐树街2号　邮政编码：610031
电话：028-87734035

《运动软组织损伤学》编委会

主　　编：王　煜

副 主 编：何春江　胡毓诗

编写人员：（按姓氏笔画为序）

王　煜　毕　玲　何春江　张　猛

胡毓诗　凌蜀琪　解　勇

前　言

运动软组织损伤学是以传统中医的理论和方法为基础，结合现代医学及其他学科领域的知识和技术，研究人体各种肌肉、肌腱、神经、筋膜、关节及辅助装置等伤病的一门临床学科。

郑怀贤教授是我国著名的中医骨伤科和运动医学专家，曾任中华全国体育总会常委、中国武术协会主席、中国体育科学学会理事、全国运动医学学会委员、四川省政协常委、中华医学会四川分会副理事长、成都运动医学学会主席、成都体育学院运动医学系主任、成都体育学院附属体育医院院长等职。他一生师从多门，博采众长，独树一帜，形成了自己在伤科领域独特的学术思想和医疗体系。为了总结成都体育学院 50 多年来运用在防治软组织损伤方面的成果，特别是郑怀贤教授及学生运用中医理论结合现代医学知识在治疗运动软组织损伤方面的独特经验，特组织有关专家、学者编写了这本《运动软组织损伤学》。

全书分为总论、损伤内证、肩及上臂部软组织损伤、肘及前臂部软组织损伤、腕及手部软组织损伤、髋及大腿部软组织损伤、膝及小腿部软组织损伤、踝及足部软组织损伤、颈部软组织损伤、胸背部软组织损伤、腰骶部软组织损伤、周围神经损伤及其他部位软组织损伤共 13 章。成都体育学院运动医学系中医骨伤科教研室王煜（撰写第七、九、十、十一章，附方索引，常用特殊试验索引）任主编，何春江（撰写第三、四、五章）、胡毓诗（撰写第一章）任副主编，中医骨伤科教研室毕玲（撰写第二章）、解勇（撰写第十二章），附属体育医院凌蜀琪（撰写第六、八章）、张猛（撰写第十三章）等参加编写。

在编写过程中，我们总结了郑怀贤教授在运动软组织损伤诊疗方面的丰富经验，吸收了以往成都体育学院出版的有关专著的优点和当前国内外的有关资料及研究成果，同时还适当结合了编者以及在成都体育学院运动医学系工作过的各位教师近 50 年教学、科研和临床的实践。既注重突出中医特色，又努力与现代科学技术相结合，从临床教学的深度和广度对本学科的基础理论、基本知识和基本技能进行了较全面地阐述。

作为一本较全面总结郑怀贤教授在治疗软组织损伤和运动创伤方面学术思想的专著，本书既可供临床骨科医生及运动创伤医生参考，又可作为运动医学专业本科生和研究生的参考教材。

编　者

2008 年 12 月于成都体育学院

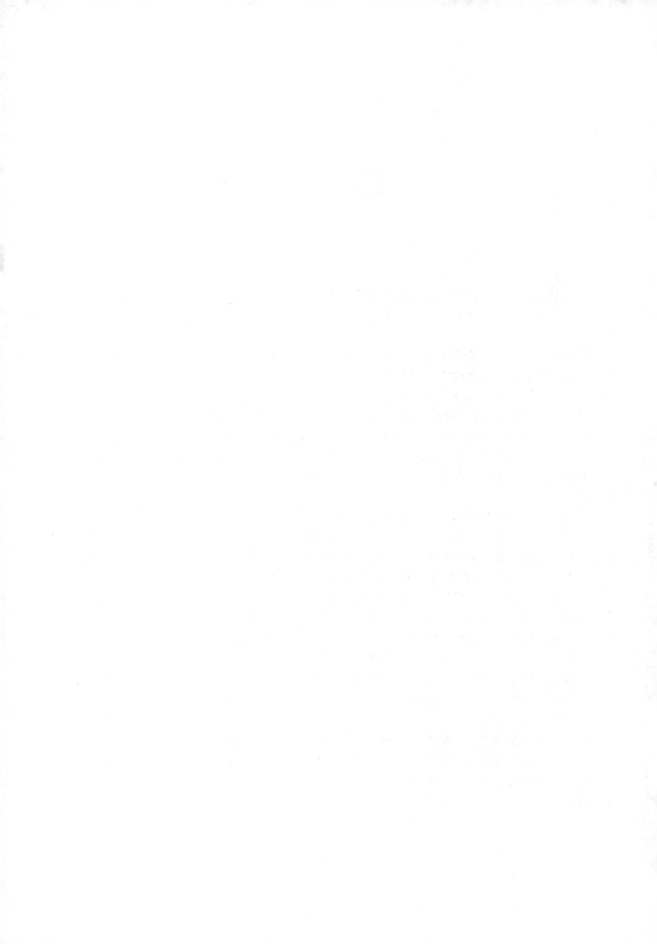

目　　录

第一章　总　论

第一节　概　论

一、运动软组织损伤学概念

运动软组织损伤学是运动创伤学的重要组成部分，其主要任务是预防和治疗因运动引起的软组织损伤，并通过统计的方法，总结软组织损伤发生的原因、治疗的效果及健康恢复的时间等，以协助改善运动条件，改进教学训练方法，提高运动成绩。

现代运动医学已从过去为专业运动员服务和主要进行运动创伤的紧急救治，发展成为内涵十分广泛的独立学科。体育运动不再是少数人的专利，而成为全民的活动，成为不同年龄、不同职业、不同阶层的人们生活中不可缺少的组成部分。运动医学学科的飞速发展，已经彻底改变了人们认为运动医学仅仅是为年轻人和运动员提供服务的观念。它一方面用现代医学的理论和方法，对体育运动训练进行监督和指导，以达到最大运动能力的恢复；另一方面通过研究和治疗运动引起的创伤和疾病，更多地为社会大众提供科学运动能促进健康、防病治病的正确观念和知识。

运动软组织损伤以四肢和腰背为高发部位，以肌肉、筋膜、肌腱、腱鞘、韧带和关节囊损伤最多，其次是关节软骨、半月板、腕三角软骨盘、肩袖等损伤。运动软组织损伤有其独特的发病特点。

（一）轻度损伤多

轻度运动损伤是指伤后能按原计划进行训练的损伤，在运动损伤中发生率较高。由于这类轻度运动损伤多属于运动技术伤，虽损伤程度较轻，也不妨碍日常生活，但往往严重影响运动训练与运动成绩的提高。一旦出现，即使是轻度损伤，也应引起高度重视，减少相应部位的专项运动训练量，及时治疗。

轻度伤的治愈标准，不能仅仅满足于症状的消除，还应使其恢复到伤前的运动水平。

（二）慢性伤多

在运动损伤中，慢性损伤较多，而且与运动项目的特点有着密切关系。慢性损伤是指局部过度负荷、多次细微损伤积累而成的损伤，或由于急性损伤处理不当转化而来。训练安排不当，局部训练过度或负担量过大；急性创伤后治疗不及时，伤病未彻底治愈而过早参加训练比赛，多次损伤积累都会形成慢性损伤，如胫骨疲劳性骨膜炎、髌骨劳损、足球踝、慢性腱鞘炎等。

（三）复合伤多

长年坚持训练的专业运动员，往往有多处复合损伤；初涉运动或缺乏科学指导盲目训练的人，尤其是青少年，也常会此伤未愈，彼伤又起。

（四）复发率高

损伤的复发在运动训练中十分常见，且又严重影响训练计划和运动员的身心健康，是长期困扰教练员、运动员和队医的一个问题。造成这种局面的原因很多，大多与训练中、治疗上、医务监督中不遵循科学规律密切相关。比如在损伤发生后，未能及时正确地诊断治疗，运动员忍痛带伤训练，必然引起损伤的加重和反复。另外，比如在损伤的康复治疗中，为了急于复出训练，或不加分析的全面恢复训练，则势必导致损伤复发，使伤情变得复杂，最终形成想练不敢练、不知如何练的尴尬局面。

那么，如何才能最大限度地避免损伤的复发呢？首先，要综合分析损伤的部位、组织、程度、类型等，在正确诊断治疗的基础上，评估损伤修复所需要的时间；第二，要全面分析损伤与运动项目的关系，避免运动技术伤的复发，针对损伤部位的动作控制，康复训练和护具保护等；第三，要科学评价损伤的修复及运动能力的恢复情况，而不是凭主观意志来臆断恢复情况。

二、运动软组织损伤的基本原因

运动软组织损伤的致病因素比较复杂，祖国医学文献对软组织损伤病因的论述很多。如《内经》中有"坠落"、"击仆"、"举重用力"、"五劳所伤"等之说。《金匮要略·脏腑经络先后病脉证》中提出："千般灾难，不越三条：一者，经络受邪，入脏腑，为内所因也；二者，四肢九窍，血脉相传，壅塞不通，为外皮肤所中也；三者，房事、金刃、虫兽所伤，从凡详之，病由都尽。"

虽然历代医家对病因的分类有所不同，但归纳起来不外是外因和内因两大类。

（一）外因

运动软组织损伤的外因，是指外界因素作用致使人体运动软组织损伤的各种致病因素，其中主要有机械性、风寒湿邪侵袭等原因。

1. 机械性原因

由跌扑、打击、挤压、砸、碾、扭转等机械因素引起的损伤。根据外力致伤的性质可分为直接暴力、间接暴力、肌肉收缩力和劳损四类。

（1）直接暴力　指外力直接作用于人体部位而引起筋的损伤，多为钝性暴力所致。如不慎撞击等所造成的运动软组织损伤。

（2）间接暴力　指运动软组织损伤发生在远离外力作用的部位，因外力的传导而引起的软组织的损伤，多为扭伤和撕裂伤。如肌肉急骤、强烈而不协调的收缩，可造成肌肉、肌腱的部分或完全断裂；关节的扭转闪挫，可造成韧带及关节囊的撕裂。

（3）肌肉收缩力　因肌肉强烈收缩或被动牵拉，导致肌肉、肌腱和筋膜组织损伤。

（4）劳损伤害　祖国医学对劳损软组织伤有五劳学说，即"久视伤血，久卧伤气，久坐伤肉，久立伤骨，久行伤筋"，指出了慢性劳损导致运动软组织损伤的机理。慢性劳损所致运动软组织损伤很多见，多因久行、久坐、久卧、久立或长期不正确姿势的劳动、工作或生活习惯而使人体某一部位长时间的过度用力积累性致伤。如长期弯腰运动导致的腰肌劳损、反复伸腕用力导致的网球肘、膝关节半蹲位发力过多（排球防守、起跳位等）导致的髌骨软骨损伤，都属于这一类运动软组织损伤。

2. 风寒湿邪侵袭（环境气候因素）

风寒湿邪侵袭是导致运动软组织损伤的又一要素。《素问·痹论篇》说："风寒湿三气杂至，合而为痹也。其风气胜者为行痹，寒气胜者为痛痹，湿气胜者为著痹也。"然而临床上，多数是因为外力、劳损后复感风寒湿邪而引起运动软组织损伤，其中尤以劳损后复感风寒湿邪侵袭的运动软组织损伤最为多见。如《诸病源候论·卒腰痛候》云："夫劳伤之人，肾气虚损，而肾主腰脚，其经络灌肾络脊，风邪乘虚，卒入肾经，故卒然腰痛。"《仙授理伤续断秘方》云："损后伤风湿之节挛缩，遂成偏废。"可见，各种损伤，尤其是劳损，可因肾气虚衰，风寒湿乘虚而入，致经络阻塞，气机不畅，引起肌肉挛缩或松弛无力，疼痛和功能障碍。如水上项目中慢性腰肌劳损易复感风寒湿邪的侵袭，往往会加重腰痛症状，出现风寒表证，在辨证施治时应注意这一特点。

3. 训练因素

大多数的体育运动是单侧性的活动。长时间进行相同的体育运动会使身体的某一特定部位异常发达，引起身体不均衡发展，形成身体姿态的不均衡，是产生的运动损伤的原因之一。

技术因素指在运动中，运动员对运动项目的技术动作和要领的掌握程度。运动员的训练包括准备活动和整理活动、身体素质训练（力量、速度、耐力、灵活性）、专项技术训练、战术训练以及道德品质和心理训练。忽略了其中任何一种训练或训练不当都可能发生运动损伤。

从生理学的角度讲，运动中对每一项训练都是条件反射的建立过程。要成为一个训练全面的运动员，需要一定的时间和长远的训练计划，才能打下良好的基础。在这个过程中，如果专项技术训练不够，动作要领掌握不好，条件反射的定型就不巩固，容易发生外伤。同时，运动员由于自身身体条件、技术水平的限制或选择了不适宜的运动种类，都会提高损伤的发生率。例如，体操运动员练习空翻转体360°时，如果掌握不好，尚未完成360°即落地，就很容易摔伤；青少年运动员在辅助性柔韧性训练中，压腿、振肩等动作过猛或教练辅助施力过大、过猛后，常会引起肌肉拉伤。此外，一般身体训练不够，也是发生运动损伤的重要原因，但这一因素往往由于过早专项化或过多偏重专项训练而被忽略。如肩、踝部肌力训练水平不够是体操运动员这些部位容易受伤的直接原因。

不遵守训练原则，盲目追求快出成绩，不顾年龄、性别、伤病情况和训练程度的差别，尤其是青少年运动员的身体状况和训练水平，在缺乏身体全面训练的基础上集中于专项训练或者训练安排不当，或盲目采用大运动量或"单打一"的训练方法，均是发生运动损伤的重要原因。如排球运动员扣球差则每次训练课都集中练习扣球，最后发生髌骨软骨软化及肩袖劳损或撕裂的例子已相当普遍，许多优秀运动员都因此提前退出运动训练。

训练中缺乏保护与帮助，这在体操与技巧项目中尤为突出。教练员与运动员都应重视保护与自我保护，正确使用必需的支持带和护具。

准备活动不充分，神经系统和内脏器官没有充分动员起来，微循环状态不良，肌肉伸缩能力欠佳，力量不能很好发挥，动作不协调，容易使运动员受伤；准备活动量过大，容易让运动员在运动前就出现疲劳，当进入正式运动时，身体机能下降，易因发生动作失误而受伤；准备活动内容安排不当，做准备活动时未遵循循序渐进的原则，一开始就用力过猛，可使运动员在做准备活动时受伤；准备活动的内容与运动项目的基本内容结合不好，缺乏专项准备活动，运动中负荷较大的部位机能没有改善，容易受伤；未掌握好准备活动

3

时间，距比赛时间过长，当比赛开始时，准备活动的作用已经消失，容易受伤。

大运动量训练是提高运动员训练水平和技术所必需的。但运动量过大、时间过长、频率过高，缺乏必要的间隙和节奏，超过身体机能的潜力，就会破坏内在的稳定，造成身体运动集中的部位处于疲劳状态，进而出现损伤。如下肢过度训练时可表现为过度使用（overtrain）症状：出现疲劳性骨膜炎、慢性小腿骨筋膜室综合征、应力性骨折、跟腱和髌腱腱围炎等。疲劳性损伤与运动量大小，尤其与周期性运动项目的强度大小及频率有密切关系。开始时仅在大运动量训练后出现，若未及时采取措施，则症状逐渐加重，在中、小运动量训练后也可出现。

大强度的训练和比赛后，全身或局部都会产生一定的疲劳，伴机体机能的暂时下降，如果不采取有效的恢复措施及时消除疲劳，疲劳积累就会形成过度疲劳；专项技术训练，可使局部负荷过度而产生疲劳，表现为局部肌肉僵硬、酸痛，肌肉、肌腱和韧带弹性减弱，关节活动度降低等，这些症状如果未能及时消除，就会使局部生理负担能力下降，可造成急性损伤，也容易使细微损伤积累而形成慢性损伤。

4．场地卫生与设施

场地杂乱无章，灯光暗淡，活动空间太小，场地过硬、高低不平，设施陈旧失修，服饰不合适，缺少保护装置等，都可能对运动员造成损伤。

5．职业道德

不遵守训练和比赛规则，缺乏职业道德，也是造成运动伤害的因素之一。

6．邪毒感染

机体受损后，若有皮肉破损或开放性骨折，或恶血留内不去，易受邪毒或细菌等感染，亦是损伤之外因。

（二）内因

内因是指从内部影响于人体的致病因素。在研究病因时，不能忽视机体本身对疾病的影响。下面我们从年龄、性别、体质、局部解剖结构、心理因素等方面来讨论内在因素对运动软组织损伤的影响。

1．年龄

青少年运动员由于骨骼肌肉系统尚未发育成熟，骨骼的弹性和柔韧性较大，骨化尚未完成，而骨的长径生长与骨周围肌肉肌腱发育相比，前者显得较快，所以在骨的突起部、肌肉肌腱附着部容易发生损伤；肌肉的发育尚不平衡，小肌肉群的发育较大肌肉群慢。因此，青少年运动员抵御外力的能力较弱，易发生骨折、肌腱末端病及特发的骨骺慢性损伤等运动损伤。青少年时期腰部有损伤史的运动员，以后慢性腰痛的发病率较高。青少年运动员长时间负荷较大的动作，如田径运动员冬训期间的速度耐力训练（1 周 10 组 100 m），体操和艺术体操运动员的静止性动作练习时间过长等单一的专项训练，往往造成局部肌肉、韧带的慢性劳损；也常常使身体处于过度疲劳状态，造成少年对运动丧失兴趣，精神萎靡不振，运动能力不能持久，甚至过早结束运动员生涯，而且还可能带来深远的不良影响（肢体畸形、外伤、内脏器官功能下降、严重者可出现各种神经精神症状）。中老年运动员，脊柱和关节的柔软性降低，加之维持稳定的力量降低，由应激动作造成的运动损伤并不少见，特别在高龄运动员中，由于应激保护反应和视力减弱，下肢肌力下降，常易发生失跌仆伤。

2. 性别

成人身体各部分横断面中骨骼肌、脂肪含量是有一定差别的，如女性的上臂横截面中脂肪含量明显超过小腿甚至大腿部，男性与女性身体内脂肪含量也有明显的差别。

由于男性和女性机体解剖和生理机能的不同，易发生运动损伤的部位和损伤类型也有差异。其中，性别差异最引人注目的是运动对女性激素周期性分泌的影响。女子马拉松运动员经长时期训练后，月经周期往往出现紊乱，造成雌激素分泌低下，这是造成疲劳性骨折的原因之一。另外，中老年妇女，尤其是 50 岁闭经后的妇女，骨盐量急剧减少，出现骨质疏松，在运动时一个并不很大的力量也可造成骨折。从解剖的角度来看，女性上肢提携角常大于男性，在做上肢支撑动作时，易引起关节周围组织损伤。女性比男性更多见到轻度膝外翻畸形，这种下肢力线容易造成膝及小腿肌肉的积累性劳损，导致出现疲劳性胫骨疼痛。最近的调查发现，女足球员前十字韧带受伤的比例比男足球员高 2～8 倍，其中16、17 岁的女孩最容易受伤，而且大多数都发生在无身体接触的情况下。

3. 体质

体质强弱与运动软组织损伤的发生有密切的关系。体质强壮、肝血旺盛、肾气充盈、筋骨强盛，承受外力和风寒湿邪侵袭的能力就强，相对而言不易发生运动软组织损伤；体弱多病、气血亏虚、肝肾不足、筋骨萎弱，承受外力和风寒湿邪侵袭的能力较弱，运动软组织损伤相对容易发生。

Backous 曾对青春期运动员的身高和握力进行测定，发现身材高大的运动员握力相对较弱，这类运动员运动损伤的危险度增加。体重或肥胖者，因体内脂肪多、肌肉欠发达、身体欠灵活、运动中耐久力及肢体的协调性较差，故抵御外力的能力较低。机体屈肌群与伸肌群肌力的不平衡，也是造成运动损伤的一个极重要的因素。例如膝的伸屈肌力比不平衡（尤其常见于女运动员），容易发生膝关节及周围组织的损伤，尤其是大腿后侧肌群（屈肌）容易发生肌肉撕裂伤。肌力软弱，不能保证关节的动态稳定时，易发生关节损伤，这在青少年运动员中发生率较高。

4. 解剖结构

在各项运动项目中，因特殊技术要求及特点，可引起有一定规律的专项多发病（"职业病"）的发生。其发生是由技术要求和某些部位的生理解剖弱点两方面的因素决定的。其中，有的是急性损伤，如体操运动员单杠训练中的前臂卷缠骨折、自由体操运动员跟腱断裂等；而大多数则是长时间、周期性负荷积累造成的，属于过劳损伤，如跨栏运动员的坐骨结节末端病、羽毛球运动员的椎板疲劳性骨折（峡部不连）、足球踝、投掷肘、网球肘、髌骨软化症等。

人体运动器官解剖生理结构不能适应运动训练的特殊要求，是运动损伤的潜在原因或解剖学原因。运动器官不能适应过于频繁的运动应力，从而引起局部结构损伤，其中微小的组织损伤未及时愈合时可积累成慢性损伤，较为严重的结构损伤则表现为急性损伤，代表性损伤如髌腱末端病和肩袖损伤。另一方面，运动器官不能适应体育训练中异常方式的运动应力负荷也会引起局部结构损伤，例如体操运动中大量的身体倒立动作使上肢异常负重，肩、肘、腕等关节易受损伤。

应当指出，人体运动器官解剖生理结构不能适应运动训练的特殊要求，是运动损伤发生的潜在原因或解剖学原因。

5. 心理因素

运动员自身状态不良、疲劳、疾病、恐惧及心理状态不良等，都会使运动员注意力不集中，竞技状态下降，对运动训练特别是比赛过程中遇到的意外状况，缺乏敏锐的判断和快速准确的保护反应，使得运动损伤发生的几率增加。在从事冰球、橄榄球、足球等冲撞性运动时，发生损伤的危险度增加。青春期运动员，精神状态相对不稳定，往往出于某种原因而进行不科学或持续的超负荷训练，容易产生身心疲劳，运动损伤的可能性也随之增大。再如，过分紧张、高度兴奋的运动员也易发生运动损伤。如奥林匹克竞赛或国际大赛，由于赛前的强化训练或是连续参加重大比赛时的紧张情绪、身心疲劳尚未调整完善，即使是优秀运动员也可能发生损伤。中老年运动员参加比赛，由于既定目标过高、过强的竞争心、精神压力太大或参加力不能及的比赛，也易出现重大损伤。容易出现运动损伤的个体心理因素包括：害怕竞争的心态、情绪受到压抑、被迫参赛的心理、企图逃避竞技和自卑的心理以及诈病等，从中可以看出心理因素在运动损伤中的重要性。

（三）内因与外因的关系

运动软组织损伤的病因可归纳为内因和外因两大类，这两者均是密切联系，相互作用的。《素问·刺法论》中有"正气存内，邪不可干"，《素问·评热病论》中有"邪之所凑，其气必虚"，说明大部分外界致病因素只有通过机体内因的变化才能成为伤害人的因素。人体正气旺盛，机体受伤的机会就会相对减少，外界致病因素只有超越了人体所能承受的防御能力时才能致病，因此说运动软组织损伤往往是内外因素综合的结果。外界因素虽然是引起运动软组织损伤的主要原因，但内因也很重要，由于内因的影响，在相同的外因条件下，所造成的运动软组织损伤种类、性质、程度就有可能不同。因此说，内因与外因是相互关联的。

三、运动软组织损伤的病机

运动软组织损伤的病机是指运动软组织损伤发生后发展变化和转归的基本机制及一般规律。《正体类要·序》指出："肢体损于外，则气血伤于内，荣卫有所不贯，脏腑由之不和。"这说明人体是一个有机整体，运动软组织损伤后可能会引起筋骨、气血、经络、脏腑的功能紊乱，除出现局部的症状外，还可能会引起一系列的全身反应。局部与整体之间相互作用，相互影响。既要重视局部的病理变化，也不可忽略可能出现的全身病理反应，应该全面认识运动软组织损伤的病理机制和发展变化规律，正确指导临床诊断及治疗，把握预后。在这方面，中医学有其突出的优势。

（一）运动软组织损伤与气血的关系

人体的"气"，是构成和维持人体生命活动最基本的物质。它来自先天的元气、后天的呼吸与水谷所化生精气，具有推动、温煦、防御、固摄、气化作用。"血"为脾胃水谷之精微所生化，其对人体各脏腑组织器官具有濡养作用。如《素问·五脏生成篇》中指出："肝受血而能视，足受血而能步，掌受血而能握，指受血而能摄。"气与血关系十分密切，"气为血之帅，血为气之母"，气血相辅相成，互相依附，循行全身，周流不息，为人体生命活动过程中所必需的物质基础，筋骨皮肉的正常生理功能均有赖于气血充养。气血与损伤的关系极为密切，无论是外伤皮肉，还是内伤脏腑、经络，都可影响气血的正常运行，导致人体机能紊乱，产生一系列病理变化。《素问·阴阳应象大论》说："气伤痛，形伤肿。"《难经》说："气留而不行者，为气先病也，血壅而不濡者，为血后病也。"《杂病源流犀烛·跌仆闪挫源流》说："跌仆闪挫……气血俱伤病也。"《张氏医通·跌仆》也说："损伤一证，专从血论。"这说明损伤后的肿痛病理机制，主要是气血功能的紊乱。在运动软组织损伤疾患中，气血同病在临床上亦是常见的，其病理现象主要分为气滞血瘀和气血两虚两类。

1. 气滞血瘀

气滞不行以致血运障碍，或瘀血凝聚以致气机运行不畅的病理变化。多因跌仆闪挫、扭捩压轧，以及伤后情志不舒等引起。气血瘀滞而不通，故一系列症状随之发生。《素问·缪刺论》说："人有所堕坠，恶血留内，腹中胀满，不得前后。"《杂病源流犀烛·跌扑闪挫源流》则明确指出："夫至气滞血瘀，则作肿作痛，诸变百出。虽受跌受闪挫者，为一身之皮肉筋骨，而气既滞，血既瘀，其损伤之患，必由外侵内，而经络脏腑并与俱伤。其为病，有不可胜言，无从逆料者矣。"

临床表现兼有气滞和血瘀两方面的证候，如心烦急躁，病损部位胀满疼痛，或痞块刺痛拒按，舌质紫暗有瘀斑等。

2. 气血两虚

气虚与血虚同时存在的证候。多因久病不愈，气血两虚；或先有失血，气随血耗；或先因气虚，生化失职，以致气血两虚。运动软组织损伤疾患中，以慢性损伤、严重创伤患者多见。

临床表现兼有气虚和血虚两方面的证候，如面色苍白或萎黄，头晕心悸，气短乏力，自汗，失眠，伤口久不愈合，舌淡嫩，脉细弱等。

（二）运动软组织损伤与津液的关系

津液与气血共同组成人体生命活动的物质基础，相互为用。津液的生化，能使皮肤润泽、肌肉丰富、脑髓补益、骨髓充盈、筋骨强劲、四肢关节灵活自如。当受损伤或遇外邪侵袭的影响，使津液的生成、输布、调节、转化、代谢失常，不仅直接影响皮肉筋骨、关节孔窍的润泽和濡养，且可形成水、湿、痰、饮等病征，还可导致气、血、精髓等方面的病理变化。一般可概括为津液亏损、水停痰聚两方面。

1. 津液亏损

体内摄入、生成不足或津液耗损过多而引起。运动软组织损伤常见于损伤失血过多、大汗，或久病精血内夺，或治疗不当，误用辛燥之品等，以致脏腑津液亏损，组织器官失去滋润和濡养，进而产生一系列的病理变化。

津液来源于脾胃运化的水谷，是血液的重要组成部分。两者相互渗透，相互滋生和转化。如津液大量耗损，就会影响到血液，导致津亏血虚，症见咽干舌燥，口渴，肌肤干燥，小便短少，大便秘结，脉细数等；反之，亡血、失血亦可导致津液不足。正如《灵枢·营卫生会》所说："夺血者无汗，夺汗者无血。"

损伤而致血瘀时，由于积瘀化热，热邪灼伤津液，使津液大量耗损，常引起血瘀津耗；重伤久病，亦常重耗津液，此时除表现有较重的伤津证候外，还可见全身情况差、舌绛而干、舌体瘦瘪、舌苔光剥、口干而不欲饮等症。

2. 水停痰聚

体内水液不得输布、转化，停留或渗注于某一部位而发生的病理变化。津液的生成、输布、调节、转化和代谢，离不开肺、脾、肾、三焦、膀胱等的气化功能，如气化失司，水液停留，气血浊邪凝聚，则形成痰、饮、水肿；反之，水液停留，痰饮积聚，亦可阻碍气机流通。

痰浊随气升降于人体各部，无处不到，可引起种种病变。如痰流于经络，使气血流通受阻，出现骨痹刺痛，四肢不举，关节不利，脉迟沉等症；痰渗注于筋肉关节，产生经脉受阻，气血失和，则见局部漫肿；胸部损伤时常见痰迷心窍，症见神志模糊，喉中痰声，胸闷，甚则昏迷不醒，苔白腻，脉滑等；水饮外溢，滞留于四肢肌肉，可见肢体重痛，甚则浮肿，关节滑液停积，可积聚为肿；水饮留于胁肋，络道受阻，胸中气机升降不利，则胸膈痞满，转侧呼吸均牵掣作痛。

有必要指出：由于津血同源，而痰为津液之变，瘀为血液凝滞，故病损严重时常互相影响和转化，导致痰瘀互结。或因痰而致瘀，或因瘀而成痰，或互为兼挟。辨证时应注意。

（三）运动软组织损伤与脏腑的关系

脏腑是化生气血，通调经络，濡养皮肉、筋骨，主持人体生命活动的主要器官。虽然大多数运动软组织损伤都发生在皮肉和筋，但损害可由表入里，可内传脏腑影响脏腑机能。《正体类要·序》中说："肢体损于外，则气血伤于内，营卫有所不贯，脏腑由之不和。"明确指出外伤与内损、局部与整体之间的关系是相互作用、相互影响的。故只有从整体观念出发，对运动软组织损伤病进行分析，才能认识其本质和病理变化的因果关系。运动软组织损伤疾患常由皮肉、筋骨病损而引起经络阻塞、气血凝滞、津液亏耗，或瘀血邪毒由表入里，导致脏腑病变，并可发生脏病传腑、腑病传脏、脏病及脏、腑病及腑等多种传变及转归；亦可由于脏腑不和，由里及表，引起经络、气血、津液的病变，导致皮肉、筋骨病损。

必须指出的是：肝与肾，肝与脾的关系在运动软组织损伤学的应用中特别重要。因肝主筋，肾主骨，筋骨密切相连，则有"肝肾同源"、"精血同源"之说。而脾为后天之本，故损伤后必须注意顾及脾胃。

（四）运动软组织损伤与经络的关系

经络是人体内气血运行的通路，内属脏腑，外络肢节，具有运行气血、濡养全身的功能。《难经·二十三难》说："经脉者，行气血，通阴阳，以荣于身者也。"《灵枢·本脏》也指出："经脉者，所以行气血而营阴阳，濡筋骨，利关节者也。"气血通过经络输送到全身各个器官和组织，为它们提供营养物质，从而保证人体各部的正常生理活动。运动软组织损伤时，经络亦受到损伤，影响相应经络循行所过组织器官的功能，出现相应部位的证候。在临床辨证施治时，应根据经络，脏腑学说灵活运用，以疏通经络，调整脏腑机能，达到治疗的目的。

（五）运动软组织损伤与骨伤的关系

在中国医学中，筋是筋、筋膜、筋腱的总称，相当于现代医学中的肌肉、肌腱、筋膜、韧带、关节囊、周围神经和血管等组织。筋的主要功能是连属关节、络缀形体、主司关节运动。所谓骨，包括全身骨骼系统，有支持人体、保护内脏的功能。筋与骨虽然是不同类型的两种组织，但由于"诸脉从肉，诸筋从骨"，说明筋骨有密切的关系。"骨为干"及"张筋化髓，于以立身"是指骨骼的支架作用离不开筋的辅助；"诸筋者，皆属于节"

又说明关节活动需要筋来支持。从"气或迫筋，筋络内伤，机关纵缓，形容痿废，若不维持"就可看出，筋络受伤可致关节功能发生变化，不能维持立身和关节运动。此外，肝主筋，肾主骨，肝肾同源，肝阴和肾阴互相滋养。筋脉和同，骨髓坚固；谨和五味，骨下筋柔。

在病理变化上常有：①骨折必有运动软组织损伤，伤筋也可伴有骨折，因筋附行于骨。在治疗骨伤的同时，不能忽视运动软组织损伤的处理。②久立伤骨，久行伤筋。活动超过限度，就会伤及筋骨，筋急屈伸不能，行则偻附；骨急不能久立，行则振掉就是这个道理。③筋脉蹉伤，不能伸屈。如"引膝外转筋，膝不可伸"，即运动软组织损伤往往造成骨与关节活动受限。

"骨错缝"和"筋出槽"是中医骨伤科疾病的病名，也是骨与筋受外伤后的病机变化，两者之间有密切关联。筋的损伤可使骨缝处于交锁错位，反过来骨缝错位也可使筋移位出槽受伤，所以《医宗金鉴》对于"骨错缝"的治疗，首先要用筋肉损伤的按摩法，舒筋后骨节就能合缝。因为在这些损伤中，会使一部分韧带受伤，从而让关节移位，而移位的关节又可使一部分未断的韧带受到牵拉而发生紧张，韧带的弹性则可将关节面交锁在一个不正常的位置上。因而"骨错缝"与"筋出槽"可以互为因果，从而表现出骨与筋的密切关系，因此中医骨伤科在治疗中，要本着骨正才能筋柔、筋柔才能骨正的理论来处理这类疾病。

四、各运动项目软组织损伤的特点

（一）田径运动损伤的特点

田径运动包括田赛、径赛等竞技内容。以跑、跨、跃、跳、投掷等主要动作为特点，极易造成肌肉、肌腱和关节韧带的损伤。

1. 跑类

短跑运动是以最快速度在最短时间内跑完规定距离的典型周期性无氧代谢项目。其特点是工作时间短、强度大，要求运动员神经反应快、灵活性高，具有良好的速度、力量素质和爆发力。短跑运动员的绝大多数损伤发生在训练中。在短跑时，大、小腿后肌群屈曲用力后蹬，肌肉做主动猛烈收缩，易引起肌肉损伤；比赛时，急停可引起髂前上棘的撕裂。短跑运动最主要的损伤是大腿后群肌肉损伤，其他如跟腱拉伤、踝关节及膝关节扭伤等也很常见。

中长跑和马拉松跑是周期性、耐力性的运动项目。运动员的损伤以慢性损伤为主。跑距越长，慢性损伤尤其是踝和腿部的损伤概率越高。中长跑的损伤主要是会阴部和大腿根部擦伤、足趾伤、胫腓骨骨膜炎、膝外侧疼痛综合征等。

跨栏跑最易引起大腿后群肌肉拉伤，其次是膝关节和腰部损伤。跨栏运动员准备活动不充分或技术动作不正确可引起髂腰肌及其周围滑囊的损伤；跨栏时摆动腿方向不正，摆动腿着地时脚尖偏左或偏右，身体失去平衡，可造成踝关节或膝关节损伤；跨栏时起跨点太近，容易踩栏使身体失控造成摔伤；腿部和踝关节力量差、下栏后支撑不稳易引起踝关节损伤；在栏上平拉腿没有放平，踝关节低，小腿内侧或踝关节碰击栏板可引起膝关节和踝关节损伤；跨栏运动员上栏时还可损伤梨状肌。

2. 跳类

跳类运动包括跳远、三级跳远、跳高、撑杆跳高，均是周期性的无氧代谢项目。跳跃动作与跑相比，着地瞬时冲击载荷较大。此外，在身体某些部位，尤其是下肢骨骼肌肉系统，由于突然减速、制动，需增加做功来吸收和缓冲冲击力，以维持关节的稳定，结果导致关节部位应力集中。例如，在跳远着地时，股四头肌需要强烈地收缩，以缓冲冲击载荷，并维持膝关节的稳定性与一定的角度，故膝关节最易出现损伤。

跳远运动是一项综合性的全身运动，由助跑起跳、腾空、落地组成。跳远运动员必须具有很好的速度和力量素质，特别要求运动员有很强的伸膝和屈髋力量以及较强的爆发力。该项目具有高速度、高强度的运动特点，在上板起跳的瞬间腰部要承受很大的冲击力量，因而创伤时有发生。研究证明，在跳远起跳时，身体承受的最大垂直地面反作用力是运动员体重的 12～20 倍，当起跳时下肢各关节会受到一个短暂而突然的超大负荷，若脚着地时发生技术错误，则更易发生足部损伤。踝关节的软组织损伤是跳远运动最常见的损伤，尤以踝关节内侧韧带损伤常见。在跳远起跳中，膝和踝关节被动弯曲之后又猛然伸展，使起跳腿受到强大的张力作用引起伸肌的损伤。在不正确的身体姿势下进行起跳练习，还会使脊椎受到强烈撞击，引起腰椎的张力性骨折。

三级跳远是以三步跳跃来实现用力蹬地和空中移动的。常见的损伤有大腿后部肌群肌肉软组织挫伤、髌腱腱围炎等。

跳高和撑杆跳高属于跳跃运动中的高度项目，要求运动员必须具有很好的垂直速度，同时具有很好的弹跳力和协调性。背越式跳高技术是由助跑、起跳、过杆和落地四个部分组成，其中起跳是整个跳高技术的关键环节。起跳技术由着地、缓冲和蹬伸三部分组成，在跳高的训练和比赛中，起跳阶段损伤最多，踝和膝的损伤最为多见。背越式跳高起跳脚着地方式不正确易造成脚掌中部受伤。撑杆跳高最常见的损伤部位是肩关节。在跳高运动中，腰部背伸动作过频可引起腰部肌肉疼痛、腰椎损伤，甚至引起椎弓崩裂和腰椎滑脱。

3. 投掷类

投掷项目包括标枪、铅球、链球和铁饼 4 种。投掷项目要求运动员在短时间内推动自身体重快速运动，同时对投掷器械施加爆发性力量，这对运动员的力量素质要求很高。常见的损伤部位是肩部、肘部，严重的可引起肱骨骨折。在举手位投掷过程中，肘关节被强制性固定在外翻位，前臂轻度旋前，肘轻度屈曲时，内侧副韧带紧张，在投掷一瞬间，肘内侧软组织易发生损伤。

在对标枪运动员损伤的调查中发现，标枪运动员重度损伤少，中度和轻度损伤多。肘部损伤率最高，其次是膝、腰、肩、踝等部位。投掷标枪在最后出手时，速度快，全身力量通过投掷臂、手腕和手指作用于标枪的纵轴上。如技术错误在掷出标枪时形成以肘带肩的错误动作，易造成肘部肌肉和韧带拉伤（"标枪肘"）。"标枪肘"损伤易发生于"满弓"与投掷阶段，其次为引枪和交叉步阶段，发生于出手和助跑阶段的损伤少。在标枪投掷过程中肩外投枪、撤枪和推枪等技术错误是导致肘部损伤的重要原因（如图 1-1）。在铁饼运动员的损伤中，膝关节损伤占多数，以半月板、交叉韧带损伤及髌骨软骨病为常见。铁饼运动员的损伤绝大多数发生于训练开始和结束阶段，有极少数发生于比赛中。

投掷运动员长期进行被迫重复性旋前动作可发生旋前圆肌运动性肥大，对前臂近端正中神经造成压迫，引起旋前圆肌综合征。铅球和铁饼比标枪更易发生前臂屈肌群损伤。在专项训练时，投掷臂过低，肩部肌肉猛烈收缩，易造成肩部肌肉或韧带拉伤。投掷运动的许多技术动作都需腰部动作的配合，过多腰部动作的练习可引起腰劳损。投掷用力后需两腿具有很强的支撑制动力,如膝踝关节力量不足,两腿着地支撑制动不稳固易造成膝、踝关节内侧韧带扭伤。投掷运动中过多的腰过度拉伸,可引起椎板的疲劳骨折。

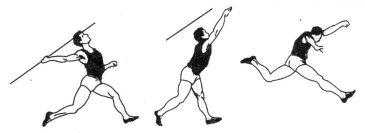

图1-1 标枪运动员投掷过程①

(二) 游泳与跳水运动损伤的特点

1. 游泳

竞技游泳包括自由泳、蝶泳、仰泳、蛙泳。肩、膝、肘、足、踝、背部肌肉和韧带均超出自然活动范围。其动作包括入水、抱水、推水、还原四个阶段。与其他竞技项目比较,游泳导致运动创伤的发生率相对较低,为 1.90% ~ 26.64%。但溺水和跳水时的脊髓损伤而致死亡的危险性还是存在的。

游泳的运动损伤与游泳技术特点密切相关。运动员在水中浮行时,重力的负荷消失,需要通过反复快速的上肢划水及下肢打水动作提供动力,在蝶泳中还需通过腰椎反复屈伸提供一部分动力。因此,游泳运动损伤多发生于腰、肩、下肢关节周围的肌肉、肌腱、韧带和小关节上,其创伤的好发部位机率由高到低依次为腰、肩、膝、踝、颈、腕等,以慢性损伤为主。除蛙泳外,竞速游泳的推进力主要由上肢运动获得,因此上肢的肩关节损害比较多见。腰部损伤多发生于蝶泳运动员,膝部损伤多见于蛙泳运动员。

游泳肩是常见的肩部损伤,由 Kennedy 最先提出,他认为游泳肩是冈上肌和肱二头肌与喙肩韧带反复摩擦撞击所引起的撞击综合征。在不同的调查中游泳肩的发生率差异很大,从3%到80%不等。

腰部肌肉损伤是游泳常见的运动损伤。在游泳过程中,腰部肌肉保持紧张状态,使身体尽量和水面水平,以减少阻力。尤其是蝶泳,腰椎过伸、屈曲的反复动作作为推进力,腰部的爆发力更为重要。如游泳姿势不正确就会进一步加重腰部负荷,引起腰部肌肉损伤。国内外的研究表明不适当的陆地训练也是造成游泳运动员腰部肌肉损伤的重要原因,如过多进行膝伸展位、踝关节制动的仰卧起坐练习。在蝶泳运动员中疲劳性的腰椎椎弓崩裂等腰部损伤也相对多见。

膝关节内侧副韧带损伤引起的膝关节不稳定称为蛙泳膝。在 Kennedy 的调查中,蛙泳膝在游泳运动员中的发生率为2.9%。膝关节在伸直位或屈曲位时任何引起腿突然外展的暴力作用均可能引起蛙泳膝。游泳时的打水,转身蹬壁伸膝,牵拉髌腱及其附丽区所引起的髌腱末端病是我国游泳运动员最常见的膝损伤。自由泳和仰泳打水时,踝关节极度背伸,踝关节滑膜被动牵拉,伸肌腱与腱鞘反复摩擦所引起的踝关节滑膜和腱鞘的炎症称为游泳踝,游泳踝是游泳运动中常见的踝部损伤。

---

① 陈中伟. 运动医学 [M]. 上海:上海科学技术出版社,1996:199.

水球运动也具有竞技的因素，末节指伸肌腱撕脱骨折、软组织挫伤也较常见；花样游泳运动员除了一般游泳运动中常见的损伤外，还有手掌肌肉痛、前臂肌肉痛、腱鞘炎、膝关节痛伴小腿肌肉痉挛以及由于水下屏气过久所致的过度换气综合征。

2．跳水

跳水运动的损伤较为常见。跳水时如游泳池水深度不够，入水后可引起颈部和面部钝性损伤；头皮裂伤在跳水运动中相当常见；许多头和颈部的钝性创伤会伤及眼和耳，如鼓膜穿孔、外耳炎（游泳耳）、眼部钝性创伤等；入水时水的压力可引起视网膜脱落；跳水入水时头过度前屈，头后接触水面受到强烈的冲击可发生环椎前脱位；水波冲击胸部可引起肺出血。

跳水时上肢过度伸直，腕关节背伸入水易发生肩胛带及腕部和肘部损伤。最常见的腕部损伤是腕不稳定，偶有腱鞘囊肿和尺侧腕屈肌腱炎，也可因撞击而发生尺侧副韧带或大拇指基底关节扭伤。脊柱损伤最常见的类型是脊柱的骨骼肌损伤。跳水折腰使棘突间发生反复的挤压、碰撞可引起创伤性骨膜炎（如图1-2）。跳板跳水起跳瞬间跟腱承受的力量大，可出现跟腱断裂。跳水时最为严重的损伤是溺水和颈椎脊髓损伤。

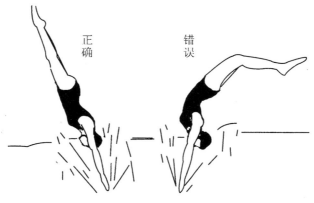

正确　　错误

图1-2　入水对棘突的挤压①

（三）体操运动损伤的特点

竞技体操属于非周期性运动，内容包括男子自由体操、鞍马、吊环、跳马、单杠、双杠；女子自由体操、艺术体操、高低杠、平衡木、跳马等。体操运动员绝大多数处于生长发育期，与其他运动项目的运动员相比显得更年轻。竞技体操动作复杂、难度较大，运动损伤发生率较高，这是使运动医学医师们感到棘手的问题之一。在任玉衡的调查中，体操的损伤患病率为79.34%。随着体操技术水平的提高，新而难的动作增多，成套动作数量和复杂性增加，关节常处于非生理位、高速连续动作，损伤的发生率有增加的趋势。女子体操运动员损伤的好发年龄是9～15岁。

Mcauley 等（1987年）回顾了女子体操的有关文献，发现在女子体操中地面运动创伤率最高，下肢是最容易损伤的部位。NCAA（美国大学体育总会）于1997—1998年对女子体操的调查发现，在所有女子体操创伤中，训练中发生的创伤占87%，而单位时间内比赛

---

① 曲绵域. 实用运动医学［M］. 北京：北京科学技术出版社，2004：648.

创伤发生率（12.1/1 000 h 运动）高于训练的创伤发生率（7.2/1 000 h 运动）。在所有运动创伤中扭伤（33%）、拉伤（23%）、挫伤（11%）是 3 种最常见的损伤，踝（21%）、膝（15%）、下腰部（8%）是最常见的损伤部位。国内的报道认为关节是体操运动损伤的好发部位。体操的损伤以轻中度为主，重度损伤较少见。自由体操、跳马重度损伤的病例较多。在体操训练中，经常引起损伤的动作有鞍马中的单环转体，单杠的中穿反吊，吊环中的大回环、十字压上、翻上成十字。体操训练时落地动作，翻滚动作，回环动作反复出现，让运动员承受压力的部位主要集中于身体的腕关节、肘关节、踝关节、肩关节、膝关节及腰部，使得以上部位成为体操运动损伤的好发部位。

体操翻腾时头着地，突然屈曲可引起劲部环椎前脱位。运动员后空翻动作失误，头后部着地迫使劲前屈，环椎向前移位，由于韧带向后牵拉可将枢椎齿状突撕脱。椎体的严重移位可引起脊髓损伤。

体操运动员手腕部易发生慢性腱鞘炎。运动员从高处落下，手撑地时可引起肱骨髁上骨折；摔倒时腕臂伸位撑地可引起舟状骨骨折。跳马和鞍马运动中腕关节通常处于极度背伸位状态下支持体重，易引起腕关节背侧中央和腕尺侧疼痛、腕部腱鞘炎、腕部滑囊炎。单杠转体、支撑旋转，长期腕背伸支撑下用力可引起三角软骨盘损伤。单杠做大回环动作时，保护用具不当，可发生前臂的卷缠损伤。

鞍马全旋，肘关节反复负重支撑扭转，使桡骨小头与肱骨小头，尺骨鹰嘴与鹰嘴窝间不断发生挤压、摩擦、冲击引起肘关节骨关节病。跳马、鞍马上的直壁支撑引起关节间的相互错动，部分嵌入的滑膜受挤压，引起肘关节创伤性滑膜炎。在跳马、单杠、双杠运动时，体重由肘在支撑位支撑躯体运动，肘关节外侧受到压力和旋转力的影响，肘关节内侧受到伸展力的影响，肘外侧损伤较多且损伤较重，常遗留严重的后遗症，肘内侧损伤较少且损伤较轻。

单杠、高低杠、吊环的转肩动作，使肩袖肌肌腱与其毗邻的韧带、滑囊等软组织发生牵拉、挤压、摩擦、碰撞产生肩袖损伤，肩袖损伤在吊环运动中发生率最高。单杠、高低杠、吊环的超长范围的转肩活动可使肱骨出现位移迫使其腱不能在结节间沟中滑动，而是在结节间沟中横行或纵行折曲、扭转。反复的活动使其摩擦力加大，致使腱受到强烈的机械刺激，导致腱变性，引起肱二头长头肌腱腱鞘炎。此外，在体操运动中肩关节脱位、肩锁关节脱位、肩峰下滑囊炎等损害也较为常见。

体操过多、过猛练习"下腰"，躯干背伸过多，棘突间反复挤压、碰撞易引起损伤性骨膜炎。椎弓崩裂在体操运动中也较为常见。

体操运动中的跳箱、跳马、空翻落地等要求膝关节微屈半蹲，以缓冲地面的反作用力，此时膝关节保护能力弱，易受损伤。常见的膝部损伤是髌骨软骨软化和伸膝腱膜炎。跳马空中滚翻加躯体自旋着地失败常导致前交叉韧带损伤。自由体操空翻动作易引起踝及跟腱损伤。

现代竞技体操的训练大都从儿童抓起，儿童正处于骨骺生长、发育期，体操专项训练可引起骨骺损伤。急性的骨骺损伤通常是由运动中产生的剪力或撕扯力所造成；慢性损伤常由长期应力作用引起的骨骺损伤。使骨骺发生不同程度的缺血性改变或骨骺的变形，称骨软骨炎、肱骨小头骨软骨炎、胫骨结节骨软骨炎、椎体骨骺炎（运动员椎体缘离断症）等在少年体操运动员中相当常见。

（四）举重运动损伤的特点

举重是一项力量与技术相结合的运动。举重是运动创伤发生率较高的项目之一。在任玉衡的调查中举重运动员的患病率为78.49％。女运动员损伤的发生率明显高于男运动员。列入奥运会的举重项目有两个，抓举（snatch）和挺举（jerk）。无论是抓举还是挺举，开始动作都要求腰背部肌肉和腹肌强烈收缩做功，从蹲位至站立位的举重动作变化过程中，要求各部位在最短时间内发挥最大力量，使运动员的腰、膝、腕、肩、肘等部位均承受着巨大的负荷（如图1-3）。举重运动员的专项技术训练和辅助训练都要求运动员反复、快速的经过提拉、下蹲起立，因而腰、膝、腕、肩、肘等部位易发生损伤。举重运动创伤以慢性劳损为多，腰背部占首位，其次是膝关节和手腕部。运动员经常对自己成绩进行挑战，所以在训练中也容易发生损伤。

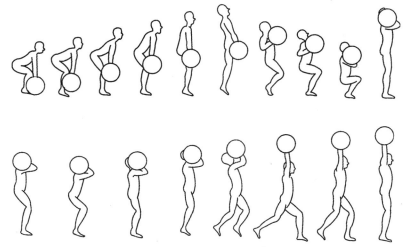

图1-3　举重动作分解①

抓举后的上举动作中，锁肩不够可造成肩部肌肉损伤。抓举时的突然背伸或摔倒时上肢支撑力过大可引起肩袖损伤。抓举时的大幅度转肩可引起肱二头肌腱腱鞘炎。举重时肘关节反复过伸可引起肘关节骨关节病。抓举时的锁肘可形成肘关节创伤性滑膜炎。在举重的翻腕动作中，运动员的腕关节经常快速地背伸支撑，杠铃的重量是通过第三掌骨、头状骨、月骨、舟状骨传向桡骨关节面，使桡骨关节面受到月骨和舟状骨的反复碰撞和挤压。举重翻腕锁杆，用力过大的突然腕背伸，造成第Ⅱ、Ⅲ掌骨与小多头骨、头状骨相互碰撞引起腕关节急性挤压伤。举重时提铃抗阻伸腕，桡侧伸腕长短肌在Ⅱ、Ⅲ掌骨基底背侧的止点处反复受到强力牵拉可引起腕关节拉伤。举重提铃翻腕坐肘时，屈腕肌、旋前圆肌猛烈收缩可引起肘部损伤。

举起杠铃时用力不当，使杠铃和胸壁碰撞可致胸部挫伤。卧位推举时重量过大或劳累，杠铃突然下沉，造成肩关节过伸，可引起胸大肌断裂。杠铃片滑落可引起砸伤。

举重时，腰部是脊柱运动中负重大，活动多的部位。腰部运动主要靠骶棘肌、腰方肌、腰大肌收缩。举重运动员的腰部损伤以肌肉的筋膜损伤为多见。举重运动员弯腰提铃时膝关节下蹲角度大于90°，易发骶棘肌、棘上和棘间韧带扭伤。抓举时由于骶棘肌猛烈

---

① 陈中伟. 运动医学［M］. 上海：上海科学技术出版社，1996：219.

收缩易发生肌肉拉伤。举重抓举杠铃时，臀位太高，腰部过度前屈，骶棘肌处于松弛状态，使韧带失去了保护造成棘上、棘间韧带过度牵拉而损伤。抓举后的上举动作中，如果腰部脊柱过度背伸，可使棘突相互挤压引起损伤，严重的可致椎板骨折。举重时前屈扭转或突然变换体位，形成的剪切力可引起腰椎间盘突出。腰背部损伤包括腰痛伴下肢麻木；足踇伸肌、趾伸肌力量下降多为腰椎间盘突出症。单纯腰痛者多为早期椎弓崩裂患者。

膝关节损伤中，侧副韧带的损伤最为常见。当膝关节在负重上伸时，由于股四头肌力量不足，膝突然外翻使膝关节侧副韧带损伤。髌骨软骨病和半月板损伤，在膝部损伤中也较为常见。在抓举的突然下蹲和起立时，膝内收动作不当，可引起膝关节半月板损伤或髌骨劳损。膝关节及其周围组织损伤，最多的是伸膝装置的慢性劳损，其他如半月板损伤、关节滑膜水肿、积液等也较为多见。

（五）拳击运动损伤的特点

拳击是一项对抗剧烈的运动，运动损伤在所难免，国内的调查发现运动损伤的发生率为 57.75%。由于专项运动的特点，拳击的损伤多见于上肢。美国的一项为期 10 年的研究发现，训练和比赛中上肢损伤占拳击运动损伤的 32.9%。在上肢损伤中，手和腕部损伤占 62%。

拳击手套允许大拇指外展，因而手部最常见的损伤是大拇指掌指尺侧副韧带撕裂。拳击运动员第二常见的运动创伤是肩部损伤。常见的损伤还有肌腱扭伤、肩关节半脱位和脱位。

拳击运动是最激烈的接触性运动，参赛的双方力求以重拳击倒对方，打击部位集中于面部及腹部。颜面部的挫裂伤常见。拳击于颈部时可刺激颈动脉窦，反射性的血压骤降，可引起短暂性脑缺血；拳击于腹部时可刺激腹腔神经节，迷走神经兴奋，血压下降。眼眶部的挫伤及鼻出血也是常见的急性损伤。Palmer 检查了 55 名职业拳击运动员，发现 8% 的运动员视角衰退，有报道称 7%~9% 的青光眼继发于外伤性视角衰退，视角衰退到发生青光眼大约需 10 年时间。在 Palmer 的调查中，21% 的运动员有白内障表现。Giovinazzo 的调查则说拳击运动员白内障的发生率为 19%，70% 为后囊下白内障。

死亡是拳击运动最严重的损伤，但拳击损伤导致的急性死亡，并不像人们想象的那么高。据统计在一些运动中的急性死亡发生率分别是拳击运动 0.13‰、学校足球 0.3‰、摩托车比赛 0.7‰、潜水 1.1‰、登山 5.1‰、滑翔 12.3‰、赛马 12.8‰。1918—1983 年全世界有报道的职业和业余拳击手的急性死亡人数为 645 人，1945—1983 年为 353 人，1970—1987 年为 50 人，1979—1983 年为 28 人，1987—1997 年仅为 42 人，死亡率有下降趋势。拳击急性死亡的运动员中 75% 以上有硬膜下血肿。硬膜下血肿是由于连结大脑和硬脑膜上矢状窦的静脉桥撕裂引起。大多数拳击运动员的死亡原因是硬膜下血肿伴弥漫性脑水肿。

拳击运动员的脑损伤常伴有意识障碍。神经外科将意识障碍分为轻度、中度和重度。轻度为无意识丧失；中度为有意识丧失但无逆行性遗忘；重度为意识丧失大于 5 min。Jordan 根据拳击运动的特点，将拳击运动的意识障碍分为 4 级。Ⅰ级为短暂的无意识丧失的神经损害，持续时间少于 10 s；Ⅱ级为短暂的无意识丧失的神经损害，持续时间大于 10 s；Ⅲ级为有意识丧失，但意识丧失在 2 min 内完全恢复；Ⅳ级为意识丧失的完全恢复大于 2 min。

（六）足球运动损伤的特点

足球是目前世界上开展得最为广泛，影响最大的体育运动项目。足球比赛场地大、时间长、运动量大、技术复杂、战术多样、对抗激烈、拼抢凶猛、需要经常变换体位、在高速下完成技术动作，足球是创伤发生率很高的运动项目之一。据统计，一只优秀的足球队在一场比赛中完成各种技术动作 916 次，其中处于对抗条件下应用技术 482 次。马国川等人 1997 年对中国女子足球队的调查发现损伤发生率较高，其中急性损伤 41.8%，慢性损伤 58.2%。

足球运动需踝关节、膝关节、腰部不断进行屈伸、内收外展和旋转，造成关节及其周围的肌肉、肌腱处于超负荷工作状态易损伤。足球运动员常见的损伤类型是扭伤、挫伤、擦伤和拉伤。

足球运动战术多样且难度较大，运动中大多数技术动作主要用脚来完成，因而下肢是足球运动员最容易损伤的部位。国际足联的运动医学专家曾对 1 300 场比赛进行统计，共发生 1 400 次损伤，下肢损伤占 75%。

在头球争夺时，由于头的体积小于躯干，在跳起争顶的过程中，头顶球的同时躯干成为争夺空间的必备条件，身体在空中的冲撞不可避免，加上合理冲撞技术也是以身体的对抗来争夺控球空间，运动员可能的损伤部位由下而上扩大，使得足球的运动损伤具有广泛性。

膝部慢性运动创伤是足球运动员的好发创伤。踢球踢空、二人对脚、带球急停变向跑等屈膝伴小腿旋转动作最容易导致膝关节半月板的损伤；长期的训练易引起髌骨软骨病和髌腱末端病、股四头肌急性裂伤或髌腱断裂以及胫骨嵴挫伤后引起的骨膜炎。小腿后部遭受的撞击伤轻者致肌肉挫伤，重者可引起严重的肌肉撕裂或断裂。小腿腓肠肌和腘绳肌痉挛（抽筋）也是比赛中常见的。踝关节扭伤或多次反复损伤与足球踝的问题是困惑运动队医生的一道难题。其他的足球运动常见损伤还包括腰椎椎弓崩裂、疲劳性骨折、胫骨结节骨骺病（osgood-schlatter disease）、髌骨高位（sinding-larsen disease）等等。

2000 年苏格兰对运动导致眼损伤的调查发现，足球还是眼睛创伤最多的单项运动。眼前房出血是临床最常见的损伤类型。

（七）篮球运动损伤的特点

篮球是一项对抗性很强的集体球类运动项目，具有对抗性强、技巧性高、运动量大的特点。在篮球运动中，进攻和防守瞬间交替，突然起动、加速、停止、跳跃和下蹲、体位改变，全场运动员不停进行以上动作，因而损伤的产生也较多。任玉衡的调查显示：中国优秀篮球运动员的患病率为 68.92%。国外的研究发现 2/3 的篮球运动损伤发生于男性，损伤好发年龄为 10～19 岁。篮球运动中损伤的发生与受伤时的动作密切相关，常见的动作有着地受伤、方向转变、突然停球、跳跃、单腿旋转、冲撞等。篮球运动中损伤的好发部位有膝、踝、腰等部位。常见的损伤是膝关节前交叉韧带损伤、髌骨软骨病、膝关节侧副韧带损伤、膝关节半月板损伤、踝关节扭伤及急损腰扭伤。

国外的研究发现，在篮球运动中面部损伤的发生率为 16%。最常见的损伤类型是擦伤、裂伤和挫伤，常见的损伤部位是眼眶和颧弓的骨突出部位，多见于抢夺篮板球时被对方手指（36%）或肘（29%）碰撞引起。角膜损伤和眶骨骨折也经常可见，移动的手指或肘撞击眼球可导致薄弱的眶内侧壁或眶底部骨折。在美国每年大约有 100 000 例与运动有关的眼部损伤发生。

美国一个为期 5 年的研究表明与篮球有关的损伤中牙损伤占 6.7%。此类损伤通常发生于与另一运动员相接触时，一半的损伤发生于运动中，最常见的损伤是牙断裂和牙撕脱。

在篮球运动中，运动员头与头相撞击，最常见的后果是鼻骨骨折。

篮球运动手损伤的发生率为 19%，接球时手的动作不正确或断球时手指过于紧张伸直均易造成手的损伤。近端指间关节和掌指间关节扭伤占篮球运动手损伤的 90%。

篮球运动员在各种封堵、抢打、躲闪和蹲身突然跃起活动中都是以腰部为枢纽带动肢体完成的，因此腰部损伤在篮球运动中也经常发生。从姚鸿思对中国篮球运动员运动损伤的调查中可发现腰部损伤的发生率为 8.72%，位于篮球运动损伤的第 3 位。腰部损伤易发生的部位是竖脊肌、腰背筋膜、腰骶和骶髂关节及韧带。

膝关节是篮球运动损伤最多的部位，这与篮球专项技术特点有很大关系。诸多的篮球技术动作，如进攻、防守、制动、起跳、上篮等，均要求运动员保持在半蹲位姿势，预先拉长股四头肌，使膝关节的发力最大，关节活动最灵活。半蹲位时膝关节处于负荷最大、关节最不稳定的状态，在运动中易遭受各种致伤因子的侵害，导致膝关节损伤。雷芗生的调查显示：在篮球运动中，膝关节损伤发生率可高达 48.3%，而且膝关节的损伤与专项训练年限密切相关。运动训练时间越长，膝关节损伤的发生率越高。由于大多数的运动员起跳腿是左腿，在滑步、运球转身时也常将左腿伸向前方或将左腿做中枢腿，故左腿易受到直接的冲击或被动扭转，左膝关节损伤可占膝关节损伤的 77.2%，明显高于右侧。有调查还发现，女性膝关节损伤发生率高于男性。髌骨软骨病（篮球膝）是最常见的损伤类型（40.3%），其他常见的损伤还有侧副韧带损伤（15.8%）、髌骨下脂肪垫损伤（8.8%）等。髌骨软骨病是最影响篮球运动训练与技术发挥的损伤，其发生主要是由于滑步进攻与防守、急停与踏跳上篮等局部训练过多有关。少年篮球运动员，由于胫骨粗隆与胫骨上端之间由骺软骨相连，故膝关节的反复屈伸对胫骨粗隆产生很大的牵扯，使局部供血不足，会形成胫骨粗隆骨软骨炎。

踝关节损伤是篮球运动的另一种常见损伤。许多调查证实在篮球运动中，踝关节损伤的发生率仅次于膝关节。国外一个为期 6 年的研究发现篮球运动踝部的损伤发生率为 33%，以踝扭伤最常见。

跟腱损伤在篮球运动中时有发生。跟腱在跑步时承受 8 倍体重的张力，激烈运动时承受的张力更高。高大的篮球运动员的一次有力踏跳，跟腱承受的拉力可达 7 840 N 以上，一场比赛的跳跃次数平均在 200 次左右。长期过度负荷易产生跟腱腱周围炎甚至引起跟腱断裂。跟腱损伤易发生于距跟骨附着点 4～6 cm 处，此处跟腱的血供最差，腱横截面积最小。跟腱的血供随年龄增加而逐渐减少，跟腱损伤的发生随年龄增加而增多。

（八）排球运动损伤的特点

排球运动是一项时限性及其苛刻的高强度体育运动，比赛时间长、对抗性强，运动员很容易受伤。据国内调查，排球运动的损伤患病率为 68.88%。从起跳扣球至落地的整个过程中，急慢性损伤可发生在多个部位（如图 1-4）。排球运动中最多见的是手指部的损伤，包括骨折、脱位和韧带腱板的损伤。

在排球运动中，运动员击球位置没掌握好、缺乏准备活动、球过重或气过足均可引起手指挫伤。防守中拦网时，手指关节扭伤、骨折和脱位也较常见。排球拦网时由于肌力不足或技术运动错误可引起肘关节被动外翻而致伤。

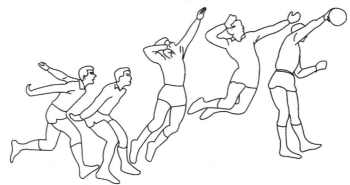

图1-4　排球的扣球动作①

肩部是排球运动员常见的损伤部位，以肩袖损伤与肱二头肌腱腱鞘炎最为常见。肩袖损伤的主要原因是技术动作不正确或局部负担太大。扣球是排球比赛中得分的主要手段，在训练及比赛中，频繁挥臂扣球可使肩部软组织处于长期超负荷状态，引起肩部软组织的慢性劳损。当上臂作外展90°屈肘扣球时，冈上肌肌腱在肩峰和肱骨间受到挤压和研磨，容易造成损伤；发球不正确可引起肱二头肌腱腱鞘炎；肩部扣球姿势不正确或过劳可引起肩胛上神经麻痹；排球救球后的侧后翻可引起肩关节扭伤及脱位；运动员在完成勾手发球、扣球及转肩等动作时，肱骨头在肩峰下滑动可造成对滑囊的挤压、摩擦，长期的机械刺激，可形成肩峰下滑囊炎；发球动作不正确，容易造成肩部肌肉拉伤；击球时肩过高后伸可引起肩峰撞击综合征。

腰部损伤主要是腰肌拉伤和棘突骨膜炎，多由于扣球时起跳时间和击球位置未掌握好，躯干过度后伸或扣球、救球倒地跌扑引起。扣球时躯干过度后伸还可引起椎板疲劳性骨折和椎间盘突出。

在排球运动中，膝关节损伤发病率最高。排球运动的技术动作，大部分是在腾空起跳、半蹲状态或移动中完成的，膝部的负荷重，易发生损伤，且以慢性损伤为主。在排球运动中，运动员的左右滑步较多，因而易引起膝关节内侧副韧带损伤。运动员在前后移动和起跳扣球、传球及拦网的过程中，易引起膝关节半月板的损伤。排球的扣球和发球技术都要求运动员全力起跳，大力量的起跳和落地是由股四头肌的收缩来完成的，股四头肌强烈的收缩使得髌骨和股骨发生碰撞，反复的撞击极易损伤髌骨和股骨的软骨造成髌骨—股骨关节病。

运动员跳起落地后，踝关节担负着全身的重量，由于排球比赛网前争夺激烈，扣球、拦网后落地时，相互踏踩碰撞可引起踝关节损伤或第五跖骨基底部骨折。在排球运动中踝关节的损伤以重度损伤为主。沙滩排球，由于裸足、地软，造成运动员转换方位比较困难，踝关节扭伤明显高于硬地赛场。

（九）棒、垒球运动损伤的特点

棒、垒球的比赛特点为指定性地攻守互换。棒、垒球运动员损伤的发生与专项训练如

① 陈中伟. 运动医学［M］. 上海：上海科学技术出版社，1996：208.

投球、打击、跑垒、接球、传球、封杀与触杀等技术动作密切相关，更多地表现为技术动作性损伤。慢性运动损伤损伤和急性转慢性运动损伤近 80%，以慢性损伤为主，是运动损伤发生最高的运动之一。在任玉衡的报告中，中国优秀男子棒球运动员的患病率为 79.65%（90/113），女子垒球运动员的患病率为 72.73%（40/55）。参加 2000 年奥运会的中国女子垒球队 16 名队员中，创伤前四位的分别为膝部损伤 13 例（3 例为双侧），肩部损伤 9 例（持球侧肩袖损伤者 6 例），腰部损伤 8 例，颈部损伤 4 例。多数损伤经治疗后能够继续训练或比赛。

棒、垒球两个项目的技术动作，最大的区别在于投手的投球技术要求。棒球为高手侧转身投球，垒球规定为低手正身投球。棒、垒球运动最常见的是肩部损伤。常见的肩慢性神经损伤是肩胛上神经麻痹，在各年龄组棒球运动员中均可见。其他常见的肩部损伤有肩峰撞击综合征、肱二头肌长头腱鞘炎、肩峰锁骨关节病变、肩袖疾病、肩关节前方不稳定、肩关节后方不稳定、盂肱关节退行性变等。

肘关节损伤在棒、垒球运动也很常见。在投掷的旋转末期和加速期肘部承受了巨大的压力，压力最后集中于屈肌起点肱骨内侧髁的附着装置和内侧副韧带上，可引起肱骨内侧髁炎及肘关节内侧不稳定。

棒、垒球冲击胸壁可引起运动员胸部钝性挫伤。挫伤可引起短暂的呼吸暂停、心脏损伤或心率失常。心率失常通常在损伤后很快发生，也可能在损伤一周后迟发。

（十）羽毛球运动损伤的特点

羽毛球运动要求运动员起动快、弹跳快、击球快、回位快、位移快。羽毛球飞行的最快速度为 20 m/s。羽毛球运动员的运动量和运动强度均较大，对技术的要求也较高，因而运动员的运动创伤发生率较高。在任玉衡的报告中，中国优秀羽毛球运动员的患病率为 67.59%（98/145，1991—1993 年），男子 75.71%（53/70），女子 60.00%（45/75），男女无显著性差异。在调查的 65 种创伤中，腰背肌筋膜炎占 17.24%，肩袖损伤为 6.90%，髌腱末端病和外踝扭伤各为 5.52%。

羽毛球运动所要求的是反应的敏捷性，关节的柔韧性和肌肉的爆发力度。相对网球的发力击球动作而言，羽毛球运动员挥拍击球动作更强调肘、腕的发力和灵活性，因此，羽毛球运动创伤的发生与专项特点和训练过多有明显的关系。羽毛球运动中，运动员身体的负荷主要集中于上肢肩胛带、肘部和腰部，使这三个部位成为损伤的好发部位，以慢性损伤为主。羽毛球运动员在击球瞬间常常有突然翻腕和前臂旋前动作，使球拍加速，以获得最高的球速。这时，前臂伸肌群在收缩状态下被强制牵伸，可发生前臂伸肌群在肘部止点的急性损伤。反复的屈腕动作和前臂过度旋转，微小损伤的积累即可造成肱骨外上髁炎。击球前的预摆动作形成的肘外翻倾向，对肘内侧的关节囊、内侧副韧带尤其是前斜束纤维等则会造成牵拉导致肱骨内上髁炎。腕关节长期大范围的负重活动可导致桡腕关节及三角软骨盘的慢性劳损。

羽毛球运动中，运动员常在膝处于半屈位的状态下反复跳跃、冲跑，腿部着地时应力集中于膝部，易产生膝部损伤。常见的膝部损伤为髌韧带上部及髌骨软骨过劳性损伤。专业羽毛球运动员的运动量和强度极大，比赛时运动员身体动作的应变性和突发性也很大，因此，比赛中意外损伤的发生率也较高，如踝关节扭伤、腘绳肌拉伤、膝关节扭伤等。

曾昭濂（1996 年）分析了 48 例有腰痛症状的国家羽毛球集训队员的腰伤情况，发现

63 处伤，其中，骶裂者 23.8%（15 处），腰椎骶化 4.26%（3 处），峡部裂 31.25%（20 处），椎体前部伤 6.35%（4 处），腰部软组织伤 22.2%（14 处）。

（十一）乒乓球运动损伤的特点

乒乓球运动是一项速度快、变化多、动作结构较复杂、竞争激烈的运动。乒乓球运动员的损伤发生与专项训练有密切关系，尤其与专项技术动作训练的运动量、密度、强度有很大联系，连续训练时间较长，会造成运动员疲劳，局部负担过重。近年来，国内优秀选手的比赛和训练的密度安排日趋加强，使得损伤的发生几率增加。任玉衡（2000 年）的报告显示，中国优秀乒乓球运动员的患病率为 34.74%（107/308），其中，男子 30.86%（50/162），女子 39.04%（57/146），男女无显著性差异。常见病、多发病的患病率为：腰背部肌筋膜炎 8.12%，肩袖损伤 5.84%，髌腱末端病 4.54%，腕三角软骨损伤 2.27%。陈中伟（1996 年）引用的日本体协运动科学研究报告与此接近（147 例乒乓球运动损伤中，腰部 23.5%，膝关节 13.4%，肩关节 10.1%）。

乒乓球运动的基本动作包括击球动作、步法和全身协调动作。击球动作如扣杀、削球、提拉、推挡等，主要和肩、肘、腕关节的柔韧性和肌力有关，尤其取决于腕部的屈伸、桡倾尺倾动作，前臂的旋内、旋外的速度和肌力。手指的精细动作和肌力，能有效控制球路的方向和球速。步法是髋、膝、踝关节柔韧性的表现，股四头肌、大腿部屈膝肌、小腿三头肌的肌力是步法灵活的保证。全身协调动作，主要是腰部动作。腹肌具有控制躯体左右摆动时的柔软性、力度、收缩速度以及全身的平衡感觉的能力。因而，乒乓球运动损伤的好发部位为腰部、肩部和膝部。

乒乓球运动员的损伤性腰痛除常见的腰背部肌筋膜炎外，还涉及腰肌劳损、腰椎间盘突出症、椎弓崩裂和滑脱等，这些都与腰部肌肉的过度使用和快速、突然的回旋活动有关。

乒乓球运动员肩部损伤主要是由过度使用所致，尤其是过度练习单一动作或技术不标准。运动员每日训练抽杀或提拉等动作数千次，可造成肩袖、肱二头肌长头肌腱的损伤以及肩关节周围炎等。

膝关节痛多为髌腱末端病改变或半月板损伤。膝关节结构的损伤，会导致步法移动的灵活性下降。

乒乓球的打法分为快攻型、弧圈型、削球型三大类。不同打法易损伤的部位有所不同。

快攻型打法的主要技术是正手攻球和反手推挡，扣杀是主要的得分手段。在扣杀中集中全身力量，通过臂、腕、手击球具有很大的爆发性，因而肩部、腕、手是运动损伤的好发部位。正手扣杀过多、过猛易引起肩袖损伤和肱二头肌腱腱鞘炎。肩外展大板扣杀练习过多可引起肩外展症候群。

削球型打法的运动损伤好发于下肢与躯干部。削球型打法下肢的活动较多，膝关节常处于半屈曲位，呈不稳定状态，易发生损伤。运动员还需利用腰来获得回击球的时间和空间，易引起腰部损伤。横拍运动员反拍削球练习过多可引起肱骨外上髁炎。

弧圈型打法运动损伤的好发部位为腰部与肩部。运动员拉弧圈球的质量高低，很大程度上取决于腰部肌肉用力的大小。握拍手侧腰部肌肉的负荷很重而对侧肌肉处于相对松弛状态，易引起腰部损伤。接弧圈球时，手臂的动作是以肩为轴，大臂带小臂，肩关节负荷过重易引起肩损伤。

（十二）曲棍球运动损伤的特点

曲棍球创伤多发生于专项训练和比赛中。在任玉衡的报告中，中国优秀曲棍球运动员的患病率为57.85%。

由于曲棍球运动的球棍长 70～80 cm，运动员只能用弯头一侧的平面触球（另一面为圆弧），因此曲棍球运动员都是从身体的右侧向左侧击传球。为了更稳停球，运动员必须屈膝、弯腿，压低球棍至接近地面，以获得最大的球、棍接触面；反手击球、停球时也必须以同样的姿势才能完成技术动作。因此腰骶部的负荷很大，左右腰部肌肉的负荷很不均衡（图1-5），腰部慢性损伤发生率高。最常见的损伤是腰背肌筋膜炎，膝部损伤在曲棍球运动中也较为多见。双手的反复拨转球棍，可造成肘及前臂的腱末端病和腱鞘炎。

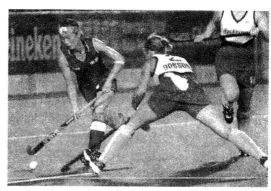

图1-5 曲棍球运动员的运动姿势

（十三）网球运动损伤的特点

网球是一项风靡世界的大众化运动，由于网球运动量较大，技术动作比较复杂，损伤也就不可避免。任玉衡（2000年）报告中国优秀网球运动员的患病率为50.47%（54/107），其中，男子65.46%（36/55），女子34.62%（18/52），男女有显著性差异。脊柱损伤占28.38%，膝关节损伤为20.27%，肘关节损伤为17.57%。陈中伟（1996年）引用的国外报告与此近似。绝大多数损伤为慢性损伤或急性转慢性损伤。

网球运动是一种挥拍运动，一场比赛挥拍的次数不少于千次，大力发球的速度达150～200 km/h，因而上肢是运动中常见的损伤部位，其中肘关节损伤最常见。当网球运动员正反手挥拍击球或高压扣球、发球时，由于过分伸展肘关节，使关节附近的肌腱嵌入肱骨上髁，引起肱骨外上髁炎即网球肘。网球肘在老运动员中普遍存在。

在一场高水平的网球比赛中，运动员所跑的路程超过5 km。由于参赛运动员身体动作的应变性和突发性也很大，移动距离更远，因此，比赛中意外损伤的发生率也较高，主要表现在肌肉及肌腱的牵拉伤和关节扭伤。陈中伟（1996年）引用的日本体协1986年调查，最常见的是踝关节韧带损伤47.5%，其次为小腿肌肉撕裂伤19.8%，膝部扭伤8.6%，跟腱断裂4.5%。身体疲劳情况下参赛，会增加意外创伤的危险性；训练和比赛场地的条件，尤其是草地和泥土地赛场，也是引起急性损伤的常见原因。

（十四）高尔夫球运动损伤的特点

高尔夫球是非接触性运动，运动强度较小，运动创伤的发生率较低，腰背部损伤较常见。高尔夫球运动时巨大的侧弯切应力、压力和扭力可引起腰背部损伤。在高尔夫球运动时产生的压力可大于体重的8倍。常见的腰背部损伤有：腰背部肌肉拉伤、腰椎间盘突出、腰背部小关节病、椎管狭窄综合征。

高尔夫球运动肩损伤的发生率很低。高尔夫球运动员最突出的肘部运动创伤为肱骨内上髁炎，也称为高尔夫球肘（golfer's elbow）；有时也会出现肱骨外上髁炎，多因击球者击球瞬间左侧前臂伸肌群紧张，带动球杆，造成左肘外上髁部伸肌起点损伤。

腕和手的损伤在高尔夫球运动员中较为常见。痛性腱鞘炎是一种高尔夫球运动导致的过度使用损伤；交叉点综合征（intersection syndrome）是拇长展肌腱周或囊组织交点的局部炎症；反复握杆和腕部活动可引起屈肌腱鞘炎和腕管综合征；高尔夫球运动还可引起钩骨骨折，腕和手的其他骨折在高尔夫球运动中少见。

常见的膝部损伤有：半月板撕裂、髌骨软化症等。在运动中过度旋转踝关节还可引起踝关节韧带损伤，一般左侧踝关节韧带损伤更为常见。球直接击中头部则可能造成颅骨塌陷骨折或眼球破裂失明。

目前为止，尚未见中国人的专项流行病学调研报告。McCarroll（1990 年）所作的一组 892 例损伤分析中，肩、肘、腰背、膝损伤占前四位。

（十五）摔跤运动损伤的特点

摔跤运动是集敏捷反应、爆发力、体能技巧和精神于一体的一种运动，是具有身体接触和攻击性的大强度对抗项目。急性损伤的发生频度依次为肩、膝、手、肘、踝、胸部和腰，慢性损伤的发生频度依次为膝、腰、肘、肩、踝。

膝部损伤是最常见的损伤，约占摔跤运动创伤的一半。膝部以韧带损伤为主，多为膝内侧副韧带损伤，其次是半月板损伤。这是因为摔跤动作常常将对手的体重集中到自己的膝关节侧方所致（如图 1-6）。腰部损伤的发生也较为常见。青少年运动员多为椎弓崩裂、腰椎后关节突骨折，成年运动员多为腰突症。急性外伤以肩关节脱位最为常见。此外，肢体和肋骨的骨折与脱位、脑震荡及其他的小损伤也比较常见。典型的如"菜花耳"，是由于耳壳挫伤处理不当而继发耳壳畸形，常需手术矫正。

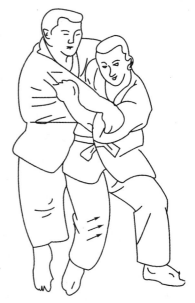

图 1-6　对手体重对膝的影响①

（十六）击剑运动损伤的特点

击剑是一项很优雅的运动项目，包括重剑、佩剑和花剑，自 1896 年首届现代奥运会列为正式比赛项目以来，经过近百年的发展，目前已日趋完善。

击剑技术性强，手上动作变化复杂，步法移动快而频繁，运动员要在快速、复杂、多变的激烈格斗中，完成一系列攻防动作。

国外的研究发现击剑运动最常见的损伤类型是扭伤，其次是拉伤。其他的损伤包括挫伤、骨折、肌腱断裂、心功能紊乱等。重剑的损伤较花剑和佩剑多，这可能与重剑的目标范围较大、较重且不灵活有关。

手部握剑易造成拇指、指间关节和腕掌关节劳损。击剑运动的危险在于运动员一时疏忽，剑过高、过低或未穿防护衣、未戴面罩而造成胸肺的刺伤和眼耳的损伤。

击剑运动员损伤的原因除了防护用具不当、设施不完善、忽视规则外，运动姿势不正

---

① 陈中伟. 运动医学［M］. 上海：上海科学技术出版社，1996：213.

确也是出现损伤的原因之一。

（十七）射击运动损伤的特点

射击是一种静止性运动，与其他运动项目相比，运动创伤较少，损伤多为慢性损伤。长时间托枪练习，可引起桡骨茎突部狭窄腱鞘炎；在卧射过程中，为了保持身体平衡，脊柱负担明显增加，易出现腰痛、肩颈痛；从事专项运动时间较长则易出现运动员姿势性的脊柱变形。

其他的损伤可能出现如尺管综合征、肘管综合征、膝痛等四肢的慢性轻微损伤。这些多数情况下不影响运动训练和比赛。

（十八）冰雪项目的运动损伤特点

冰雪运动速度快，损伤发生率较高。滑冰运动的损伤多发于下肢，足跟部、踝关节和膝关节是损伤的多发部位，而头部和躯干的损伤相对较少。最常见的损伤类型是擦伤，主要发生于踝关节和足跟后部；其次是挫伤，主要发生于踝关节和膝关节。滑雪运动和滑冰运动一样都是在滑动过程中进行的运动，常会因运动中的动作失控和滑雪装置的固定作用而致跌倒损伤。

1. 短道速滑运动

对短道速滑运动员损伤的调查发现，500 m 比赛及速度练习中运动损伤发生率最高，在训练中受伤的比率明显高于比赛中。比赛中运动损伤发生率最高的损伤类型是切割伤、扭伤和挫伤。损伤的发生地点多在运动员相互超越的热点区弧顶和出弯道处。75% 的切割伤是运动员相互超越或争抢有利滑行位置时，受到干扰或碰撞摔出后冰刀刺入或划破身体局部组织所致。运动员摔倒后臀部或腰部直接撞击防护墙可引起腰部扭伤或挫伤。运动员摔倒瞬间手背直接接触冰面或用手推防护墙，可引起手指、手腕扭伤或挫伤。运动员受干扰后下刀位置不当可造成踝关节扭伤或挫伤。

2. 滑雪运动

滑雪运动以滑动为主，滑雪板与地面略呈斜面，身体很容易失去平衡滑倒。加上滑雪运动多在高低不平的山地上举行，又有速滑及跳板滑雪等难度较大的各种复杂动作，因而是发生创伤较多的运动项目。下肢是滑雪运动最常见的损伤部位，其次是躯干，再次是上肢。滑雪运动最常见的损伤依次为踝关节扭伤、踝部骨折、小腿骨折和膝关节韧带损伤。这些损伤都和滑雪时使用的器械如滑雪板、长统靴、靴底固定装置有关，所以被称为滑雪器具使用相关联的下肢外伤（lower extremities equipment related injury，LEERI）。损伤以慢性为主，好发年龄是 16~18 岁。

3. 冰球运动

冰球运动创伤多由运动员之间、运动员与围栅之间高速度的碰撞产生。急性损伤（外伤）占运动创伤的大多数，往往有关节的后遗症。急性外伤以齿的损伤为主，颜面部切割伤的发生率也较高，大约 53% 的冰球运动员在他们的运动生涯中有这类创伤。除了齿和颜面部损伤外，肩部、膝关节、踝关节、腰部、腕关节等关节损伤是冰球运动创伤的特征之一。

（十九）武术运动损伤的特点

武术是以踢打、摔、拿、击刺和各种器械结合而成的一项技术动作复杂的体育项目，损伤的发生率也较高。损伤患病率为 67.59%，肌肉韧带损伤、关节扭伤、软骨组织损伤是常见的损伤类型。武术中常见损伤原因是使用过度，如各种桩法所致的髌骨劳损，腾空转体、旋子所造成的腰肌劳损。

在武术运动中常有肩关节较大幅度的运功，在运动时肩袖受到持续牵拉磨损，易造成慢性肩袖损伤。持器械运动较多的运动员，易引起内、外上髁的慢性炎症。腕关节软骨板损伤常见于腕关节活动频繁、幅度较大，并有负重或承重时。

武术运动十分强调腰部在全身动作中的"主宰"作用。许多动作都是以腰为主宰变换动作，如仰身涮腰抱抢、乌龙盘打等。武术运动对腰的柔韧性要求高，运动员每天都要完成各种腰部的柔韧性和力量性练习，如俯腰、甩腰、涮腰和下腰等。训练力法不当，腰部承受负担量大，疲劳堆积，易造成腰肌劳损。训练的时间越长，越易发生腰肌劳损。在武术运动中，腰部负荷量过大，易使腰部的棘间软组织相互挤压，棘突间相互撞击，引起棘间韧带损伤和棘突症。

全身的柔韧性在武术运动中要求较高。如柔韧性差，在运动中就会经常发生肌肉、韧带损伤和关节扭伤；在劈叉、正压腿、正踢腿等动作时，则易导致大腿后肌群、内收肌群、股二头肌和髋关节韧带等的拉伤。

运动员练习旋风脚、盘脚，起跳时膝关节处于屈曲内旋状态，容易损伤半月板；落地时要求双腿交叉，臀部着地，身体前俯，这种姿势易造成梨状肌的拉伤，引起梨状肌综合征。武术运动的虚步、弓箭步、马步等动作，膝关节处于半蹲位，如运动量过大，膝关节负荷过重易产生髌骨劳损。在学习旋风脚时，由于高度不够或上身后仰，就会导致落地不稳而造成踝关节扭伤。武术中有许多跳跃、跌扑、滚翻的技术，要求落地要稳，不允许各关节过分缓冲，因而局部负但过重，可引起半月板损伤和足脂肪垫压伤。

散手是武术对抗最剧烈的运动之一。双方运动员运用拳打、脚踢和快摔的技术进行对抗，运动损伤不可避免。散手运动员训练时以慢性损伤为主，比赛时以急性损伤为主，头面部的损伤最常见，主要的损伤类型是擦伤。

在散手运动中骨折的发生率非常高，梅海宁的报道为28%。上肢骨折发生率高，占其中的67.26%，上肢各部位骨折发生率从高到低依次为第一掌骨折、肱骨髁骨折、Smith骨折、尺桡骨双骨折、Colles骨折、尺骨鹰嘴骨折和肱骨干骨折；下肢骨折发生率占散手运动骨折发生率的27.87%，易骨折部位从高到低依次为内外踝、第一跖骨、胫腓骨、髌骨和股骨干骨。

（二十）马术运动损伤的特点

无论是竞技性的马术，还是商业性的赛马，或是娱乐性骑马，都有受伤的可能性。据国外资料估计，骑摩托车平均每7 000 h有一起严重事故，而骑马则是平均每35 h就有一起严重事故。骑马的危险性是骑摩托车的20倍。实际上，赛马、赛摩托车和赛车是三项危险性极高的运动。赛马中（如图1-7），行进中马的颠簸引起的骑马掼伤（股内收肌拉伤）是马术运动员的常见肌肉拉伤。落马损伤可能出现多部位的不同损伤，如软组织挫伤与骨折等。头部的损伤则与抛出时头部所处的位置、骑马时抓缰绳的情况、保护措施和落地情况有关，也可并发许多其他损伤。马踢伤及马踏伤则可出现胸腹部的闭合性损伤，如肋骨骨折、腹部闭合性挫伤等。

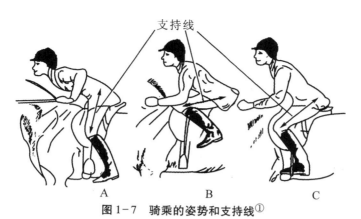

支持线

A   B   C

图1-7 骑乘的姿势和支持线①

（二十一）自行车运动损伤的特点

自行车运动的强度大、速度快；运动员在训练比赛中重心高，车轮与地面接触面积小、支撑面积少，处于不稳定状态；露天作业，外界环境千变万化，均使运动员在运动中易发生损伤。国内有调查，自行车运动的损伤患病率为43.28%。

自行车运动最易发生的损伤是软组织挫伤、肌肉劳损、骨折、脑震荡及撕裂伤。最易发生损伤的部位是腰部、肩部，其次为头颅、膝部、大腿。

撞击或从自行车上掉下可引起运动员皮肤擦伤。擦伤分为3度：Ⅰ度擦伤指皮肤表面擦伤，Ⅱ度擦伤指损伤部分深层组织，Ⅲ度擦伤指擦伤区全层深层组织损伤。摔伤或自行车碰撞还可引起裂伤，裂伤常发生于手、前臂、脚、头和面部。在自行车运动中上肢骨折较为常见，最常见的骨折部位为手、腕、锁骨和鹰嘴。运动员摔倒时头部受撞击可引起脑震荡。运动员摔伤或撞击物体时可引起眼部损伤如眶周血肿、视网膜脱落、眼前房出血、眼眶眶骨骨折等。

自行车运动分是户外运动，脚、前臂、面部对阳光敏感易发生晒伤。在运动中，运动员常常要丢失大量水分，如不及时补水可能发生脱水。脱水和日晒可引起严重的并发症如中暑、中暑性痉挛或中暑性虚脱。

在自行车运动中，躯干自由活动的范围狭窄，为了减少前进中的阻力，运动员需弓身骑行，以尽量减少正面投影面积，从而降低空气阻力。屈身弯腰动作可造成腰部肌肉、筋膜等软组织的紧张，引起腰肌劳损的发生。

在运动中，皮肤反复摩擦刺激可引起臀部、大腿内侧溃疡。汗毛与衣服反复摩擦可引起毛囊炎。此外，长时间手握自行车和刹车可能损伤尺神经和正中神经。穿不合适的鞋等则可能引起足神经损伤。

在运动中，为了获得提拉车蹬的动力，运动员的脚须套牢在车蹬上。当意外情况发生而失去身体平衡时，运动员来不及用脚支撑地面，摔倒时肩部外侧着地或单臂支撑，可能引起锁骨骨折。

五、运动软组织损伤的分类

运动损伤发生后，应当尽早检查，以明确诊断。不仅要判断损伤性质，还要评定损伤

---

① 陈中伟. 运动医学［M］. 上海：上海科学技术出版社，1996：223.

程度及其预后。对运动损伤进行分类，有益于分析总结并提出有效的防治措施，从总体上系统地掌握运动损伤的基本情况，对运动损伤的防治具有重要意义。

（一）按损伤的程度分类

根据损伤发生后组织器官的破坏程度，以及对运动能力和全身机能影响的大小，分为轻、中、重度损伤。

1. 轻度损伤

轻度损伤者日常活动正常，未丧失运动能力，尚能进行运动和训练，仅在运动时感觉不适。解剖结构无明显或只有可逆性微小损害，预后良好。

确认轻伤者，允许按计划进行训练，或应急处理后继续比赛，有时需在保护下进行。

2. 中度损伤

中度损伤 24 h 以上不能工作者，日常生活活动有一定影响，丧失部分运动能力，不能完成大部分训练内容。解剖结构有明显可逆性损害，预后尚好，但取决于治疗和继续训练的相互关系。

确认中度损伤者，短时间内（2 周以内）暂停或减少伤部专项训练，积极治疗，在保护下开始恢复训练。

3. 重度损伤

重度损伤者妨碍日常生活，丧失运动能力，完全不能训练。解剖结构有较大破坏，其预后取决于损伤结构的特性和良好的完整康复治疗。

确认重度损伤者，通常需完全停训并住院接受专科治疗，较长时间（4 周以上）不能恢复训练或比赛。

在运动实践中由于伤病的复杂性，一般意义上的轻、中度损伤，治疗和训练上会有相应的特殊处理。因此，确定损伤的轻重程度，还应按照专项运动的技术特点，由医生、运动员和教练共同确定其是否对训练或比赛有明显的影响，制订评定指标，有利于估计创伤后果和提出预防及安排训练。如青少年运动员早期的关节软骨损伤，虽损伤程度较轻，也不妨碍日常生活，但往往严重运动训练，一旦出现，即使是轻度损伤，也应引起重视，减少相应部位的专项运动训练量，并及时治疗；有胸、腹或颅内的器官损伤，呼吸、循环、意识等重要生理功能发生障碍，均属重伤。

（二）按损伤后的时间分类

1. 急性损伤

急性损伤也称为新鲜损伤，指损伤初期。

软组织损伤以 3 d 以内为急性期，3 d 至 2 周为亚急性期（功能恢复期），通常 2 周以后则为慢性期（陈旧性期）。急性期的损伤处理不当或误诊、误治，不仅可转入慢性期，而且可能因损伤组织结构性改变而影响功能，因此，重视软组织损伤急性期的治疗，在软组织损伤的治疗中非常重要。

2. 慢性损伤

在运动创伤中，慢性损伤较多，常由于以下两种情况引起：

一是急性期处理不当，伤后治疗不及时，伤病未愈，过早进行锻炼。一般急性损伤 2 周后，进入慢性期，又称陈旧性损伤。后者可能成为诱发再次急性损伤的因素。

二是劳损，系长期微细损伤积累所致。由于训练安排不当，局部训练过度或负荷量过大而逐渐发生。长期反复的微细损伤积累可以引发可察觉的损伤。这类损伤看似较轻，但往往经久不愈，严重影响训练和比赛成绩，若出现急性发作或继发性损伤则可能导致严重后果。如足球运动员中多发的"足球踝"即是一种慢性的创伤性骨关节炎；篮球、排球等运动中的髌腱末端病和髌腱腱围炎等则是由于长期反复的微细损伤积累而引发。

（三）按与运动训练技术的关系分类

1. 运动技术伤

运动技术伤与运动技术特点密切相关，多数为过劳伤，少数为急性伤，如因投掷而引起肱骨螺旋型骨折；空翻等动作使踝过伸后爆发用力导致跟腱断裂等。尤应注意的是有许多运动技术伤，虽仅在大运动量训练时才出现疼痛，日常活动并不受影响，属轻伤范畴，但却严重影响运动训练及运动成绩的提高，甚至影响运动寿命。由此可见，科学训练和医务监督是防治运动损伤十分重要的环节。

2. 非运动技术伤

非运动技术伤与运动技术无明显关系，多为意外伤。对此类损伤应重视预防工作，制定完善比赛规则与重视防护是防止严重意外损伤的关键。

（四）按损伤皮肤、黏膜的完整性分类

皮肤是覆盖人体表面的组织，在运动中很容易遭受暴力而致损伤。受伤部位的皮肤或黏膜保持完整，深层组织没有裸露称为闭合性损伤；受伤部位皮肤或黏膜破损，甚至伤及深部组织，使之与外界相通，称为开放性损伤，此类损伤容易并发感染。

（五）按损伤性质分类

致伤原因与运动损伤的病理改变密切相关，故按此分类的方法较为常用。

1. 扭伤（sprain）

关节的被动活动超越了正常的解剖学范围（可动区域），导致关节周围的肌腱、韧带、关节囊、滑膜受到牵拉而被撕裂或断裂，称为扭伤，如足的内翻或外翻造成踝关节的扭伤。扭伤是运动中最常见的损伤。

2. 挫伤（contusion）

体表受到钝性器械的打击或其他外力直接作用下，使皮下软组织、肌肉、韧带或其他组织受伤，而伤部皮肤往往完整无损或只有轻微损伤，称为挫伤。挫伤的程度根据组织所受的压力、内出血的程度来判断。临床早期表现为伤处肿胀，局部压痛，以后逐渐出现皮肤青紫，皮下瘀血，严重者可导致肌肉组织的损伤和深部血肿。

3. 拉伤（strain）

拉伤是指肌肉、筋膜及肌腱附近的组织因受牵拉性外力所致的组织部分撕裂或完全断裂。肌肉拉伤主要发生在肌－腱移行部位或肌腹，表现为程度不等的肌纤维或肌－腱结构的损伤。轻度肌肉拉伤，仅有少量肌纤维断裂，最主要的是肌纤维被过度牵拉引起的反射性的肌痉挛和收缩。中度肌肉拉伤，为部分的肌纤维断裂，肌力可能无明显下降。重度肌肉拉伤是指肌肉断裂、肌－腱移行部的分离、腱止点的撕脱骨折，多有肌肉功能的丧失，血肿的形成。自然愈合须经过血肿的形成与吸收，也可能由于纤维肉芽细胞的再生而形成瘢痕组织。

4. 浅部软组织损伤

擦伤（rubbing）：跌倒时，皮肤擦过粗糙面可造成擦伤，检查时可见明显皮肤擦痕及

散在的小出血点，受伤面积较大。

裂伤（laceration）：皮肤受到钝性暴力打击，出现不规则的皮肤裂口，可直达深筋膜浅面，有时亦可合并肌肉组织损伤和出血。

割伤（incised wound）：快速运动的肢体遇到锐利的物件，造成皮肤和皮下软组织或黏膜裂开，伤口边缘较裂伤整齐。腕和手指部割伤常可伤及深部的肌腱、血管、神经，出血较多。

刺伤（pricking/punctured wound）：尖锐的物体刺中身体的某一部位而造成的损伤。如击剑运动时护身以外的部位被剑击中，此类伤口多不大但部位较深，深部的重要器官组织也可能被刺伤，若有异物折断于伤口，更应引起重视。

（六）按损伤的组织结构分类

人体各部位的组织器官有各自的结构和功能特点，伤后病理改变亦各不相同，需区别对待。人体运动系统除骨骼以外的肌肉、肌腱、韧带、筋膜、滑膜、关节囊等组织以及周围神经、血管的损伤，称为软组织损伤，是运动创伤中发病率最高的组织。肌肉、肌腱、韧带、筋膜、滑囊、关节囊急慢性损伤的主要病理改变，表现为结缔组织的损伤性炎症及变性；关节软骨的急性损伤多为切削伤、旋转挤压伤、撞击伤等，而慢性损伤主要为软骨的退行性改变；最常见的运动性骨组织创伤包括疲劳性骨膜炎、疲劳性骨折、撕脱骨折、螺旋骨折、短骨骨折等；运动性神经组织损伤以牵拉、压迫、粘连等原因致伤多见，完全断裂较少见；其他组织器官损伤包括内脏器官损伤、眼挫伤、齿损伤以及冻伤、烧伤等。

另外，还可按部位分类将运动损伤分为颅脑损伤、头颈部损伤、胸腹部损伤、腰背部损伤、肢体损伤等。

六、运动软组织损伤的预防原则

在运动创伤的预防工作中，首先应对新伤作出及时而正确的处理，并且正确地安排训练以减少或减轻各种组织的劳损（包括日常及伤后训练）；其次是对运动员训练进行一定的保护和科学训练，以防止损伤的发生。

（一）加强训练工作，严格遵守训练原则

加强训练工作，包括4方面内容，即思想教育、身体训练（力量、速度、耐力和灵活性）、专项技术训练及战术训练。以上4方面，任何一方面注意不够都会引起外伤。对预防慢性小损伤，特别是微细损伤来说，加强力量训练尤其重要。

（1）在训练工作中，运动员要加强全面身体素质的训练和基本技术的训练，提高身体素质水平，正确掌握基本技术。加强训练，不断提高运动员的全面身体素质（运动能力）和专项素质，对预防运动损伤的发生有重要意义。

（2）科学训练有全面性、渐进性、个别性、反复性、意识性五大原则，前三个原则对预防运动损伤较为重要。

（3）根据运动员的性别、年龄、身体发育状况、训练水平和训练状态等具体情况，制订合理的、切合实际的训练计划。

（4）正确认识与处理重复性运动训练的训练量与促进比赛成绩提高及减少过劳性损伤三者间的关系是制定适当训练计划的前提。正确的制订训练计划与比赛安排，在预防运动损伤上有重要的作用。

（二）重视易伤部位的强化训练和安全训练

为了预防运动损伤，体育工作者和医生了解运动创伤的发病规律、生理解剖及专项技术的特点非常重要。

（1）通过专项辅助训练，加强易伤部位的准备活动和强化训练。

（2）根据专项多发病的特点，恰当安排运动量，避免过多的易伤动作的练习。

（3）在意外损伤多发的运动项目或技术动作训练时，除必要的他人正确保护或帮助外，运动员也应学会各种自我保护的方法。

（4）强化身体素质计划的失败是在训练初期过多使用了身体的某一特定部位而产生损伤造成的。

（5）鼓励用多种活动与力量训练来促进整个身体的发育，在普通训练课程中加入的体质训练、跳跃、平衡练习，可以帮助运动员减少过度运动带来的受伤机会。

（三）运动医务监督与科学训练的监控

（1）运动员进入集训队时必须进行详细的体格检查，对专项多发的伤病必须有 X 射线照片检查。如羽毛球运动员必须照腰椎斜位片以鉴定是否有椎板骨折；体操运动员也要照下胸及腰部脊椎的侧位片，以排除椎体缘离断症。另外，还要定期进行普查。普查时应根据运动专项的发病特点及部位仔细检查，以早期发现各种损伤，早期治疗。教练员和队医必须对运动员的伤病了如指掌，才能更好地组织与安排训练。

（2）运动员必须学会专项损伤的自我监督方法。不仅包括一般内脏器官机能检查法，还包括根据不同项目特点及损伤发病规律而制定的特殊自我监督法。如铁饼运动员训练课后必须做单腱蹲起等（主要针对髌骨软骨病）。一旦有阳性反应，应立即就医，并重新安排训练内容。

（3）加强医务监督工作还包括密切观察运动员在训练中和训练后出现的有用信号，以便早期发现和控制劳损的发生与发展，重视全身及局部疲劳的消除。例如，针对髌骨劳损，可以经常性地进行半蹲测试，如发现半蹲痛，经医生检查，又尚未达到治疗需要时，可重视运动调整（改变训练安排和内容等）。

（四）教练员及保健员在预防中的作用

（1）教练员在运动损伤的预防过程中起着重要的作用，同时还肩负着制定训练计划、带队、管理的责任。尤其在平时的训练中，当医学专家、功能恢复指导者不在场时，教练员自身则必须具备很高的水平，应该对损伤能够进行适当的处置。

（2）教练员应该时刻教导运动员要遵守运动场内的道德标准及规则。比赛规则使比赛得以正常进行，并把受伤的危险性控制在最低范围内。运动员犯规及不遵守体育道德，一定程度上可以说是教练员的原因。

（3）保健员必须学会一些常见运动损伤的保健知识。要负责急救、协助检查运动量以及反映伤病运动员的训练情况和训练时伤部的反应等。

（五）建立"三结合"的预防体系

建立运动创伤的岗位责任制、运动员的个人伤病档案、良好的医体结合体系。加强运动员、教练员、队医之间的协商和配合，重视三结合的重要性和实际意义。

竞技体育运动员的正确选材不仅是发掘和培养高水平运动员的条件之一，也是减少和预防运动损伤发生的重要一环，因此，在选材时要考虑与运动损伤发生的有关因素。

第二节　运动软组织损伤的生物学和病理学基础

一、关节软骨损伤的生物学和病理学基础

由于关节软骨损伤是运动损伤中的常见伤病，同时由于损伤后软骨不能完全修复，常常残留伤痛并影响功能，导致受伤运动员无法保持高水平的竞技状态，因此关节软骨损伤是运动损伤领域的难点和热点。多年来国内外开展了大量的相关工作。目前，软骨移植和基因工程是人们关注的焦点；用中医药理论认识和防治软骨损伤也具有广阔前景，是当前运动医学及创伤骨科领域的重点研究课题之一。

（一）关节软骨损伤的生物学基础

1. 关节软骨的组织学结构

关节软骨厚度不一，一般为 1～7 mm，平均 3 mm。Jaffe 等认为影响关节软骨的厚度有下列因素：（1）大关节比小关节厚；（2）活动多的关节如下肢关节软骨厚；（3）承受摩擦力或剪切力大的部位软骨厚；（4）关节对合差的软骨较厚；（5）青中年较厚。软骨颜色则因年龄而异，儿童呈白色或浅蓝白色，青年呈白色并闪光，中年呈黄白色，老年呈棕黄色。肉眼看，关节软骨表面光滑，但在光镜下，特别在电镜下则会看到波纹（undulation）、皱纹（wrinkles）、凹陷（pits）、圆丘（humps）等。年龄越大，凹陷越不规则。这些结构有利于滑液聚积，更好地起润滑作用。成人关节软骨组织，从光镜下可分为表层、移行层、辐射层、软骨基质钙化层四层，或称为表层带、中间带、深层带、钙化带。

表层带　软骨细胞呈梭形，形似纤维细胞，其长轴平行于软骨表面。电镜下可见，粗面内质网及 Golgi 复合体丰富，是分泌蛋白质以及酸化粘多糖的有关细胞质结构。有较多脂滴，糖原丰富，阿利辛兰染色示软骨囊宽，染色深，新生基质多，是代谢活跃的成熟软骨细胞。纤维垂直走向表层。

钙化带　细胞极少，部分退变。胶原纤维粗大，垂直走向深层带。纤维间充满钙盐结晶。

钙化层下面是骨组织，有学者将钙化层和软骨下层组织通称为软骨下骨板。对软骨下骨板的研究，最近有了一些新的进展，一些学者认为软骨下骨板不仅起支持结构作用，而且还参与髓腔和软骨之间的营养交换。Howard 等用扫描电镜观察人胫骨平台软骨下骨板结构，发现有许多小孔穿透骨板，其分布以内外侧胫骨平台的中心区域比较集中。结合光镜研究证实这些孔多是血管。

应用 HE 染色，组织切片显示钙化及未钙化软骨处呈嗜碱性线状，即所谓"潮线"（tide mark），成年期很清楚。潮线是软骨钙化的活跃代谢活动带，在某些区域可有一条以上，60 岁以上可增加到 2～3 条，说明随年龄老化，钙化带向未钙化带延伸加快。在骨面上，有凹凸骨组织，突入软骨，使钙化软骨能牢固地钩住软骨下骨。非钙化软骨的深层有纤维连接软骨的钙化层。潮线的机械功能是钩住非钙化区的胶原纤维同时又钩住软骨下骨板，这种连接可不受剪力的破坏。钙化层的另一功能是防止水和溶剂弥散至骨与软骨内而造成危害，同时形成骨骺的一部分，有助于软骨内骨和再塑型。

各层中的软骨细胞外均有脂质弥散层，起到润滑作用。一旦脂质溶剂将软骨表面破

坏，软骨摩擦系数则明显上升。

2. 关节软骨的生化组成

关节软骨的组成中，能够合成、维持营养的软骨细胞只占总容积的 1%，而主要由软骨基质构成。软骨基质均质状，为高度含水凝胶，主要由水、蛋白多糖大分子及其聚合体、胶原纤维构成。

（1）水 占软骨质量的 70% ~ 80%，用作充盈组织，给软骨提供特殊的性质。水大部分可以在组织内自由移动或透过组织界面自由活动，对生物力学、变形性能非常重要，有利于载荷的传导及润滑。

（2）蛋白多糖 为一种极端亲水发黏的胶冻分子。蛋白多糖由蛋白多糖亚单位、透明质酸及连锁蛋白组成。前两者以共价连接，而连锁蛋白起加强连接的作用。

①蛋白多糖亚单位 由不同数目的糖胺多糖链和蕊蛋白共价相连的大分子。糖胺多糖（又称氨基葡聚糖）（glycosaminoglycan，GAG）或称黏多糖（mucopolysaccharide），因为其中必含有糖胺而得名，可以是葡萄糖胺或半乳糖胺。糖胺多糖由二糖单位重复连接而成，不分支。二糖单位中除了一个是糖胺外，另一个为糖醛酸，可以是葡萄糖醛酸或艾杜糖醛酸。关节软骨中的糖胺多糖（GAG）有硫酸软骨素类、硫酸角质素及透明质酸。硫酸软骨素因为其 GalNAC 的第 4 位或第 6 位上连接硫酸，故有 4 - 硫酸软骨素和 6 - 硫酸软骨素两类，每一个二糖只有 1 个硫酸。硫酸角质素则由半乳糖和 N - 乙酰葡萄糖胺组成。汪晓丹等研究发现兔关节软骨的己糖胺、半乳糖胺和糖醛酸随年龄增加而减少（代表硫酸软骨素含量），葡萄糖胺变化不明显（代表硫酸角质素含量），意味着年幼者关节软骨中硫酸软骨素含量较高，刚性和弹性较好，而年长者关节软骨中硫酸角质素相对增高，蛋白含量及纤维化程度加大，他们认为这是软骨退行性变的一种重要因素。

30 个由硫酸软骨素或硫酸角质素组成的 GAG 结合于约 250 nm 的蛋白蕊上，分子量约为 2.3×10^6 D，150 个亚单位的间距 25 ~ 250 nm 附于长度为 40 ~ 400 nm 的透明质酸分子上构成蛋白多糖多聚体。因为硫酸软骨素和硫酸角质素蛋白带有负电荷（SO_3^{2-}），导致侧链相互排斥，而与水中的 H^+ 形成电偶，因此形成似毛刷样结构。郭世绂认为，在胎儿及未成熟软骨中，各个蛋白多糖亚单位的大小、长短较一致，但老年人及骨关节炎患者的变化甚大，其较小的亚单位增多，多糖附着区较短，系由于细胞间基质中蛋白溶解而使蕊蛋白大小发生变化所致。

②透明质酸 与蛋白多糖之间有特殊的相互作用，能结合成为更高分子聚合体。

③连锁蛋白 位于蛋白多糖亚单位与透明质酸结合处，其功能为稳定蛋白多糖聚合体，以防分离为亚单位及透明质酸盐。

蛋白多糖聚合体的这种结构，使其与水结合发生膨胀，产生膨胀压。由于聚合体的这种膨胀受到胶原纤维网的限制，使其膨胀产生的弹性与胶原纤维的张力保持一定平衡。比如，关节软骨承受压力，聚合体将被压缩变小，水分自软骨挤出；如压力去除，聚合体膨胀，关节软骨吸取水分，软骨体积增大，直到进一步与胶原纤维的张力所抗衡。蛋白多糖的膨胀压力致软骨胀满，凝胶样卡附在胶原纤维框架上，胶原弹性抗力与凝胶膨胀压力相等达到平衡。其次，这种结构中巨大的蛋白多糖分子和胶原纤维的联合体使其具有分子的作用，仅允许滑液中的某些离子或葡萄糖通过，而较大的分子如蛋白多糖、透明质酸盐分子则无法通过。降解酶这样的大分子亦无法通过，从而保证了软骨的完整，同时硫酸软骨素的负电荷能影响软骨中电解质的扩散，有利于代谢的调整。

（3）胶原纤维　软骨中的纤维主要为Ⅱ型胶原纤维，其他还有Ⅵ、Ⅸ、Ⅺ、Ⅻ和ⅪⅤ型。尽管其他纤维数量少，但它们在结构与功能中起着重要作用。Ⅸ与Ⅺ胶原与关节软骨特异性相关；Ⅵ型胶原微纤维少量地存在于软骨细胞周围，它也许与软骨细胞的附着功能有关；Ⅸ型胶原既是糖蛋白又是胶原，它含有1个硫酸软骨素链，此链附着在非胶原区；在电镜下可看到Ⅸ型胶原的螺旋区分子与Ⅱ型胶原端肽形成共价连接，"装饰"Ⅱ型胶原纤维表面，这提示Ⅸ型胶原的功能是作为Ⅱ型胶原与糖蛋白间结构上的媒介体，Ⅸ型胶原的破坏也许会加速软骨的降解及功能的丧失；Ⅹ型胶原不存在正常成人的关节软骨中，但在成熟的肥大软骨细胞的钙化期和骨关节炎的某些阶段，它被短暂的表达。

Ⅱ型胶原纤维为软骨中主要的纤维成分，其棒状构型单位为原胶原，呈三股螺旋结构，由三个α链构成 $[\alpha_1(Ⅱ)]_3$，每3个肽链约有1 000个AA，相互呈螺旋型盘绕。原胶原中以甘氨酸（G）、脯氨酸（P）、羟脯氨酸（HYP）及羟赖氨酸（HYL）最多，彼此按精确顺序排列，可为G－P－HYP，G－P－X或G－X－P（X为其他AA）。Ⅱ型胶原较Ⅰ型胶原有更多的羟赖氨酸残基，每1 000个AA中有20~25个羟赖氨酸，其中糖苷化者为50%。Ⅱ型胶原这种特点可限制分子间接近，减弱交联形成。由于形成的原纤维较细小，纤细的胶原网状结构能最大限度地分布于蛋白多糖中，使软骨具有更好地抗张能力。胶原纤维的排列分析如下：

浅层　为纤细的原纤维，4~6根成束，沿关节切线方向排列，与软骨平行，称软骨的薄层结构，既耐磨又可抵抗多种应力的破坏，使软骨不致发生断裂、拉扯等情况。其所形成的小孔可允许滑液中某些离子及葡萄糖通过，而大分子不能进入。

中浅层　较浅层粗。围在软骨细胞周围的纤维，相对较细，可能有保护细胞免受挤压的作用；离细胞较远的纤维较粗，形成小束，束间有多量呈网状的原纤维。

中深层　由三个明显的纤细颗粒网状、纤细原纤维网、粗大胶原纤维组成。中间层的纤维呈喷射状向四周散开斜行，走向表层。

深层　呈拱形结构，由软骨下骨的骨小梁中发出纤维束，垂直走向表层，将软骨固定于骨。深层粗纤维之间较大的孔隙不能限制蛋白多糖所引起的肿胀。

关节软骨胶原纤维的这种排列适合于功能的需要。表面原纤维对液体的流动速率有一定的限制，对坚韧有弹性的软骨表面可视为装甲板层，一旦软骨表面丧失致密的胶原编织结构，将使胶原纤维变薄，导致关节退变。所谓原纤维化是指对于软骨下的原纤维发生纵行劈裂，形成条索，不能适应负荷功能。林共周等研究提出关节软骨表层中的胶原纤维和附着其上的蛋白多糖共同组成的复合物可阻止抗Ⅱ型胶原抗体进入深部软骨组织，与软骨细胞结合，并产生免疫损害。Stanescu发现关节表层物质具有负电荷，表层中胶原纤维如同带负电荷的胶体屏障，可阻止大分子物质进入软骨。

关节软骨作为一种间叶组织，其功能主要由其间质成分来完成，但各成分有密切的倚赖关系。首先，软骨细胞分泌蛋白多糖、胶原纤维，以保证软骨间基质的质量，任何原因导致细胞退变或坏死，都会使蛋白多糖和纤维减少或消失，软骨细胞起了决定作用；但是细胞位于胶原纤维构成的网络组织中，无论加载、卸载，都受网络结构的保护，一旦网络结构破坏，引起细胞的退变或坏死，合成蛋白多糖和胶原纤维受阻，加剧细胞损伤，形成恶性循环。再者，蛋白多糖总是在胶原网络之间起支持网络结构的作用，也受网络结构保护而形成复合体，若网络结构破坏，蛋白多糖流失，失去对网络结构的支持，受载结构破坏，又影响细胞的活性。可见基质与细胞间相辅相成，共同构成一个完善的功能结构体。在整个生命过程中，由于细胞替代大分子降解造成的基质丢失，软骨组织会不断进行内部重塑。正常基质的降解有赖于细胞探测基质大分子组成和结构能力，包括探测是否有降解分子的出现，通过合成合适新分子类型和数量产生应答反应。另外，基质还可作为软骨细胞的信号传感器。关节使用产生的生理载荷产生机械的、电的和生理化学的信号会直接帮助软骨细胞的合成和降解活动。长期减少关节活动会导致基质成分的改变，最终组织结构和力学特性丢失，反之，关节的使用将刺激软骨细胞、合成活动及内部组织的重塑。

3. 关节软骨的营养

关节软骨内无淋巴管、血管和神经，这是长期以来为人们所公认的。1743年，William Hunter 在血管内注入红色液体石蜡，宣称脂肪、腺体和韧带都被染红，而软骨没有一点红色斑点的迹象。1920年，Strangeways 观察到游离的软骨片在关节液中可以生长，推测滑膜液可能是关节软骨营养的来源。在此之后，众多学者致力于弄清楚究竟是什么为软骨的营养来源。有的认为是滑液，有的认为是软骨下骨血管带来的血液供给，也有认为是两者均为营养来源。随后认识到未成熟动物的关节软骨营养来源为关节滑液弥散和软骨下骨血管供给，而成年动物由关节液供给。Greenwald 和 Haynes 于1969年发表文章说，根据他们荧光染料在成年动物活体的试验，结果发现从股骨头的软骨下骨有向软骨中穿透的血管，从而认为是营养的循环通道。Honner 和 Thompson（1971年）利用放射性同位素 ^{35}S，活体静脉注射，并将关节部位造成开放性脱位，排除来自滑液的营养，从而观察软骨营养通道问题。结果显示未成年家兔有滑液和血管双重营养来源，而成年兔因骨骺闭合，仅由关节液供给营养。Ogata（1978年）利用氢弥散技术研究结果指出，在未成熟和成熟动物之间有不同弥散特点。未成熟动物关节软骨基底部与化骨核之间，有血管环和胚芽突入软骨中；年龄较大但尚未成熟的动物，血管胚芽丰富，钙化软骨和潮线增加；成熟动物，无血管进入骨和软骨之间。由此可见，软骨基底部，血管的突入，是软骨营养的重要来源。Howard 等用扫描电镜观察人胫骨平台软骨下骨板结构，发现有许多小孔穿透骨板，其分布的内外侧胫骨平台的中心区域比较集中，结合光镜证实这些孔多是血管。骨科专家过邦辅认为软骨大部分营养来自滑液。在活动时，滑液可自软骨挤入关节腔；静止时，滑液又回纳至软骨内，这种双相活动是营养交换的方式（如同 Darcy 定律）。他认为另一营养来源是血管。小血管由软骨下骨板进入软骨最深层，提供该区关节软骨的营养。此外，在软骨周围的滑膜内可有较大血管环，环的末梢抵达软骨缘。他认为这是边缘骨赘发生的原因。岳珍等根据组织学发现，髌骨软骨非负重区靠近髌骨的周边，软骨较薄，细胞层次不清，细胞体积较大，在与关节囊和滑膜交界处细胞非常少，相当于滑膜隐窝处。滑膜层下方有少量纤维母细胞组成的膜与髌骨髓腔相通，软骨下骨在此区亦较薄，与髓腔无明显界限，因此关节液弥散到髓腔非常容易，从而推断滑膜隐窝是髌骨软骨营养的小循环所在。通过烧灼滑膜隐窝，致关节软骨视学发生影响，也间接证明了小循环的存在。而我们认为，滑膜烧灼可影响滑液分泌，亦可影响软骨代谢，因此并不能单纯认为是阻断其小循环通道，这有待于示踪剂观察关节液运行的动力学改变及软骨细胞间细微通道等问题的进一步研究。顾延等设计了大鼠一侧跟腱切除，造成该侧后肢在保持膝关节活动次数与幅度的前提下，降低负重的动物模型。经观察发现应力降低，也会使软骨发生退变。他们推测软骨可能存在某种应力感受装置，从而调控软骨的一系列生理过程。了解关节软骨的营养机制，对其修复具有重要意义。

（二）关节软骨的生物力学特性

关节软骨的表层除具有耐磨、抗压和营养物质的通透功能外，还具有免疫屏障作用。关节软骨在关节活动、承重及生长（青少年）中发挥着重要作用，在运动中有减震、分散和缓冲冲击力以及减小摩擦力以利关节活动的功能。这些功能的完成与关节软骨的生物力学性能有密切关系。

1. 关节软骨的双相性

关节软骨是多孔介质，是具有固体有机基质和水的二相结构，水分可以由于压力梯度或基质的挤压在多孔—渗透性的固体基质中流动。可把关节软骨看作是一种由液相与固相组成的材料，即关节软骨的双相性。

2. 渗透性

研究表明，当软骨组织受压且存在压力差时，水分可以在多孔-渗透性的固体基质中流动。在这种情况下，压力使固体基质压缩，组织间隙压力升高，促使水分流出组织。随着压力的增加，而组织水分减少，关节软骨的渗透性也下降，能够防止组织间隙中液体的快速丢失，保持组织间隙的液压来支撑负荷。同时也能够调整软骨在循环负重时分散应力的能力。已经证明，渗透性与组织水分成正比，与蛋白多糖的含量成负相关。

3. 流体依赖性黏弹性

当受到恒定的载荷而变形时，关节软骨表现出一种时间依赖性行为（黏弹性）。如果压应力（载荷/面积）保持不变，软骨变形程度随时间而增加，即软骨发生蠕变达到一个平衡点。当软骨发生变形并维持恒定的应变率时，所需的应力将很快达到峰值，随后所需的应力将逐步减小，直至达到平衡。当组织间液流经致密基质时，液体和基质间将会产生摩擦力，从而使能量得以吸收、消耗。

例如，这种黏弹性表现为在受压初因表层水分流失而有快速的压缩变形，以后因表层组织变致密，水分流失减慢以及蛋白多糖分子的抗力出现，变形减慢而成蠕变。去除压力后蛋白多糖分子迅速扩张使水分自滑液吸入软骨，软骨厚度的恢复也自快而慢形成突变和蠕变两个阶段。这种流体依赖性的双相黏弹特性为关节软骨基质避免损害提供了保护，可防止软骨损伤。当软骨表层损害时通透度增加，受压时变形量也增大，持续受压使基质液过度丧失，可导致软骨坏死。

4. 非流体依赖性黏弹性剪切特性

由于关节软骨中层随机分布胶原纤维的牵张与相嵌其间的蛋白多糖分子剪切力使得软骨具有剪切应力－应变反应。假设对一软骨条块加压，其不仅在承受压力方向上受挤压，而且会横向扩展，这就是 Poisson 比值效应。如果让软骨条块的一个面紧贴一刚性表面，那么在这一界面上软骨不能自由伸展，关节软骨与硬的界面上就会产生剪切应力。

实际上，当压力作用于骨骼上的关节软骨时，最大的剪切应力发生于潮线。当承受较大压力的同时再遭受钝性冲击力，则会导致软骨从骨上剥脱；当受到压缩时，任何 Poisson 比值大于 0 的材料将横向伸展，产生张应力与应变。在软骨中这种张应力与应变足够大时会导致关节表面胶原纤维与网状结构的损害。

5．拉伸特性

关节软骨的单向拉伸试验表明：平行于分裂线切取的标本比垂直于分裂线切取的标本拉伸强度和刚度均较大，而且随着距离关节面深度的增加而降低，说明软骨的浅表层起一种类似皮肤保护性的作用。这是由于关节软骨表层的胶原纤维含量较高，排列较一致，比中间层和深层的硬度更大。在关节软骨的应力－应变曲线中比例恒定的线性部分称为拉伸弹性模量，反映了在拉伸过程中胶原网状结构的刚性。拉伸弹性模量取决于标本的位置、深度与方向，还与裂线的方向、表面的原纤维形成或构成的改变相关。

（三）关节软骨的生长

软骨细胞有合成胶原和蛋白多糖的功能。软骨细胞在幼年动物有明显的分裂增殖现象，动物成熟后不再分裂。损伤后虽有分裂现象，但不能细胞增殖及软骨修复。随着年龄的增长，软骨细胞数目减少，且其合成的基质大分子的易变性加大，软骨细胞对促合成代谢的生长因子的反应也减弱，以致降低了软骨组织自身修复的能力。很可能小儿的软骨和骨软骨损伤的愈合潜能要强于相同损伤的成年人。

基质的水可通过软骨表层由纤维交织成的过滤层与关节液交通，从而输入营养物质及氧，同时输出代谢产物。关节软骨未成熟时，部分营养来自软骨下骨层，软骨成熟，钙化层及潮线形成后，与软骨下骨层的交通断绝，全部营养来自关节滑液。

关节软骨内无血管、神经与淋巴管，在软骨下骨板形成及骨板关闭之后，关节软骨营养来源的唯一途径是通过弥散机制由关节滑液提供。关节囊的滑膜层细胞有活跃的分泌滑液和吸收功能，以及分泌透明质酸的功能。关节活动是弥散机制的关键，它能使关节滑液中的营养物质进入软骨，同时又能使软骨的代谢产物受运动挤压而排入滑液。由此可见，关节活动对软骨的代谢起到了"泵"的作用。运动对软骨的形成和维持正常的营养有重要意义，长时间的关节固定以及过度运动都可引起病理改变。

与成年人相比，青少年生长发育中的关节软骨较厚，并且部分参与骨生长。关节软骨的反复性创伤较多发生于肱骨远端、股骨远端和肱骨小头的关节面。分离性骨软骨炎好发于青少年时期，可发生在各关节，但最多见于膝关节。关节损伤后，关节软骨从关节面剥离可导致一系列关节病变。

（四）关节软骨的损伤机制

1．关节软骨损伤的类型

（1）外伤（包括劳损）　直接的钝性创伤包括冲撞时对关节的打击或腾空后下落关节直接触地；间接冲击和扭转载荷包括打击关节远端骨干或严重的扭转载荷。

（2）关节力学性质改变　研究已显示这是关节软骨损伤的重要原因。引起关节力学性质改变的原因有关节软骨压力分布不均、关节软骨压力增加、关节软骨压力减少 3 种。

（3）关节制动　关节制动引起关节软骨退变已得到一些学者的证实。Eroner 等推测"制动"扰乱了细胞功能，使"压力泵"丧失作用后，导致软骨细胞营养减少。也有认为是因为滑膜向软骨浸润并与软骨粘连，影响软骨细胞摄取营养及软骨的润滑作用。还有学者认为是制动引起关节囊和肌肉的挛缩，使关节面压力增加，进而使关节内压力增加，影响滑液弥散，使软骨细胞缺乏营养。由此可见，任何一种机制造成的关节软骨损伤并不是单纯的某一个病因。

（4）环境因素　寒冷的刺激，会导致软骨的变性。糖皮质激素的使用，甚至可能导致软骨的坏死。

关节软骨的机械损伤可分为3类：①软骨细胞和基质显微损伤，没有明显的软骨表面破裂；②软骨明显破裂（软骨折）；③软骨和软骨下骨的断裂（骨软骨骨折）。

显微损伤可由一次简单的或反复多次的负荷造成。这种损伤常造成软骨细胞的伤害，影响细胞合成胶原和蛋白多糖，使软骨发生不可逆转的退化。

单独的部分或全层关节软骨损伤，由于有限的血供而使其修复比较困难。较小的损伤（直径小于1 cm）对于整个关节的内环境稳定没有明显影响，当受损范围扩大（直径大于1 cm），整个关节的叠和性受到影响，使周围的软骨和软骨下骨所受的负荷增加，长此以往，可累及周围正常的关节软骨，进一步加重关节的不叠和性与损害。

随着伤害力的增加，损伤深度可超过关节软骨，使软骨下骨遭到伤害。通过潮线的损伤可导致出血和血凝块的形成，从而激活一系列炎症反应。这类损伤与单纯的软骨损伤不同，纤维蛋白血凝块可释放血管活性介质和生长因子，这些物质可刺激血管的侵入以及未分化细胞的迁移，而未分化的间充质细胞可以形成以Ⅰ、Ⅱ型胶原为主的修复软骨。

2. 关节软骨损伤的病理机制

关节软骨损伤后胶原纤维被破坏，损伤部软骨正常弹性降低且胶原纤维形成的"网状拱形结构"和"薄壳结构"也会遭到破坏。所受压力不再能传递分散，局部因受到超常压力进而损伤软骨下骨质。软骨进一步损伤，细胞坏死。软骨正常弹性的改变也会影响软骨的营养作用，加重软骨的退行性变。胶原纤维的损伤及软骨细胞死亡，失去分泌基质的能力，基质退行性变加重。这些都将引起软骨一系列的病理变化（见图1-8、图1-9、图1-10）。

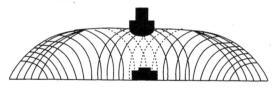

图1-8　正常关节软骨胶原纤维排列模式图

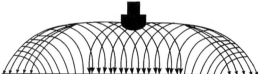

图1-9　正常关节软骨受压时，压力被分散，局部压强减小

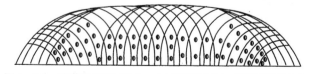

图1-10　关节软骨受伤后，由于胶原破坏，局部压强过大，加重损伤关节软骨的损伤病理[①]

关节软骨损伤后病变的范围和程度都不一致。由失去光泽、变黄、不透明到软骨软化、龟裂、软骨剥脱、缺损溃疡、软骨纤维化等。光镜下表现为病变处软骨细胞减少、排列紊乱、核缩、坏死等。基质退行性变，出现裂隙空泡；软骨纤维化，软骨内出现钙化岛、骨岛；软骨层变薄，潮线有涨潮现象出现。

软骨下骨表现为骨髓纤维化可长入软骨层或腱组织，髓腔内形成黏液囊肿。镜下可见

---

① 曲绵域. 实用运动医学［M］. 北京：北京大学医学出版社，2003：460.

成骨细胞增多，骨增生出现大量新生骨。骨小梁增粗，髓腔变窄，骨内出现软骨岛，增生骨突入软骨层和肌腱组织内就出现骨边缘的骨赘。

滑膜脂肪垫可见正常的滑膜隐窝消失，滑膜粘连，充血增厚，绒毛增生等。镜下同样滑膜肥厚，绒毛增生，血管增生，管壁肥厚，管腔狭窄。滑膜增生充填了软骨边缘隐窝或覆盖软骨。

关节软骨损伤的病理改变是关节软骨、软骨下骨、周围滑膜组织、腱止装置等的一系列病变。在病理生理的过程中，这些不同组织的病变相互作用，彼此影响，使病变进一步加重。由于关节软骨是无血管神经的组织，因此单纯软骨病变早期往往没有明显症状，其症状主要由继发的其他组织病变引起。这就可以解释为什么临床症状与关节软骨损伤的程度不相一致。

3. 关节软骨损伤的修复与再生

由于关节软骨是无血管、淋巴管和神经的组织，自身修复能力有限，因此损伤后常导致关节功能恢复不全。其主要生物学因素是：①软骨无血管；②损伤的组织缺少未分化的软骨细胞；③软骨细胞封闭于致密、坚固的胶原糖蛋白分子固体基质中。关节软骨损伤后，骨组织中未分化的间充质细胞不能进入损伤部位。

当软骨损伤或疾病延伸到软骨下区域的血管时，修复组织缺损的细胞到达损伤部位，这些细胞不能够总把损伤组织修复成为具有独特组成、结构和材料特性的正常关节软骨基质。多数损伤修复时，细胞不能产生足量的软骨大分子以建立一个完整而坚强的细胞外基质，它们不能够使细胞组成像正常关节软骨一样的形成分层和各向异性的结构。因为关节软骨的独特性质，故浅表撕裂、钝性创伤、软骨下骨及关节软骨等的创伤破坏，其修复反应迥然不同。

一般认为，小病灶损伤有可能完全恢复正常，较大范围的病灶常只有修复性反应而不能完全修复，多以软骨样组织代替，而且需要有生理性压力的机械刺激才能完成再生。

（1）关节软骨浅表撕裂的修复反应

关节软骨的浅表撕裂可由运动创伤和关节软骨退行性变引起，最初表现为浅表层的磨损或出现垂直的缺口和裂缝；随着时间的发展，损伤不断深入，出现垂直的缺口和裂缝，并不断加深，最终丢失更多的组织，软骨下骨暴露，并导致骨质象牙化。软骨细胞没有能力修复损伤组织和防止损伤进一步加重，只能让关节表面的剥脱不断发展，最终只剩下一个坚硬、致密的象牙化骨。关节软骨的浅表撕裂伤，如果不越过潮线，通常不能愈合，可能终生存在于关节表面。软骨局限损伤的研究实难明确地证明软骨细胞没有能力修复软骨缺损，但它也证实对于正常滑膜关节而言，正常关节表面的局限性实验性损伤通常不会发展为全层的软骨丢失。单独的浅表软骨撕裂伤不会导致正常关节发生 OA（骨关节炎），浅表性骨关节炎性损害的发展可能来自于骨关节炎软骨的异常，或者是其他与该疾病相关的因素。

（2）关节软骨钝性撞击的修复反应

关节软骨能够承受单次或多次中等程度或偶尔高强度的撞击负荷。然而，许多研究发现，一次过强的冲击力可以导致软骨损伤而表面不产生裂痕，或者低于创伤阈的负荷反复作用会导致软骨损伤的积累。很明显，任何一种负荷过程都会导致软骨损伤，而且所致的损伤可能是有实际意义的，将发生软骨细胞死亡、基质破坏、浅表撕裂、潮线区变厚等。

在一定的撞击负荷阈值下，软骨可能会从软骨下骨上剥脱下来或使软骨－骨界面发生剪切骨折（也就是在潮线），而反复多次的损伤，可导致潮线增厚或扩展以及非钙化软骨的厚度减少，这些变化还可以使得软骨－骨联结区硬化。这些改变（非钙化软骨变薄和软骨下骨硬化）导致变薄的关节软骨在正常活动时应力和张力的改变，进而出现骨关节炎的变化。关节软骨的钙化层和软骨下组织的这些变化对 OA 关节软骨破坏的持续进展是至关重要的。

（3）关节软骨和软骨下骨损伤的修复

穿过软骨下骨的软骨缺损（也就是骨软骨缺损）的修复在某种程度上可能取决于组织损伤程度，而这种程度要用受损的组织体积或表面积来衡量，还取决于损伤在关节中的位置（也就是高或低负重区）。实验研究表明，大的骨软骨缺损的修复通常比小的缺损难以预料，修复也相对不完全。

在许多情况下，软骨修复组织的成分和结构是介于透明软骨和纤维软骨之间的，修复组织与周围的软骨性组织不连接，软骨下骨并不形成一个不可渗透的屏障。修复组织不能完全修复关节表面，恢复关节的正常结构、组织或力学特性。

多数创伤后的软骨修复组织在一年内显示原纤维形成征象，临床上，大块骨软骨缺损（导致力学上关节功能丧失或滑膜炎）的修复组织常常会出现进行性退化。只是在少数情况下，修复组织在一段长时间内也会像正常关节面一样具有满意的功能，甚至可以重塑成非常类似于正常的关节软骨。这方面的原因目前尚不清楚。因为在一些病例中修复组织有提供功能关节表面的潜能，所以许多骨外科医生仍然继续采用钻磨关节表面到出血骨质的方法来试图修复关节表面。

4. 关节软骨损伤修复的研究进展

目前人工修复关节软骨的方法较多，短期内（3~5 年）疗效尚佳，但缺乏长期追踪报道。主要方法有①关节软骨的移植；②软骨细胞和间充质干细胞移植；③骨膜和软骨膜移植；④软骨下骨的钻孔或模造；⑤负重和关节活动；⑥凝胶或纤维合成介质的植入；⑦生长因子的应用。虽然都具有刺激新软骨面形成的潜能以及软骨细胞的移植有促进人类损伤关节面恢复的作用，但上述方法仍没能够如预期的那样恢复骨关节炎的耐磨损表面，也没有一种方法能够成功地恢复关节面。

临床用中医、中药对关节软骨损伤的治疗具有较好的疗效。有学者指出动物试验的组织学观察发现，按摩有助于关节软骨缺损的修复。中药骨碎补、川芎嗪注射液、当归、党参、黄芪、白芍、牡蛎、仙灵脾、熟地等通过不同的配伍被普遍认为对软骨代谢具有明显的作用，但其作用机制等有待进一步研究。

临床和实验资料显示，未来提高关节软骨修复的方法应从详细分析受累关节的结构和功能异常以及分析患者对将来关节使用的希望开始。在这个分析的基础上，医生可以制订一个包括纠正力学异常（包括排列紊乱、不稳定、关节内力学功能障碍的原因），清除退变关节软骨，可能有限地穿刺软骨下骨，应用中医中药、生长因子或移植包含干细胞或生长因子的合成基质等一系列措施的治疗计划，以期获得更好的临床治疗效果。

二、末端病的生物学和病理学基础

肌腱、韧带在骨上附着部分的劳损性疾患称为末端病。在运动损伤中发病率较高，发病部位与运动项目密切相关，如网球肘、跳跃膝、肩袖炎、棘突骨膜炎、跟痛症等皆属此类。虽然日常活动症状不重，但却严重影响运动员的专项技术训练。通过休息和治疗大多可得到缓解，但一旦恢复训练则容易复发，常常出现运动员"带伤训练"的情况。对本病应以预防为主，防治结合，治疗上一方面采取中西医结合手段，另一方面合理安排训练计划。

（一）末端区的正常结构和功能

末端区结构可分为主要结构和附属结构两部分。主要结构指肌腱、韧带、关节囊止点，结构基本相同，而附属结构却因其所处部位和受力情况的不同有较大区别。

1. 主要结构

以腱末端为例，包括 5 种不同的组织结构：腱纤维、纤维软骨层、潮线、钙化软骨层及骨。

腱纤维在宏观下呈白色有光泽的纤维器官。光镜下呈波状排列，由胶原纤维构成，属 I 型胶原纤维，具有强大的抗牵引能力，同时又有一定的弹性。胶原纤维由腱细胞（又称翼细胞）分泌转化形成。腱的基质很少，由黏多糖蛋白构成。

纤维软骨区由胶原纤维、纤维软骨细胞和基质组成。本区的胶原纤维又称为 sharpey 氏纤维，相互交错，编织成束，与腱纤维呈渐进性改变，纤维软骨细胞夹杂于其中。

纤维软骨细胞从腱向骨的方向经历了增殖、肥大和退变的变化，细胞呈椭圆形，越向骨的方向细胞体积越大；在肥大和退变区的交界处开始了软骨的钙化，潮线即是这两部分的明确分界线，在组织学 HE 染色时呈蓝色。用组织化学 PAS 染色时可见纤维软骨区的增殖、肥大软骨细胞层软骨细胞内富有 PAS 颗粒，而在潮线另一侧即钙化软骨区退变的软骨细胞内不含 PAS 阳性颗粒。

钙化软骨和骨之间没有明确界限，Sharpey 氏纤维入骨移行为骨胶原纤维。此处骨结构为密质骨，髓腔一般不开放。

末端区主要结构经历了从软到硬的过程，而且末端区的横径也逐渐增大，是传递比它横径要大几十倍的肌肉收缩力到效应骨去的中间部分，具有重要的生理意义。Schneider H 在 1959 年将这种结构形象的描述成电话筒电线出口处的胶皮管，具有防止骤然折曲的作用。我国学者在 1983 年总结出末端结构具备有抗牵引、缓冲外力和防止骤然折曲、增大作用力矩三种能力。

2. 附属结构

末端区的附属结构是指位于主要结构附近共同参与完成末端区功能的组织。1981 年，我国学者首先提出根据末端区附属结构的区别，将末端区分为三种类型。

（1）滑车型末端　指肌肉收缩通过末端结构使效应骨产生以某一点为轴心的旋转运动。其典型代表为肩袖在肱骨大结节止点和跟腱在跟骨结节的止点结构。其附属结构主要包括在腱下的透明软骨面，亦是确认滑车型末端的主要解剖标志。可有效减少腱末端工作时的摩擦，而且其圆弧形表面可增大骨旋转的力矩。另外周围存在一些滑囊和脂肪垫，亦可减少摩擦。脂肪垫中丰富的血循环在营养末端区的主要结构方面起重要作用。

（2）折曲型末端　指腱末端在工作时效应骨发生折曲角度的改变，如髌腱在髌尖部位的止点。股四头肌收缩力通过髌骨传达到髌腱，使小腿从屈曲位成为伸直位，折曲角度有较大变化。这一类末端为了顺应所发生的折曲变化，在髌腱末端纤维软骨区深面存在一个纤维软骨垫。其作用主要是为了协助末端区主要结构纤维软骨区的抗折曲功能，增加伸膝作用的力矩。其主要解剖标志即腱下纤维软骨垫。

（3）牵拉型末端　指腱末端在工作时主要使效应骨受牵拉作用而不发生旋转和折曲。如肘关节肱骨外上髁伸指总腱附着点、跖腱膜在跟骨的附着点、腘绳肌在坐骨结节附着点等。它不具备上述二型的特点，但常常有一些滑囊或脂肪垫等缓冲外力，减少摩擦。

上述三型末端除了特有的一些附属结构外，还有则是三型所共有的，如腱围等。对于末端结构的营养具有重要作用。末端主要结构血液循环不丰富的解剖特点，是这些结构在过度负荷的条件下容易发生变性甚至断裂的重要原因。

（二）末端病的病理改变

腱及腱围组织充血炎变、粘连，腱纤维排列紊乱，严重者呈玻璃样变、纤维变性，可见脂肪侵入或腱内钙化，腱本身变粗变硬。纤维软骨带有毛细血管增生、变性，或出现玻璃软骨化或骨化；镜检可见潮线涨潮或新生化骨现象，个别可见镜下撕脱骨折，腱止点骨髓腔纤维变和髓腔开放。

肌腱末端病修复慢，病变形成后的过早剧烈活动轻则引起肌肉痉挛，重则导致断裂。治疗不当可能转为慢性，或多或少留下残障，影响竞技能力。出现断裂则应争取早期手术缝合。

（三）末端病的好发部位

腱末端病好发于髌腱的髌骨附着处、肱骨外上髁、第三腰椎横突的肌肉附着区，其他常见部位有内收肌耻骨起点、跟腱止点、跖筋膜跟骨起点等。需要指出的是末端病常涉及附属结构的损伤，在临床检查与诊断中需加以注意。如肩袖止点末端病往往合并有肩峰下滑囊炎、肱二头肌长头腱腱鞘炎等，网球肘合并腱下脂肪垫炎，跳跃膝合并腱下脂肪垫炎、腱围炎，跖腱膜止点末端病合并滑囊炎，跟腱末端病合并腱下脂肪垫炎、滑囊炎、腱围炎等。

三、骨骼肌损伤的生物学和病理学基础

骨骼肌损伤是运动损伤中最常见的损伤之一，可因受到打击、撞击、碾压等直接暴力而导致肌肉挫伤和捻挫伤，轻者可致部分肌纤维损伤，肌肉内出血或有小血肿形成，严重者可致肌纤维断裂、组织广泛出血或有较大血肿形成，治疗不当可致肌纤维的纤维钙化甚至形成骨化性肌炎。也可因扭转、牵拉或肌肉急骤而不协调的收缩产生的间接暴力引起肌肉筋膜的撕裂或断裂，这些损伤若未得到及时正确的诊治，会严重影响运动员的训练甚至正常生活。

（一）骨骼肌损伤的生物学基础

骨骼肌的结构和机能的发展变化与肌肉的营养和所承受的力学负荷等因素有关。正常人从幼年至壮年，肌肉的结构和机能在不断地加强提高，到年老体衰时，机能下降，肌肉活动减少，结构会发生废用性萎缩。适量的体育锻炼、生产劳动会提供适宜的力学刺激，促进局部代谢，增强骨骼肌的结构并提高功能；而急性外伤或过度负荷则会导致骨骼肌的结构损伤或功能障碍。

由于骨骼肌的反应取决于其所受负荷的数量和强度，也取决于个体的年龄、训练水平和机能状态，因此教练员应根据个体的具体条件安排适当的负荷，并根据情况的变化加以

调整才能获得良好的效果。

1. 骨骼肌的结构与功能

骨骼肌由大量成束的细长、圆柱形、横纹状肌纤维组成，每条肌纤维就是一个肌细胞。细胞直径为 $10 \sim 150 \ \mu m$，长短不一，短者如手内在肌仅长数毫米，长者如大腿部肌肉长达 $20 \sim 30 \ cm$。骨骼肌细胞由细胞膜、细胞核、肌浆、线粒体以及特有的肌原纤维和肌管系统等构成。肌原纤维由粗细不同的肌丝组成，纵向交错有序排列，是保证骨骼肌正常收缩与舒张的结构基础。肌管系统则是神经冲动得以传递和实现肌细胞兴奋的重要结构。

肌纤维集合成束，被肌束膜包裹；肌束进一步集合被肌外膜包绕直接与骨相接或通过肌腱跨关节附着于骨。纤维束的排列常不与肌肉的长轴平等，而是在肌肉的起点与止点间斜向走行。骨骼肌的紧张、收缩、舒张和伸展，使人得以维持姿势和完成不同的活动。骨骼肌的生长以肌纤维的增粗肥大为主，而不是肌纤维数量的增加，其生长的质量与遗传、营养和活动有关。

肌肉可以跨越一两个或多个关节，双关节肌的张力比单关节肌弱。双关节肌的位置较浅表，可以加强各方向活动能力，如缝匠肌和腓肠肌。维持姿态性的肌肉较宽且扁平，通常位置较深，有利于发挥其功能，如比目鱼肌。

根据结构、生理与新陈代谢的不同，肌纤维可分为两种类型。Ⅰ 型又称慢肌纤维，对运动神经的刺激反应较慢而对抗疲劳的能力较好。Ⅱ 型又称快肌纤维，较 Ⅰ 型纤维能更快地产生肌张力高峰，但容易疲劳。Ⅱ 型纤维又可分为 Ⅱ$_a$、Ⅱ$_b$ 两个亚型。人体肌肉都是混合肌纤维组织，一般根据其功能由相应类型的纤维组成。如高张力或姿态肌有较多的 Ⅰ 型慢肌纤维，相反，多相收缩肌则含较多的 Ⅱ 型快肌纤维。所以含 Ⅱ 型纤维较多的肌肉拉伤的风险也较大。

各型肌纤维的组成因人而异，并有较大的个体差异。一般认为，Ⅰ 型慢肌纤维多的人较擅长于耐力性运动，而含 Ⅱ 型快肌纤维比例高的人可能更擅长速度性运动。经实验室试验或在室外计划训练研究，适当训练可使 Ⅰ 型或 Ⅱ 型纤维互相转换，Ⅱ$_a$ 与 Ⅱ$_b$ 型纤维之间的转换则在通常的训练计划中出现得更多。Ⅰ 型纤维的百分比自婴儿到儿童不断增加，这可能是基于小儿的肌耐力随年龄的增长而增长。

人体肌肉能达到的最低和最高温度分别为 25 ℃ 和 40 ℃。低温下肌肉的平均硬度（断裂负荷/整体形变）要高一些，这表明升温后的肌肉受到了保护。肌肉的瞬时收缩特性随温度的增加而增加，达到张力峰值的时间和舒缓的时间均减少。此外，随温度增加，最大功率和维持收缩最大功率的时间也有所增加。

另一方面，从生物力学和代谢的角度来看，肌肉温度增加会导致肌肉内部 pH 值的降低，并增加无氧代谢速率和有氧代谢。对骨骼肌疲劳的研究结果表明，肌肉处于 25 ℃ ~ 30 ℃时，抵抗疲劳的能力最好。

2. 骨骼肌运动损伤与修复

急性损伤可表现为完全断裂、部分断裂和肌肉挫伤。

一般急性损伤后，多有炎性反应，水肿多于出血，严重的肌肉撕裂则有出血，有时还有皮下溢血。炎症反应在第二天加重，并可持续 $7 \sim 10 \ d$。以后肌肉出现纤维化再生与肌管（myotube）形成。挫伤可继发骨化性肌炎。慢性损伤可出现肌肉筋膜炎与肌肉劳损。

缺血性损伤可出现前臂缺血性肌挛缩和各种筋膜间室综合征等。

主动肌肉收缩（向心与离心）或被动肌肉牵拉都可造成肌肉劳损，其主要的病理改变为肌肉变性、修复与肌细胞再生等。骨骼肌的再生必须具备两个条件，一是坏死区恢复血运，二是肌膜的完整及附着在上面的肌核的存活。如果缺乏上述条件，肌纤维则不能再生或再生不完整，修复就以结缔组织占主导地位，局部形成过多的瘢痕。被动牵拉造成的劳损的病变较重，预后较差的原因也在于此。

损伤后可出现肌肉废用性萎缩（disuse atrophy），在肢体制动时及持续卧床时表现最明显。肌力及耐力减弱、肌纤维面积缩小、氧化酶活性降低一般是可逆的，可经训练而复原。这种萎缩的发生很快，恢复则较慢，存在关节内损伤、炎症或明显的活动痛时，可加速肌肉萎缩。

使受伤的肌肉恢复伤前或接近伤前的肌力对避免肌肉再次受伤非常重要。另外，在伤后的恢复期中，肌肉被动拉伸活动也有益于康复。恰当地拉伸肌肉可降低肌肉由神经反射机制引起的僵硬。拉长肌肉会使肌肉上产生的应力有所减少，预防肌肉拉伤。

3. 骨骼肌对负荷和制动的反应

如果坚持锻炼并有足够的负荷，锻炼能够有效刺激骨骼肌。如果锻炼计划合理，可明显增加肌肉的功能性反应能力。低张力、高重复性的较长时间的锻炼可增加肌肉的耐受能力，特别适合于长跑运动员。毛细血管密度和线粒体含量的增加可增强有氧代谢的能力而主要影响Ⅰ型慢颤动氧化纤维，增加其抗疲劳能力。保暖和拉伸肌肉可增强肌肉的弹性和柔顺性，寒冷则可造成相反的结果。总之，加热和伸展有益于肌肉的柔顺性，可减少肌肉拉伤的风险。

高张力、低重复性锻炼可明显增加肌肉的力量和强度。如果负荷逐级增加，Ⅱ型纤维肥大，肌肉体积随之增大。这种训练方式有益于那些需要在短时间内爆发出速度的短跑运动员。耐力训练需要频繁的进行，而力量训练则需要有一段时间的肌肉休息和恢复，并不能每天进行。如果按照这样的规则进行训练，就能达到最大限度的无氧代谢，避免组织损伤。

一旦肌纤维的刺激消失，骨骼肌将回到原来的状态。如果废用和制动持续存在，他们对骨骼肌的不良影响将进一步加重，受累肌群的耐久性和强度下降。肌肉萎缩后，其大体和微结构均发生改变，纤维变细和数量减少，肌节的长度—张力关系同样也发生改变。细胞和生物化方面的改变将影响能量产生的有氧和无氧代谢通路。

制动对处于伸展位的肌肉的有害影响较小，这主要是由于处于伸展位的肌肉纤维受到比短缩位肌肉纤维相对大的张力，相应的其对负荷的生理反应也较大。另外，制动不仅对肌肉有影响，而且对骨骼和运动终板也有影响。恢复活动一段时间（与制动时间相近）后，这些有害改变，如横截面积、运动终板内的受体可发生逆转，但骨密度却无法恢复。在制动后又恢复的动物模型中，生长因子（主要测量胰岛素样生长因子水平）可刺激肌肉，使其体积和强度有较大恢复。

（二）常见肌肉损伤的病因病机

1. 肌肉拉伤

肌肉拉伤（muscle strain）在几乎所有的运动项目中都较多见，尤其是高速和对抗性强的项目。由于受伤暴力的差异，肌肉拉伤的程度也有很大差别，轻者可很快康复，重者则迁延日久，对训练和比赛影响较大。

（1）损伤机制

肌肉拉伤是由于肌肉强力收缩或被动过度牵拉所致，属于间接暴力损伤，在运动员中相当常见。根据损伤程度肌肉拉伤可分为肌肉撕裂和肌肉断裂。

与单关节肌相比而言，双关节肌要承受更多的拉伸负荷，损伤的发生率更高。髋关节屈曲时，腘绳肌被牵拉，此时限制膝的伸直，若膝关节再作伸直运动，则对腘绳肌产生一个很高的牵张力。若此时强力收缩或过度牵拉，势必会导致腘绳肌的拉伤。

易拉伤肌肉的另一个特点就是肌肉中Ⅱ型纤维占较大比例，这意味着身体需要这些肌肉进行快速收缩，快速收缩可能是肌肉拉伤的原因之一。临床上，肌肉拉伤最常见于短跑和需要高速度或迅速加速的运动项目，在足球、篮球和橄榄球等运动项目中最为常见。组织学研究表明，肌肉拉伤发生的部位在接近肌腱连接部的肌纤维处，撕裂的肌纤维发生在距连接处很近的位置。

（2）常见损伤原因

肌肉拉伤多数是单因素造成的，通常部分撕裂较多见，而完全断裂较少。造成肌肉拉伤的一些重要因素有：肌群训练不足，伸展性差、力量弱是其内在原因，如果在训练中出现疲劳或肌肉发僵就很容易受伤；准备活动不够充分或不当地使用暴力牵拉肌肉造成损伤；长时间的训练或连续比赛导致疲劳积累，往往出现"拉伤先兆"，即肌僵、酸痛、大面积的肌肉摩擦感等；寒冷天气下肌肉准备活动不充分或因天热准备活动容易出汗而误认为肌肉活动已充分，在这些情况下都易发生拉伤。

（3）肌肉拉伤后对运动能力的影响和预后

肌肉拉伤是骨骼肌最常见的运动创伤。相对骨关节结构损伤而言，治疗容易、好转迅速，但有时运动员、教练员或医务人员会因此而忽视及时和适当地治疗，导致遗留瘢痕，肌肉伸展性下降，影响肌肉功能。同时因肌肉组织与疤痕组织力学特性不同，运动时可因受力不均而重复受伤，严重影响运动能力。另外，处在生长发育期的青少年运动员的肌肉疼痛问题，有时较难界定其是延迟性肌肉酸痛或是肌肉拉伤或是牵涉性疼痛。对青少年运动员而言，运动后肌肉疼痛要引起重视。

肌肉拉伤者经急性处理或治疗，症状会很快减轻，如未完全治愈即参加训练和比赛，有再度损伤的危险，甚至会因伤后肌力减退而致完全断裂。

2. 肌肉挫伤

运动员与足球、球靴、体操器械的撞击以及运动员的互撞等，都易发生挫伤（contusion）。最常见的挫伤部位是大腿前部的股四头肌与小腿前部的胫前肌。

挫伤是直接打击使肌肉组织的连续性受到损害，但从解剖上来看，并未完全中断。损伤引起皮肤或皮下瘀斑，是由于毛细血管破裂和继发于水肿及炎症反应的血液浸润，引起局部或深或浅的肿胀。肌肉挫伤后的出血，程度不同，深浅不同，重者可因出血压力推开组织而形成一个局限性空间，形成血肿（hematoma），尤其股四头肌的挫伤，血肿较大。

肌肉挫伤可继发骨化性肌炎，严重的挫伤有时还会妨碍肢体末端的血液循环，引起局部肌肉的缺血性挛缩。

3. 延迟性肌肉损伤

延迟性肌肉损伤是指机体在进行大运动量或不习惯性运动后一段时间内，参与运动的

43

肌肉所表现出的一种延迟性的结构改变，并伴随出现延迟性肌肉酸痛（delayed-onset musu-cle soreness，DOMS），肌肉僵硬，运动能力下降。严格来讲，DOMS 应不属于肌肉损伤的范畴，而是肌肉疲劳的一种表现。我们经过大量的试验（包括动物实验、实验室条件下的人体试验和运动队实际临床观察）后认为，DOMS 与以往肌肉损伤的不同点在于：

（1）DOMS 的出现特点具有延迟性，一般于运动后 24～48 h 出现，72 h 后缓解。

（2）一般的急性肌肉损伤需要制动，以使患部得到较好的休息；DOMS 无需制动，相反，适当的主被动活动有助于消除。

（3）一般的急性肌肉损伤禁止热疗，热敷会加重肌肉损伤的症状；而 DOMS 进行热敷有助于症状的缓解。

尽管 DOMS 的发病率很高，但对其发生机制、治疗措施的研究结果至今不能令人满意。对 DOMS 的发生机制提出的假说达到了 6 个，分别为乳酸假说、肌肉痉挛假说、结缔组织损害假说、肌肉损伤假说、炎症假说和酶溢出假说。在治疗上，尽管学者们提出了很多治疗的方法，包括抗炎药、抗氧化剂、按摩、针灸、物理治疗等，但对治疗效果仍存在争议。有关 DOMS 对运动训练的影响，主要是 DOMS 造成的症状和局部肌肉功能下降等，这在训练内容安排上可进行适当调整，并对酸痛等症状采取积极措施尽快消除。对 DOMS 还有许多有待回答的问题，未来研究的前景也非常广阔。

4. 肌筋膜炎

肌筋膜炎又称肌筋膜疼痛综合征、肌肉风湿病、肌纤维炎等，为纤维结缔组织多发病，是一种局部纤维性病变，以"激惹点"为特征的疼痛症。颈肩部、腰背部、骶髂部、髂嵴为好发部位。

持续性或长期的伸屈活动，筋膜、肌肉、横突等组织之间产生反复摩擦，局部水肿和无菌性炎症刺激周围神经分支；因反复损伤，周围软组织在修复过程中与神经分支产生粘连，均可反射性引起局部疼痛与肌紧张。疼痛可能是由于皮下组织或筋膜中的纤维结节引起，累及纤维组织，形成大小不同的结节。这些病灶经轻微刺激即可发出异常冲动，使相应神经功能紊乱，引起广泛性反射痛，也可通过与病灶属同一神经节段的脊神经反射到其他部位（反射痛区），反射痛区与原始病灶可有一相当距离。引起反射痛的病灶，称为"激惹点"。

引起肌筋膜炎的因素较多，在运动员中多为创伤、寒冷、潮湿和精神等因素。筋膜性腰痛症的创伤性因素有两种，一种是较大的损伤，腰背筋膜、肌肉等组织的急性损伤未愈，受伤组织逐渐发生纤维化及瘢痕收缩，可在这些纤维中形成过敏灶；另一种是反复微小的损伤形成小病灶，逐渐形成纤维结节改变。

寒冷或潮湿也是致伤因素之一。多数受伤运动员有暴露在寒冷和潮湿环境中的情况。训练中出汗受凉或睡于寒冷潮湿的地面上，造成局部循环改变，诱发纤维织炎。（背部）受凉、风湿或发烧后，均可影响腰背肌肉筋膜血流动力学的变化，而使肌筋膜血供受到影响。

精神因素也在发病中产生作用。疼痛使患者精神紧张，后者促使肌肉张力增高甚至痉挛产生反射性疼痛过敏。

5. 肌痉挛

肌肉痉挛（muscle cramping）俗称"抽筋"，是肌肉持续性不自主的强烈收缩，多在大运动量训练和激烈比赛时发生。严格讲不属于肌肉劳损的改变，是肌肉功能失衡的一种症状。

肌肉痉挛常为某肌肉整体发生，多见于腓肠肌，腘绳肌，颈、背、手足内在肌等，尤其是小腿的腓肠肌。该病在足球、篮球、游泳运动员中较常见。自行车运动员多发生在大腿内侧肌群。

运动性肌痉挛可能与多种因素有关。排除全身疾病，较常见的原因是肌肉受打击而引起轻度出血，或由于过度使用、牵拉，或抗阻力肌肉用力收缩而引起劳损所致。寒冷刺激可使肌肉兴奋性增高导致肌痉挛，如冬天室外训练、游泳时发生的肌痉挛，多与此有关。大量出汗未及时补充体液，体内盐分丢失过多会使肌肉兴奋性增高，如夏季足球、篮球、长跑运动中的肌痉挛，则多与此有关。另外在肌肉疲劳的情况下，做一突然紧张而且用力的动作，容易引起抽筋，肌肉过快地连续收缩，放松时间太短，以致放松与收缩不能协调，也可导致肌痉挛。还可由于局部血液循环障碍，比如小腿缠缚过紧，局部代谢产物不易排泄，氧气供应不足，二氧化碳含量增高等引起肌痉挛。

第三节 运动软组织损伤的辨证诊断

运动软组织损伤的诊断，须运用问、望、闻、切四诊，辅以临床影像学、化验、关节镜等检查，把所得到的病史、检查结果，加以综合分析，才能对损伤作出正确的诊断。

全面系统地检查病人是诊断运动软组织损伤必不可少的重要手段，是发现临床客观体征的重要方法。通过对检查结果的综合分析，可判断疾病的变化或找出病变的部位、性质、程度及有无合并症等。在检查过程中应认真仔细，要有整体观念，不可只注意局部或一个肢体，除病情简单的病例外，都应在全身检查的基础上再系统地和有重点地进行局部检查，以免误诊、漏诊。在检查过程中，还应注意肢体形态、解剖功能的对比；首先要与身体健康的一侧对比，如两侧均有伤病，可选择年龄、性别、体型相似的健康人对比。对急需处理的急症与重病人，宜简明扼要地重点检查，以便及早治疗，避免延误抢救时机。

在检查中，动作要轻巧，防止因检查粗暴加重病人的痛苦或带来新的损伤，并避免不必要的检查。检查所见应及时记录。检查应备的器械有卷尺、直尺、量角器、听诊器、叩诊槌、针及棉签等。

一、四诊

（一）问诊

问诊（inquiring）就是询问病史。通过问诊了解受伤（或发病）的全过程以及与损伤有关的其他种种情况，如受伤时间、受伤体位、自觉症状、治疗经过、既往史和家族史等，为辨证施治提供依据。

1. 问主诉

问患者现在受伤的部位、主要症状及该症状出现的时间。这是促使患者前往就医的主要原因，也是患者最需要解决的问题。这是辨证中的主要依据。主诉应包含四个方面情况：疼痛、肿胀、功能障碍和发病时间。

问受伤时间以了解损伤的急缓、新旧。一般来说，3周之内者为新鲜损伤，3周以上者为陈旧性损伤。非第一次就诊者，还应仔细询问其既往治疗经过及方法。

2．问伤势

应仔细询问受伤的部位、姿势，受伤的经过，伤势的轻重。

3．问受伤的原因及机制

患者可因跌、仆、闪、扭、挫，也可由于外来暴力的撞击、压砸等原因引起运动软组织损伤。前者伤势较为单纯，后者伤势较为复杂，需仔细询问暴力的大小、性质，受伤时的体位，受力方向及最先着力的部位，从中初步判断损伤的部位及其严重程度，有助于排除有无骨折或脱位之可能。若是慢性损伤患者，应询问其运动项目，生活场所的环境状况，潮湿、寒冷与否等。

4．问疼痛

受伤后疼痛是患者的主要症状之一。根据疼痛的起始时间、部位、性质、程度可估量损伤的性质、轻重和判定损伤的部位。询问中应分清疼痛的性质，是剧痛、胀痛、刀割样痛，还是钝痛，是否伴有麻木、酸胀及放射样疼痛，疼痛是否与行走、负重、运动、咳嗽、打喷嚏等有关，与气候变化是否有关，是否白天轻、夜间重。一般而言，临床新伤以剧痛为重；隐痛多属慢性损伤；胀痛多为气滞；刺痛多因血瘀；游走性疼痛多为风邪或肝郁气滞引起。若痛有定处，局部发凉遇冷加重、遇热则缓，为寒邪致痛；酸痛沉重，多为湿邪所致；痛有定处，局部青紫或伴有低热多为血瘀所致。

5．问寒热

要询问恶寒、发热的时间和程度以及与损伤的关系。损伤初期可因瘀阻经络，郁而化热，出现数天的低热，体温一般不超过 38 ℃；开放性损伤后持续发热，则应考虑为伤口感染所致，体温常在 38 ℃以上。

6．问肢体功能活动情况

需询问受伤后肢体的功能，了解障碍发生的时间、程度以及与损伤的关系，是伤后立即发生，还是过一段时间后发生；是间歇期出现，还是长期存在。一般来说，筋断者其功能多立即丧失；慢性劳损则大多逐渐产生症状；长期存在症状者多为损伤后粘连；间歇性出现症状者多提示具有某种病变因素。如当关节内游离体嵌入关节内时，可引起关节出现交锁；椎管狭窄患者可出现间歇性跛行等。

7．问全身情况

（1）问神志　对各种不同程度的意识障碍，要询问其发生的时间及其与各种症状之间的先后关系，判断是否属外伤性疾病。若创伤出血曾出现晕厥，应问其出血量的多少等。如系头部损伤，需询问是否伴有恶心、呕吐、晕厥、逆行性遗忘，晕厥时间的长短，有无中间清醒或再度昏迷，以估计颅内损伤的程度。

（2）问二便　主要询问大小便的性状、颜色和次数。

（3）问平素体质情况　如肾虚腰痛患者，常常有头晕目眩、阳痿早泄、全身乏力等症状。

（二）望诊

望诊（inspection）是指通过医生的视觉，对患者的全身和局部情况作全面的观察、分析，以辅助诊断的一种手段，通过望诊可初步确定患者伤病的部位、性质和轻重程度。

1．望全身

望全身包括望神（mentality）、色（complexion）、形（morphology）、态（expression）。

（1）望神　望患者的精神状态，以判断病人的损伤程度及体质状况。《素问·移精变气论》中指出："得神者昌，失神者亡。"神的存亡关系着生死的根本。正常人的神志清楚、面色滋润、语言清晰、反应灵敏、动作灵活、体态自然，这表明精力充沛，正气未伤。精神萎靡、面色暗晦，为正气已伤。

（2）望色　即望面色，亦即气色，以辨虚实。如面色苍白、额出汗为疼痛剧烈或失血过多所致，乃虚脱之表现；面色萎黄、唇淡者为脾血两虚；两颧潮红为阴虚；面色赤红为实证。

（3）望形态　望病人的体形、体位及步态、表情，以辨病人的损伤程度及损伤部位。运动软组织损伤常常能直接影响病人的姿势和某些动作，如腰椎间盘突出的病人脊柱多有侧弯，行走时臀部向一侧倾斜。落枕病人颈部僵直，转动头时常常连同身体一起转动等。患者的表情面容可反映患者伤势和痛苦程度。

2. 望局部

（1）望畸形　观察受伤肢体局部正常形态有无改变。运动软组织损伤可以引起肢体的畸形，虽没有骨折脱位的畸形明显，但也应注意仔细地观察。例如，髋部运动软组织损伤时下肢可以出现假长；桡神经损伤可出现腕下垂畸形；伸指肌腱裂，呈锤状指等。

（2）望皮肤颜色　主要是通过观察皮肤的色泽来辨别疾病。新伤出血者，肤色青紫；陈伤出血有吸收时，肤色变黄，范围扩大。肤色发红且皮温升高可能有继发感染；肤色苍白而发凉，为血液循环不好；肤色变黑则是组织坏死。

（3）望肿胀及瘀血　肿胀及瘀血是运动软组织损伤中的常见症状，根据肿胀出现的迟速、程度的轻重、色泽的不同，可判断损伤的轻重与性质。根据瘀血颜色、出现面积的大小，可以估计损伤的轻重及新久。一般来说，肿胀甚、瘀血面积大、颜色紫黑者伤重；肿胀轻，瘀血少而色淡红者伤轻。损伤早期的肿胀常是局限性的，陈旧性运动软组织损伤肿胀多不明显。肿胀且有波动感，说明内有积血或积液。小儿损伤后瘀血较少出现，出现者多呈青紫色或青黄色。肿胀严重者，皮肤往往出现水泡或血泡，水泡者轻而血泡者重。

观察肿胀时，应注意肿胀的程度、色泽及范围，并做好详细记录。

（4）望伤口　观察伤口的大小、深浅、形状、出血量的多少，组织挫伤和伤口污染的程度，有无异物存留，伤口是否新鲜，以推断损伤的性质及损伤的时间。

3. 望舌

舌为心之苗，脾之外候；苔为胃气的反映。经脉中，手少阴之脉系舌本，足少阴之脉挟舌本，足厥阴之脉络予舌本，足太阴之脉连舌本，散舌节。脏腑有病可以影响舌的变化。舌诊主要查看舌质和舌苔的形态、色泽、润燥等变化，借以辨别伤病后病邪的性质、病势的深浅、气血的盛衰、津液的亏盈和脏腑的虚实等。曹炳章《辨舌指南》："辨舌质可辨脏腑的虚实，视舌苔可察六淫之深浅。"两者必须结合，再与其他证候参照，才能得出正确的结论。

（1）望舌质　舌质又称舌体，望舌质是舌诊的重要内容之一。舌诊中，按舌的不同部位以候脏腑。一般以舌尖候心肺，舌边候肝胆，舌中候脾胃，舌根候肾，但需结合舌苔和全身症状全面观察疾病。舌质的望诊主要辨别荣枯老嫩，包括形态、色泽、动态和湿润度。①望舌色：舌质的颜色。正常的舌色是淡红色。临床常常有淡白、红、绛、紫等色。一般来说，白主血虚、阳虚；红色主热证，热在卫气分。严重损伤早期，血瘀化热亦常见红舌；绛色热在营、血分，如非热性疾病出现红绛舌，而无苔或少苔，则表示阴虚火亢，多见于慢性消耗性疾病；紫色表示有瘀血郁滞，血行不畅或瘀血程度较重，在温病中表示热入营血。通过临床观察发现，舌色的变化与循环关系密切，如贫血及水肿则色淡，充血及血管增生则色深红，瘀血或缺氧则青紫。②望舌形：主要观察舌的老嫩、芒刺、裂纹、胀瘪等。老嫩指舌变形的坚敛苍老或浮胖娇嫩。老属实证，嫩属虚证。舌上隆起如刺状称芒刺，主胃热炽盛或邪热内结；舌有裂纹是热盛或是血虚而阴不足；舌体肿胀，病多属血分或为温热内结；薄瘦干瘪，主心脾两虚，气血不足；若兼见色绛红，是阴虚热盛，津液大伤重候。

（2）望舌苔　观察舌苔的变化，有助于了解病邪的性质和深浅，津液的存亡是舌诊的重要内容之一。正常舌面上均有白色薄苔，由胃气所生。诊察舌苔，主要从颜色、津液、厚薄形状和分布等方面的变化并结合舌质来分析。①望苔质：苔厚为邪盛，苔薄为邪衰。自薄增厚者为病情加重，由厚变薄者为病情减轻，这在创伤感染中常见。舌苔润泽者有津液，干燥者为津液不足。苔腻者体内有湿，痰邪滞留或为食积。舌红光剥无苔为阴虚内热、津液不足或胃气虚，老年人股骨颈骨折多见此舌象。②望苔色：临床常见苔色有白、黄、灰、黑四种。白苔主表证，主风寒湿邪。苔白而滑，多为寒证，厚白而滑多为寒证中之寒痰或痰湿；薄白干燥为津液不足，厚白干燥为邪湿化热；白腻者为湿痰阻滞。黄苔主里证、热证。薄黄干燥为热邪伤津；黄腻多为湿热；深黄色和黑黄色，为里有湿热积聚；黄白相间表示病邪由表入里，由寒化热。灰苔主里证，可见于里热或里寒证。苔灰白而润多为寒湿内阻或痰饮内停；苔灰白而燥多属热炽伤津或阴虚火旺。黑苔主里证，主热极又主寒盛。黑苔多由灰痰或焦黄痰发展而来，黑而燥裂，甚至芒刺多为热极津枯竭；黑而润滑多属阳虚寒盛。

观察舌苔要注意有无食物或药物染色造成的假象，并与先天性裂纹舌和地图舌相鉴别，应在光线充足的情况下观看。

（三）闻诊

闻诊（listening and smelling）是通过医生的嗅觉和听力观察患者病情的轻重、病变所在，包括听声音和嗅气味两方面。前者凭听觉了解病人的语言、呼吸、咳嗽、呻吟、受伤部位发生的响声等声音变化；后者凭嗅觉感知病人的伤口、二便或其他排泄物的气味，作为辨寒、热、虚、实的参考。运动软组织损伤可闻及的声响主要包括如下几个方面。

1. 关节弹响声

有病理改变的关节活动时可闻及弹响声。如关节半月板损伤或关节内游离体所引起的弹响，多为清脆的声响。

2. 关节摩擦音

关节软骨面不光滑时可闻及摩擦音。如退行性关节炎、髌骨软骨病的患者在作髌骨碾磨试验时的摩擦响声如同碾米样。

3. 韧带、肌腱与腱鞘的摩擦音

关节周围的肌腱或韧带在骨隆起部位滑动也能产生弹响。狭窄性腱鞘炎在关节活动时可闻及弹响声。肌腱周围炎在检查时可听见捻发音，其好发部位有前臂的伸肌群、股四头肌及跟腱等。

（四）切诊

切诊（palpation）包括脉诊和摸诊，是医者运用手和指端的感觉，对人体表面某些部位进行触摸、按压的检查方法。脉诊主要是了解脉象的变化，以掌握机体内部气血虚实、寒热情况。摸诊则是鉴别运动软组织损伤的部位、性质及程度的重要手段之一。

1. 脉诊

运动软组织损伤中常见几种脉象如下：

（1）浮脉（floating pulse） 脉位浮浅，轻取即得，主病在表。浮而有力为表实；浮而无力为表虚。多见于感冒，新伤瘀肿、疼痛剧烈者。某些大失血或久病阳虚者，也可见浮大无力的脉象。

（2）沉脉（sunken pulse） 脉位低沉，轻取不应，重按始得，主里证。沉而有力为里实，沉而无力为里虚。多见于内伤气血，腰脊损伤疼痛。

（3）迟脉（slow pulse） 脉搏至数缓慢，每息脉来不足四至。主寒、主阳虚证。常见于伤筋挛缩，瘀血凝滞。

（4）数脉（rapid pulse） 每息超过五至以上。数而有力多为实热，细数而无力多为阴虚。损伤发热脉数有力，损伤津涸，脉虚而细数。

（5）滑脉（slippery pulse） 脉来往流利，应指圆滑，如珠走盘。主痰饮、食积、实热等证，又主妊娠。胸部挫伤、血实气壅时多见。

（6）涩脉（uneven pulse） 脉来往艰涩，如轻刀刮竹。主血少伤精，津液亏损，或气滞血瘀痰。可见于贫血，心机功能不全等病症。

（7）弦脉（taut puke） 脉形端直以长，如按琴弦。主诸痛，主肝胆疾患，阴虚阳亢。常见于胸部损伤和各种损伤剧烈疼痛、肝胆疾病、高血压、动脉硬化等患者。脉弦而有力者又称之为紧脉，外感寒胜之腰痛患者常见。

（8）濡脉（soft pulse） 脉象浮小而无力，轻按可得，重按反而不明显。多见于亡血伤阴或湿邪滞留证。

（9）洪脉（full puise） 脉来如波涛汹涌，来盛去衰。主热邪盛。多见于损伤邪热内壅、热邪炽盛或血瘀化热之证。

（10）细脉（thready puke） 脉细直而软，状如丝线，稍显于微脉。主气血两虚，诸虚劳损。损伤久病卧床之体虚者或虚脱、休克者可见。

（11）芤脉（hollow pulse） 脉浮大中空，如按葱管。多见于大出血。

（12）结、代脉（knotted pulse and intermittent pulse） 间歇脉之统称。脉来迟缓而呈不规则间歇为结脉；脉来缓弱而有规律的间歇为代脉。多见于损伤疼痛剧烈、脉气不衔接时。

归纳伤科的脉法纲要，主要有以下几点：①瘀血停积者多系实证，故脉宜坚强而实，不宜虚细而涩，洪大者顺，沉细者恶；②亡血过多者表虚证，故脉宜虚细而涩，不宜坚强而实，沉小者顺，洪大者恶；③六脉模糊者，证虽轻，但预后恶；④外证虽重，而脉来缓和有神者，预后良好；⑤重伤痛极者，脉多弦紧，偶见结代脉，系疼痛所致之暂时脉象，并非恶候。

2. 摸诊

通过对损伤局部认真的触摸、按压、轻柔地被动屈伸和旋转关节、轻轻地叩击等手法，以查明损伤部位的形态、硬度、温度、功能等有无改变，从而了解肿胀、畸形、患肢功能状况等，以判断伤情，为诊断及治疗提供重要的依据。触诊应先轻后重，由近及远，自上而下，两侧对比，切忌动作粗暴，加重损伤。适用于全身各关节、骨骼、肌肉、肌腱、韧带损伤的临床诊断及治疗。

（1）摸诊的内容　主要有摸压痛、摸畸形、摸皮温、摸异常活动与摩擦感以及摸局部包块。①摸压痛：根据压痛的部位、深度、范围、程度及性质判断损伤的性质及种类。慢性损伤，可让患者指明疼痛的部位和范围，然后用手指按压，寻找压痛点。检查时，一般应由周围健康组织逐渐向痛点中心移动，动作由浅入深，由轻而重。防止使用暴力，以免增加病人的痛苦。压痛的部位较深，范围较小，呈锐痛或刺痛，表示软组织撕裂；压痛部位浅，范围大，程度较轻，则表示肌肉等软组织损伤；压痛深，并向肢体远端放射者，多系神经根受压，如腰椎间盘突出症等。②摸畸形：伤后肿胀严重或畸形较轻，望诊时不易察觉，可以摸诊。在检查时摸局部有无高突、凹陷等畸形，并结合摸各骨性标志有无异常，可以帮助了解有无损伤。③摸皮温：从局部皮肤温度的改变判断热证和寒证。一般以手背测试皮温为宜。局部皮温高者，多表示损伤瘀肿严重或有急性炎症；局部温度不高或发凉者，多为陈旧性损伤、慢性劳损等。④摸异常活动与摩擦感：如髌骨软化症、狭窄性腱鞘炎有摩擦感。在关节处出现超出正常范围的活动常常是韧带断裂的表现。⑤摸局部包块：摸诊时，应查明包块的部位、大小、形状、性质、界限是否清楚、波动感、活动程度及与近邻组织的关系等。如腱鞘囊肿，包块常呈圆形，界限清楚，可以移动，质软；胫骨结节骨软骨炎，胫骨结节向外突出，形状不一，质地坚硬，有轻压痛，推之不动。

（2）摸诊的方法　①触摸法：常用拇指或其余四指的指腹置于伤处，稍加按压之力，仔细触摸，以了解损伤和病变的确切部位和性质，病损处有无畸形，皮温及软硬度有无改变等。这一手法往往在触诊检查时最先使用。检查较大范围的病变时，则需5个手指的指腹一起进行触摸。先由伤处周围开始，逐渐移向伤处，用力大小视部位而定，一般轻摸皮、重摸骨、不轻不重摸肌肉。测定皮肤温度时，用手背作触诊最佳。②挤压法：用手掌或手指挤压患处上下、左右、前后，根据力的传导作用来诊断骨骼是否折断。胸廓挤压试验出现疼痛，表示可能有肋骨骨折；骨盆挤压试验出现疼痛，表示可能有骨盆骨折。检查四肢骨折时，常用手指纵向挤压骨干，此法有助于鉴别骨折和软组织伤。③叩击法：以掌根或拳头沿肢体纵轴叩击所产生的冲击力是否引起受伤部位的疼痛来辨明有无骨折。骨折部位常有叩击痛和局部压痛，若仅有压痛而无叩击痛，则可能是软组织损伤。检查股骨、胫腓骨骨折，采用足跟叩击法；检查脊椎损伤可采用头顶叩击法；检查其他四肢骨折也可采用纵向叩击法。④旋转法：用手握住伤肢远端，轻轻地作各种活动，如旋转、内收、外展、内旋、外旋、提上、按下等，以观察伤处有无疼痛、活动障碍及特殊的响声。⑤屈伸法：握住伤肢作受伤部位邻近关节的屈伸活动，以观察关节有无疼痛、活动受限等，判断有无骨与关节损伤。此法常与旋转法配合应用。此外，将患者主动活动与被动活动对比，可作为衡量关节活动功能的依据。

二、物理学检查

（一）肢体测量

采用软尺和量角器测量肢体的周径、长短和关节的活动度，与健侧对比检查。准确的测量不但对诊断有意义，而且对治疗效果的观察也有作用。

1. 肢体周径的测量

应选择肌肉萎缩或肿胀明显的平面，测定其周径，并测量健侧对称部位，以便对比。新伤的肢体周径常大于健侧；慢性损伤、废用性肌萎缩等，肢体周径常小于健侧。通常测大腿周径时可在髌上 10 cm 或 15 cm 处，或髌上一横掌处；小腿则应选择在周径最大的平面测量。

2. 肢体长度的测量

测量前应注意有无先天性畸形，并将身体摆正，两侧肢体放在对称的位置上。然后选定骨性突起与标志，作为测量的基点。肢体变短或增长，表明有骨折、脱位等，软组织损伤肢体长度一般无明显改变。常见测量项目如下：

（1）上肢总长度的测量 肩峰至桡骨茎突尖部（或中指尖），也可以从第七颈椎棘突至桡骨茎突尖（或中指尖）。

（2）前臂长度测量 相对长度为肱骨外上髁至桡骨茎突；绝对长度为尺骨鹰嘴至尺骨茎突。

（3）上臂长度测量 绝对长度为肩峰至肱骨外上髁。

（4）下肢总长度测量 应先将骨盆摆正，通常测定髂前上棘通过髌骨中点至内踝上缘，或者脐（或剑突）至内踝下缘相对长度，后者用于骨盆骨折或髋部病变时。也可以测量股骨大转子顶端至外踝下缘（绝对长度）。

（5）大腿长度测量 相对长度即髂前上棘至膝关节内缘（或股骨内上髁最高点）；绝对长度即股骨大转子顶端至膝关节外侧间隙。

（6）小腿长度测量 胫骨绝对长度为胫骨结节至内踝下缘，腓骨绝对长度为腓骨小头至外踝下缘。

（7）躯干长度测量 颅顶至尾骨端。

3. 正常生理轴线的测量

（1）脊柱轴线的测量 正常人直立位，由枕骨结节到两臀中间缝隙作一条直线，所有脊椎的棘突均应在此线上。当脊柱损伤或病变时，棘突不在此线上而偏歪。

（2）脊柱生理曲线的测量 脊柱有 4 个生理弯曲，即颈椎和腰椎向前凸，胸椎和骶椎向后凸。4 个生理弯曲走行圆滑，自然衔接。若生理性弯曲的程度有改变（变小、变直或变大），应注意脊柱有无病理改变，必要时需作进一步检查。

（3）上肢轴线的测量 解剖位伸肘时，上臂与前臂的轴线不在一条直线上，而是前臂向外倾斜，形成一定的夹角，称为提携角，一般在 10°～15°，通常女性和儿童的提携角较大。当肘部骨折、脱位或有先天性畸形时，此角发生改变。当提携角超过 15° 以上称为肘外翻畸形，多见于儿童肱骨外髁骨折复位不良者，在生长发育过程中逐渐出现肘外翻畸形。当肘关节伸直时，前臂内收，呈现与肘外翻相反的畸形，称为肘内翻，多为儿童肱骨髁上骨折的后遗症。

（4）下肢轴线的测量 下肢正常轴线应由髂前上棘，经髌骨中点，到拇趾和第二趾的间隙，连成一条直线。下肢并非完全呈直线，膝关节有 7°～8° 的生理外翻角。大于正常外翻角度者，称为膝外翻畸形。有膝外翻者直立时，双侧内踝不能相互接触，双踝内侧间距加大。双膝外翻呈 X 形腿畸形，单膝外翻呈 K 形腿畸形。当髋、膝关节伸直时，呈现与膝外翻相反的畸形，称膝内翻畸形。有膝内翻畸形者直立时，双膝内侧髁不能相互接触，双膝内侧间距加大。双膝内翻者，两下肢弯曲呈 O 形腿，单膝内翻者呈 D 形腿畸形。膝内、外翻畸形常见于青少年的骨骺损伤、佝偻病等，而成人可见于股骨髁或胫骨平台骨折复位不良、畸形愈合，或者关节面遭受病变破坏等。

（二）关节功能检查

正常关节有一定的活动度和方向，一般有屈、伸、内收、外展、内旋、外旋等，关节活动度与年龄、性别、职业有关，儿童关节活动范围较大，运动员、杂技演员的关节活动范围可大幅度增加，检查时应考虑到这些特点。骨、关节、软组织损伤或病变时，关节活动可受限或完全障碍。

关节功能检查分关节主动活动检查和关节被动活动检查。主动活动是在不加任何外力的情况下，患者依靠自身的肌力，活动某个关节。四肢关节的主动活动是在神经的协调下由肌肉、肌腱带动关节来完成的，其中任何一个环节损害，都会引起运动功能的障碍。被动活动是指借助外力的作用使关节活动。检查时一般先进行关节主动活动的检查，再进行被动活动的检查，并与健侧对比，还应区别关节活动障碍来自关节本身病变还是神经肌肉麻痹。关节本身僵直时，主动活动和被动活动均有受限，神经肌肉麻痹者主动活动受限，而被动活动不受限。

1. 检查方法

常用的检查方法有目测法和器械检查法。

（1）目测法　简单实用，嘱被检查者做几项简单的关节活动动作，如能完成，视为关节活动正常；如某项动作不能完成，再作个别详细检查。

（2）器械检查法　采用量角器测量关节活动的范围。此法比较准确清楚。测量是以关节的中立位为0°，作为起点计算，而不是简单地测量构成关节两段肢体之间的夹角。例如踝关节是以90°位置作为0°计算，以此为基准测量踝关节背伸、跖屈等活动时的最大度数。测量时，必须测量主动活动与被动活动的范围，并作记录。

2. 常用记录方法

（1）中立位0°法　目前国际通用记录角度的方法是中立位0°法，中立位必须保持不变。记录时按每一个运动平面的两个相反方向的活动为一组，以中立位为起始点（0°），分别记录其活动的角度。一般将起始点0°放在这两个角度的中间。例如肘关节的中立位为上臂与前臂成一直线，正常屈曲可达140°，超伸5°，那么肘关节的屈伸度为140°～0°～5°。如果屈肘为140°，伸肘时还差20°，肘的屈伸度即为140°～20°～0°。如果肘关节强直时，只用两个数字记录，即强直体位与中立位（0°）。例如肘关节强直在屈肘50°位，可记录为肘强直在中立位（0°）的50°屈肘位。

各关节的中立位（0°）测定法如下：

肩的中立位为上臂自然下垂，贴近胸旁，屈肘90°，前臂可作前屈、后伸、内旋、外旋、内收及外展等。另一中立位为上臂90°外展位，测量水平位的前屈、后伸、内旋及外旋等（图1-11）。

肘的中立位为上臂与前臂成一直线，测量屈曲及超伸。前臂的中立位为上臂贴胸，屈肘90°，拇指向上，测量旋前与旋后（图1-12）。

腕的中立位为手与前臂成一直线，手掌向下，测量背伸、掌屈、桡侧倾斜、尺侧倾斜。拇指的中立位为拇指伸直与第二指相并，测量掌指关节的屈曲与超伸，掌腕关节的外展与内收（内收时拇指指端接近示指近节），拇指掌腕关节及掌指关节的对掌动作。测量拇指的指间关节屈曲及超伸。第2至5指的中立位为伸直位，以中指为中心测量第2、4、5指外展（侧方运动），测量掌指关节及指间关节的屈曲及超伸（图1-13）。

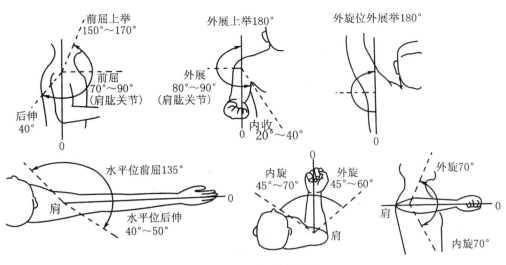

图 1-11 肩部活动范围

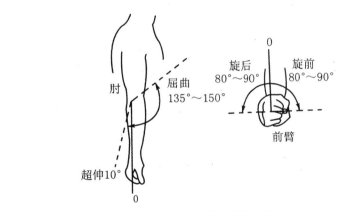

图 1-12 肘及前臂部活动范围

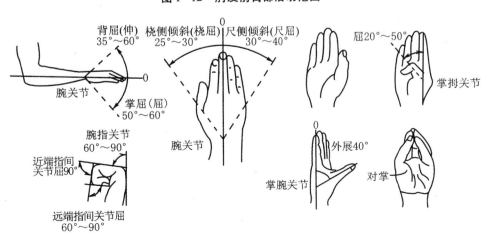

图 1-13 腕及手部各关节活动范围

脊柱的中立位为直立，两眼平视，下颌内收，测量屈、伸、左侧屈、右侧屈、左旋及右旋等（图1-14）。

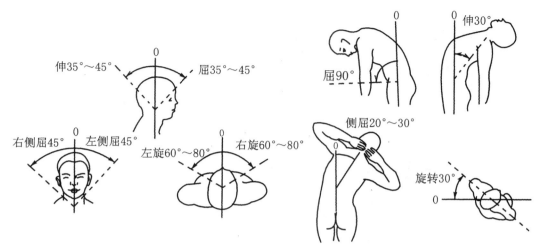

图1-14　颈、胸、腰部活动范围

髋的中立位为平卧位，腰不过分前凸，两侧髂前上棘在同一水平线上，下肢自然伸直且垂直于髂前上棘连线，髌骨向前。仰卧位测量内收、外展、内旋、外旋及屈曲。俯卧位测量超伸，也可以俯卧屈膝90°，脚尖向前。在此位测量内旋及外旋（图1-15）。

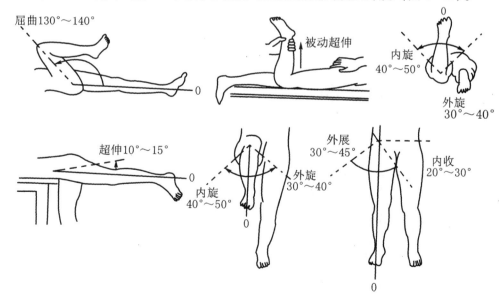

图1-15　髋关节活动范围

膝的中立位为大腿小腿成一直线，测量屈曲及超伸。另一中立位为屈膝90°，脚向前，测量小腿外旋及内旋。踝的中立位为足纵轴与小腿呈90°位，测量跖屈和背伸。足的中立位为脚尖向前方，趾与足底平面成一直线，测量中跗关节的内翻及外翻以及跖趾关节或趾间关节的屈及伸（图1-16）。

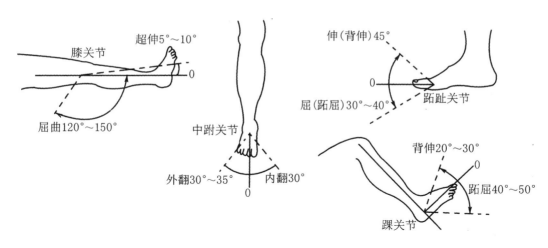

图 1-16 膝、踝关节及足部活动范围

（2）测量长度法 对于不能精确测量角度的部位，可测量各骨相对移动的距离，例如测颈椎前屈时可测量下颌骨颏隆凸与胸骨柄的距离，测侧屈时测量耳垂与肩峰的距离；测量腰椎前屈时测量下垂的中指尖与地面的距离。正常人前屈时颈椎到骶椎的棘突间距可增加 15 cm。如以颈 7、胸 12 及骶 1 的棘突为定点，后伸位时颈 7 至胸 12 及胸 12 至骶 1 的距离分别为 30 cm 及 10 cm，如果前屈时分别增加 8 cm 及 5 cm，可记录为 30 cm ＋ 8 cm 及 10 cm ＋ 5 cm。

拇指的外展范围可在掌面垂直位直立一把尺子，测量拇指沿直尺移动的距离。手指的屈伸范围可测指尖距掌远端横纹的距离。

（三）特殊的理学检查（参见各论）

（四）神经肌肉功能检查

1. 感觉的检查

一般测定痛觉及触觉（taction），必要时还测定温度觉（thermesthesia）、位置觉（topesthesia）、震动觉（pallesthesia）、实体觉（stereognostic sense）以及两点分辨觉（two-point discrimination）。

感觉失常一般可分为感觉减退、感觉异常（包括自觉麻木感、蚁走感、痛觉过敏等）和感觉缺失。

检查时，将患肢置于适当的体位，向患者讲明测定的注意事项，嘱患者闭目检查，从正常皮肤开始，逐渐向感觉障碍的部位移动。一般用棉花轻轻触及患肢的皮肤测试触觉；用针轻刺或轻划其皮肤测试痛觉；用盛热水和冷水的试管各一支，轮流接触其皮肤，测试温度觉。并记录触觉（用断续直线———表示）、痛觉（用锐角∠∠∠表示）、温度觉（用断续波形线～～～表示）障碍的边缘。检查感觉障碍的程度（如减退、消失、过敏）、性质及范围，核准后作出详细的记录或图示，以利于分析判断损害神经节段的定位，方便以后观察比较。正常分辨两点距离的能力为手指掌面 1.1 mm，手掌 6.7 mm，手背 31.5 mm，前臂及小腿 40.5 mm，上臂及大腿 67.7 mm。

末梢神经损伤时，相应的神经分布区感觉障碍。横贯性脊髓损伤，在损害平面及其以下有感觉障碍，损害水平以上有一感觉过敏带。半侧脊髓损伤可在受伤节段以下有对侧的痛、温度觉障碍，同侧的运动障碍。

2. 肌肉运动功能的检查

肌肉运动功能的检查包括肌容积、肌力、肌张力三方面的检查。

（1）肌容积　观察肌肉的外形和周径，了解肌肉有无萎缩和肿胀。肌肉萎缩多见于废用性肌萎缩、神经损伤、骨关节病继发肌萎缩等。检查时以视诊为主，必要时用皮尺测量患肢的周径，并与健侧对比。

（2）肌力　肌力是患者在主动活动时肌肉收缩的力量。检查的目的在于判断下运动神经元；肌肉损害的程度、范围及其分布情况。检查时，须将神经损害平面以下的主要肌肉逐一检查，并与健侧或正常人对比，以判断其肌力的大小。通常将正常至完全麻痹的肌力分为 6 级，其标准如下：

0 级　完全麻痹，肌肉不收缩，不能改变关节位置。

1 级　肌肉微动，但不能移动关节（不能引起关节的活动）。

2 级　肌肉有一定收缩力，能使关节移动，但不能对抗肢体的重量。

3 级　肌肉有一些收缩力，仅能对抗地心引力，使关节有一定的移动，但不能做抗阻力的动作。

4 级　肌力次于正常，可对抗一定的阻力进行活动。

5 级　肌力正常，可以抗阻力活动。

（3）肌张力　机体在静止不动完全放松时，肌肉所保持的紧张度为肌张力。正常肌肉在静止时保持一定的张力，张力增强的肌肉在静止时也很紧张，被动运动时有阻力，见于上运动神经元损害；肌张力减低，肌肉松弛无力，见于下运动神经元损害。

3. 神经反射的检查

神经反射有浅反射和深反射。反射异常可分为反射减弱、消失和亢进。椎体束发生病损时，可出现病理反射。

（1）深反射　刺激肌、腱、关节内的本体感受器而引起。常用的有肱二头肌反射（颈 5~7）、肱三头肌反射（颈 6~8）、膝腱反射（腰 2~4）、跟腱反射（腰 4 至骶 2）。

（2）浅反射　刺激皮肤的感受器而引起。常用的有腹壁反射包括上腹（胸 7~9）、中腹（胸 9~11）、下腹（胸 11~12），提睾反射（腰 1~2），肛门反射（骶 4~5）。

（3）病理反射　一般在中枢神经受损时才出现。如霍夫曼氏（Hoffman）征、巴彬斯基（Babinski）征、髌阵挛（patellar clonus）、踝阵挛（ankle-colnus）等。

4. 植物神经功能检查

（1）皮肤、毛发、指甲营养状态　植物神经受损区的皮肤失去正常光泽、粗糙、毛发脱落；指甲失去光泽、易裂、变形；甚至可发生营养性溃疡。

（2）皮肤划纹试验　钝针快划皮肤几秒钟后出现白色条纹，持续 1~5 min，见于交感神经兴奋性高者；钝针深压慢划，几秒钟后出现红色条纹，持续 8~30 min，一般属于正常现象。

（3）排尿障碍　见于横贯性脊髓损伤，应检查有无尿潴留或尿失禁，是否已形成自主性膀胱，反射性膀胱。

（五）血液循环检查

主要检查动、静脉是否畅通、组织血供充足与否、有无缺血或水肿等表现。

1. 动脉的检查

（1）动脉的搏动 局部动脉搏动消失示其近心端有阻塞、压迫或破裂。动脉可因骨折、血肿、骨痂、夹板、石膏等因素压迫而致受阻。闭合性血管损伤致动脉壁破裂，较多的出血积存在肌肉和筋膜之间迅速形成血肿。动脉口未闭合，血肿与动脉管腔相通，血肿随心脏搏动而出现搏动性血肿，且常可听到血流杂音。血肿张力过大，可压迫伤肢侧循环，进一步加重伤肢缺血。如伤肢能够存活，血肿又未及时处理，晚期可形成假性动脉瘤。检查动脉搏动的常用部位有面动脉（咬肌前缘）、颞浅动脉（耳屏前侧）、颈总动脉（颈动脉三角内）、肱动脉（肱骨及肘窝内侧）、桡动脉（桡骨下段桡侧）、尺动脉（前臂下段，尺侧腕屈肌桡侧）、指动脉（指根部两侧）、腹主动脉（脐左侧）、股动脉（腹股沟韧带中点下两横指处）、腘动脉（腘窝正中深处）、足背动脉（足背伸拇长肌腱的外侧）、胫后动脉（内踝后一横指处）。桡动脉及足背动脉也是最常测定的部位。注意不要将医生自己的脉搏误为病人的。

（2）动脉阻塞后侧支循环是否良好 前臂及小腿的动脉皆为两条，远端均有吻合弓。例如，检查前臂时，先按压尺动脉，以阻断血流，然后放开桡动脉，若手部血循环随即改善，说明桡动脉及手部侧支循环通畅。同样方法，放开尺动脉，观察手的血运情况。

（3）微循环再充盈试验 选择骨面较平坦部位，手指按压皮肤，如额部、胸骨、胫骨前内侧面、指（趾）端等处。正常状态是在解除按压 1～2 s 后，皮肤或指（趾）甲即由白色转为红色，迟缓转红或呈指（趾）甲斑点状即表示有血运障碍。

（4）皮肤颜色及温度 缺血时皮肤苍白冰凉，充血时皮肤深红温暖，静脉回流障碍时皮肤紫绀。

（5）动脉瘘的听诊

可闻及连续的隆隆样杂音，且与脉搏同步，若以指压瘘管部位，杂音减少直至消失。

2. 静脉的检查

观察静脉有无萎陷、扩张或怒张等现象，以判断静脉回流是否受阻。有条件者可测量静脉压。

3. 血管破裂与出血的检查

（1）毛细血管破裂出血 为缓慢的、少量的、弥漫性的鲜血渗出。擦去渗血，可见点状的毛细血管出血小点。

（2）静脉破裂出血 为缓慢持续而均匀的流血，量多，呈暗红色。压迫静脉的远心端可止血。

（3）颈根部大静脉破裂出血 除上述一般静脉出血特点之开外，血中还带有泡沫或随呼吸而闻及吸吮的声音，这是空气被吸入大静脉的危险征象。

（4）动脉破裂出血 可呈搏动性或持续性喷射状出血，呈鲜红色。若创口较深或浅表组织阻挡血流的喷射，则只见创口出血，不见喷射。患处紫绀，也可呈暗红血色。

（5）小动脉破裂出血 小动脉破裂后，管壁张力立即降低，表现为开始呈喷射状出血，以后则持续涌血，类似静脉出血，压迫动脉近心端即可止血。

（6）大动脉干出血 颈总动脉、腋动脉、股动脉等大动脉破裂出血时，可闻及"嘶嘶"声。远心端肢体因缺血而苍白、冰凉，脉搏消失。

三、影像学检查

影像学检查包括常规 X 线诊断、计算机体层摄影（CT）、磁共振成像（MRI）、超声波诊断（USG）、放射性核素显像（RI）等。

（一）骨关节 X 线诊断

X 线检查是诊断运动创伤的主要方法之一，尤其是在骨关节损伤的诊治中具有重要意义。骨骼是人体结构中显示密度最高的组织，它和周围组织之间具有鲜明对比，而且骨骼本身的骨皮质与骨松质之间也存在明显的对比，故常规 X 线检查就能对一般骨关节伤病进行诊断，只在必要时才作 X 线特殊检查。

1. 骨关节 X 线检查方法

骨与关节 X 线常规检查方法有透视和摄片。

（1）透视　X 线透视就是利用荧光屏显影的方法。在透视时须将要检查部位置于 X 线球管与荧光屏之间，根据需要转动患者，从各种不同的位置和角度来观察和判断病变的部位。透视具有简单、迅速、可动态观察等优点，适用于四肢明显的骨折、脱位，金属异物的定位，关节炎的判断等。缺点是不能显示微细的改变，且不能留下客观的纪录。对于厚度大、重叠多、结构复杂的部位，如头颅、脊柱、骨盆等处损伤，透视下显示不良，不宜采用，可直接选用摄片。

（2）摄片　摄片是诊断骨关节伤病最主要的方法，适用于人体多数部位骨关节的检查。摄片通常采用正位和侧位投照，必要时辅以斜位、轴位或切线位等投照。投照部位要准确，X 线中心应对准主要或疑有病变区，使其投照在胶片的中心部位，并包括骨关节周围的软组织。四肢长骨摄片应包括相邻的关节，以确定骨的方位、骨折移位的情况；脊柱摄片应包括有特殊标志的椎体，以识别椎序。对一侧病变有疑问时，可作两侧肢体对称性投照，以资比较。

2. 骨与关节正常 X 线表现及阅片顺序

阅读 X 线摄片时，首先确定投照的部位，再按一定顺序阅片。主要观察 X 线摄片上所显示的骨与关节，还要注意其周围软组织；既要注意大的改变，也不放过细微的变化。为了避免误诊和漏诊，阅片应按一定程序，认真仔细、系统全面地进行。

（1）骨骼　人体骨骼约有 200 多块，按骨的形态分为长管状骨（长骨）、短管状骨（短骨）、扁骨和异形骨 4 类，它们都有基本的骨结构。阅片时，首先观察骨的外形及大小是否与解剖及发育一致，然后逐一对骨结构进行观察。以四肢长骨为例，分骨干和骨端，主要结构有：

骨膜　位于骨的最外层，为结缔组织膜，正常骨膜与骨周围的软组织密度相同，故在 X 线摄片上不显影。当骨膜骨化时才能看到，常表示有病理情况存在，如外伤、炎症或肿瘤等。

骨皮质　即骨密质。它是骨骼中含钙量最多的部分，密度高。在 X 线摄片上显示为均匀致密的条状浓白影。在长骨骨干中央部分最厚，向两端逐渐变薄。骨皮质内缘与松质骨相接，其边缘不光滑，也不清楚；骨皮质外缘光滑、整齐，但在肌腱、韧带附着处可呈局限性凹凸不平，不甚光整，不可误为病理变化。

骨松质　即海绵骨，由纵横交错呈网状排列的骨小梁和骨髓间隙组成，主要分布在长骨的骨端以及扁骨、异形骨内部。骨小梁含钙在 X 线摄片上表现为网格状致密的骨纹理结构，其排列的方向与负重、肌肉的张力及特殊功能有关。小梁之间的骨髓不显影。

骨髓腔 位于长骨骨干部，骨皮质内面，密度较低，在 X 线摄片上多显示不清，偶尔于骨干中部可见一条边界不清的透明区，即骨髓腔。

（2）关节 关节主要结构有关节面和关节间隙。

关节面 组成关节的相对骨端均有关节软骨覆盖，但在 X 线摄片上关节软骨不显影。X 线摄片上所见的关节面是指关节软骨下一薄层的骨板结构，显示为线条状的致密影（白影），称骨性关节面。两个对应的骨性关节面光滑，彼此平行或呈均等弧形排列。

关节间隙 X 线摄片上所见关节间隙是指两个相对应的骨性关节面之间的透明区（黑影），包括关节软骨、少量滑液和很窄的解剖间隙等。关节软骨厚的部位间隙宽，反之则窄。儿童关节间隙因有部分骺软骨参与其组成，故较成人宽，随年龄增长骨骺发育逐渐变窄，在骨骺发育完成，骨骺线消失后，关节间隙才与正常成人的宽度相同。老年人由于关节软骨的退化，关节间隙趋向狭窄。病理情况下，关节内大量积液可使关节间隙增宽；关节软骨遭到破坏时，关节间隙变窄或消失。

（3）软组织 骨关节周围的软组织主要包括肌肉、肌腱、韧带、关节囊等。正常时软组织的密度低于骨骼，在 X 线摄片上显示为中等密度的半透明影，各种软组织间密度相近，缺乏对比。肌肉之间含有一定量的脂肪组织，比软组织密度稍低，显示为肌肉之间的线条状透明影，使肌肉之间层次清楚。当有软组织肿胀时，显示为软组织影增厚，肌肉之间层次模糊不清。

（4）脊柱 脊柱由 33 个脊椎骨连接而成，其中颈椎 7 个，胸椎 12 个，腰椎 5 个，5个骶椎融合成骶骨，以及 4 个尾椎。除第一颈椎外，其余脊柱骨均由前方的椎体和后方的椎弓构成，两者的结合部为椎弓根。椎体呈圆柱状，椎体间有椎间盘连接。椎弓呈弓状，其上有 7 个骨性突起称为椎弓附件，包括 1 个棘突、1 对上关节突、1 对下关节突、1 对横突。椎弓的后部称椎板。椎体后面和椎弓围成椎孔，所有脊椎椎孔连接成椎管，容纳脊髓。脊柱 X 线摄片观察主要包括①整体观察。首先观察所摄脊柱节段位置，生理弧度。正常时，脊柱在正位片上居于人体正中，各椎体上、下对应，各椎骨棘突连成一直线，无左右弯曲。侧位片上，脊柱有 4 个生理弧度，即颈段前突，胸段后突，腰段前突，骶尾段后突。正常时，这些弧度走行缓而圆滑，各段弧度间自然相接。若出现脊柱左右弯曲（侧弯），生理弧度加大、减少或消失，均属异常。②观察脊柱各节段。椎体在 X 线摄片上投影近似方形，边缘为线型骨皮质影，其内为网格状骨松质影。椎体边缘光整或稍内凹，上下椎体间连接的椎间盘呈均匀带状的低密度影，称椎间隙，相邻椎间隙宽度大致相等。正位片上，椎弓及附件与椎体投影重叠，可见棘突在椎体正中偏下方，左右椎弓根横断面投影在椎体内棘突旁，呈卵圆形。在椎弓根处还隐约可见关节突关节的投影，由上位椎骨的下关节突和下位椎骨的上关节突组成。横突位于椎体两旁，水平走行。侧位片上，椎弓及附件与椎体投影无重叠，可见椎弓根及向后下方走行的棘突。脊柱斜位片更适合观察椎弓的附件结构。

3. 儿童骨与关节的 X 线特点

（1）幼儿和儿童骨干与第二骨化中心分离较远，不要误诊为撕脱骨折。

（2）青少年第二骨化中心与干骺端趋向愈合，距离缩短，显一线形透明区，不要误诊为骨折线。

（3）儿童的干骺端外形宽大且向外突出，外缘有时粗糙，易误诊为骨质破坏。

（4）第二骨化中心的形状外缘时有不规则，随着发育逐渐接近成人形状。

（5）儿童骨干皮质依比例较成人薄，年龄越小越显著。

（6）儿童关节腔较成人宽，诊断时要慎重。

4．骨与关节创伤的X线摄表现及其分析与描述

（1）有无骨折与脱位　骨折线在X线摄片上呈现为透明度增加的条索状阴影，这是骨纹和骨密质断裂的表现；关节脱位在X线摄片下表现为组成关节两端的相对位置发生异常改变。

（2）骨折与脱位的部位　骨折位于骨干骨骺或干骺端，是单一骨折或多发性骨折；长骨干骨折可分为上、中、下3段来描述。

（3）骨折与脱位的类型　不完全性骨折、完全骨折（横形骨折、斜形骨折、螺旋形骨折、纵形骨折、粉碎性骨折、线形骨折等）；半脱位、全脱位（前、后、内、外、上、下等方向）。

（4）骨折的移位及计量　完全性骨折的上下断端常有不同程度的移位，观察移位情况应以近折段为准，而脊柱则以上位椎体移位的方向为准。①侧移位。即内、外、前、后移位，其程度一般以相当于伤骨自身宽度的比例来描述（如1/2、1/4等）。②纵移位。断端上下分离、重叠或嵌插。断端嵌插时，局部不但见不到骨折线，反而显示一线状致密影，纵移位一般以两折端间的实际距离来描述。③成角移位。骨折断端的纵轴不成一直线，面向不同方向交叉成角，远折段轴线偏离近折段轴线的方向，即成角移位方向。角顶指向的一侧，即断端向该侧形成的成角畸形。④旋转移位。断端围绕肢体长轴向内或向外旋转。投照时，应包括上、下关节，至少应包括一个关节。在以上的移位中，两骨折端的接触面不好，称对位不良；两骨折段在纵轴上的关系不好称对线不良。

（5）关节附近的骨折　应注意折线是否波及关节面，是否合并关节脱位或半脱位，要详细描述。

（6）骨折愈合过程中的X线征象　①新鲜骨折。折线清晰可见，附近软组织肿胀，无骨痂形成，骨密度正常。②骨折两周后。折线不锐利，软组织肿胀减轻或消失，附近骨质轻度稀疏，有时可见少量骨痂生长。③骨折1月后。软组织肿胀消退，折线模糊或消失，有骨痂生长（松质骨不明显），废用性骨质疏松现象较前显著。

（7）疲劳性骨折　早期不易发现，后期在X线摄片显示为边缘较模糊的带状密度增高阴影，并有轻度骨膜反应。

（二）骨与关节的CT诊断

计算机体层摄影（简称CT）是以X线束对人体某一选定层面进行扫描，由探测器接收透过该层面的X线，数字化后经计算机处理，得出该层面组织各个单位容积的X线吸收系数，然后重建图像的一种成像技术。

1．CT图像特点

（1）重建断层图像　通过计算机图像重建程序的应用，可重建冠状面、矢状面及三维图像。

（2）高密度分辨力的CT值CT图像与X线摄片的黑白图像一样，是由黑到白不同的灰度来表示密度的差异。黑表示X线低吸收区，即低密度区，如气体；白表示高吸收区，即高

密度区，如骨骼。人体软组织的密度差异小，在 CT 上也能形成对比而成像，故 CT 有很高的密度分辨力，也弥补了 X 线图像的不足，且 CT 图像对密度的高低可进行定量分析。

2. CT 在骨与关节损伤中的应用

（1）结构复杂部位的骨与关节损伤，如头颅、脊柱、骨盆、髋关节、膝关节、踝关节、肩关节等，用 CT 扫描可显示出明确的解剖关系及变化，可显示 X 线摄片未发现的细微骨折、脱位、关节内骨折片及软组织血肿。

（2）CT 对显示脊柱、椎管和椎间盘优于普通 X 线摄片。在诊断椎间盘突出、椎管狭窄、椎体病变、脊柱外伤尤其是合并脊髓损伤者有较高价值。

（3）由于 CT 能显示四肢肌肉及大的血管与神经的结构，因此 CT 可用于观察软组织疾病，确定病变范围和性质。

（三）运动系统的 MRI 诊断

磁共振成像（简称 MRI）是利用原子核在磁场内共振所产生的信号经计算机处理重建图像的一种检查方法。MRI 成像原理与 X 线摄片、CT 成像不同，参与其成像的因素较多，信息量大，图像分辨率和对比度较好，且能作多方位的成像，无射线照射。虽然对骨骼和钙化组织的显示不如 X 线和 CT，但对各种软组织显示细节清晰，诊断价值高。

1. MRI 图像特点

（1）三维成像 MRI 具有直接任意平面成像能力，可随意获得冠状面、矢状面以及任意斜面成像。

（2）灰度成像 其反映的是组织 MRI 信号强度的不同或弛豫时间的长短。

（3）显示软组织优于 CT 能很好地显示常规 X 线和 CT 所不能显示的肌腱、韧带、半月板、软骨等组织。

2. MRI 在运动创伤中的应用

（1）肌腱韧带损伤 MRI 是诊断肌腱、韧带损伤的理想方法，已广泛用于肩部（肩袖撕裂、肩峰下滑囊炎、肱二头肌腱腱鞘炎、肱二头肌腱断裂）、膝部（髌腱、侧副韧带、交叉韧带撕裂）、踝部（跟腱撕裂）、腕部（屈指肌腱撕裂）等损伤的诊断。

（2）关节软骨盘损伤 对膝关节半月板、腕关节软骨盘等损伤的诊断有独到之处。

（3）椎间盘损伤 椎间盘的劳损、变性、外伤性改变作 MRI 检查能明确诊断。

（4）关节软骨损伤 MRI 成像可发现软骨骨折。

（5）骨缺血性坏死 MRI 对于骨缺血和骨坏死的早期诊断具有很高的敏感性，能早期发现骨坏死。

（6）骨损伤 MRI 可发现 X 线摄片不易发现的隐性骨折。

四、关节镜检查

将带有关节镜的套管插入关节内，通过监视屏观察关节内部结构，以诊断关节内损伤或疾患的一种检查方法，属于一种微创检查方法。目前关节镜临床使用最多的是膝关节镜检查，逐渐发展到肩关节镜、肘关节镜，甚至指关节镜。

关节镜的基本设备有①关节镜；②套管和管芯；③监视系统；④灌注系统；⑤光源系统；⑥治疗器械。

关节镜的最大优点是可直视关节内结构的损伤或病变，并可取活体组织检查，还可在镜下进行手术治疗。

五、等速肌力测试系统

等速肌力测试和训练技术是一项较新的肌肉功能评定和训练技术。大量研究表明，等速肌力测试具有较好的精确性和可重复性；等速肌力训练对临床上各种运动系统伤病的康复都有重要意义，是增强肌力、改善肢体运动功能的一种有效训练手段。

（一）等速技术及等速肌力测试系统的基本概念

1. 等速运动的概念

等速运动是指运动中，运动速度恒定而阻力可变的一种运动。运动中的速度预先在等速仪器上设定，一旦速度设定，不管受试者用多大的力量，肢体运动的速度都不会超过预先设定的速度。受试者的主观用力只能使肌肉张力增高，力矩输出增加，而不能产生加速度（开始和结束的瞬时除外）。

等速运动时，肌纤维长度可缩短或拉长，引起明显的关节活动，是一种动力性收缩，类似肌肉等张收缩。在运动中，等速仪器所提供的是一种顺应性阻力，阻力大小随肌肉收缩张力的大小而变化，类似肌肉等长收缩。等速肌肉收缩兼有等张收缩和等长收缩的某些特点或优点，是一种特殊的肌肉收缩形式。

2. 等速肌力测试系统

将等速运动中肌肉收缩的过程通过等速仪器记录下来，经计算机处理，得到力矩曲线及多项反映肌肉功能的参数，作为评定肌肉运动功能的指标，这种测试方法称为等速肌力测试。1970 年美国 CYBEX 公司创制了世界上第一台等速肌力测试仪器

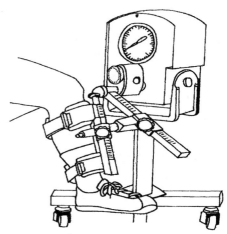

图 1-17 等速肌力测试系统

（图 1-17）。该仪器的出现对于肌肉力量测量方法学来说，是一次重大的突破性进展。随后，其他一些公司也陆续推出几种与 CYBEX 相似的测试，如 Biodex2[AP]、Kin-Com、Fast-Twitch、Merac、Lido Active、Lido Digital、Ariel、REV9000 等。

3. 等速肌力测试系统的优点

等速肌力测试系统主要有 6 个方面的优点。

（1）除起点、终点外，可全范围测试出受测肌群在各种速度下各关节角度所对应的最大力量。

（2）可测试出受测肌群在不同等速状态下出现的峰力矩值所对应的关节角度。

（3）可测试出受测肌群在不同等速状态和不同重复次数下的功率和总做功。

（4）可测试出受测肌群在不同等速状态下的力量耐力。

（5）可测试出受测肌群在不同等速状态下的离心性力量。

（6）可以进行静力最大力量的测量。

根据等速肌力测试系统的功能和测试条件，一般可对完成 20 个左右动作的肌群力量进行测试和评定。等速肌力测试系统具有定速等许多优于非等速肌力测试系统的优点，为

人们深入研究和评定肌肉力量提供了先进的测试手段，已成为国际上研究人体肌肉力量必不可少的测试系统。

（二）等速测试系统在临床上的应用

1. 对肌肉功能进行评定

（1）等速测试系统可对运动系统，主要是四肢大关节、腰背部等处伤病进行准确的肌肉功能评定，并能提供多个评价肌肉功能的客观指标。

（2）国内外许多学者报道膝关节肌力矩比值（H/Q）一般在慢速测试时（60°/s）时为 60%左右，中速测试（180°/s）时为 76%左右，快速测试（240°/s）时为 83%左右，这表明不仅股四头肌力矩值要明显大于腘绳肌，而且 H/Q 值会随着运动速度加快而随之逐步提高

（3）正常情况下，两腿同名肌力矩相差值一般在 10%～15%；大于这个范围，常表明低值侧有问题或者说易伤性较高。

（4）等速测试系统可提供清晰的力矩曲线，一些运动系统伤病可表现出各自的异常曲线。通过分析可获得关节肌肉功能改变的客观信息，作为某些运动系统伤病的辅助诊断。

2. 对各种运动系统伤病后的肌肉功能进行针对性的康复训练

等速测试系统的主要优点在于它能提供顺应性阻力，使肌力训练有效、安全，从而提高训练效果。

3. 对康复治疗进行客观疗效评定

由于等速测试系统能提供多个评价肌肉功能的客观指标，因此可用于对康复治疗疗效的客观评定。

第四节　运动软组织损伤的治疗

运动软组织损伤的治疗，应在明确诊断的基础上，结合患者本身的具体情况，如疾病的性质、病情的轻重、年龄的大小、体质的强弱等，选择不同的治疗方法。目前临床上治疗运动软组织损伤的方法甚多，包括手法、药物、练功、中药离子导入、针灸、手术等。因为运动软组织损伤后的病情、病理及预后的差异性很大，所以临床上多采用综合性的治疗方法，并在治疗中严格贯彻首重气血、筋骨并重、标本兼治、内外结合的治疗原则。

一、运动软组织损伤的一般治疗原则

（一）首重气血

运动软组织损伤疾病在临床上的种种表现，不论其受伤的部位在外或在内，多由气血运行的紊乱所致。运动软组织损伤所引起的肿痛，其根本也是血瘀与气滞的结果。《素问·阴阳应象大论》："气伤痛，形伤肿。"这说明了气血损伤可以有不同的病理变化，或伤气，或伤血，临床上则多表现为气血两伤，只不过有所偏重而已。

运动软组织损伤导致气血损伤，肿痛并见。其治疗应以活血化瘀、理气止痛为基本法则，这首先就要重视气血的治疗。气滞的特点为外无肿形，以胀痛为主证。由于气时聚时散的性质，其疼痛多无定处，范围也较广泛，如胸壁挫伤后的疼痛就常属此类。治疗则应

以理气止痛为主，佐以活血化瘀，常用的方剂为复元活血汤、柴胡疏肝散等。血瘀的特点为外有肿形，以刺痛为主，痛有定处。治疗则应以活血化瘀为主，佐以理气止痛。常用的方剂为桃红四物汤等。应指出的是，在整个疾病的演变过程中，由于受伤的轻重不同和个体差异，还常伴有虚实寒热的变化，在治疗时应考虑到这些变化的存在。

（二）筋骨并重

关于筋与骨的关系在前面的有关章节中已详细论述过，筋骨在生理功能上有密切的联系，在病理上也同样受到影响。一方面，"筋束骨"，筋是联络关节的纽带，骨折、脱位后必然影响到筋，使筋同时受伤。因此，在治疗骨折和脱位时一定要考虑到运动软组织损伤的存在，筋骨并重，特别是骨折和脱位的后期，为恢复肢体的功能活动，治疗运动软组织损伤就显得更为重要了。另一方面，骨错缝可以使筋改变原来正常的生理位置，反之，筋的损伤也可以使骨错缝处于交锁的位置，从而导致错缝不能复位。在治疗时要筋骨并重，这就是"骨正才能筋柔，筋柔才能骨正"的道理。

（三）标本兼治

标与本，是指疾病的主次本末和病情轻重缓急的情况。

治病必求其本，这是中医辨证施治的基本原则，治病只有从疾病的本质入手才能从根本上将病治愈。在临床上应善于透过疾病的表面现象，抓住疾病的根本所在，对症下药，以求从根本上将病治愈。在某些情况下，病症较急，给患者带来的痛苦很大，这时就应该贯彻"急则治其标"的原则，先治其标，后治其本。若标本并重，则应标本兼顾，标本同治。例如腰椎后关节错缝，在治疗时先用理筋手法使腰背部肌肉放松，痉挛得以缓解，然后用整复手法，纠正腰椎后关节的错缝，达到骨正筋柔的效果，使病人尽快康复。即达标本同治的效果。

（四）内外结合

内外结合的治疗原则主要是指局部与整体的统一，内损与外伤的兼顾。

《正体类要·序》："肢体损于外，则气血伤于内，营卫有所不贯，脏腑由之不和。"说明暴力作用于肢体，可引起局部气血失调，导致脏腑经络功能的失调，以致病变由外及内，由局部影响到全身。人是一个内外统一的整体，运动软组织损伤亦会累及脏腑，经络为气血运行的通道，经络内连脏腑，外络于肢节。运动软组织损伤可导致损伤气血，使经络阻滞。反之，经络损伤，亦必然引起气血脏腑功能失调。同样的道理，外伤与内损也是密切相关的，在运动软组织损伤的辨证施治过程中，要考虑到损伤虽然是在外部的筋，但是因气血不和可以引起内部脏腑经络功能的失调。在治疗时，应该从整体出发，全面分析，做到局部与整体兼顾，内损与外伤兼顾，只有这样才能取得满意的疗效。

二、固定治疗

固定治疗一般用于急性损伤。固定方法得当，往往可以促进损伤组织的愈合，提高疗效。固定的用具有绷带、纸板、托板、石膏、胶布等。固定的方法很多，在使用时要根据损伤的部位、严重程度及类型，选择适当的固定方法及用具。例如，踝关节内翻扭伤造成踝关节外侧副韧带的撕裂伤，在固定时多采用绷带或胶布将踝关节固定于外翻位。

（一）固定的作用

1. 避免重复损伤

通过适当的外固定，制动受伤组织，减少或限制伤肢的活动，可以避免重复损伤及再次发生骨错缝。

2. 有利于消肿止痛、解除痉挛

急性运动软组织损伤往往要产生局部的出血、肿胀，必要的固定可以减少出血，减轻肿胀程度。固定后肢体处于功能休息位，有利于血肿及渗出液的吸收，使肿胀和疼痛减轻。

3. 为运动软组织损伤的修复创造有利条件

固定后使损伤的组织处于相对静止、舒适的休息位置，为运动软组织损伤的修复创造一个有利的环境，相对提高了运动软组织损伤组织的自行修复能力，促使运动软组织损伤早日愈合。

（二）固定方法

1. 绷带固定法

绷带固定法是治疗运动软组织损伤的常用固定方法，用于韧带拉伤。其方法是用普通的绷带在损伤部位缠绕包扎固定，但根据损伤部位、损伤性质及损伤机制的不同，缠绕包扎的方法也不同。一般固定原则是将损伤部位固定在与其受伤机制相反的位置上。例如，踝关节的内翻位损伤应固定在外翻位，外翻位损伤则固定在内翻位。

2. 弹力绷带固定法

弹力绷带固定主要用于关节损伤后引起的松动和损伤后血肿的压迫止血。例如下桡尺关节的损伤，即可用弹力绷带在下桡尺关节处缠绕 6 ~ 10 圈固定。运动软组织损伤后局部出血或渗出液过多，可在无菌操作下抽出积血或渗出液，然后用弹力绷带加压包扎固定。

3. 胶布或粘膏支持带固定法

胶布或粘膏支持带固定法是用胶布在损伤部位进行粘贴的一种固定方法。这种方法简便易行，在运动创伤中使用较广泛，多用于韧带、肌腱撕裂时。常用方法是沿组织纤维纵轴方向交叉固定，可给损伤组织以支持。

4. 纸板固定

此法主要用于小关节错缝复位后防止再移位。根据损伤部位裁剪成一定的形状，放置于损伤部位，外边用绷带捆绑，或内用棉衬包裹，并置于损伤部位包扎即可。纸板固定的优点是制作简单、经济、轻便，可根据部位的不同随意剪裁成各种形状，而且捆绑服帖，不影响气血的流通，不易发生压迫性溃疡。

5. 石膏固定法

目前临床上常用的是市场上销售的石膏绷带，使用时将石膏绷带放入温水中，待停止冒泡后，从水中取出，将多余的水分挤出，缠绕在损伤的肢体上即形成管形石膏，或做成多层石膏托，浸湿后固定。石膏绷带的优点是能够根据肢体的形状而塑形，干后十分坚固，不易变形松散，固定作用可靠。石膏固定法主要用于严重软组织损伤需要制动的患者，如某些韧带、肌腱的断裂伤等。

6. 聚氨酯矫形绷带固定法

聚氨酯矫形绷带以网眼编织物为基材，用一种称为聚氨酯的高分子物质浸渍而成。与传统石膏相比有以下特点：①使用方便，不粘手套。室温水中浸泡 10～20 s 即可缠绕绑缚，10 min 固化定型，30 min 达到最高强度。②塑形性好，类似石膏，可做管型或托。③强度好，是石膏的 20 倍，故一般 3～5 层即可。④重量轻，是石膏的 30%。⑤透气性好。⑥抗水性好，不怕水浴。⑦能透过普通的 X 线，便于检查骨骼。

7. 托板和支架固定法

用金属、木材、塑料和皮革等做成各种形状的托板和支架，以固定肢体在所要求的位置上。

然而，固定是一种制动，用之不当会造成粘连，对功能恢复不利。活动是人体的生理机能需要，对伤筋的恢复有利。对固定与不固定，固定的方式、范围和固定的时间，必须根据实际情况来决定。只有将合理的固定和有效的运动结合起来，所谓"动静结合"，才能达到预期的效果。一般仅固定单个关节，尽量少固定或不固定多个关节，通常固定时间为 2～6 周。

三、按摩治疗

（一）按摩治疗的作用和原理

按摩治疗运动软组织损伤已被长期临床实践证视为行之有效的医疗方法之一。按摩可以通过外力直接作用于损伤部位，通过力量和技巧调节人体的生理、病理变化而达到治疗目的，其原理尚未完全明确。按摩治疗运动软组织损伤的作用如下。

1. 舒筋活络，消肿止痛

运动软组织损伤无论是急性期或慢性期，肿胀和疼痛往往是其主要症状。损伤后，血离经脉，经络受阻，气血流通不畅，会出现损伤局部的肿胀、疼痛。按摩可以促进血液和淋巴的循环，加速局部瘀血的吸收，并可提高局部组织的痛阈，从而达到舒筋活络，消肿止痛的作用。

2. 顺筋归位，调整骨缝

肌肉、肌腱、韧带常受外界暴力的作用，可以造成纤维撕裂或引起肌腱的滑脱。关节在外界暴力的作用下也可以产生微细的错缝或引起关节内软骨板的损伤。正如《医宗金鉴·正骨心法要旨·手法释义》中所说的"其中或有筋急而摇转不甚便利，或有筋纵而运动不甚自如，又或有骨节间微有错落不合缝者"，从而引起关节活动受限或出现交锁现象，即通常所谓的筋出槽，骨错缝。按摩可以使损伤的软组织抚顺理直，错缝的关节和软骨板回纳到正常的生理位置。关节的功能活动正常，疼痛得以缓解或消失。

3. 解除痉挛，放松肌肉

运动软组织损伤后所产生的疼痛，可以反射性地引起局部软组织痉挛，不及时治疗或治疗不妥当，痉挛的组织就可能刺激神经，加重痉挛。痉挛日久形成不同程度的粘连、纤维化或疤痕，加重原有损伤，形成恶性循环。按摩可直接作用于痉挛的软组织，使之放松，从而打破和终止疼痛与肌肉、筋脉痉挛的恶性循环，消除肌肉紧张的病理基础，为恢复肢体的正常功能创造良好的条件。

4. 松解粘连，滑利关节

急、慢性运动软组织损伤的后期，损伤的软组织常形成不同程度的粘连、纤维化或疤痕化。关节部位的骨折后期也常见到这样的病理变化，造成肢体功能活动障碍。通过按摩的舒筋手法及被动运动手法，辅以主动功能锻炼，可以改善损伤部位的血液循环及营养供应，松解粘连，滑利关节，从而促进损伤组织的修复。

5. 散寒除痹，调和气血

风寒湿邪是运动软组织损伤的病因之一。《素问·痹论》篇："风寒湿三气杂至，合而为痹也。其风气胜者为行痹，寒气胜者为痛痹，湿气胜者为著痹也……痹在于骨则重，在于脉则血凝而不流，在于筋则屈不伸，在于肉则不仁，在于皮则寒。"按摩具有舒筋通络，利关节，和血脉，除痹痛的作用。临床上对风寒湿所致的腰痛及关节痛，应用手法结合其他治疗方法往往能迅速见效。

（二）按摩的基本手法

1. 抚摩

【手法】五指自然分开并伸直，用手掌或指腹贴放于皮肤上，轻轻地作来回直线或圆形或螺旋形的轻缓抚摸运动（图1-18）。多用单手操作。

【要领】松肩，肘微屈，腕关节自然伸直。操作时发力在肩，由肩而肘至手，抚摩时手不离于皮肤。动作轻缓，柔和，用力均匀，使被按摩者有舒适感。抚摩力量轻，只作用于皮肤。"摩法不宜急，不宜缓"，以每分钟100次左右为宜。

【作用】抚摩能使皮肤表层的衰亡细胞脱落，改善皮脂腺及汗腺机能，恢复皮肤敏感性，缓解肌肉疼痛及其紧张状态，有助于局部消肿、止痛和消除麻木。对神经末梢起良好刺激，有镇静，催眠等作用。

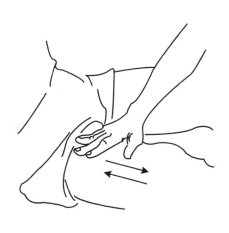

图1-18 抚摩

【应用】按摩开始和结束时都常用此手法，按摩开始时用抚摩作为过渡手法，结束时则作为整理性手法使用。适用于男女老幼的全身各个部位及多种伤痛。在较大部位，如四肢，躯干可用全掌和四指指腹操作，在小部位则可用拇指指腹。新伤48 h内或骨折后骨痂形成之前，一般只运用表面抚摩作按摩治疗，可以起到止痛作用。长时间包扎后萎缩，麻痹的肢体，最初几天的按摩治疗亦可只作表面抚摩。本法与揉、推、按等法配合运用，可治疗胸腹胀满、胃脘痛、消化不良等症。

古人虽有"缓摩为补，急摩为泻"之说，但因抚摩轻缓柔和，一般都将其作为补法应用。《圣济总录》载："按止以手，摩或兼以药。"在进行抚摩时，佐以药膏，可增强手法的治疗作用。古人作摩法时擦以药膏，称为"膏摩"。现代有用酒剂、油剂、膏剂、葱姜水等介质作为抚摩的辅助用药。

2. 揉

【手法】以全掌、掌根或指腹紧贴于皮肤上，作直线来回或圆形回旋的揉动。可用单手或重叠双手操作（图1-19）。根据使用部位的不同，可分为掌揉法和指揉法。

【要领】松肩垂肘，手掌或指腹紧贴皮肤，使皮肤、皮下组织或肌肉随手的动作一起运动。用力较大时，作用直达深部组织，手法操作后皮肤表面不应发红。发力在肩，以肘为支点，带动手的运动。用力均匀，动作协调，速度不宜过快，一般每分钟60~100次。

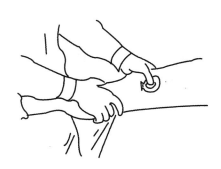

图1-19　揉

【作用】加快血液循环，促进组织新陈代谢，使局部肿胀、凝滞消散，并可缓解深部肌肉、韧带的紧张或挛缩状态。有缓解粘连和疤痕组织、缓和强手法的刺激、减轻疼痛的作用。对软组织损伤后瘀血肿痛、伤部僵硬、慢性劳损、胸胁痞闷、胃脘胀痛、小儿发烧等症均有一定的疗效。

【应用】适用于男女老幼的全身各部位及多种伤病。掌揉法多用于较大部位如腰背、大腿和臀部，指揉法多用于小的部位如关节附近、手及足。在肌肉丰厚部位可用掌根、全掌或双手重叠操作以使力量达到深层组织。揉法可单独使用，也可贯穿运用于各个手法中，其目的主要是使按摩效果能达深部组织。

3. 捏

【手法】手掌自然分开，四指并拢，拇指外展和四指成钳形，对合用力挤按肢体肌肉或其他组织，间断或不间断用力。可循肢体纵轴方向运动或固定在一处操作（图1-20）。

【要领】松肩，沉肘，并保持一定力量，用拇指和四指对合用力握住肢体，五指一齐用力做间断的捏合动作。肌腱、韧带用指尖捏，肌肉用指腹捏。频率每分钟50~60次。

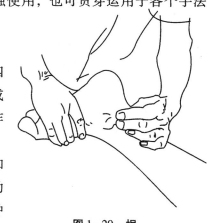

图1-20　捏

【作用】促进萎缩肌肉张力的恢复，同时也可消除气血凝滞、组织肿胀和肌肉酸胀的疲劳感，缓解肌肉痉挛及肌腱挛缩等。

【应用】肢体肿胀、关节脱位、四肢骨折后期肌肉萎缩、关节功能障碍、肌肉劳损、肌腱末端病以及运动后肌肉疲劳等，尤其是陈旧性肘关节及指关节伤患所致的功能障碍，常用此手法。在四肢应用时，常由肢体远端向近端捏，移动至一定距离后手不离开皮肤迅速返回，如此反复进行。

4. 揉捏

【手法】揉捏法是揉法和捏法的协同动作，其手法是四指并拢，拇指外展，手成钳形，将大小鱼际、掌根及各指指腹紧贴于皮肤上，拇指和四指一起用力作揉和捏的动作，或拇指多作揉的动作，四指多作捏的动作。不移动或作直线向前的运动，在移动到一定距离后，手掌不离开皮肤迅速返回，如此反复进行（图1-21）。

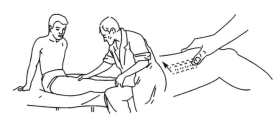

图1-21 揉捏

【要领】揉捏用力主要在手指上，要求动作圆滑、连贯，力量可深达骨面，手法轻重视伤情轻重和病部深浅而不同。在操作上有揉和捏的动作，拇指圆形揉的动作明显，四指捏的动作明显，总之揉和捏是同时进行的。

【作用】使深部组织、血管及神经都受到良好刺激，松解深部肌肉、肌腱的粘连。通经活血，旺盛深部组织新陈代谢，是消除疼痛、肿胀和瘀血的有效方法。

【应用】揉捏多用于治疗肌肉劳损、风湿症及陈旧损伤瘀血肿胀迟迟不消、凝滞不通、轻组织内有硬块、硬条索状病变、关节伤后肌腱、韧带紧缩粗硬等病证。无论四肢、关节或腰背部，均可采用此法。

5. 搓

【手法】两手自然伸直，五指并拢，两手夹住肢体对称部位，相向用力，方向相反，来回搓动肌肉或（和）肢体，并往返来回运动。搓法操作必须双手进行（图1-22）。

【要领】沉肩垂肘，两手合夹肢体，利用前臂屈伸来带动手作上下或前后往返的搓动。动作轻快、协调，双手力量均匀、连贯，始终保持一定的对向压力。双手对向移动距离短、频率快，每分钟可达150～200次。在腰、背、臀和胸部，双手分开呈"八"字形置于两侧操作。应视伤情的不同，确定手法力量的轻重。

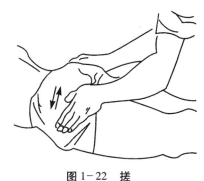

图1-22 搓

【作用】使皮肤、肌肉放松，血液畅流，促进组织代谢，消除肌肉酸胀、疲劳，提高皮温和肌肉的工作能力。

【应用】在四肢、胸部和腰背部的肌肉以及肩、膝关节等处多用搓法，常在按摩后阶段运用。在腰部和臀部应用时，一次操作常须持续 1～2 min。搓法可消除肌肉疲劳，是运动按摩的一个常用手法。此手法对操作者的力量及持久性要求较高，负荷较重，初学者较难掌握。平时应加强手臂力量的训练。

6．摩擦

【手法】手掌自然伸开，五指伸直并拢，全掌紧紧贴于皮肤上，作直线或回旋形的摩擦。也可用拇指指腹操作（图1-23）。

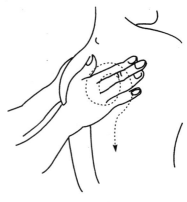

【要领】先摩动，然后再擦。操作时手掌要紧贴于皮肤上，摩擦时力量大而均匀。发力在肩，以肘带动手的运动，垂肘定腕而擦，力达深部组织。动作快而灵活，连续不断，使肌肉皮肤有舒热感，频率一般每分钟120次左右。

【作用】擦法是一种强有力的良性刺激，能兴奋肌纤维和神经。摩擦后局部产生大量的热，能提高局部温度，加速血液、淋巴液的循环，调整血液重新分配和改善组织

图1-23　摩擦

营养等。施用于胸腹、腰背部，可宽胸理气、调理脾胃、温肾壮阳。用于劳损虚证，则有补益气血的功效。

【应用】多用于腰背、胸腹、上臂和腿部。对于肌肉麻痹、萎缩以及慢性劳损所产生的酸痛和风湿痛等症效果明显。经常摩擦胸腹和腰背，可治疗多种慢性伤病如慢性胃肠炎、肾虚膝痛和神经衰弱等。

7．推压

【手法】手掌自然伸开，四指并拢，拇指外展，以掌根和小鱼际紧贴于皮肤上，作直线向前的单向推压动作。也可以单用拇指作单纯的推动。在脊柱上操作时两手伸开呈"八"字形，沿脊柱两侧推压（图1-24）。

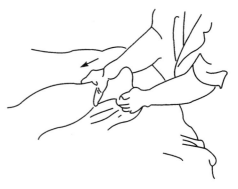

【要领】操作时，沉肩，垂肘，塌腕，手贴皮肤，有节奏地作间断的一推一压，或不间断的推、压同时进行，缓慢向前推动，推时不宜过快过猛。推压至一定距离时，将手撤回，撤手动作缓如抽丝，如此重复操作。推压腰背时，最好取弓箭步姿

图1-24　推压

势。要求扎根在足，发力在腿，主宰于腰，形于手指。可着力于拇指推或掌推。

【作用】促进血液运行、淋巴液回流、理气散积、祛瘀解痉、舒筋活血和消肿镇痛。

【应用】常用于四肢、腰背和胸腹。对局部损伤瘀肿，可从肿胀部向四周推压。对骨

伤后肢端肿胀，可从肢端作向心性推压。还可治疗胸腹胀满、腰肌劳损、肌肉痹症等慢性疾患。作为保健按摩及伤后康复阶段的推压，动作可稍快；在治疗肿胀时，动作宜缓慢。在四肢作推压时，虚证向心操作，实证离心操作。运动按摩则为向心性操作。一般来说，静脉主要分布在阴面，阳面则多为动脉的分布区，推压手法在阴面是向心性的，在阳面则多为离心性的。在脊柱上推压的方向多为由上而下，分别在脊柱左右两侧进行。在腹部也是从上而下，并且要求动作柔和轻缓。

8．摇晃

【手法】一手握关节近端，另一手握关节远端肢体，使关节远端作被动的回旋转动或外展内收或（和）屈伸运动（图1－25）。摇晃是关节被动运动的一种手法。

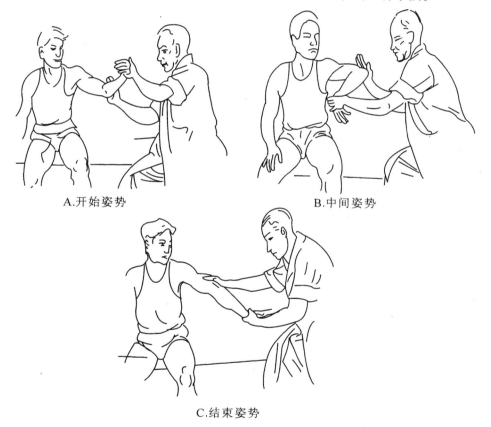

A．开始姿势   B．中间姿势

C．结束姿势

图1－25 肘关节的摇晃

【要领】摇晃操作时要求动作柔和，缓慢而有节奏，连续不断。活动幅度由小至大，不能超过关节的生理活动范围。操作时，被摇晃关节一定要充分放松，因此病人应采取舒适的体位或姿势。

【作用】松解关节滑膜、韧带、关节囊的粘连和皱缩，促进滑液的分泌，增加关节灵活性。尤其在关节功能障碍、僵硬等情况下，用此手法有益于关节功能的恢复。

【应用】多用于四肢关节及颈部。应根据关节活动范围，作不同幅度的摇晃，不可用力过猛。一般的关节酸软痛、陈旧性损伤和功能障碍等都可应用。严重损伤或新伤后不能使用，尤其是撕裂伤，关节附近骨折和关节脱位等更不能使用。颈部摇晃中最后的扳动手法，只能是向患侧扳。

9．抖动

【手法及要领】用手握住患者肢体远端，在向远端拉伸的基础上，将肢体用力作连续、小幅度的上下或左右的颤动。施行抖法操作时，病人被抖动的关节及其上下肌肉充分放松，用巧劲而不用拙力。抖动时幅度小，频率快。抖动幅度逐渐增加，不使其有难受的感觉。频率一般为每分钟120次左右。抖动也是一种关节被动运动手法，其操作方法随部位而异。主要关节和部位的抖动方法分述如下：

（1）腕部 一种方法是两手握腕关节上部，使患者的手下垂，作轻轻的上下柔和抖动（图1-26）。另一种是操作者一手握腕关节上部，另一手握住远端2～3个手指远节，稍向外牵引，然后作连续的抖动。

（2）肘部 一手握持患者的手掌，另一手握持同侧肘关节上部，并使上肢微微屈肘，作缓和地左右或上下方向抖动（图1-27）。

（3）肩部 一手扶按肩峰部加以固定，另一手握持同侧患肢的手掌，向下略牵直肘关节并缓和抖动肢体（图1-28），或双手握持腕关节，在牵引下抖动肩关节。

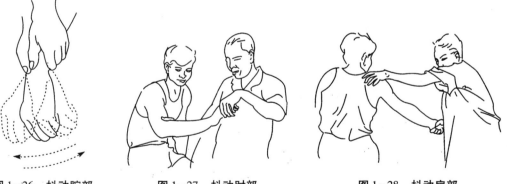

图1-26 抖动腕部　　　　图1-27 抖动肘部　　　　　　图1-28 抖动肩部

（4）腰部 相互背对背、肘挽肘地背起患者，用臀部抵住患者的腰骶部，作左右摇摆，屈膝位用力跺地可抖动患者腰部（图1-29）。此外，也可让患者俯卧，双手上举握固床前沿，操作者站于病人足端一侧，双手握小腿下部踝关节稍上处，在牵引下抬高下肢并作上下抖动，亦可在牵引下，双手重叠置于患者腰部作上下快速抖动。

（5）髋部 患者仰卧或俯卧，操作者双手握踝部，抬起下肢抖动（图1-30）。

【作用】松解粘连、缓解痉挛、滑利关节、增大关节活动范围、缓解伤后所引起的关节功能障碍。在腰部施行抖动，可以松弛肌肉骨节，加宽椎间隙，有利于解脱腰椎后关节紊乱。

【应用】多用于四肢关节及腰，常与摇晃手法配合应用，以取得协同作用。对骨折、脱位、运动软组织损伤引起的关节功能障碍、关节软骨病、胸腰椎屈曲性稳定型压缩骨折等症都有一定治疗效果。关节骨性强直不宜施行抖法。

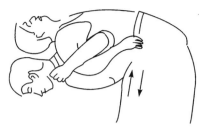

图 1-29 抖动腰部

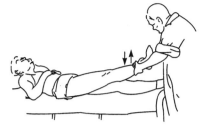

图 1-30 抖动髋部

10. 提弹

【手法】 根据部位的不同，用拇、食、中三指或拇指与其余四指，将肌肉或肌腱提起，然后当放开时用手指弹动肌肉或肌腱（图 1-31）。

【要领】 操作时手指抓紧肌肉或肌腱，提弹时要有力而迅速，快提快放。具体应用时，可单作提而不弹，而作弹时须先作提，继以横向拨动肌肉，并且拨动的手指应在肌腹的中间位置。

【作用】 能强烈地刺激神经、肌肉和肌腱，有助于使紧张的肌肉松弛、促进血液畅通、恢复神经感觉、强健萎缩的肌腱、松解粘连。

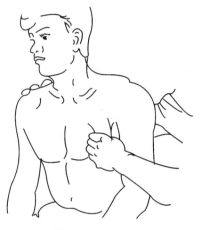

图 1-31 提弹

【应用】 适用于胸锁乳突肌、斜方肌、胸大肌、背阔肌、肱二头肌、股直肌、骶棘肌、小腿三头肌、跟腱、肩胛区等处的劳损紧缩和麻痹萎缩以及坐骨神经痛等病症。临床常与拨法配合应用，对松解粘连效果更佳。

11. 振动

【手法】 一手掌贴于皮肤上，另一手握空拳有节奏地击打置于皮肤上的手背（图 1-32）。

【要领】 击打力量轻重适度，使被按摩者感觉内部组织有被振动的感觉。击打的频率应随击打的力量而改变，轻者快，重者慢，动作沉稳而不过重，以达到肌肉层为宜。一般每分钟振动 60～80 次。

【作用】 间接振动深层组织和内脏器官，有顺理气血，消除闷气、凝滞等作用。

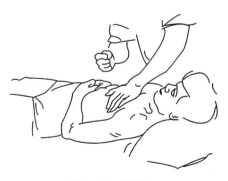

图 1-32 振动

【应用】 多用于胸背部深层组织的损伤、脑震荡后遗症、胸部迸伤、胸内痞满、感冒头痛等症。

12. 叩击

【手法】用手指指腹、指尖或握空拳，双手交替或单手击打身体。根据手形的不同，可分为以下 5 种。

（1）空拳盖击　各指屈曲，呈空拳状，以各指中节指背和掌根部叩击肌肉（图 1-33）。

（2）空拳竖击　手握成空拳状，与盖击手法相似，但在叩击时，是以手的小指侧锤击，接触面较空拳盖击小，振动力量较深而重（图 1-34）。

（3）指尖叩击　各指略为分开，并微屈手指指关节，用指尖叩击（图 1-35）。

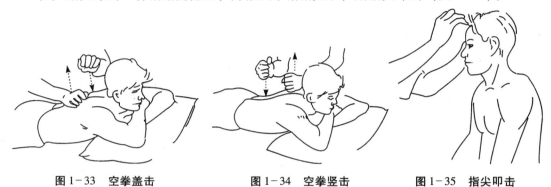

图 1-33　空拳盖击　　　　　图 1-34　空拳竖击　　　　　图 1-35　指尖叩击

（4）掌侧击　两手各指伸直，并自然微微分开，以手的小指侧交替叩击肌肉（图 1-36）。

（5）拍击　以手指或手掌在肢体上作有节律的轻轻拍击动作，单手或双手操作均可（图 1-37）。

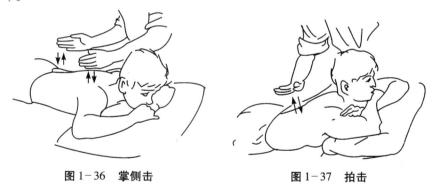

图 1-36　掌侧击　　　　　　　　图 1-37　拍击

【要领】叩击手法动作轻松，协调并有节奏，手腕灵活而不僵硬。手法力量均匀，由轻到重，不可用猛力，快慢适中。空拳盖击、竖击和掌侧击，多以双手交替进行，动作快而迅速。指尖叩击和拍击则常用单手操作，动作稳准，速度适中。拍打可用单手或双手交替操作。空拳盖击、指尖叩击、拍击和拍打发力在腕，空拳竖击和掌侧击发力在肘。六种手形的用力，以掌侧击最重，指尖叩击最轻。

【作用】使肌肉受到较大振动，兴奋肌纤维和神经，消除因伤而引起的瘀血凝滞，促进血液循环畅通，消除疲劳、酸胀和神经麻木。

【应用】在肩、腰、臀、腿等肌肉丰满处，用空拳盖击、竖击、掌侧击；胸背部用拍击；头顶部用指尖叩击，可治疗肌肉劳损、筋骨痹症、骨折后期肌肉萎缩和运动后肌肉酸胀疲劳等症。

13．按压

【手法】用掌根或掌心紧紧贴在皮肤上，用较大的力量向下按压，单手或双手重叠操作（图1-38）。

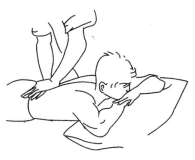

图1-38 按压

【要领】躯干稍向前倾，沉肩伸肘，充分塌腕，手紧紧按贴在皮肤上。用力由轻而重，逐渐增加，需要时可借助按摩者的体重施压于患部。具体操作时有两种方法：一种是慢速间断按压，频率慢，力要足，有间歇，重复次数不宜过多，每分钟20次左右，每次1 min即可。另一种是快速连续按压，发力连续，频率快，每分钟120～180次，持续30 s至1 min，力达深部。

【作用】能消散局部瘀肿，整复腰椎小关节轻微移位和腰骶关节错缝。

【应用】适用于背及腰骶部损伤，如腰椎间盘突出、脊柱小关节紊乱以及骶髂关节轻度错缝等症。此外，还可用双手重叠紧紧贴按腰部，作较大幅度的来回压晃。

14．滚法

【手法】用手背近小指侧或小指、环指、中指的掌指关节突起部和小鱼际，贴于治疗部位上，掌指关节略为屈曲，通过腕关节屈伸及前臂旋转的协同动作，产生轻重交替，持续不断的力作用于治疗部位（图1-39）。

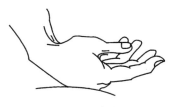

图1-39 滚法

【要领】沉肩，垂肘（肘屈40°～60°），松腕，各手指任其自然，不能过度屈曲或伸直。操作时，腕关节屈伸幅度较大，使手背滚动幅度控制在120°左右，即腕关节屈曲时向外滚动约80°，腕关节伸直时向内滚动约40°。掌背的远小指侧部位是手法操作的主要着力点，应紧贴于治疗部位上，不宜跳动。手法操作时，压力须均匀，动作协调而有节律，一般每分钟120次左右。

【作用】具有疏通经络、活血化瘀、松解粘连、缓解肌肉、韧带痉挛、滑利关节、兴奋神经、促进血液运行、消除肌肉疲劳等作用。

【应用】适用于颈、肩、腰背、臀部及四肢肌肉较丰厚部位。临床上常用于治疗筋骨痹证、肌肉劳损、软组织陈旧性损伤、局部感觉迟钝和损伤性关节功能障碍等症。在比赛前对运动员的主要运动部位施以本法，可增强肌肉韧带的运动功能和预防运动损伤。在比赛后对大肌肉群施以本法，可帮助消除肌肉疲劳，有利于恢复运动能力。

15．拔法

【手法】以拇指或四指指端按于一定部位或穴位上，再对肌束作横向拨动，称为拔法。

【要领】指端用力，手指移动范围较小，操作时注意对横向的肌肉等组织作纵轴方向操作。手法求稳，动作轻巧，一拨一放，每遍可拨动10次左右。用力应使患者能忍受为度。

【作用】松解组织粘连、缓解肌肉痉挛、消肿散结、止痛。

【应用】常用在肌腹和关节韧带部位。在腰背等肌肉丰满处，可双手重叠用力操作。若手下肌肉有筋结感可加大力量操作。适用于损伤后软组织粘连，骨折，脱位后期肌肉僵硬、挛缩或萎缩，肌腱末端病等症，如在前臂上段拨动伸肌群可减轻肱骨外上髁炎的症状。拨法刺激强度大，应注意用力大小的掌握，以患者能忍受为度，并在操作后给予揉、搓、抚摩等手法缓和强刺激，同时也可增强拨法的治疗效果。

16. 扳法

【手法】用双手作相反方向或同一方向扳动肢体的方法，是关节被动运动的一种手法。两手或两人配合进行，即一手（或一人）扶握固定关节近端，另一手（或另一人）扳动关节远端肢体，作适当幅度的单一屈曲、伸展、旋转、内收或外展等活动，并常在关节活动到一定程度后，施加一个短促的、相同运动方向的、快速的继续运动。常用于颈、胸背和腰背部。

（1）颈部扳法　①颈部斜扳法。患者头略向前屈，操作者站于患者体后，一手抵住患者头后侧部，另一手抵住对侧颌部，使头向一侧旋转至最大限度时，两手同时用力作相反方向的扳动。②旋转定位扳法。患者坐位，颈前屈至一定角度后，操作者在其背后，用一肘部托住其颌部，同手则挟住其枕部（向右扳用右手，向左扳用左手），另一手挟住患者肩部。托扶其头部的手用力，先作颈项部向上牵引，同时把患者头部作被动向患侧旋转至最大限度后，再作扳动。

（2）胸背部扳法　患者坐位，令其两手交叉扣住，置于颈后部。操作者站于患者体后，两手托住患者两肘部，并用一侧膝部顶住患者背部，嘱患者自行俯仰，并配合深呼吸，即俯身时呼气，后仰时吸气，在患者后仰伸腰时辅助患者双手向后牵引扩胸。

（3）腰部斜扳法　患者侧卧位，下侧腿伸直，上侧腿屈膝、屈髋，下侧手自然放置，上侧手置于体后。操作者一手抵住患者肩前部，另一手抵住臀部；或一手抵住患者肩后部，另一手抵住髂前上棘部。使腰部被动旋转至最大限度后，两手同时作相反方向的扳动。

（4）腰部旋转扳法　有两种操作方法：①直腰旋转扳法。患者坐位，两腿分开。操作者在患者体侧，侧对患者并用腿夹住患者一侧下肢，一手抵住患者近己侧的肩后部，另一手从患者另一侧腋下伸入抵住肩前部，两手同时用力作方向相反的扳动。②弯腰旋转扳法：患者坐位，一助手帮助固定患者下肢及骨盆。操作者站于患者背后，用一手拇指按住需扳动的脊柱的棘突（向左旋转时用右手），另一手从患者腋下伸出，勾扶住患者项背（向左旋转时用左手），然后使其腰部向前屈曲再向患侧旋转后伸。当旋转后伸接近最大限度时加速，同时按住棘突的拇指用力向对侧推顶棘突。

（5）腰部后伸扳法　患者俯卧位。操作者一手托住患者两膝部或一侧膝部，缓缓向上提起，另一手压在腰部患处，当腰后伸至最大限度时，两手同时作相反方向的用力扳动。

【要领】扳法操作时，最后短促扳动必须快速果断，稳准协调，扳动幅度一般不超过各关节的正常生理活动范围。

【作用】有舒筋通络、滑利关节、纠正解剖位置的失常、松解粘连、拉伸挛缩、恢复关节功能的显著效果。

【应用】在临床上，扳法常和其他手法配合使用，多用于脊柱及四肢关节。关节错缝或关节功能障碍等症常用本法治疗。扳法必须在其他手法使肌肉痉挛缓解后，在摇法的基础上进行，不能强拉硬扳。对陈旧性关节功能障碍，因其关节杠杆传递力大，容易损伤正常组织，必须严格掌握和认真考虑手法技巧。每次扳动的进度幅度控制在 10°~20°，不能急于求成。扳动中常可听到粘连组织的撕裂声，扳后立即冷敷，并运用止血消肿药物，适当进行肢体和关节的主动活动，一般间隔 7 天左右才能施行第二次扳法。

17．拉法

【手法】固定肢体或关节的近端，牵拉肢体远端的方法，称为拉法，又称拔伸。

（1）头颈部拉法　患者端坐，操作者站在患者背后，用双手拇指顶在患者枕骨下方，两掌根托住两侧下颌骨的下方，并用两前臂压住患者两肩，两手向上用力，两前臂下压，同时作相反方向用力。

（2）肩关节拉法　患者坐位，操作者双手握住患侧腕关节或肘关节，逐渐用力牵拉，同时嘱患者身体向另一侧作对抗性的倾斜，或由一助手固定患者身体。

（3）腕关节拉法　操作者一手握住患者前臂下段，另一手握其手指，两手同时作相反方向用力，逐渐牵拉。

（4）指间关节拉法　操作者一手捏住被拔伸关节近侧端，另一手捏住其远侧端，两手同时用力作相反方向的牵拉。

【要领】本法操作时用力均匀而持久，动作缓和，不可用猛力牵拉，力量逐渐加大。

【作用】对扭伤的肌腱、移位的关节有整复作用，对痉挛肌肉有解痉作用。

【应用】拉法常用于关节错缝、筋腱移位、肌肉痉挛、关节僵硬等症，还可纠正骨折的重叠移位和成角畸形，现多用器械牵引。

四、针刺疗法

针刺疗法（acupuncture techniques）主要是通过针刺方法，刺激人体的一定穴位或痛点，以激发经气，行气通络，调整人体脏腑机能，达到治疗疾病的目的。在运动软组织损伤疾病的治疗中应用十分广泛，具有独特的疗效。

（一）行针手法简介

（1）提插　进针到一定的深度时，提插运动针体，幅度和频率高则刺激强度大，反之则小（图 1-40）。

（2）捻转　进针到一定的深度时，捻转运动针体，幅度和频率大则刺激强度大，反之则小（图 1-41）。

（3）循法　沿经脉循行方向往返抹按皮肤。

（4）刮法　针刺手拇指按住针尾，示指指甲上下或下上地轻刮针柄（图 1-42）。

（5）弹法　针刺手拇、示指弹动针尾或针柄（图1-43）。

（6）搓法　针刺手拇、食、中三指持针柄向单方向捻转。

（7）摇法　针刺手拇、示指捏住针柄，左右摇动针体。

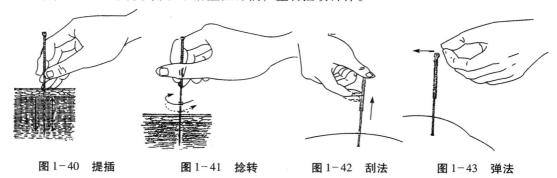

图1-40　提插　　　　图1-41　捻转　　　　图1-42　刮法　　　　图1-43　弹法

（二）针刺补泻

针刺手法是产生补泻作用的主要手段。

（1）捻转补泻　进针得气后，捻转角度小，用力轻，频率慢，操作时间短者为补法，反之为泻法。

（2）提插补泻　进针得气后，先浅后深，重插轻提为补；先深后浅，轻插重提为泻。

（3）徐疾补泻　进针时徐徐刺入，少捻转，疾速出针为补，反之为泻。

（4）迎随补泻　针刺时，针尖顺经脉循行方向刺为补法，逆经脉循行方向为泻法。

（5）开阖补泻　出针后迅速揉按针孔为补法；出针时摇大针孔而不立即揉按为泻法。

（6）呼吸补泻　患者呼气进针，吸气出针为补法；吸气进针，呼气出针为泻法。

（7）平补平泻　进针后得气，均匀地提插，捻转后即可出针。

（三）配穴原则

主要根据经络学说和临床实践经验进行灵活配穴处方，常用的方法有以下几种。

（1）局部取穴　在损伤局部或痛点取穴，如肱骨外上踝炎取阿是穴，腱鞘囊肿取肿块局部等。

（2）邻近取穴　在损伤局部附近选取有关腧穴，如腰痛取肾俞，膝上疼痛取梁丘、阳陵泉等。

（3）循经取穴　根据伤痛所在的脏腑、经络，取本经的穴位，配穴时可远近相配，如腰伤疼痛取肾俞、委中。

（4）对应取穴　又称同名经取穴，根据左右经脉相通的道理，可左病右取，右病左取，如左肩袖损伤疼痛取右肩髃穴等。伤科临床治疗中，还可在表里经的对应部位取穴治疗，如胸腹部伤痛可配背腰部相对腧穴。

（5）经验取穴　根据临床实践经验积累选择穴位治病。如落枕取落枕穴和后溪穴，急性腰扭伤取腰痛穴、十椎旁穴等。

（四）异常情况的处理

针刺疗法虽然具有安全、副作用小的优点，但如果操作疏忽大意或业务不熟练，对人体解剖不熟悉等，也可能出现一些异常情况，如有异常情况发生，要认真、细致、冷静地及时处理。

1. 晕针

（1）原因 初次接受针刺的病员，因过于紧张、体质虚弱、疲劳、空腹或针刺手法过强等均易发生晕针。

（2）处理 立即出针，平卧休息，喝温开水或热茶，片刻既可恢复。重者掐人中或灸足三里、内关、百会、关元等穴。

2. 滞针

（1）原因 患者紧张，针刺部肌肉收缩痉挛；单向或过大幅度的捻转，致肌纤维缠绕针体。

（2）处理 嘱患者放松，按摩针刺部位附近，掐对称穴或向附近腧穴再扎一针。单向捻转者，则反向捻转退针。

3. 折针

（1）原因 针体尤其是针根部有损伤、锈蚀，过大外力碰撞或体位过大改变，肌肉强烈收缩等均可导致折针。

（2）处理 断端未伏没者，小心拔出；断端伏没者，非手术难以退出或顶出者，则在 X 线下手术取出。

4. 弯针

（1）原因 留针时患者体位改变、术者手法不当或电针输出量突然增大，均可致肌肉猛烈收缩，导致弯针。

（2）现象 提插微动，捻转不动，进退困难，局部疼痛。

（3）处理 嘱患者体位还原，不可猛拔，不可捻转，顺弯势缓慢退针。

5. 刺伤脏器

（1）刺伤肺部 造成外伤性气胸。

（2）刺伤肝脾肾 造成相应区域疼痛。若肝脾出血不止刺激腹膜，可致腹痛、腹壁肌肉紧张并有反跳痛；肾脏受伤则产生腰痛、血尿。

（3）刺伤胃、胆、膀胱 胆汁郁滞、尿潴留、肠粘连时均可能是被刺伤，伤后其内容物溢出，引起化脓性腹膜炎。

（4）以上脏器伤后处理 轻者卧床休息，重者内外科治疗，预防感染，一般可痊愈。刺伤心脏和延脑可能会造成立即死亡。

（五）运动软组织损伤常用穴位

人体穴位很多，运动软组织损伤常用穴位见表1-1。临床可根据不同情况选用。

另外，损伤初期往往"以痛为腧"，与循经取穴相结合。感受寒邪、湿邪时亦可在针刺后加用艾灸，其疗效更佳。

表 1-1　各部位常用经穴和经外奇穴

部位	穴位	位置	主治
	百会	后发际正中直上 7 寸①	头痛眩晕，鼻塞，失眠，昏迷
	印堂	两眉头连线的中点	头痛头重，失眠
	安眠	翳风穴与风池穴连线的中点	失眠，头痛
	头维	额角发际直上 0.5 寸	头痛，头昏
	角孙	耳尖顶端处的发际	目疾齿痛，头痛项强
头	人中	人中沟的上 1/3 与中 1/3 的交界处	昏迷，腰脊强痛
颈	太阳	眉梢与目外眦之间向后约 1 寸的凹陷中	头痛，感冒，目疾
部	风池	后发际正中上约 1 寸，胸锁乳突肌外缘凹陷处	头痛眩晕，颈痛，肩背痛，鼻塞，感冒
	风府	后发际正中直上 1 寸	头项强痛，眩晕，头痛
	天柱	入后发际 0.5 寸，斜方肌外缘凹陷中	头痛，项强，肩背痛，热病，颈椎病
	大椎	第七颈椎棘突下	热病，头项强痛，失枕，外感
	颈臂	锁骨内 1/3 与外 2/3 交界处直上 1 寸	手臂麻木，上肢伤痛
	肩井	大椎穴与肩峰连线的中点	头项强痛，肩背痛，胸闷
	肩髃	上臂外展平举时，肩外前呈现凹陷处	肩痛，肩关节活动受限
	肩髎	上臂外展平举时，肩外后呈现凹陷处	肩痛，肩关节活动受限
	巨骨	锁骨肩峰端与肩胛冈之间的凹陷中	肩臂痛
肩	秉风	天宗穴直上，肩胛骨冈上窝中	肩胛痛，肩臂酸痛
	天宗	肩胛骨冈下窝中央	肩胛疼痛，肩部肌肉萎缩，颈椎病
	肩中俞	第七颈椎棘突下，旁开 2 寸	肩背痛
部	肩外俞	第一胸椎棘突下，旁开 3 寸	肩背痛，项强
	肩前	腋前皱襞上 1 寸	肩臂不能举
	肩贞	手下垂，腋后皱襞上 1 寸	肩关节酸痛，活动不利
	臑俞	腋后皱襞直上，肩胛冈下缘凹陷中	肩臂痛，颈项强痛
	臂臑	三角肌下止点	肩臂痛，上肢瘫痪

① 寸为古代长度单位。一指宽为一寸。

续表 1-1

部位	穴位	位置	主治
	天井	屈肘，尺骨鹰嘴上1寸凹陷中	颈项痛，肩臂痛
	曲池	屈肘，肘横纹外侧与肱骨外上髁连线中点	手臂、肘部伤痛
	曲泽	肘横纹中，肱二头肌腱尺侧缘凹陷	肘臂痛
	少海	屈肘，肘横纹尺侧与肱骨内上髁连线中点	肘关节痛，手臂痛，腋肋痛
	尺泽	肘横纹中，肱二头肌腱桡侧缘凹陷	上肢酸痛、颤抖
	手三里	阳溪和曲池连线上，曲池穴下2指处	肘臂酸痛，前臂伸腕肌痛，急性腰背痛
	列缺	桡骨茎突上方，腕横纹上1.5寸	头痛，颈项痛
	支沟	腕背横纹上3寸，尺桡骨之间	胁痛，项强，肩背痛
肘	内关	腕横纹上2寸，掌长肌腱与桡侧腕屈肌腱之间	胃痛，呕吐，心痛，心悸，胸闷，热病，上肢麻痹，中风失神，失眠，眩晕
及	外关	腕背横纹上2寸骨间	头痛，胁痛，手指麻木
前	大陵	腕背横纹上2寸，尺桡骨之间	上肢痹痛，风湿痛，手臂肌肉酸痛，胁肋痛，头痛项强，胁肋痛
	养老	腕背向上，桡尺远侧关节缝中	落枕，肩臂痛，腰背痛
臂	阳溪	腕背横纹桡侧端的鼻烟壶中	腕部损伤
	后溪	握拳，掌横纹尺侧头，赤白肉际间	头项强痛，腰脊强痛，急性腰扭伤，肘腕指挛痛
	合谷	手背第一、二掌骨间，约平第二掌骨中点处	头面痛，腹痛，便秘，泄泻，经闭，手指麻木，臂痛等
	中渚	握拳，第4、5掌骨小头后缘间的凹陷中	掌指屈伸不利，肘臂痛，急性腰扭伤
	落枕	手背第2、3掌骨间，指掌关节后约0.5寸处	落枕，手臂痛
	腰痛穴	腕横纹下1寸，手背指总伸肌腱的两侧	急性腰扭伤

续表 1-1

部位	穴位	位置	主治
腰背部	华佗夹脊	胸 1 椎至腰 5 椎，各椎体棘突下旁开 0.5 寸	脊椎疼痛，腰背劳损
	风门	第 2 胸椎棘突下，旁开 1.5 寸	伤风咳嗽，鼻塞，发热头痛，项强，胸背痛
	肺俞	第 3 胸椎棘突下，旁开 1.5 寸	咳嗽，气喘，背肌劳损
	神道	第 5 胸椎棘突下	腰脊强痛
	肝俞	第 9 胸椎棘突下，旁开 1.5 寸	胁肋痛，脊背痛，失眠多梦，月经不调，贫血，赛前紧张，过度疲劳，高血压
	脾俞	第 11 胸椎棘突下，旁开 1.5 寸	胃脘胀痛，消化不良，背痛，过度疲劳，四肢无力，月经不调，失眠，嗜睡
	京门	第 12 肋端	腹胀，呕吐，腰胁痛
	章门	第 11 肋端	腹胀，呕吐，胸胁痛，胸闷
	期门	乳头直下，平第 6 肋间隙	胸胁痛，腹胀，呕吐
	命门	第 2 腰椎棘突下	腰脊疼痛，过度疲劳，贫血
	肾俞	第 2 腰椎棘突下，旁开 1.5 寸	肾虚腰痛，月经不调，耳鸣耳聋
	气海俞	第 3 腰椎棘突下，旁开 1.5 寸	腰痛，髋膝不利
	大肠俞	第 4 腰椎棘突下，旁开 1.5 寸	腰腿痛，便秘，腹胀
	腰阳关	第 4 腰椎棘突下	腰脊疼痛，月经不调，下肢痿痹
	腰眼	第 4 腰椎棘突下，旁开 3~4 寸的凹陷中	虚劳腰痛
	十七椎	第 5 腰椎棘突下	腰腿痛，月经不调
	八髎	1~4 骶后孔中	腰腿痛

续表 1-1

部位	穴位	位置	主治
髋及大腿部	环跳	股骨大转子与骶管裂孔连线外 1/3 段的内侧点	风湿痹痛，坐骨神经痛，腰痛
	髀关	髂前上棘与髌骨外缘的连线上，平臀沟处	腰痛膝寒
	承扶	臀大肌下缘，臀横纹中央	腰骶臀部疼痛，坐骨神经痛，坐骨结节滑囊炎，大腿后群肌损伤
	殷门	承扶穴下 6 寸，承扶穴与委中穴连线上	腰腿痛，坐骨神经痛，大腿后群肌损伤
	风市	大腿外侧中间，膝上 7 寸处	腰腿酸痛，下肢萎缩，周身瘙痒，脚气
	伏兔	髂前上棘与髌骨外缘连线上，髌骨外上缘上 6 寸	腰痛膝冷
膝及小腿	梁丘	髂前上棘与髌骨外缘连线上，髌骨外上缘上 2 寸	膝肿冷痛
	血海	髌骨内上缘上 2 寸	月经不调，膝痛
	鹤顶	髌骨上缘正中凹陷处	膝痛
	犊鼻	髌骨下缘，髌韧带外侧凹陷中	膝痛，屈伸不利
	曲泉	屈膝，膝内侧横纹头上方凹陷中	膝痛
	委中	腘横纹中央	腰背痛，下肢痿痹，半身不遂，腿痛
	阳陵泉	腓骨小头前下方凹陷中	膝关节伤痛
	足三里	犊鼻穴下 3 寸，胫骨粗隆向外一横指处	脾胃不足，下肢关节痛，肌肉冷痛，低血糖，高血压
	阴陵泉	胫骨内侧髁下缘凹陷中	腿膝痛，风湿痛，膝内侧软组织伤
	三阴交	内踝上 3 寸，胫骨内侧缘后	下肢痿痹，胫骨痛，疲劳乏力，肢软
	悬钟	外踝尖上 3 寸，腓骨前缘	下肢痿痹，胸胁胀痛，脚气
	承山	腓肠肌两肌腹之间凹陷的顶端	小腿疼痛，腿痛转筋
	复溜	太溪穴上 2 寸	胫骨痛

续表 1-1

部位	穴位	位置	主治
踝 及 足	解溪	足背踝关节横纹，踇长伸肌腱与趾长伸肌腱间	踝关节扭伤，足趾麻木，下肢痿痹，头痛，眩晕，腹胀，便秘
	太溪	内踝与跟腱之间凹陷中	肾虚腰痛，腿软乏力，踝关节及跟腱痛
	昆仑	外踝与跟腱之间的凹陷中	头痛，目眩，项背疼痛，腰腿痛，踝关节扭伤，跟痛症，跟腱损伤
	丘墟	外踝前下方凹陷中	踝关节扭伤，下肢痿痹，胁肋痛
	照海	内踝下缘凹陷中	失眠，内踝伤痛，肩膝冷痛
	太冲	足背第一、二跖骨结合部前凹陷中	头顶痛，眩晕，高血压，目赤肿痛，胁痛，下肢痿痹

五、拔罐疗法

拔罐法（cupping）是以杯罐作工具，利用燃烧或其他热力排出其中的空气，造成负压吸附于皮肤，使局部皮肤充血或瘀血，以达到防治疾病的目的，又称"角法"、"吸筒疗法"。

罐的种类很多，临床上常用的有竹罐、陶罐、玻璃罐等。瓶口光滑、平整之杯子、罐头瓶等也可作拔罐之用（如图 1-44）。

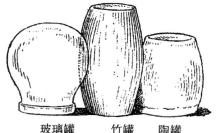

玻璃罐　　竹罐　　陶罐

图 1-44　火罐种类

（一）拔罐方法

（1）投火法　将酒精棉球或纸片点燃后，投入罐内，迅速将火罐罩在皮肤应拔部位上，使之吸附。此法宜侧面横拔，否则燃烧物落下，易烫伤皮肤。

（2）闪火法　用点燃的酒精棉球，在罐内绕 1~3 圈后迅速抽出，立即将火罐罩在应拔部位上即可（如图 1-45）。

（3）水罐法　将竹罐放在锅内加水煮沸，使用时将罐口朝下夹出，立即用凉毛巾紧扣罐口，趁热按在皮肤上即可。

（4）抽气法　在罐内装上半罐温水或药液，把罐口对准所拔部位按紧，然后用注射器针头刺入橡皮塞内，抽出罐内空气，罐即可被吸附。

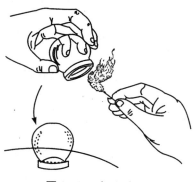

图 1-45　闪心法

（二）拔罐的临床应用

（1）单罐　用于病变范围较小的部位或压痛点。可根据病变或压痛点的范围大小，选用适当口径的火罐，如肩袖损伤在肩髃穴位拔罐。

（2）多罐 用于病变范围比较广泛的疾病，可按病损部位的解剖形态等，酌情吸拔数个火罐。如某一肌肉劳损时，可按肌肉位置成行排列吸拔多个火罐，称为排灌法。

（3）走罐 亦称推罐，多选口径较大，罐口平滑之玻璃罐。先在罐口涂一些润滑油或在拔罐部位涂少许药酒，将罐吸上后，以手握罐底，在皮肤表面上下或左右来回推拉移动数次至皮肤潮红为止。一般用于腰背部，如治疗腰背肌劳损或肌筋膜炎、风湿肩背痛等症。

（4）针罐 即以所刺针为中心拔上火罐，其疗效比单用罐为佳。多用于风湿病、腰肌劳损、腰椎横突综合症等。

（5）刺血拔罐 在施术部位消毒，用三棱针、粗毫针或皮肤针在病变部位进行点刺或叩打出血，后拔上火罐。此法可加强刺血疗法的效果，适用于扭伤、神经性皮炎、神经衰弱等。

（三）拔罐注意事项

（1）体位须适当。拔罐的部位一般以肌肉丰厚、皮下组织丰富、毛发较少的部位为宜。如有皱纹、松弛、凹凸不平、心搏动处或乳头处不宜拔罐。

（2）起罐时，以一手指压住罐边的肌肤，使外周空气进入，罐子即可脱下，不可硬拽或旋动。

（3）拔罐时，尤其是投火法，不要将火屑落在病员身上，以防烫伤病员。

（4）在应用针罐时须防止肌肉收缩发生弯针，避免将针撞压于组织深处造成损伤。

六、中药治疗

中药治疗是运动软组织损伤治疗方法中重要的方法之一，一般分为内、外治法两大类。应用时必须以中医理论为基础，以四诊、八纲、脏腑、经络、卫气、营血、六经辨证施治为依据。同时，应特别注意"局部与整体并重"、"外伤与内损兼顾"、"动静结合"、"筋骨并重"等基本原则。

（一）内治法

内治法以分期辨证论治为准绳，在分期的基础上，根据损伤局部不同的病理变化、性质和患者的体质以及内外因素等进行辨证施治。

根据运动软组织损伤疾病发展过程中不同时期的特点，结合病人的全身情况，可人为的分成初期、中期、后期三期进行辨证论治。

1．初期

一般指伤后 1~2 周内。急性运动软组织损伤后，气滞血瘀、肿痛为甚，治宜活血化瘀、消肿止痛。常用的方法有行气活血、攻下逐瘀、清热凉血三法。

（1）行气活血法，亦称行气消瘀法。凡气滞血凝，肿痛并见之证，可应用本法。根据气血原理，"气行则血行"、"结者散之"的原则，为消散、疏通气血结滞之法，属消法。常用方剂有以活血祛瘀为主的复元活血汤、活血止痛汤，以行气为主的柴胡疏肝散、四制香附散，以及行气与活血并重的桃红四物汤、膈下逐瘀汤、顺气活血汤、血府逐瘀汤等。

本法一般不峻猛，如需逐瘀，可与攻下药配合。禀赋虚弱、妊娠或月经期间则须注意不能使用破散之药物。

（2）攻下逐瘀法，多用于损伤早期。凡损伤早期蓄瘀、大便不通、舌红苔黄、脉数的瘀血内蓄、郁而化热之里实证均可使用。根据"留者攻之"的原则，可攻逐体内瘀血留滞的方法，属下法。《素问·缪刺论》云："有所坠堕，恶血留内，腹中满胀，不得前后，先饮利药。"临床常用方剂有桃仁承气汤、鸡鸣散、大成汤、导益散、复元活血汤等。

攻下逐瘀之剂，药力峻猛，容易耗伤正气，临床应当慎用。对于慢性劳损有瘀、年老体弱、气血虚弱、失血过多、内伤重证、阳气衰微者忌用；妊娠及月经期妇女忌用；腹腔内脏损伤破裂者一般不宜用。

（3）清热凉血法，用于伤后瘀血化热、热扰营血、迫血妄行或伤后邪毒侵袭、火毒内攻等症。根据"热者寒之"的原则，清热解毒、凉血止血之法，属清法。常用方剂有犀角地黄汤、十灰散、五味消毒饮、龙胆泻肝汤、清营汤等。

2. 中期

一般在损伤2~3周后，经初期治疗，急性期症状减轻，可改用中期的各种治法。常用和营止痛与舒筋活络两法。

（1）和营止痛法，适用于损伤后，虽经消下等法治疗仍然气滞血瘀、肿痛尚未尽除，但又恐继续用攻下法会损伤正气者。常用方有青白散、和营止痛汤、定痛和血汤、和营通气散等。

（2）舒筋活络法，适用于肿痛稳定后但有瘀血凝滞、筋肉粘连者，或兼患有风湿，或伤处筋脉拘挛、络脉不利、肢节痹痛、屈伸受阻者。常用方剂有舒筋活血汤、蠲痹汤、独活寄生汤、术桂散等。

3. 后期

急性损伤后期和慢性运动软组织损伤患者，主要以补养为主，包括补气益血、补益肝肾、温经通络三法。

（1）补气益血法，适用于外伤筋骨、内伤气血以及损伤日久，出现各种气血亏损、筋骨萎弱等证候者。常用方剂有以补气为主的四君子汤、补阳还五汤等；补血为主的四物汤、当归补血汤等；气血双补的八珍汤、十全大补汤等。临床可随症加减。

（2）补肝益肾法，适用于损伤后期、肝肾亏虚、筋骨萎软者。常用方剂有健步虎潜丸、六味地黄丸、金匮肾气丸、补肾丸、左归丸、右归丸等。临床多与补气养血法结合使用。

（3）温经通络法，适用于损伤日久，气血运行不畅，腠理空虚，风寒湿邪滞留于肌肉、筋骨、脉络之中者。常用方剂有麻桂温经汤、当归四逆汤、阳和汤、大活络丸、小活络丸等。

（二）外治法

是将药物制成一定的剂型，放置于体表或损伤部位，使药物通过皮肤渗透吸收发挥作用，达到治疗目的的一种方法。常用的剂型有粉剂、水剂、膏剂和滴剂等。这些剂型，多用敷贴、外擦、熏洗和热熨等方式来施治。

1. 运动软组织损伤外治的用药特点

（1）运用外治法应该贯彻中医整体观念与辨证施治的原则，特别是中西医外治法合并运用时，仍须以中医理论为指导。

（2）外用药物一般以气味俱厚，消散作用较强之品为佳，因其药力从外而入，若气味稍淡，则不易收效。

（3）所用药物剂量宜大，若剂量过小，杯水车薪，难以奏效。

（4）需配伍善于通经走络、开窍透骨、拔病外出之品为引，如葱、白芥子、穿山甲、冰片、酒、醋等，以借助其药力功效，使药性按其所治而透达表里上下。

（5）对于寒性伤病，为了使药性能迅速透达于里，可在外用药上加热疗法，如红外线照射或热水袋加热等，使药物逐步起到温养或温散寒邪的作用。

（6）有些药物直接敷于皮肤上会发生皮疹、发红或水泡等，这类患者可将药物暂时取下，涂撒滑石粉或黄柏、甘草粉，待皮肤红痒好转后，再继续用药。据《串雅外编》说，可折一层绸布以减少副作用，而于敷药前涂些油类也可避免。

2．常见外用药

1）敷贴药

敷，指用药末和水或醋、酒、蜜、医用凡士林等调匀，摊在纱布垫或棉垫上，涂敷患处；贴，是指有黏性的剂型加药末贴患处或俞穴，使之不脱落。常见的剂型是药膏、膏药和药粉等。

（1）药膏又称敷药或软膏，其种类很多，按功能可分为以下几种：

①消瘀退肿止痛类　适用于伤筋初期肿胀、疼痛甚剧者，可选用一号新伤药、定痛膏等。

②舒筋活血类　适用于扭挫伤筋、肿痛逐步减退之中期患者，可选用一号旧伤药、舒筋活络膏、活血散等。

③温经通络、祛除风寒湿类　适用于损伤日久，复感风寒湿外邪者。可选用四号旧伤药、温经通络膏等。

④清热解毒类　适用于伤后感染邪毒，局部有红、肿、热、痛者，可选用四黄散、金黄膏、消营退肿膏等。

⑤生肌拔毒长肉类　适用于创伤止血后，创面清洁或感染者，可选用橡皮膏、红油膏、生肌玉红膏等。

药膏的换药时间，应根据伤情的变化、肿胀消退的程度、天气的冷热来决定，一般为2～4 d，也可酌情缩短或延长。

（2）膏药古称薄贴。膏药对治疗痈疽红肿、风湿痹痛、跌打损伤等外科疾病有较好的疗效。

膏药是以植物油和铅丹等为基质炼制后，经去火毒，再烊化，掺入复方药粉拌匀，摊在皮纸或布上备用。伤科用膏药大致有如下几类：

①治疗损伤与风寒湿类　适用于损伤中后期的有坚骨壮筋膏、活络膏；适用于风湿者的有狗皮膏、伤湿宝珍膏等；适用于损伤与风湿兼有者的有万灵膏、损伤风湿膏等；适用于陈伤气血凝滞、筋膜粘连者的有化坚膏、乳香膏等。

②提腐拔毒生肌类　适用于创伤且创面溃疡的有太乙膏、陀僧膏。一般常在创面另加药粉，如九一丹、生肌散等。

（3）药粉即散剂、又称掺药。是将药物碾成极细的粉末，收贮瓶内备用。使用时将药粉直接掺于伤口处或置于膏药上，将膏药烘热后贴患处。按其功效可分六类：

①止血收口类　常用的有云南白药、桃花散等。

②祛腐拔毒类　常用的有九一丹、七三丹、白降丹、红降丹。白降丹专主腐蚀，不可久用，因其成分为氧化汞，故需加赋形药使用。

③生肌长肉类　常用的有生肌八宝丹等。适用于脓水稀少，肉芽新生的创面。

④温经散寒类　常用的有三香粉、丁桂散等。适用于寒瘀互滞、局部疼痛。

⑤散血止痛类　常用的有四生散，适用于损伤后局部瘀毒结聚肿痛者。

⑥取嚏通关类　常用的有通关散等。适用于坠堕不省人事，气塞不通。

2）搽擦药

搽擦药一般涂擦于伤处或配合推拿手法使用，或在热敷、熏洗后作自我按摩时使用。搽擦药常见的有：

①酒剂　具有活血止痛、舒筋活络、追风祛寒的功效。常用的有舒活酒、正骨水等。

②油膏与油剂　是用香油把药物熬煎去渣后制成，或再加黄蜡、白蜡收膏炼制而成。具有温经通络、消散瘀血的作用，常用的有万花油等。

3）熏洗湿敷法

①热敷熏洗　是将药物置于锅或盆中煮沸后熏洗患处的一种方法。即先用热气熏蒸患处，待水温稍低后用药水浸洗患处。每日 1～2 次，每次 30 min 左右，每剂药可使用 2～3 d。热敷熏洗法具有活血止痛、舒筋活络、滑利关节等功效。运动软组织损伤功能恢复期尤为重要，常用的有一、二、三号熏洗药及海桐皮汤。

②湿敷洗涤　是将药物制成水溶液，对创伤溃破伤口湿敷洗涤用。常用的有黄甘液、黄连解毒汤等。

4）热熨药

热熨法是一种热疗法，具有行气活血、舒筋活络等功效。适用于腰脊躯体熏洗不便之处，新伤、陈伤均可应用。可将盐、姜、葱炒热，布包熨患处；或随症配方，将药装入布袋，经蒸热或加热后热熨患处，如正骨烫药；或采用成药，如坎离砂等；也可用药末、药汁与化学制热剂混合装入袋中，用时搓动药袋，热熨于患处。

七、西药

临床医生为了改善患者的症状，通常会开具一些药物以减轻疼痛。

（一）内服药

1. 非甾体类抗炎药

这是一大类具有抗炎、止痛和解热作用的非类固醇类药物。这些药物可以治疗各种关节炎和如组织风湿患者的疼痛、僵硬、肿胀及积液。由于其只能减轻疾病的症状，不能改变疾病的自然病程和性质，故属于症状性治疗。

非甾体类抗炎药是全球最常用的药物种类之一。乙酰水杨酸（阿司匹林）是非甾体类抗炎药的原型，自 1899 年问世以来经久不衰，在运动创伤中经常用于消炎止痛。口服吸收快，吸收后迅速水解为水杨酸，然后以水杨酸的形式分布全身，与血浆蛋白的结合率为 80%～90%，可镇痛、抗风湿和抑制血小板凝集等，对关节软骨有预防软骨软化作用，可用于因发炎引起的关节酸痛与跳痛。由于治疗风湿病所需剂量较大，不良反应较多，因此目前除了小剂量应用预防心脑血栓病变外，已逐渐被其他药物所替代。1949 年上市的保泰松是第一个非水杨酸抗炎药，有很强的抗炎和止痛作用，然而对于骨髓和其他系统，尤其对 60 岁以上的妇女有严重的毒性作用，该品现在很少应用。吲哚美辛（消炎痛）1963 年上市代替保泰松。该品有很好的消炎、止痛和解热作用，尤其适用于强直性脊柱炎，但因其对肝肾、胃肠的毒副作用大，不适用于老年人和伴发胃肠、肝肾和高血压病变者。现已被安全性较好的同类产品如舒林酸和阿西美辛替代。

20世纪70年代以来，丙酸类药物如布洛芬、奈普生、酮基布洛芬和洛索洛芬，乙酸类的药物如双氯芬酸、舒林酸和依托度酸，烯醇酸类如美洛昔康，萘基烷酮类如萘丁美酮，磺酰苯胺类如尼美舒利等相继上市。这些药物疗效相当，但不良反应的发生率和严重程度明显下降。

20世纪末，昔布类新药塞来昔布和罗非昔布问世。两种新药和用于对照的以往的抗炎药相比较，疗效相当，但胃肠溃疡的发生率则明显低于对照者。常用药物简介如表1-2。

表1-2 非甾体类抗炎药简介

类别及药名	英文名	半衰期/h	剂量范围/（mg/d）	服法/（次/d）
羧酸				
阿司匹林	aspirin	4～15	1 000～4 000	3～4
双氟尼酸	diflunisal	7～15	500～1 500	2
甲氯灭酸钠	meclofenamate	2～3	200～400	4
丙酸				
布洛芬	ibuprofen	2	1 200～3 200	3～6
奈普生	naproxen	13	500～1 000	2
酮洛芬	ketoprofen	2	100～200	3
洛索洛芬	loxoprofen	1.2	180	3
乙酸				
吲哚美辛	indomethacin	3～11	50～150	2～3
双氯芬酸	diclofenac	1～2	75～150	2～3
舒林酸	sulindac	16	300～400	2
阿昔美辛	acemetacin	4～5	90～180	1～3
依托度酸	etodolac	6～8	400～1 200	2～3
萘基烷酮				
萘丁美酮	nabumetone	24	1 000～1 500	1～2
烯醇酸				
炎痛昔康	piroxicam	30～86	10～20	1
美洛昔康	meloxicam	20	7.5～15	1
磺酰苯胺				
尼美利舒	nimesulide	2～5	200～400	2
昔布				
塞来昔布	celecoxib	11	200～400	1～2
罗非昔布	rofencoxib	17	12.5～25～50	1

非甾体类抗炎药在临床中的适应证：①各种急性和慢性关节炎，如痛风性关节炎、风湿热、反应性关节炎、骨性关节炎、类风湿性关节炎、强直性关节炎、银屑病关节炎、儿童慢性关节炎及其他关节炎等，需要短期或长期应用非甾体类抗炎药物控制临床症状。②各种软组织风湿病，如纤维肌痛症、肩周炎、网球肘、腰肌劳损、腰椎间盘脱出症、肌腱炎和腱鞘炎等。③运动性损伤，如扭伤、挫伤和拉伤等。④非器质性头痛、肌痛、关节痛等。

2. 氨基葡萄糖（glucosamine）

氨基葡萄糖是一种天然的氨基单糖，来源于海洋动物虾、蟹壳中的有效成分，是高度纯化的壳多糖水解产物。氨基葡萄糖是关节软骨细胞进行生物合成及代谢时必不可少的具有生理活性的物质，可特异性地作用于关节软骨，恢复软骨细胞的正常代谢功能，促进蛋白多糖的合成，并使之正常化。同时抑制对关节软骨产生破坏作用的酶（如胶原酶等）的活性。此外，还可抑制炎性因子和疼痛介质的作用，从而减轻、消除疼痛。长期服用氨基葡萄糖，可以维护软骨细胞的形态结构，起到对关节软骨的修复和保护作用。目前国内使用的维骨力和葡立胶囊每粒含有氨基葡萄糖 250 mg 左右。适用于全身所有的骨性关节炎（如运动员的髌骨软化症等）。

口服 1~2 粒/次，3 次/d，吃饭时服用。4~12 周为一疗程，每年治疗 2~3 个疗程即可达到很好的治疗效果。

3. 促蛋白合成类固醇类

由于促蛋白合成类固醇药物对改善肌肉力量和促进软组织愈合具有明显的效果，故导致一些运动员和其他人自己服用这类药物。事实上服用这类促蛋白合成类固醇药物具有促雄性征和同化作用，长期应用会产生全身的并发症。

（二）外用药

1. 皮质类固醇类

皮质类固醇类药物与非类固醇类抗炎药一样被公认在治疗风湿性关节炎、强直性关节炎等肌骨骼系统慢性炎症疾病方面有疗效。它能通过抑制或阻止炎症的启动因素，其抗炎能力远远超过后者，但给药的副作用较大。通常局部给药，但也应谨慎使用（详见局部药物注射部分）。

2. 二甲亚砜

局部应用二甲亚砜，可以很快渗入皮肤，它可能有局部麻醉作用和中枢止痛作用。对软组织的作用可能包括清除自由基，抑制前列腺活性、成纤维细胞增生和血小板聚集的作用。但临床对其应用仍然存在着争议。

八、局部药物注射治疗

局部药物注射是根据不同疾病将药物注射于某一特定部位或压痛点，以达到治疗疾病目的的方法。由于其一定的特点和优点，已成为广大医务人员常用的治疗手段之一，常用的有关节腔内和关节周围软组织注射两种治疗方式。

常用注射药物有肾上腺皮质激素、透明质酸酶、爱维治、玻璃酸钠、糜蛋白酶、各种中药制剂等。

（一）肾上腺皮质激素

常用的肾上腺皮质激素有氢化可的松、甲基强的松龙、曲安奈得、得宝松（复方倍他米松制剂）等。临床应用时常配合药物有利多卡因和普鲁卡因等。因为激素发挥抗炎作用需要数小时，而局麻药可迅速发挥止痛作用，并持续 1～2 h，同时可以稀释肾上腺皮质激素的药物浓度，所以临床常配合使用。

肾上腺皮质激素可用作关节腔内注射和软组织注射两种方式。

1. 药理作用

（1）抗炎作用　其主要机制有①稳定溶酶体膜；②增加肥大细胞颗粒稳定性；③收缩血管、减少出血，改变血液对儿茶酚胺敏感性，减少渗出；④抑制白细胞与巨噬细胞的移动；⑤减少瘢痕组织的形成，这是通过抑制酸性黏多糖的合成而使胶原纤维和细胞间质减少，抑制纤维母细胞的生成而完成。

（2）免疫抑制作用　动物实验证实肾上腺素糖皮质激素对淋巴有破坏作用，也能抑制淋巴细胞转化成为浆细胞，使抗体生成减少。而在人体实验发现糖皮质激素仅仅使淋巴细胞转移到血液外组织中，而不是破坏淋巴细胞。在对关节炎的治疗中正是利用了上述作用机制而取得治疗效果。

（3）阻断病灶刺激　肾上腺皮质激素常常与普鲁卡因和利多卡因等局部麻醉剂等结合使用，后者注入支配病变区域的神经周围，可阻断由病灶刺激所产生的病理性冲动传入中枢神经系统，从而减缓甚至消除严重疼痛等的临床症状，并使中枢神经系统的功能保持正常。

2. 不良反应

关节外注射治疗软组织损伤，在使用不当时也会产生一些副作用，如皮下脂肪减少，皮肤色素消失，组织退变坏死、硬化等表现。另外许多学者肯定使用此激素时，由于纤维母细胞的形状变得不整齐，发生质的变化，可能会影响组织的修复愈合，甚至影响组织的韧度，因此在使用时须运用得当。

关节内注射由于该类药物对糖蛋白、胶原及基质蛋白的抑制作用，对关节软骨修复极为不利，所以一般主张使用时间隔时间要长（2～4 周 1 次），使用次数不超过 2～3 次。对骨性关节炎已有软骨破坏者，注射更应慎重，注射后避免短期内关节负重。

3. 适应证

肌肉韧带拉伤、扭伤、滑囊炎、滑膜炎、腱鞘炎、腱围炎的炎性反应期和反应前期；陈旧性损伤、慢性劳损的炎症反应期和粘连期。

各种原因所致的疼痛综合征，如神经痛或神经炎，可施行椎管内硬膜外、椎旁神经根或神经干等封闭治疗，如三叉神经痛。

某些与植物神经有关的疾病，如灼性神经痛、椎旁交感神经炎。

关节内注射常用于类风湿性关节炎、强直性脊柱炎及相关血清阴性脊柱关节病、痛风性关节炎等。

4. 局部注射的禁忌症

（1）局部注射部位的皮肤或深层结织内有化脓性感染疾病。

（2）有活动性结核，全身性感染。

（3）全身健康情况不佳，体质极为衰弱，肝肾功能严重减退。

（4）伴有糖尿病、溃疡病、传染病的患者或老年患者，慎用激素封闭。

（5）血液凝固障碍性疾病。

（6）关节内骨质疏松、关节内骨折。

5. 常用注射部位

韧带损伤宜注射到韧带的表面及其下面；肌肉损伤应注入筋膜下；腱鞘炎、腱围炎应注入鞘内腱外，勿损伤肌腱；滑囊炎、关节内注射要保证注射在滑囊或关节囊内。

6. 常用药物和剂量

常用药物见表 1-3。

表 1-3　常用肾上腺皮质激素

类别	药物	半效期/h	持续时间/周	抗炎强度[①]
短效	氢化可的松	8～12	1	1
中效	甲基强的松龙	12～36	2	5
	曲安奈德	12～36	2	5
长效	得保松（复方倍他米松制剂）	36～54	＞3	30

注：①以氢化可的松为 1。

用量：一般小损伤短效激素用 12.5 mg 以内；曲安奈德用量一般为 2.5～5 mg；得保松注射用药一般为 0.25～2.0 mg。局部范围较小（如手上的韧带）和小关节用量减半。范围大的可加倍（如膝关节），用前先摇匀。利多卡因用量也根据范围大小而定，范围小的 1～2 mL 即可，大范围的损伤可以加倍。

7. 注射方法

局部注射方法对疗效有很大意义。首先要弄清楚压痛点的位置和深浅，消毒伤部皮肤和术者左手拇指。然后术者以左手拇指压住痛点，再连同皮肤向后或侧移，使针沿左拇指尖端相当于痛点处刺入（注意：腱鞘炎封闭治疗时，应注入腱鞘，勿刺伤肌腱），病人若感到伤痛，即可注入药物。这种方法可以固定伤处腱鞘、滑囊等组织，以免滑动。运动员运动前封闭治疗可减少甚至不用激素类药物。

（二）透明质酸酶

透明质酸酶的作用和皮质激素相反，它使组织血管扩张充血、增强炎性反应，毛细血管增多、通透性增强，纤维母细胞增生活性增强。多用于慢性损伤，局部充血改善微循环，或用于急性损伤出血，注射于中心及其周围促使出血吸收，如股四头肌血肿。

（三）玻璃酸钠

玻璃酸由关节滑膜的 B 细胞分泌，存在于关节滑膜滑液及软骨中，是关节软骨的重要组成部分。其化学成分是黏性多糖类物质，在体内生理适当的 pH 值条件下生成玻璃酸钠。现可人工合成。

在关节内作用是防止关节软骨破坏，促进软骨修复愈合，缓解疼痛。它与水结合成为弹性物质，保护软骨防止基质流失，有缓冲、滑润作用，并能消炎、止痛。主要用于关节骨性关节炎的患者，适用于经非药物性治疗和非甾体类抗炎药物无效者。临床使用的制剂是从鸡冠中提取纯化的，到目前为止，尚未显示因分子量不同而临床疗效不一样。国内玻璃酸钠产品有玻璃酸钠注射液（商品名施沛特），2 mL 关节腔内注射，每周 1 次，5 次为 1 疗程；进口产品有欣维可，2 mL 关节内注射，每周 1 次，3 次为 1 疗程。治疗持续时间

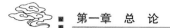

可达 6 个月或更长时间。

（四）爱维治（actovegin）

爱维治是小牛血清提取的去蛋白诱导剂，含有 30% 的有机成分，包含有糖脂、多肽、氨基酸、碳水化合物、脂类的中间代谢产物和一些微量元素。其作用为改善组织细胞氧和葡萄糖的摄取和利用，使细胞代谢趋于理想状态，并能促进纤维和血管内皮细胞的游走和增殖，可促进创伤愈合。全身应用有提高运动能力、消除训练后疲劳的作用（运动员为禁药）。

在运动损伤中主要用于腱围炎和肌肉拉伤。用法是 5~10 mL 的爱维治和 5~10 mL 的麻药，注射于腱围下和肌肉损伤处，4~5 d 1 次，3~4 次 1 疗程。

（五）糜蛋白酶

用于粘连早期，有解除粘连的作用。

（六）中药类

①复方当归注射液 2~6 mL 每日或隔日 1 次，10 次为 1 疗程。

②威灵仙注射液 2~6 mL 每日或隔日 1 次，10 次为 1 疗程。

③丹皮酚注射液 2~6 mL 每日或隔日 1 次，10 次为 1 疗程。

④复方丹参注射液 2~6 mL 每日或隔日 1 次，10 次为 1 疗程。

⑤三七总皂甙注射液 2~6 mL 每日或隔日 1 次，10 次为 1 疗程。

九、物理疗法

物理疗法简称理疗，是利用人工方法或自然因子作用于机体，来预防和治疗伤病的方法，是运动创伤康复的重要辅助手段之一。自然因子包括日光、空气、矿泉水、热沙及淤泥等。人工方法有电、光、声、磁、热等。

物理疗法的治疗作用包括消炎、镇痛、改善血循环（以温热疗法最为明显）、兴奋神经及肌肉组织、增强肌肉收缩功能、防治肌萎缩、促进组织再生和疤痕软化吸收、调节中枢神经系统及自主神经系统功能。理疗在各种创伤治疗和康复中具有重要的地位，是急性或慢性颈、肩、腰、腿痛及软组织损伤的重要疗法。

（一）电疗法

1. 直流电疗法

用低电压（50~80 V）直流电治疗疾病的方法，称为直流电疗法，此法能改善局部组织血循环、营养、代谢和含水量，具有消炎、刺激组织再生、促进溃疡愈合、软化疤痕等作用，能提高组织兴奋性。常用的直流电流有平稳直流电、不规则直流电、脉冲直流电和断续直流电等。

直流电阳极有消炎消肿，降低组织兴奋性，镇静镇痛作用；断续直流电能引起肌肉收缩，具有增强肌肉收缩功能，防止肌萎缩的作用。

直流电疗法可用于骨折、骨折延迟愈合，周围神经损伤，神经痛，神经炎，术后疤痕粘连等。有急性湿疹、急性化脓性炎症、恶液质、高热、心力衰竭及出血倾向者，对直流电不能耐受者，禁用直流电疗法。

2. 直流电离子导入疗法

在直流电场作用下，使药物离子从皮肤黏膜进入体内治疗疾病的方法，称为直流电离子导入疗法或离子导入法。

常用的离子导入药物有醋酸氢化可的松（25 mg/次，消炎、抗过敏、抑制免疫反应等，适用于多种软组织损伤）、陈醋（改变组织反应性，能消炎、止痛，适用于颈椎病、骨质增生性疾病等）、中药制剂等（关节红肿疼痛用10%雷公藤，肿而不红者用20%竹节参，以痛为主者用20%乌头，治痛风用山慈菇10 g、生南星10 g加75%酒精浸泡作痛区离子导入）。

运用直流电离子导入疗法，对周围神经炎、神经痛、骨折、术后疤痕粘连、周围神经损伤有良好效果。禁忌症同直流电疗法。此外不能用过敏性药物作离子导入。

3. 低频脉冲电疗法

应用频率小于1 000 Hz的脉冲电流治疗疾病的方法，称为低频脉冲电疗法。分为调制型和非调制型两类，频率可调。对感觉神经和运动神经都有强烈的刺激作用。

低频脉冲电流主要的生理作用与治疗作用有兴奋神经和肌肉组织；促进局部组织的血液循环和淋巴循环，改善组织营养和代谢；降低感觉神经末梢的兴奋性，有较好的镇痛、镇静作用；对非特异性炎症具有消炎作用等。电刺激方法有经皮神经电刺激疗法、超刺激电疗法、间动电疗法、低周波脉冲调制电疗法等。

4. 中频电疗法

应用频率为1 000～100 000 Hz的正弦交流电治疗疾病的方法，称为中频电疗法。与低频电相比，组织总电阻明显下降，因而电流能透入深部组织。

常用的中频电疗法有间频电（等幅中频正弦电流）、干扰电流（差频）和调制中频电疗法等。对大部分软组织扭挫伤有较好的改善血液循环，消炎止痛的功效。调制中频脉冲电疗法具有电流按摩作用，能产生间断地挤压揉捏肌肉作用及按摩叩击作用，增强了解痉、镇痛效果。

5. 高频电疗法

应用频率高于100 kHz的振荡电流及其所形成的电磁场治疗疾病的方法，称为高频电疗法。根据波长不同，高频电可分为长波、中波、短波、超短波、微波等。常用的高频电疗法有短波、超短波、微波电疗法（如表1-4）。

表1-4　常用高频电疗法

方　法	波　长	生理及治疗作用	疗效途径	注　意
短波（感应透热）	100～10 m	解痉，镇痛，消炎（亚急性、慢性炎症），改善血循环	热效应 非热效应	伤后24～48 h开始，以免增加出血倾向
超短波（超高频电）	10～1 m	消炎（各种不同阶段的炎症），刺激胃液、胆汁的分泌，解除胃肠痉挛，利尿		
微波（定向性电磁波辐射）	1 m～1 mm	止痛，解痉，消炎，加速创口修复。对成长中的骨组织和骨骺有一定危险性		

高频电疗法对人体的作用主要有两个方面：一是带电离子的运动与周围媒质发生摩擦

产生热效应，可使深部组织充血，改善血液和淋巴循环，增强新陈代谢，减低中枢和周围神经系统的兴奋性，增强白细胞吞噬功能和酶的活性；二是改变部分组织的理化特征而影响机体的非热效应，有明显增强白细胞吞噬功能、控制急性炎症过程的作用。

（二）磁疗法

利用磁场作用于人体患部或经络穴位来治疗疾病的一种方法，称为磁疗法。主要治疗作用有镇痛、镇静、消炎、消肿、改善局部血循环、提高机体非特异性免疫力、增强吞噬细胞的吞噬能力、降低血压血脂、对皮肤浅表毛细血管瘤及乳腺小叶增生也有治疗作用。

常用的磁疗法有贴敷疗法、旋磁治疗、震动磁疗法、磁针治疗和磁贴片疗法等。常用于软组织损伤、血肿、肋软骨炎、神经痛、肌纤维组织炎、腱鞘囊肿、创伤及术后痛、肩周炎、网球肘等的治疗。

（三）冷疗法

利用寒冷刺激人体皮肤黏膜，引起局部组织温度的改变来治疗疾病，称为冷疗法（cryotherapy）。冷敷在应急处置中是效果最为明显的手段。冷疗法具有镇痛、缓解痉挛、止血及防止水肿的作用。另外，冷疗以后产生的局部温度明显上升，血流量增加，也有促进炎症消散的作用。

在运动损伤的治疗中，常用的方法有冰袋法、冰块按摩法、全身浸浴法、局部浸浴法、喷射法等。冷媒有固体、液体或气体三种形式。在治疗中，常用冰块敷于疼痛处以缓解疼痛，亦可将疼痛肢体浸于冰水中减轻疼痛。

制冷剂如氯乙烷或氟利昂制剂喷雾，常用于临场治疗。使用时须防止冻伤，应距离皮肤 30 cm 左右喷射，至皮肤稍变白即止，可间断喷射数次。在后续治疗时常用冰敷或冰按摩（即用布袋盛碎冰在体表移动按摩）。一般每次 20 min，必要时可间隔 1 h 后再次冰敷。

（四）热疗法（thermotherapy）

热疗可使胶原纤维延伸，增加血流量和代谢率，缓解炎症反应，改善关节僵硬、肌肉痉挛；热疗对肌梭也有影响，局部组织的升温可直接降低肌梭的兴奋性，而皮肤表浅性升温可间接降低肌梭的兴奋性，这与冷疗降低肌梭兴奋性相似。热疗还能直接或间接地提高痛阈而发挥镇痛作用。

浅表热疗法有湿热敷疗法、石蜡疗法、蒸汽疗法、坎离砂疗法、可见光疗法和红外线疗法等。深部热疗则可应用电疗（如超短波、微波）等。

1. 红外线疗法

应用光谱中波长为 760 nm～400 μm 的辐射线照射人体，治疗疾病，称为红外线疗法。红外线有强烈的热效应。波长为 760 nm～1.5 μm 的短波红外线，穿透力较强，可透入组织 3 cm 以上。

红外线的治疗作用主要有①促进血液循环；②消炎；③解痉镇痛；④促进组织再生；⑤促进粘连吸收，增进关节活动；⑥使排汗增多、体温升高、呼吸加快、氧化代谢加强、肾血管反射性扩张。

红外线疗法适用于扭伤、掖伤、肌肉劳损、周围神经损伤、骨折、腱鞘炎、滑囊炎及手术后粘连等亚急性或慢性运动创伤。

2. 石蜡疗法

石蜡疗法是利用加温后的石蜡作为导热体，涂敷于伤部以达到治疗目的的一种治疗方法，是传导热疗法中最常用的一种方法。

石蜡熔点为 54 ℃ ~ 56 ℃，常温下为固体，加热至一定温度时便成为液体。在治疗中应用半固体的蜡饼或用液蜡涂刷与浸泡局部病变区。石蜡在冷却过程中，其体积逐渐紧缩因而有压缩性的机械作用。

（1）生理及治疗作用

温热作用　由于石蜡的导热系数很低，大约为 2.5×10^{-3} J/（℃·cm²·s）（热传导系数在数值上的意义是在温度降低 1 ℃时，每秒内垂直通过每平方厘米单位面积的热量）质量热容为 3.22 J（质量热容指单位质量的物质，在温度变化 1 ℃时，吸收或放出的热量），所以人体能够耐受 55 ℃ ~ 60 ℃的高温蜡疗。①温热使小血管扩张，促进血液和淋巴循环，有利于消肿；②温热增加网状内皮系统的吞噬功能，促进细胞的通透性，提高新陈代谢作用；③温热改善皮肤营养，激活再生和修复过程；④温热效应有较明显的止痛和解痉作用。

机械压迫作用　液蜡及半固体蜡在冷却过程中，体积逐渐缩小，对皮下组织起压迫作用，促进渗出液的吸收，并能防止组织中的血液与淋巴液的渗出。

（2）治疗方法　主要有蜡饼法和刷蜡法

蜡饼　用不同大小的浅盘，将已溶解的蜡液倒在盘里，厚 1.5 ~ 2 cm，待冷却成饼（半固体）后，即将其取出放在塑料布上，将蜡面贴在皮肤，敷于治疗部位，再加棉垫包裹保温。

刷蜡法　将石蜡溶解后，待其冷却至 55 ℃ ~ 60 ℃时，用软毛排笔蘸取蜡液涂刷，每次涂刷的边缘不要超过第一层蜡膜，涂刷至蜡厚约 1 cm 为止，然后用棉垫包裹保温。此法凝缩压迫作用较好，但操作较繁琐。

（3）石蜡的加温和清洁

加温　溶解石蜡禁止将其直接倒在锅内或直接在炉上加热，因为直接加热或加热温度超过 100 ℃时容易使石蜡氧化变质，也不安全。只能用间接加热法，如使用双层套锅（较大的外层锅内放水，内层锅放蜡），内层锅浮在外层锅内，外层锅放在炉火上，借水温间接加热使石蜡熔化。

清洁　石蜡可反复使用，但必须清洁。方法是以数层纱布或细孔筛过滤溶化的石蜡，或加适量的清水于石蜡内(1∶3)一起煮沸 30 min，使蜡中杂质溶解或沉淀在蜡层底，待冷却凝固后，取出石蜡，将水倒掉，并将附着在蜡底层的杂物除掉（必须用间接加热法）。

（4）注意事项

在液蜡中，不能混有水分，因其导热系数大，易引起烫伤；有出血倾向者，禁用蜡疗。

3. 坎离砂疗法

利用氧化铁加醋酸产生的热来治疗疾病的方法称为坎离砂疗法，在我国流传应用已经很久，其本质上也是一种传导热疗法。它既具有热作用，又具有药物作用，有良好的治疗效果。主要应用于陈旧性损伤和慢性劳损。

（五）超声波疗法

应用频率大于 20 kHz 的机械振动波作用于人体治疗疾病的方法，称为超声波疗法。

频率在 500 ~ 2 500 kHz 的超声波具有一定的治疗作用。国内临床常用的超声波频率为 800 kHz。超声波具有机械作用、温热作用和化学作用。

超声波能升高组织温度，改善局部血循环和营养，促进水肿吸收和炎症消散；可增强组织代谢，提高组织再生能力及 pH 值；能软化疤痕、硬结，松解粘连；能降低周围神经兴奋性、减低神经传导速度，具有镇痛及调节自主神经的作用；还能将药物透入体内，发挥药物及超声波的双重作用。

适应于多种软组织损伤及纤维组织粘连挛缩，如腕管综合征、疤痕、急性腰扭伤、肩周炎、网球肘、腰椎间盘突出症、颈椎病、断肢再植后、扭挫伤、周围神经痛、神经炎等。

十、小针刀治疗

小针刀疗法是近年研制开发的一种新疗法，它结合中西医理论和技术，以慢性软组织损伤的动态平衡失调学说为理论基础，在解剖学和经络学的基础上发展起来，将针刺疗法的针和手术疗法的刀融为一体，制成了尖端部有锋利刀刃的针刺工具——小针刀。

小针刀通过对患处进行剥离、疏通、刮除疤痕、松解肌肉、通畅气血，而使机体功能得以迅速恢复。它对治疗慢性软组织损伤、骨关节疾病、骨质增生等疗效显著。小针刀治疗过程短、切口小（0.8 mm）、对人体创伤小、不需缝合、无副作用，是一种创伤很小而选择性很高的微创手术。术后无需休息，疗程短，成为现在运动软组织损伤治疗的常用方法之一。

小针刀疗法的适应证主要为末端病、骨刺、血管神经卡压、滑囊炎、腱鞘炎、关节炎、肌肉韧带损伤、挛缩肥厚等。对体质虚弱、局部感染、严重骨病、有出血倾向者应慎用。

近年来，小针刀临床运用进展较快。在发展解剖学、经络学和其他科学深入交叉、结合的同时，不断探索了小针刀治疗机理与方法，进一步拓展了小针刀的治疗范围，并提出了与现代科学技术结合，如将磁疗、电疗、声疗等通过一些科学方法，量化后以小针刀为治疗切入点对病灶进行放射、烧灼、振荡等形式的治疗；或根据局部解剖结构和病变结构，改进小针刀传统治疗模式，甚至可与微型内窥镜结合起来，通过内窥镜使小针刀准确进入病变部位，准确把握小针刀进针层次、深度及进针后直视下施术的疗法；或将小针刀治疗与药物注射、按摩理疗等有机结合起来的方法。

十一、功能锻炼（见本章第五节　运动软组织损伤学的练功疗法）

十二、手术治疗

大多数运动软组织损伤经过保守治疗都能自愈。手术治疗运动软组织损伤主要用于肌腱、韧带的断裂、软骨盘及神经血管的损伤等。在临床上要严格掌握运动软组织损伤的手术适应证的范围，常用的手术方法介绍如下。

（1）肌肉、肌腱、韧带的完全断裂伤。对于单纯肌纤维断裂，可不予手术处理。对于筋膜和肌肉均断者，其断端又有很大回缩者应行手术治疗。手术应将筋膜准确缝合，至于断裂的肌肉，由于脆弱易碎，不易缝合，只需稍加修齐，可不做缝合处理。肌腱、韧带的断裂则需手术缝合。

（2）保守治疗无效反复发作的腱鞘疾病，如狭窄性腱鞘炎、腕管综合征、跖管综合征等疾病，通过保守治疗无效者需手术治疗。

（3）某些滑囊病经保守治疗无效，可以手术切除滑囊。

（4）神经、血管的损伤需手术解压及手术缝合治疗。

（5）腰椎间盘突出及颈椎间盘突出症，经保守治疗无效，影响工作和学习者可手术摘除椎间盘。

（6）髌骨软骨软化症，经保守治疗无效的严重晚期病人可考虑作髌骨成形术或髌骨切除术。

（7）关节内游离体影响肢体活动者可手术取出游离体。

（8）膝关节半月板损伤患者可考虑关节镜下半月板修复、成形甚至切除术。

（9）某些因腰椎异常而致腰痛的患者，保守治疗无效、影响工作和生活者可考虑手术治疗。如峡部不连、腰椎滑脱、脊椎裂、腰椎骶化等疾病。

十三、关节镜

关节镜不仅适用于各种关节急慢性损伤及疾患的诊断，在运动创伤的治疗领域也广泛应用，而且已成为了创伤骨科与运动医学科开展微创手术的典范，也是今后发展的主要方向之一。

关节镜治疗的优点是：①手术切口小，创伤小；②诊断完善，治疗精确合理；③对关节内的干扰小、炎症反应轻、出血少、并发症少。

关节镜手术适用于：①关节的各种炎症性疾病，如化脓性关节炎的冲洗、骨性关节炎的关节清理术、类风湿性关节炎及色素沉着性滑膜炎的滑膜切除术等；②半月板的切除、缝合及修整；③前后交叉韧带的重建术；④滑膜手术，如滑膜切除、粘连松解及肿瘤活检等；⑤关节内游离体的摘除，软骨的切除及修整，骨折的复位及固定等。

关节镜手术相对比较安全，禁忌很少，除了局部有感染、关节骨性强直，以及全身情况不好等特殊情况外，一般都可进行。

目前，关节镜技术已不仅仅局限在关节内，突破了传统的关节界限，运用在许多关节外手术中。例如，全关节镜下取钢板手术；弹响髋、腕管综合征、跟腱断裂镜下手术；关节镜配合下进行股骨下段骨折逆行交锁髓内钉固定术等。椎间盘镜则是管道原理的另一类发展。随着新技术和新方法的推广与应用，以关节镜技术为核心的微创手术将会有更大发展。

十四、牵引疗法

运动软组织损伤牵引疗法是通过器械的力量牵引肢体关节，以舒筋活血，通利关节的一种治疗方法。临床上可作为某些运动软组织损伤疾病的辅助治疗方法，其疗效显著，方法简单，患者乐于接受，一般无副作用。

（一）牵引治疗运动软组织损伤疾病的作用机制

（1）牵引可以纠正脊柱畸形，使其恢复正常的生理曲线，同时也可矫正椎体骨关节间的位置变异，从而可以调节由于骨的解剖位置异常所致的周围软组织紧张度不一致的异常状态，即机体内在的力学平衡系统紊乱，并使这些软组织恢复正常的平衡能力和弹性，解除病因。

（2）牵引可以加大关节间隙，避免由于关节内外的软组织粘连、瘢痕挛缩等软组织的病理改变而限制了关节的功能。

（3）牵引可以解除肌肉的痉挛、降低肌肉的紧张度，消除由于肌肉张力改变而引起的临床症状。

（4）牵引可以增大椎间隙和椎间孔，减轻椎体病变对神经根的压迫。对于椎间盘脱出者，牵引时椎间隙增大产生负压，虹吸髓核，使其复位。

（5）牵引有助于制动受伤软组织，防止再损伤和感染扩散。

（二）牵引疗法的临床应用

目前，在运动软组织损伤疾病的治疗中，可采用布托牵引、腰部牵引、牵引床牵引、悬吊体重牵引等。例如，枕颌牵引治疗颈椎病和颈部小肌肉纤维质炎，腰部牵引床牵引治疗腰椎间盘突出症、腰背肌肉筋膜炎、脊柱小关节紊乱和滑膜嵌顿等都有比较肯定的疗效。

目前，临床应用于各关节功能障碍的各种治疗方法中，有些是以牵引疗法的原理来治疗伤病的。通过各种形式的牵引、拉伸等，消除了限制关节功能的各种软组织的病理因素，可以使关节的功能得到恢复。

牵引疗法还运用于肌肉痉挛、肌肉韧带挛缩和软组织结构异常等，通过牵引可以预防以上软组织出现病理性改变。

目前普遍使用的主要是颈椎和腰椎的牵引。

（1）颈椎牵引　又称枕颌牵引，可分为坐位牵引和卧位牵引两种。牵引重量应从小重量开始，让患者逐渐适应。一般从 2 kg 开始，可逐渐加至 20 kg，以无不适为度。牵引时间为 10～20 min，隔日 1 次，10 次为 1 疗程。颈椎牵引对多数颈椎患者有效，但也有少数患者出现不良反应。

（2）腰椎牵引　目前多采用骨盆带牵引，其方法是：患者仰卧牵引床上，先由特制皮带固定胸部，并将其固定在床上，在骨盆绑一较宽的骨盆带，在骨盆带的两侧稍偏后各系一绳索通过床尾的滑轮，连接牵引锤，一般每次牵引重量为 10～20 kg，牵引时间 30～60 min，隔日 1 次，10 次为一疗程。

第五节　运动软组织损伤学的练功疗法

练功疗法又称功能锻炼、运动疗法，古称导引。它是通过肢体运动达到舒筋活络、强筋健骨、预防和治疗伤病、促进肢体功能恢复的一种有效方法。

我国是首先发展运动疗法的国家之一，最早的文字记载见于《内经》。公元前和公元初开始的"导引"、"五禽戏"、气功等流传数千年，至今还在广泛应用。张介宾在《类经》注解中说："导引，谓摇筋骨，动肢节，以行气血也……病在肢节，故用此法。"张隐庵的注解认为："气血之不能疏通者，宜按跷导引。"华佗认为："人体欲得劳动，但不得使极尔，动摇则谷气得消，血脉流通，病不得生，譬犹户枢不朽是也。是以古之仙者，为导引之事，熊经鸱顾，引挽腰体，动诸关节，以求难老。"他根据流水不腐，户枢不蠹的道理，在前人经验的基础上创立了五禽戏，后世医家又在实践中不断积累经验，逐步发展成为一种独特的功能锻炼方法。《诸病源候论》中收集了《养生方导引法》中许多导引疗法。《备急千金要方》中载"天竺国按摩法"，实际上是运用导引与自我按摩相结合的锻炼方法，以求"百病除，行及奔马，补益延年，能食，眼明轻健，不复疲乏"。《仙授理伤续断秘方》也很重视肢体损伤固定后的功能锻炼，把功能锻炼活动作为重要治疗原则，提出"凡曲转，如手腕脚凹手指之类，要转动，要药贴，将绢片包之，后时时运动……或屈或伸，时时为之方可"。在《医说·颠扑打伤》中有一医案，介绍了使用竹管的搓滚舒筋方法治疗膝关节损伤后遗症，不到两月，活动功能恢复如常。该书还介绍了脚踏转轴帮助关节功能活动的锻炼方法。以后元代、明代和清代的不少医家对此疗法也都相当重视，如《杂病源流犀烛》及《古今图书集成·脏腑身形及诸疾门》等，在叙述每病方药治法后，往往还附以导引法。综观我国导引之术，除了"外练筋、骨、皮"外，还"内练精、气、神"，讲究"调神、调息、调气，以意领气，以气带行，意带行动，气随意行，意气形统一"的特点。

古希腊人开展运动疗法的历史与我国同样悠久。希波克拉底（Hippocrates）把锻炼作为其医疗著作最常用的术语之一，提出关节制动可导致显著肌肉萎缩和运动障碍，强调运动对防治肌肉废用性萎缩的重要性，强调运动对衰老过程的价值。适度锻炼的价值和运动训练的适应机制在古罗马时期得到认识。疾病急性期的康复运动开始发展，关节炎发作期开始采用被动活动，缓解期注意加强力量训练和体力训练。偏瘫和其他瘫痪的运动锻炼得到强调，外科术后的锻炼开始提倡。16世纪后，运动疗法开始进入较为系统的阶段。17世纪开始强调锻炼对长寿的作用。医学界认识到对循环最有益的莫过于肌肉运动，肌肉主动收缩运动可以促进血管收缩，改善血液黏滞度。Nicolas强调："在休息的借口下放弃运动是最大的失误，滥用休息比滥用运动更加危险。"外科手术后锻炼和残疾人锻炼开始得到发展。Tissot特别强调瘫痪患者要通过运动锻炼恢复感觉和运动功能，骨折后进行运动以恢复关节和肌肉功能，锻炼可以改善疼痛、促进皮肤溃疡的愈合、提高呼吸功能。19世纪助力运动、向心性收缩和离心性收缩运动、脊柱矫形运动得到提倡和发展，运动生物力学的概念得到清晰的阐述和发展。William Stokes和Schott兄弟设计了系列心脏康复锻炼程序，偏瘫患者的运动锻炼开始系统化。步态训练的理念得到发展。两次世界大战极大地促进了康复医学的形成和发展，物理治疗成为康复医学的支柱技术。21世纪运动疗法将在理论体系上深入发展，揭示运动训练适应性改变的分子生物学基础以及生化和生理基础。基因治疗将为运动训练方法的选择、运动组织的再生和再造提供重要手段。运动生化和生理学的发展将使运动训练过程更加科学化和合理化。神经网络的概念和应用将阐明中枢神经与运动控制之间的内在联系，为运动控制和运动技能发展提供新的途径和手段。材料学、生物力学、电子学、计算机科学、遥感技术、仿生学等高科技领域的发展，都已经并将极大地促进康复生物工程的发展，促进运动疗法进步，开拓运动疗法应用的新领域。

成都体育学院已故郑怀贤教授精通形意拳，集武术、气功、运动损伤诊疗于一体，在研究和发展武术与伤科医学的过程中，不断总结祖国的传统医学与现代临床实践，用毕生的精力和心血创建了郑氏治疗骨伤与功能康复的临床原则与指导理论。他非常重视医患双方的练功，强调医者练功，重视基本功的提高和掌握疗伤方法的技巧；患者则在全身练功的基础上，重视现代康复医学所倡导的伤患肢体的功能恢复，强调动静结合。为使运动患者尽快得到正确治疗和机体的功能康复，郑怀贤先生建立了一整套具有独特风格的功能康复方法和基本理论技术。他在治疗骨伤功能康复的长期临床实践中，根据中医人体经络学说和现代人体生理、解剖原理，还编著了《伤科按摩术》等书，为我们治疗骨伤功能康复提供了理论依据和临床指导依据。在治疗骨伤功能康复的整个过程中，根据人体各部运动功能原理，通过长期的临床实践经验，创造了一整套符合人体生物力学原理的体疗方法与学术理论，如郑老在《运动医学》一书中指出，"骨折一经整复、固定，即应在整个治疗过程中进行功能锻炼活动，实行固定和活动相结合的治疗"，并指出，若不进行功能锻炼，"常会导致肌肉萎缩，骨质疏松，关节僵硬，延缓骨折愈合……出现愈合废用性功能障碍"。为此，郑老在骨折与功能康复的早、中、后期，分别拟定了具体的治疗方法和指导理论。他指出，在骨折初期，断端尚未连续的时候（通常在整复、固定后的一周内），局部应以肌肉主动收缩运动锻炼为主，肌肉可做静力性收缩，肢体（手指部或脚趾部）做自动活动；在骨折中期，断端已有纤维组织粘连，临床上已基本不痛（骨折后 2～3 周内），局部应以上肢上下关节自动伸屈运动的锻炼为主；骨折后期，断端已有骨性连接，骨折部基本达到临床愈合（为骨折后 4～6 周），可拆除固定。伤肢上下关节自动向各方向进行功能锻炼与加强肌肉锻炼为主，逐步开始负重的功能康复锻炼。郑老创编的治疗骨伤功能康复方法，在临床应用中起着十分重要的指导作用，为康复医学研究提供了理论依据。

一、功能锻炼的作用

1. **传统练功疗法的作用**

在传统中医伤科各种治疗方法中，功能锻炼与内、外治法并行而单列。传统练功疗法有培补元气、平衡阴阳、疏通经络、调和气血、调理脏腑的作用。通过练功，可以使经络得以通畅，气血更加流通，精髓受到濡养，使其机体的各组织器官得到调节。同时，练功还能调养心神，改善伤员的精神面貌，增加治愈损伤的信心。

然而需要指出的是，传统的功能锻炼亦是在中医基础理论的指导下进行的。从中医辨证施治角度而言，也有补泻温通之立法不同。力量性训练，强筋壮骨，为补；消耗过久，则为泻；姿势矫正、柔韧性训练可疏通经脉，为通。

传统练功疗法虽种类繁多，各有特色，但是有许多共同特点，即强调松静自然、调神炼意，重视呼吸锻炼，着重一个意念的引导，体现了整体性原则和稳态原则。传统的练功疗法对人体各细胞、器官、系统的生理效应是整体的，是在呼吸、循环、神经、运动系统的综合作用下产生的结果。而稳态原则的实质是指维持内环境的稳态，旧平衡的打破和新平衡的建立。通过这些锻炼，可以调节神经、内分泌功能，特别是自主神经的功能，增强人体动作的协调性和平衡能力；调节内分泌中枢，改善靶腺功能，促进机体新陈代谢，提高免疫机能；促进全身血液循环，降低心肌耗氧量，减轻心脏负担，改善心肌供血，提高心输出量，从而增强心脏功能，增加肺活量，增强肺通气和肺换气功能。

2. **现代运动疗法作用**

现代运动疗法是运动在医学中的应用，是以运动学、生物力学和神经发育学为基础，以改善躯体、生理、心理和精神的功能障碍为主要目标，以作用力和反作用力为主要因子的治疗方法。运动疗法既包括主动躯体活动训练，也涉及被动性躯体活动，还包括平衡与协调功能的训练、神经生理治疗技术等。值得一提的是，神经生理治疗技术与传统练功的

"调神炼意"有殊途同归之效。

（1）促进伤部肿胀消退。损伤以后，由于组织出血，体液渗出，局部常发生肿胀。适时练功，能改善伤部血液及淋巴循环，促进瘀血的吸收及肿胀消散。

（2）防治骨质疏松与肌肉萎缩。伤后因暂时固定，肢体活动减少，势必导致骨质脱钙而变得疏松，且肌肉亦将萎缩。练功能促进气血运行，使皮肉筋骨得到濡养，以避免骨质疏松和肌肉萎缩的发生。

（3）防治关节粘连、僵硬。损伤部位长时间或不恰当的固定，限制了关节活动，肌肉运动不够，静脉和淋巴瘀滞，循环缓慢，组织发生水肿，渗出的浆液纤维蛋白在关节囊皱襞和滑膜反折处以及肌肉之间形成粘连，导致关节僵硬。在骨与关节损伤的治疗中，强调早期练功，改善循环，能够减少或避免组织粘连致关节僵硬的发生。

（4）有利于尽快恢复功能。在损伤组织修复的过程中，练功能使肌肉、骨骼受到有益的锻炼，使伤病员的功能得到尽早恢复。练功可改善运动组织（肌肉、骨骼、关节、韧带等）的血液循环、代谢和神经控制，促进神经肌肉功能，提高肌力、耐力、心肺功能和平衡功能，减轻异常组织压力或施加必要的治疗压力，改善关节活动度、放松肌肉、纠正躯体畸形和功能障碍等。

二、功能锻炼的原则和要求

（1）锻炼应在医务人员的指导下进行，同时充分发挥患者的主观能动性。运动员的锻炼应和教练沟通，尽可能结合运动专项练习进行。

（2）锻炼时应思想集中，全神贯注，贯彻局部与全身兼顾、动与静相结合的原则；要以主动活动为主，被动活动为辅；以健肢带动患肢，防止因锻炼而加重损伤。必要时应用器械锻炼配合。

（3）练功活动要早。在伤肢和全身状况允许的情况下，功能锻炼应从整复固定后开始，贯穿全部治疗过程，但必须循序渐进，由少到多，逐渐加大，动作由简到繁。练功时，不应引起疼痛，切忌任何粗暴的被动活动。练功时可能产生轻微疼痛，停止活动后，疼痛随即消失。如运动后疼痛不减，甚至出现肿胀，表示活动过多，应调整活动量。

（4）锻炼要根据受伤的性质、程度、部位、病程来确定练功方法。

（5）对于软组织损伤的康复早期使用保护支持带或弹性绷带、贴扎技术、夹板或矫形器，有利于早期活动和康复训练，防止再次损伤。充分理解局部制动与动静结合的原则，限制致伤动作，纠正不良姿势。制动固定应有利于局部休息，避免刺激损伤区及牵拉未愈合牢固的组织，还须防治组织粘连及疤痕形成。在软组织损伤的康复中，既要避免损伤组织过早的承受不适当的应力负荷，妨碍其愈合或转变为难治的慢性损伤，又要使患肢保持及时、适度、必要的活动。

（6）锻炼应注意节奏，持之以恒，使后一次练习在前一次练习引起的超量恢复阶段内进行。

三、功能锻炼的方法

1. 功能锻炼的分类

（1）局部锻炼　指导病人主动进行伤肢的活动，使功能尽快恢复，防止关节僵硬、筋肉萎缩。可有等长运动、等张运动、等速运动、主动运动、被动运动、助力运动、抗阻运动等不同形式。

（2）全身锻炼　指导病人采取一定的方法进行全身锻炼，可促使气血运行，尽快恢复整体脏腑功能。全身锻炼不但可以预防、治疗疾病，还能弥补药物与按摩手法之所不及。

（3）器械锻炼　指导病人利用一定的器械进行锻炼，以加强伤肢筋肉的力量。《医说》中除介绍了用竹管练习膝关节的功能外，还介绍了脚踏转轴锻炼下肢关节的方法。现代器械锻炼的方法除了常用足蹬功力车、手拉滑车、搓转钢球外，还借助现代很多康复仪器，如 CPM、等速训练仪等。锻炼的体位可分为卧位、坐位与立位。

2. 软组织损伤的功能锻炼方法

1）肩部损伤

肩关节是人体最大的活动关节。肩带由肩、肩锁、胸锁、肩胛—胸壁和喙肩韧带五个关节组成。肩带肌丰富，肩带的各方向运动（上提、下降、外旋、内旋、外展和内收）和肩关节的运动（前屈、后伸、外展、内收、外旋和内旋）均由主要肌群和辅助肌群协调完成。肩部运动是诸关节和有关肌群的复杂的协调运动，肩部的任何一个关节或任何一块较大的肌损伤，均将不同程度的影响肩部运动。

肩部的损伤中以骨折（锁骨骨折等）、脱位（肩关节前脱位、肩习惯性脱位、肩锁关节脱位等）、肌腱炎和腱鞘炎（肩袖损伤、肱二头肌长头肌腱鞘炎等）、肩周炎和神经损伤（肩胛上神经、胸长神经）等最为多见。肩部损伤的基本临床表现是肩痛和肩关节活动障碍，可伴有肌痉挛或肌萎缩。

肩部损伤后的康复训练以恢复肩关节功能为核心，同时还要注意肩部有关肌群的力量训练，以维持和改善肩关节的关节活动范围，加强和巩固肩关节的稳定性，两方面的运动训练具有相互促进作用。如下为主要康复训练的要点。

（1）肩关节 ROM 练习　运动在肩活动范围内，从不同的角度完成相关动作。常用方法与技术有以下几种。

①肩部练习　屈曲、内收、外展、内旋、外旋；一侧上肢放到肩部、颈部和对侧肩的运动练习；手指爬墙练习。

②捏球练习　练习者手捏皮球或健身器，从外旋、外展位开始，逐渐移到内旋、内收位，并在不同角度进行等长练习。

③Codman 练习　a. 钟摆运动：弯腰时，上肢尽量放松、下垂进行钟摆运动，可作顺时针及逆时针的划拳运动，可逐渐增加钟摆活动范围和增加所划圈的直径；b. 水平位运动：患者俯卧，上肢伸直做内收、外展、屈曲和下降运动；c. 牵伸运动：患者仰卧，上肢伸直缓慢向上牵伸，并在最大牵伸位维持 2 ~ 3 s。

④Kerlan 练习　主要技术要领为 Codman 钟摆运动，顺时针和逆时针进行划圈运动；肩部前屈、后伸和耸肩运动。

（2）肩部肌群的力量训练

①橡皮管练习　坐位或弯腰下牵拉固定于墙上的橡皮管，作屈曲、伸展、内收、外展、内旋、外旋。

②墙上拉力器练习　作肩和上肢的屈曲、伸展、向下拉、内收、外展。

③哑铃练习　手持哑铃，作肩内旋、耸肩练习，弯腰后作外上肢伸展，俯卧位作屈曲

练习等。

④等张练习　在 Universal、Nautilus 等的等张练习器上进行肩部各方向的关节运动。

2）肘部、腕部软组织损伤

肘部软组织损伤包括内侧副韧带损伤、肱骨内上髁炎、肱骨外上髁炎及肘关节创伤性滑囊炎等，其中以肱骨外上髁炎（又称网球肘）及内上髁炎最多见。损伤早期，应局部固定制动，避免前臂活动（如患侧腕部用力、前臂旋转动作等）引起疼痛加重，此后则应加强前臂伸展运动的主动练习和被动练习，如患侧上肢屈腕，伸肘，前臂旋前、旋后练习，以及前臂肌群的肌力训练。可配合其他物理治疗，如超短波或微波疗法、超声波疗法、直流电碘离子导入疗法等，剧烈疼痛者可采用局部封闭治疗。通常，肱骨外上髁炎是一种自限性疾病，保守治疗常能奏效，手术治疗极少。

腕管综合征是腕部软组织损伤中最常见、症状较严重的一种，是由于正中神经在腕部受压而引起其支配区域疼痛和麻木的综合症。发病初期或症状轻者，应注意休息，避免引起疼痛加重的活动；严重者应局部固定、制动。疼痛症状康复训练以腕部的主动运动和被动运动为主。

3）腰背部损伤

腰背部损伤多见于腰背部肌筋膜炎、腰椎间盘突出症、腰椎椎板骨折、椎体骨骺炎、急性腰扭伤等。常累及腰部肌、肌腱、韧带、腱止结构、筋膜及腰骶关节等。当急性期过去后，为了达到尽快恢复和预防再损伤的目的，需进行腰背部的康复训练。腰背部的康复训练具有增强背肌、腹肌和骨盆肌的力量，改善下腰部和躯干部的柔韧性作用。以进行无痛性腰、腹肌练习，牵伸腰背部筋膜及改善腰椎活动度练习为主。如下为训练要点。

（1）腰背肌练习　取俯卧位，作过度背伸动作，助手扶住双小腿，两手抱头进行背伸练习。

（2）腹肌练习　如仰卧起坐练习、半坐位腹肌练习。

（3）骨盆肌练习　屈膝进行下肢内收和抗阻练习、抬高臀部练习。

（4）腰滚动练习　坐位屈膝，两手抱膝向后滚动。

（5）背部柔韧性练习　取仰卧位，两上肢伸直，两下肢及臀部抬起，向头部屈曲和伸直，以背部支撑维持 20～30 s，以肩部支撑，两下肢伸直，维持 20～30 s。

（6）腰大肌牵伸练习　仰卧桌边，一侧屈膝，另一侧下肢落下作牵伸。

上述练习适用于腰腿痛、腰背部肌筋膜炎和单纯性腰椎压缩性骨折、急性腰肌损伤后恢复期的患者。

4）膝关节损伤

膝关节损伤很常见，常见的急性损伤有膝关节侧副韧带损伤（内、外），交叉韧带损伤（前、后）和半月板损伤。三种损伤有时同时发生，也被称为膝关节损伤三联症。常见的慢性损伤有髌骨软骨病、脂肪垫损伤及膝关节创伤性滑膜炎等。这些损伤主要影响膝关节的稳定性和膝部运动动作的完成。若不及时修复，不稳定的膝关节容易产生新的损伤并引发肌萎缩和退行性关节病变。

膝关节损伤后的康复训练应以加强关节稳定性、促进关节运动为治疗重点，通常其运动康复可分为下肢固定期和功能恢复期两个阶段，不同阶段的运动康复重点不同。

（1）下肢固定期　损伤后早期宜先采用局部冰敷、制动、固定及抬高患肢等一般治疗处理，此后，应根据病变部位及损伤特点尽早开始功能练习。主要包括：

①股四头肌最大等长收缩练习。每次收缩持续 5~10 s，鼓励患者每小时至少做 20 次。但对于前交叉韧带损伤或再造术后的患者，6~12 周内不应作此练习，以免肌收缩造成前交叉韧带的紧张和胫骨前移而影响自身修复。

②腘绳肌的等长练习。膝稍屈曲，足跟向后移动（轻度抗阻），作等长收缩 4~5 s。

③直腿抬高加抗阻练习。早期可进行直腿抬高运动，下肢上抬的角度及维持时间可逐渐增加，能力许可的前提下，可增加抗阻练习，这对训练股四头肌肌力有益。

④为减少固定带来的不利影响，其他临近关节也应进行有关康复训练，这对膝关节的功能恢复有益。如足踝部的足趾屈伸运动，牵伸跟腱，用橡皮管作足踝内翻、外翻、背屈和跖屈练习；髋关节的屈曲、内收、外展、后伸练习。练习时，可给予适当阻力。

（2）功能恢复期 此期的康复重点是肌力训练和 ROM 训练。

在固定解除早期，膝关节仍不够稳定，活动范围仍较为局限。此时康复治疗主要包括除继续进行前期的各种康复训练外，应增加屈膝、屈髋的各项练习，同时可用热水袋热敷或中药热敷；此外，肌力训练强度宜逐渐加大，逐渐增加关节活动范围，进一步增加抗阻阻力，进行复合功能训练，如骑自行车练习等。当膝活动范围显著改善，无关节疼痛后，则应进一步增加康复训练的量与难度，进行膝关节屈曲和伸展练习，如环转训练、蹲起训练以及步态训练等，并选择等速训练仪，帮助膝关节功能恢复。

其他情况，如内侧副韧带完全断裂后，最好的办法是通过手术修复，术后以长腿石膏管型或夹板固定 6~8 周。固定期间进行股四头肌静力收缩练习，拆除外固定后继续进行 ROM 和肌力练习。对不能自愈的破裂的半月板，宜及时手术行碎片摘除，避免发生损伤性关节炎。术后次日，即进行运动康复治疗，可配合理疗等。无论手术与否，康复治疗的关键是防止废用性及关节源性肌萎缩，争取肌力的充分恢复。脂肪垫损伤保守治疗无效，可考虑手术治疗，术后应加强膝关节功能练习。

5）小腿、踝部和足部损伤

（1）跖肌腱断裂 跖肌腱断裂时，保守治疗的原则是防止粘连。跖肌腱位于小腿后部腓肠肌和比目鱼肌之间，如果伤后将踝部跖屈固定，易使跖肌腱与邻近组织发生粘连，常组成足跟不能着地的"点足"。预防这种粘连的最好方法是受伤后要平卧床上，足下垫枕，将踝关节置于背屈 90°的位置上。这种姿势可使断裂两端的肌腱拉开。48 h 后就可下地行走和进行康复训练，此时疼痛并非为康复训练的禁忌症。

（2）跟腱损伤 跟腱损伤包括跟腱腱周炎和跟腱断裂。前者多因跑跳过多导致局部劳损致伤，损伤后跟腱疼痛、局部压痛，尤其在跑跳时更明显。跟腱断裂常有明显外伤或在突然剧烈运动后出现，表现为跟部剧痛，足屈伸活动受限，如跟腱完全断裂时，足不能主动跖屈。

轻度跟腱损伤的治疗原则是局部制动休息，可积极进行物理治疗和功能锻炼，以改善症状，促进功能恢复。其方法为穿高跟鞋或使用粘膏支持带将踝关节保持在稍跖屈的位置，辅以物理治疗（如蜡疗、超声波疗法及局部按摩）；症状较重者，亦可行跟腱周围局部封闭治疗。在进行上述治疗的同时，也应加强踝关节的功能练习。

跟腱全断裂的保守疗法是采用石膏将踝自然跖屈位固定 8 周，再垫高后跟，练习走路 4 周，然后进行系统的康复训练。康复训练方法和踝及足部损伤后的康复训练相同。保守治疗无效，以手术缝合断裂跟腱为宜。

术后的康复训练主要有以下几种：

①固定期　术后开始至术后5周，此期康复训练主要以全身锻炼、股四头肌等长练习为主。

②功能锻炼期　术后6~12周，练习踝关节伸屈运动，防止术后粘连和功能障碍，并加强小腿肌力练习。其他康复治疗有提足跟和小范围站起与蹲下练习，膝、踝关节的全关节范围的运动训练，术后2.5个月到3个月可开始慢跑。

③运动能力恢复期　术后14~16周开始训练。术后3个半月至4个月开始部分专项训练，如垫上运动、原地小翻、中速跑等。

（3）踝关节韧带损伤　踝关节扭伤是足踝部软组织常见的运动损伤之一，以外侧副韧带损伤（内翻扭伤）多见。踝关节扭伤的治疗方法有：

①冷疗　损伤后即可进行局部冰敷或冰水浸泡，有明显的止血、消肿和镇痛作用。早期切忌揉捏伤区，以免加重损伤和出血。

②局部固定、制动　经局部冷冻治疗，约30 min后，应对患部进行固定；损伤较轻时，采用胶布或弹力绷带固定；外翻损伤宜采取内翻位固定，内翻损伤则采取外翻位固定，固定时间为2~3周；损伤严重或伴有内外踝撕脱骨折者，应采用石膏固定，固定时间为4~6周。

③足踝部其他相关康复训练技术　腓骨长短肌、足底肌和跟腱的牵拉练习；踝部肌力训练；站立与行走训练；原地跑、直线慢跑、短跑、向后跑、滑步跑、交叉跑、8字跑等跑步训练；单足跳、跳绳、侧跳、跳跃过木凳等跳跃练习。

第六节　运动队队医的角色

运动队队医工作任务是保护运动员身体健康和安全，提高运动能力，保障训练和竞赛正常进行，为增强体质，发挥技术水平和创造优异运动成绩服务。

运动队队医在进行运动员医疗保健工作时需与运动员、教练员和领导密切合作，争取他们的支持和帮助，同时还要向他们学习。运动员是主体、是训练和比赛的实践者，对训练和比赛的反应提供切身的感受和宝贵的经验。在训练过程中教练员与运动员接触最多，教练员不仅观察运动员身体情况，还了解其思想情绪，熟悉运动员对训练和比赛的反应。领导对运动队工作全面指导和协调，关心运动员的思想、生活、学习、训练、比赛和全面发展。队医负责建立运动员健康档案，根据综合医学知识和保健常识，经常向运动员、教练员和领导通报和解释运动员健康情况和机能状态，提出在训练和比赛中需注意观察的医学方面问题，协调一致，共同完成运动队的集训任务。如下是运动队队医的角色要求。

（1）体格检查和机能评定。包括对运动员一般健康情况（如现病史、伤病史、月经史等的了解）和心肺、泌尿、血液、神经、运动等系统的功能状态。应用非创伤性检查方法所获得的生理、生化、生物力学、心理、病理生理及病理形态学等指标变化，结合环境、生活制度，不仅要判断健康和疾病，还要确定和训练、比赛要求有关的主要系统的功能状态。及时通报医学检查结果，使运动员在训练中有所参考和遵循。

（2）卫生安全指导和宣传教育。重大比赛前，医生提出一般卫生原则和生活制度，做好宣传教育。包括运动训练卫生、运动场地卫生、运动营养和免于误用兴奋剂、运动员自我身体检查，并与按摩师和理疗师合作，防止运动员过度疲劳，保证比赛前运动员处于良好机能状态，比赛后顺利恢复体力。

（3）常见损伤和疾病的医疗保健措施。运动员患病时治疗和康复计划取得运动员、教练员和领导的理解和支持非常重要，特别是患流感时，每周应检查 2~3 次，与教练员一起进行分析研究，要注意运动员心血管的反应，对运动员身体状况的判断要与教练员达成共识；对青少年很常见的骨软骨病，在教练员细心的训练和医生的监护下，常可保持运动员的训练。

（4）赛场上伤病的急救处理。急症的现场急救十分重要，若处理不好，贻误时机，会造成严重的后果。由于运动项目的不同，运动现场急救范围十分广泛，许多运动项目都有可能发生窒息、心跳骤停、创伤、出血、热应激休克等紧急情况。因此队医应掌握急救原则和技术，特别与运动有关的，应定期参加培训，更新知识，学习先进技术，进行急救训练。

（5）赛后提供运动损伤和运动疾病的诊疗和康复。队医应与运动医学专业机构和专科医院建立联系，与有关专家密切合作，如骨科、内科、外科、放射科等，应用最新临床知识和技术，结合运动员的特殊要求，使运动员伤病迅速康复。

（6）运动员重返赛场前的评估和防护，防止再受伤。

（7）队医应根据经常的检查和纵向观察，了解运动员机体特点、强点和弱点，与教练员、领导、按摩师及理疗师等合作，为高水平运动员取得优异成绩、保持身体健康作出贡献。

（8）为更好的完成队医的任务，队医要不断学习，提高自身素质，以适应竞技体育水平不断提高的形势。

第七节　运动队队医的保健药箱

医疗保健药箱是队医随运动队参加训练和比赛时进行现场救治的工具，内容宜简单、实用及携带方便。药箱的配备，根据使用者的经验、技术和不同运动项目的需要而定。一般都由器械、敷料和药品三部分组成。

器械配备镊子、剪刀、大别针、止血钳、止血带、开口器、通气导管、弯盘、注射器、氧气口罩、缝合包、体温计等。此外，根据需要准备氧气袋、简易呼吸器、各种夹板。

敷料有消毒纱布、棉球、凡士林纱布、弹力绷带、绷带、棉花、三角巾、粘膏等。

药品应有 75% 酒精、碘酊、红汞、1% 新洁尔灭、碘胺粉、创可贴、氨水、生理盐水、注射用水、人丹、十滴水、清凉油、眼药水、滴耳剂、冷镇痛气雾剂等。镇静止痛剂如苯巴比妥钠、吗啡、杜冷丁；呼吸心脏兴奋剂如可拉明、樟脑、苯甲酸钠咖啡因、肾上腺素；止血剂如维生素 C、维生素 K，仙鹤草素等注射剂。口服片剂可带头孢氨苄（先锋IV）、复方新诺明、痢特灵、黄连素、阿司匹林、安定、颠茄片、复方降压片、可待因、止泻宁、乘晕宁、感冒通、硝酸甘油等。

（胡毓诗）

第二章　损伤内证

凡外力引起损伤，导致机体气血、脏腑、经络功能紊乱者，称为损伤内证。损伤内证主要有血证、疼痛、失眠、健忘、眩晕、昏厥、腹胀、便秘、发热等表现。损伤内证既是各种内伤的外在表现，又是一切严重外伤的全身证候。

古代文献、历代医家对损伤内证均有较全面、系统的认识与阐述。《中藏经·论诊杂病必死候》中云："病坠损，内伤，脉小弱者死。"《素问云·缪刺论》云："人有所堕坠，恶血留内，腹中满胀，不得前后，先饮利药。"隋朝巢元方的《诸病源侯论·金疮病诸侯》中就记有"金疮初伤候"、"金疮血不止候"等二十三证候；明朝薛己的《正体类要》、清朝吴谦的《医宗金鉴》、胡廷光的《伤科汇纂》等书中共记有各种不同的损伤内证 50 余条。

《三因极一病症方论》提出内伤是"病者因坠内朒，致伤五脏，损裂出血"。《杂病源流犀烛》则认为："跌扑闪挫卒然身受，由外及内，气血俱伤病也。"《医宗金鉴·正骨心法要旨》云："凡跌打损伤、坠堕之证，恶血留内，则不分何经，皆以肝为主。"又云："夫皮不破而肉损者，多有瘀血；破肉伤，每至亡血过多。"《素问·阴阳大应象大论》则曰："气伤痛，形伤肿。"又曰："先痛而后肿者，气伤形也；先肿而后痛者，形伤气也。"综上所述，损伤内证虽由外伤造成，必然引起气血、脏腑、经络的病变，使机体功能发生紊乱，其病理变化则是以气血的改变为基础和重点。

明朝薛己在《正体类要·序》中云："肢体损于外，则气血伤于内，营卫有所不贯，脏腑由之不和，岂可纯任手法，而不求之脉理，审其虚实，以施补泻哉。"提出了局部与整体之间的关系，抨击了片面强调手法外治而不重视药物内治的错误治疗观。由此可见，在损伤内证的治疗时，必须从整体观念出发，以气血为中心，兼顾所伤脏腑、经络进行辨证论治。临床上除辨表里寒热虚实外，还要分早、中、晚三论治期。损伤早期多气滞、血瘀，治法以行、活、攻、破为主；损伤中期气血虽治而未顺，脏腑虽调而未和，经络虽通而未舒，其治法应以调、和、消、散为要；损伤后期伤患渐趋愈合或已愈合，但气血虽畅尚未复，机体仍存在气血久耗、脏腑亏虚、经络通而不畅，因而治法以补、温、通、和为主。

另外在伤科内证的治疗中，除遵循上述内治法则外，还须结合推拿、导引、理疗、敷药、手术等必要的外治法，才能取得良好的治疗效果。

第一节　损伤血证

损伤血证是伤科疾病最为常见的证候。《医宗金鉴·正骨心法要旨》云："今之正骨科，即古跌打损伤之证也。专从血论，须先辨或有瘀血停积，或为亡血过多，然后施以内治之法，庶不有误也。"故古人有"损伤一证，专从血论"之说。损伤血证包括出血、瘀血、血虚等症。

一、损伤出血

（一）定义

血液自脉内溢出脉外者称为出血。外力损伤机体，使其脉络破损，血溢脉外，离经之血溢于体外，或停聚体内，称为损伤出血。损伤轻者血液外溢量少，多无明显的全身证候；损伤重者，血液大量外溢，致厥致脱，血泄气散而亡，是临床常见的严重损伤之证。

（二）分类

1. 根据血液来源分类

按出血的来源分为脉络出血和脏腑出血，即阳络、阴络、细络和内脏（多为肝、脾、肾等实质性脏器）出血。

2. 根据血液流向分类

按出血的情况可分为外出血和内出血。外出血即血液溢出体外，如溢出创口，为创口出血；溢出于眼、耳、口、鼻、二阴者为九窍出血。内出血指血液流注于体腔，如颅腔、胸腔、髓腔之中或停积于筋肉之间隙内，在身体表面看不到出血，如股四头肌下血肿，颅内出血，腹膜后血肿等。临床上按出血部位不同可称为目衄、耳衄、尿血、便血、吐血等。

3. 根据出血时间分类

按出血时间可分为原发性出血和继发性出血。原发性出血是受伤当时出血，继发性出血是伤后一段时间内所发生的出血，多因堵塞血管破口血凝块被冲开，或伤口感染或其他并发症所致。

4. 根据出血量分类

按出血的多少可以分为小量、中量和大量出血。小量出血不引起明显的全身证候；中量出血将会引起明显的全身证候，及时治疗多无意外发生；大量出血是危重证候，如抢救不及时，则正如清朝唐容川的《血证论·卷一》所云："如血流不止者，恐其血泻尽，则气散而死。去血过多，心神不附，则烦躁而死。"

（三）病因病机

金创跌仆均可导致脉络脏器破损，血溢脉外，引起出血。

（1）钝器所损　多见于高处堕坠、钝器打击、重物挤压、跌仆等原因，所致开放性或闭合性损伤，引起不同程度的内外出血。

（2）利器致伤　金刃、弹片等锐利器刺或割伤肌肤，损伤经脉而引起出血，如伤及大血管，则生命危在旦夕，应即刻止之并补之。

（3）血热妄行　多因损伤恶血内留，瘀滞日久化热，血热迫而妄行，引起各种出血，如尿血、便血等，一般在损伤数日后才发生。

（四）辨证诊断

《灵枢·决气》中记载："中焦受气取汁，变化而赤，是谓血。"血为水谷之精微变化而成，其生化于脾，受藏于肝，总统于心，输布于肺，施泄于肾。气与血相互为用，循环运行于经脉之中，环周不息，充润营养全身，调和五脏，洒陈于六腑。损伤出血，致气血耗损亏虚，脏腑失养而不和，表现出各种不同的证候。

1. 辨出血之类型

（1）阳络出血　因阳络心气偏盛，推血于血管断裂的近端喷射而出，出血量甚多而猛，患者可因气散而死或烦躁而亡。

（2）阴络出血　因阴络气行渐衰，血出于断裂血管的远端，血量少来势稍缓，但长时不止，其危害甚重，不可不慎。

（3）细络出血　气血运行渐缓，血液从损伤组织缓慢渗出，多因量少，而无大碍，但如广泛细络出血也有一定危险性。

2. 辨出血之部位

（1）闭合性组织损伤　机体损伤出血内留而不去则成恶血，留于皮下显于外，则见肿痛、瘀斑，留于头皮下则可扪及癣块。

（2）颅脑损伤　目、耳、口、鼻"七窍"出血多见于颅骨骨折，损伤脉络，血溢于外而致。如"自衄"见于颅前窝骨折；"耳衄"则见于颅中窝骨折；"脑衄"为颅脑开放性损伤。

（3）胸部损伤　咳嗽、吐痰时，痰中带血，谓之咯血，见于胸部内伤，肺络破裂。

（4）脾胃损伤　呕吐出血，血色乌黑块状，见于上腹部脾胃损伤出血；若血色鲜红，则说明内出血量多而势急。

（5）胃肠损伤　腹部内损，伤及胃肠之络脉可致大便带血，即便血。先便后血，色黑，称远血，见于胃肠道上部出血；先血后便，色鲜红，为近血，见于直肠、肛门出血。

（6）肾、膀胱损伤　腹部内损，伤及肾、膀胱之络脉，则尿中带血或为血尿，所视部位不同病人可有腰或下腹部疼痛等症状。

3. 辨出血之性质

（1）气随血脱　无论何种出血，均为内伤重证，出血量呈盈盅盈碗状，患者表现为头晕目眩，面白神呆，唇甲苍白，气弱体倦，脉细微，或洪大中空，甚见目合口张，四肢厥冷，手撒尿遗，汗出如油，脉微欲绝之危候。

分析　因损伤出血、亡血，气随血脱，气血虚弱故可有面色苍白、头晕目眩、心悸气短等。气脱亡阳不能固摄则汗出如油，阳气不达肢末则四肢厥冷；阴阳两伤，阴不内守，阳不外固故可见烦躁喘促，目合口张，手撒尿遗；舌脉不得气血濡润充盈而舌质淡白，脉微欲绝。

（2）虚寒出血　伤后出血，血色黯淡，血流缓慢，畏寒肢冷，神疲欲寐，舌苔白滑，脉细沉无力。

分析　损伤出血，脾胃阳气亏损，阳气失去温煦之功而出现肢冷；气血亏虚，阳气不振而神疲欲寐；舌苔白滑，脉细沉无力为气血贫乏，阳气虚弱之象。

（3）血热妄行　伤后诸窍出血，或吐血、尿血、便血、衄血等，兼有口干咽燥、小便少而黄，大便燥结，或见斑色紫黑、烦躁、舌红苔黄燥、脉细数。

分析　损伤出血恶血内留，血瘀而不得行，滞久化热，或病人体内素有邪热，热入血分，迫血妄行而离经，上行则吐衄，下行则尿、便血，溢于肌肤则为斑疹且色紫黑。

（五）辨证论治

由于气血乃人体之根本，长期或大量出血，生命岌岌可危，故必须充分重视，及时救治。尤其在各种损伤内出血时，在体外虽无明显出血，但事实上血液的丧失量极大，应立即采取有效的止血措施。此外，损伤血证的治疗原则，是治气、治火、治血（应重在止血、祛瘀、宁血、补虚）。

1．急救止血

《血证论·创血》指出，创伤出血，"无偏阴偏阳之病，故一味止血为要，止得一分血，保得一分命"，止血对急性损伤出血具有十分重要的意义。

局部急救止血的原则是根据不同的损伤情况，解剖位置等选择相应的止血方法。如大动脉出血，立即用手指压迫伤部近侧的动脉，或直接压迫伤口出血处，是最方便和最快捷的止血法，但不能持久，随后应以敷料覆盖伤口，再用绷带加压包扎。创口出血大多可用干净衣物充填压迫伤口而止血。四肢大出血最有效的止血方法是采用止血带，但需定时放松，以防肢体坏死。急救止血后，对大血管损伤出血则需尽早结扎或修补断裂的血管，以彻底止血。对大出血者，则须配合药物止血、输血补液、补充血容量等方法。

2．药物止血

（1）常用的止血药有三七、仙鹤草、大蓟、小蓟、蒲黄、白及、生地、水牛角、槐花、地榆、白茅根、棕榈炭、藕节、茜草、焦艾叶、灶心土等，应根据出血部位及量的多少酌情选用。如鼻衄者用白茅根等；吐血者用茜草根、藕节等；尿血者用蒲黄、小蓟等；便血者用槐花、地榆等。由于血喜温而恶寒，喜润而恶燥，在止血药的应用中应注意不宜过寒凉或过辛燥，另外为防止寒则血凝，止血留瘀为患，故寒凉止血须配伍活血之药。

（2）辨证施治的常见情况有：

①气随血脱 治法，回阳固脱止血。方药，参附汤［人参12 g、附子（炮去皮）10 g，水煎慢服。方中人参甘温，大补脾胃之元气，以固后天之本；附子大辛大热，温壮元阳，以补先天。两药相须则有上助心阳，中补脾土，下补肾命之功，是抢救阳气暴脱所致的重危症之名方］，或用益气摄血汤、大剂独参汤，加仙鹤草、大小蓟、茜草根、槐花、白茅根等止血药，或当归止血汤加补气之药。

②虚寒出血 治法，回阳救逆、温经止血。方药，四逆汤（熟附子15 g、干姜9 g、炙甘草6 g，水煎、久煎，温服。方中附子归经少阴，温补元阳以祛寒，回阳救逆为主药，辛热之干姜为辅药，可增温阳祛寒，回阳救逆之能，两药同用还有温经止血之功；甘温之炙甘草为佐药，补脾胃而调诸药；三药合用有回阳救，逆温经止血）或用黄土汤，加三七、焦艾叶、炒蒲黄等。

③血热妄行 治法，清热解毒，凉血止血。方药，犀角地黄汤（方中犀角、生地、丹皮凉血止血，赤芍止血兼化瘀，防寒凉太过而成宿血。诸药合用清热之中兼以养阴，使热清血宁而无耗血之虑，凉血止血之中兼有散瘀，使血止而无留瘀之敝。若见高热、气血两燔者，可合白虎汤加减），另可选用凉血地黄汤、四生丸、槐花散、小蓟饮子等。

二、损伤瘀血

（一）定义

离经之血，留于体内，积聚成瘀。外力损伤经脉，血液滞留于腔道、皮肉、肌腠之间者称为损伤瘀血。瘀血又有蓄血、留血、恶血、败血、伏血、死血等之称。如《灵枢·邪气脏腑病形》所说："有所堕坠，恶血留内。"由于瘀血滞留于胸、腹、颅等部位不同，其症状体征也有所不同。

（二）病因病机

瘀血可是受寒、情志、外伤等所致。损伤瘀血多因外力而致各部位的脉络受损，血液外溢而离经，使其运行受阻，或因伤后气虚无力推动，或伤后受寒邪侵犯，寒邪收引血脉不畅并凝而成瘀。因损伤部位不同故症状治法亦不同，所以临证须认真辨析。

（三）辨证论治

1. 颅脑瘀血

（1）主症 损伤后患者出现头昏，头如锥刺、刀劈之痛，昏迷少时即醒，或醒后再度昏厥，恶心呕吐，烦躁不安，睡卧不宁，若昏不识人为危重之象，舌有瘀斑，脉涩。

（2）分析 颅脑瘀血多因头部直接受暴力打击、碰撞、挤压，或因高处堕坠，或"挥鞭式"损伤引起颅内脉络受损，瘀血稽留于颅内，气血不得行之，诸窍不得荣之，而出现头昏头痛；瘀血阻滞，脉络不通，脑海不充，神明受扰则睡卧不安等，如脑络出血不止，阻蒙清窍则再度出现昏不识人；如瘀血积滞，气机阻遏则升降失调而恶心呕吐。舌瘀斑、脉涩为瘀血阻滞之象。

（3）治法 活血化瘀，通窍启闭。

（4）方药 苏合香丸、通窍活血汤等。

因气闭而昏迷不醒者，即刻灌服苏合香丸，以芳香开窍，行气解郁；醒后改用夺命丹以祛瘀宣窍。气闭昏厥抽搐者，用安宫牛黄丸，至宝丹。兼有高烧痉挛者可用神犀丹等。颅内血肿可用颅内消瘀汤或通窍活血汤等。若有条件应尽早手术治疗。

2. 胸胁瘀血

（1）主症 气紧、气促，不能平卧，口唇发紫，胸部刺痛或胀痛，痛有定处，呼吸疼痛加剧，肋胁丰满，叩之浊实，闻之呼吸音微弱，多有发热、纳差、舌有瘀斑、弦脉或弦涩。

（2）分析 暴力撞击、挤压或用力负重所致肋胁部损伤造成胸胁恶血蓄积。胸胁为肝络所布，损其肺，或肝气郁结，肺失肃降，故而气紧、气促，不得平卧；瘀血凝滞，血行受阻而伤形，则胸部刺痛、痛有定处、呼吸疼痛加剧；瘀血内留胸膜腔内，则听、叩、触诊查体诸症皆出。瘀血久郁化热，出现发热；瘀血滞于脾经则纳差；舌质紫暗或瘀斑，脉涩为内有瘀血之象，弦脉主痛证。

（3）治法 疏肝解郁，活血化瘀。

（4）方药 血府逐瘀汤、复元活血汤。前者由四逆散与桃红四物汤加味而成，四逆散疏肝解郁，调畅气机，桃红四物汤活血养血，两者同用可养血活血，疏肝理气兼治，多用于胸部内伤瘀血，或头胸腹瘀血内阻，血行不畅，经络闭阻疼痛，瘀血发热；后者多用于瘀血滞于胁下，或胁伤蓄瘀，两胁胀痛或肿痛难忍者。严重瘀血应早期穿刺抽出积血或胸腔引流。

3. 腹部瘀血

（1）主症 腹部损伤瘀血严重者可见腹胀腹痛、腹硬压痛、叩击痛、反跳痛、血虚、血脱之危象，舌紫黯，脉沉涩或虚数无力。如脾胃出血，主要表现为上腹部疼痛，拒按，痛引肩、颈或胸背部，恶心呕吐，便远血；肠道损伤则阵发性腹痛，向少腹或会阴部放散，便近血。

（2）分析 腹部因受撞击、踢压等暴力损伤而瘀血内积，或因脊柱、骨盆骨折出血而滞留成瘀。腹部损伤瘀血气滞结于腹部而不顺，故腹胀、腹痛、拒按；瘀血阻滞经脉则引痛于肩、颈、胸、背；腹中瘀血肝胃不和，清气不升，浊阴不降，则恶心呕吐；内损伤及胃肠，则便远血；内损伤及肠道则便近血；出血量多或持续日久则气血两伤，故面色苍白；气虚而不固摄则大汗淋漓；舌黯瘀斑，脉弦涩为积瘀之象；脉虚数无力为气血两伤之症。

（3）治法 活血化瘀，行气止痛。

（4）方药 膈下逐瘀汤、少腹逐瘀汤、桃仁承气汤。

腹部损伤但瘀血阻滞于膈下，形成积块，蓄瘀疼痛者用膈下逐瘀汤。方中经桃红四物汤去生地之寒滞，加丹皮以养血、活血、消瘀散，五灵脂、延胡索、香附理气以活血，枳壳疏肝理气，乌药温中行气，偏于脘腹，甘草调和诸药，以活血祛瘀，疏肝理气；腹部挫伤，瘀血留滞于少腹，少腹胀痛者用少腹逐瘀汤。方中当归、赤芍、川芎养血活血，灵脂、蒲黄、延胡索、没药理气活血止痛；下焦不足，易重内寒，取茴香、干姜、官桂温阳助血而行之。

4. 肌肤瘀血

（1）主症 局部肿痛，肌肤青紫瘀斑，形伤而痛有定处，患部失用，舌紫黯，脉沉涩。

（2）分析 暴力致伤，脉络破损，经气不畅而血瘀气滞，瘀结肌腠，故而局部肿痛，显于外则肌肤青紫瘀斑；瘀阻经络四肢百骸失其濡养而不能用之；舌紫黯，脉沉涩为经络瘀滞之症。

（3）治法：行气活血，祛瘀通络。

（4）方药：活络效灵丹（《医学衷中参西录》）加减。方中当归活血养血，丹参活血祛瘀，乳香、没药行气止痛。根据症情可酌加香附、乌药、枳实、陈皮等理气之药。

5. 寒袭血瘀

（1）主症 寒邪侵袭肌体而见肌腠青紫，疼痛固定，遇寒痛剧，得温则减，舌紫暗，脉迟涩。

（2）分析 久伤气血两虚，肌腠不固，外邪易侵，寒邪收引，经脉瘀滞而不畅，故肌肤青紫，血伤形故疼痛固定；寒为阴邪，遇寒痛甚，阴病阳治，得温痛减；舌紫暗，脉迟涩为寒甚血凝之证。

（3）治法 温中散寒，活血通络，祛痹止痛。

（4）方药 当归四物汤、合失笑散。方中桂枝、细辛温中散寒，甘草、大枣益气健脾，通草通血脉、除寒邪，当归活血养血，五灵脂、蒲黄活血祛瘀。全身性疼痛则可用身痛逐瘀汤。

6. 气虚血瘀

（1）主症 肌肤肿痛、青紫久留不消，并有头晕目眩，面色苍白，少气懒言，神疲乏力，舌淡苔白，脉细弱。

（2）分析 损伤日久血亏气必虚，气虚无力推动而行血无权，瘀血日久，滞而不散，故肌肤肿痛青紫久不消；由于气血两虚，不能充养全身，上不能荣头面，出现头晕目眩，面色苍白，下不能温养四肢，则神疲乏力，少气懒言；舌淡苔白，脉细弱为气虚血不充之象。

（3）治法 益气养血，活血止痛。

（4）方药 八珍汤加减。

方中川芎、白芍、当归、生地养血、活血，党参、白术、黄芩、甘草益气养血。常用的益气药有黄芪、白术、山药、大枣。养血药有白芍、当归、龙眼肉等。

单纯的外力损伤或外邪入侵多为实证，治则以行气活血，祛邪通络为主，如伤后正气亏损致瘀者常为虚证，治则宜益气养血，通络止痛为要，正气虚弱复感外邪者则为虚实夹杂之证，治则应两者兼之，即攻补并施。

三、损伤血虚

（一）定义

伤后因出血过多或久伤气血耗损，脏腑功能衰弱而致血不能充养称为损伤血虚。损伤血虚除因出血过多、久病血虚外，还与脾、肝、肾的功能不足密切相关。

（二）病因病机

（1）丧失过多　严重损伤后出血量过大、过急或长时持续出血不止，或因内伤出血未能及时发现止血者可出现血虚。

（2）久伤血虚　久伤不愈，伤血耗气，加之瘀血日久郁滞化热，灼伤津液，津液枯竭，因津血同源，血随津枯而不足致血虚。

（3）肝肾亏损　肝藏血，主筋；肾藏精，主骨。损伤筋骨，多同时波及肝肾，肝气郁滞不条达疏泄，血不归肝，气血失和；肾气不足，精髓亏虚，肾阳衰弱，无权气化，血无从而生造成血虚。

（4）脾不生血　脾胃为后天之本，气血化生之源。损伤致脾胃受扰，脾胃运化功能失常，胃纳差，气血滋生之源缺乏，亦可致血虚。

上述诸因素可相互联系，相互影响。脾不生血、失血过多、久病等，可致肝肾不足，肝肾不足亦可导致脾胃不和，生血无源。

（三）辨证论治

1. 气随血脱

（1）主症　严重损伤，突然大量亡血或持续失血不止，心悸、心累，气短，知觉丧失，肢冷，汗出如雨，或口张手撒，二便失禁，六脉微细或浮大无根。

（2）分析　失血过多，血虚不能养心，心君失养，故心累、心悸、气短；神明受扰，而知觉丧失；气虚无权温煦肢骸而肢冷；亡血气无所依，气随血脱，元气大损，阳气暴脱，阴阳离决出现汗出如雨，或口张手撒，二便失禁；脉微细或浮大无根为气血脱逸之症。

（3）治法　益气固脱。

（4）方药　独参汤合生脉散，以益气养阴生津，固表使气复津回。同时即刻止血急救。

2. 气血亏虚

（1）主症　头昏目眩，视物生花，心悸气短，少气懒言，面色苍白，时有发热，喜静懒动，倦卧嗜睡，舌淡白无华，脉缓小。

（2）分析　损伤血虚，肝藏血不足，肝血虚则头目失养而头昏目眩，视物生花；血虚而致心君失濡养，出现心悸气短；气虚鼓动无力则见少气懒言，喜静懒动，倦卧嗜睡；因阴血亏虚，故见低热；舌淡白无华，脉缓小为气血亏耗之象。

（3）治法　补气养血。

（4）方药　八珍汤，以益气养血，调和脾胃。

3. 肝肾不足

（1）主症　胁肋隐痛，眼目干涩，腰膝酸软，唇赤颧红，潮热盗汗，虚烦失眠，舌偏红，脉细数。

（2）分析　肝开窍于目、经布于二胁，损伤导致肝气抑郁而失条达，肝血亏虚故胁肋隐痛不适，眼目干涩；腰为肾之府，膝为筋之府，损伤累及肾，致肾阴亏损，骨髓失充，腰膝失养，出现腰酸膝软；肾虚相火内扰则唇赤颧红，潮热盗汗；阴虚内热而虚烦失眠；舌偏红，脉细数为肝肾阴亏之象。

（3）治法　调血养肝，滋阴补肾。

（4）方药　大补阴丸、六味地黄丸、益肝煎。肝阴不足而致肝气横逆，胁肋疼痛用益肝煎以养血调肝；肾阴不充则可用六味地黄丸以益肾生髓；血虚生热者用大补阴丸、知柏地黄丸以滋阴泻火。

4. 脾不生血

（1）主症　胃纳欠佳，食欲不振，便溏薄，面色萎黄，四肢乏力，形体消瘦，舌淡苔薄，脉缓小。

（2）分析　因损伤扰乱脾胃功能，脾运不健，传化失常，故胃纳呆，饮食无味，便溏；脾为后天之本，主四肢，脾虚不能化生气血，体内精微不足，故面色萎黄，四肢疲力，形体消瘦，舌淡，脉缓小。

（3）治法　补脾生血。

（4）方药　归脾汤或补中益气汤，补脾生血，气血调顺。虚则补之，脾为后天之本，气血滋生之源，运化水谷精微之功，故各种补益之法都不应忽视其调理脾胃之功。

第二节　损伤性昏厥

一、定义

阴阳失调，气机逆乱所致的突然不知人事的一种病症，称为昏厥。由于损伤而引起的意识障碍或意识丧失，称为损伤昏厥。在古典医籍中又称为刀晕、血晕、昏聩、昏迷、迷闷、昏死等。以昏迷不省人事为特点，为损伤之危症、重症。如《类经·厥逆·张介宾按》所说："厥者，逆也，气逆则乱，故忽为眩仆脱绝，是名为厥……轻者渐苏，重者即死，最为急候。"

二、病因病机

由于跌仆损伤导致气机逆乱，升降失职，气血运行失畅。《素问·方盛衰论篇》云："逆，皆为厥。"《景岳全书·厥逆》云："盖厥者……即气血败乱之谓也。"《伤科汇纂·眩晕》云："若打仆即时晕倒在地，此气逆血晕也。"

（1）气闭昏厥　从高处坠下或受外力打击，脑受震荡，气为之震激，气机逆乱，上壅心络，心窍壅闭，猝然昏倒。

（2）恶血内留　多为头部内伤，或严重损伤之危重证候。脑为元神之府，伤后颅内积瘀，元神受损而致昏厥；或伤后败血攻心，心者，神明之府，神明受扰，神失所舍，清窍受阻，发为昏厥。肺主气，若瘀阻肺络，肺气不畅，气机遏阻，升降失司，清气难人，浊气难出，宗气不生，发为昏厥。

（3）气随血脱　严重损伤突致亡血，血虚不能上承，气无所附，随血而脱，以致昏厥。或终因持续失血，血虚不能养心，心神失养，神魂散失而昏厥。

（4）气血亏虚　元气素虚，情志怯弱，突受损伤或惊骇，气虚下陷或清阳不升而昏聩。

（5）伤痛昏厥　因伤痛甚而作，系伤痛而并伤气血，阴血耗损，阴不制阳，阳火炽甚，木旺生风而致昏厥。

（6）痰阻清窍　素有痰湿内阻，伤后脏腑不调，脾失健运，肺失清肃，三焦水道不通，痰湿停积肺络，阻遏气机，蒙蔽清窍，即成昏厥。昏厥浅者仅意识障碍，昏不识人，不久即醒；昏厥深者不省人事，知觉障碍，久不苏之，而致死亡。

三、辨证论治

本证为损伤之重急之候，故在治疗时应正确辨证，分清虚实，争分夺秒进行救治。

（一）气闭昏厥

（1）主症　多系头脑、脊柱等严重损伤。伤后即刻出现短时昏迷不知人事，呼吸气粗，醒后常有头晕头痛、恶心呕吐诸症，不再昏厥，舌淡红，脉沉细。

（2）分析　因骤然损伤使气为之震激，气机紊乱，心窍蒙闭，故昏迷不知人事；气机阻闭，肺气不畅而呼吸气粗，醒后因气机未能正常运行，清阳不升，浊阴不降，故头昏头痛，恶心呕吐。气血运行失常舌淡红，脉沉细。

（3）治法　通窍开闭。

（4）方药　苏合香丸（《和剂局方》），配醋气熏蒸口鼻，针刺大椎、十宣放出；针灸人中、劳宫、涌泉、关元等。方中苏合香、麝香、冰片、安息香芳香开窍，木香、檀香、沉香、乳香、丁香、香附行气解郁、散寒化浊，犀角、朱砂解毒安神，白术健脾益气，诃子收涩敛气。

（二）恶血内留

（1）主症　重伤后神昏谵语，烦躁扰动，或昏迷不醒，肢体瘫痪，头痛呕吐，少有患者偶可清醒，但时而又再度昏聩，甚则呼吸浅促，二便失禁，瞳孔散大，舌绛红或有瘀斑，苔黄腻，脉弦涩。恶血乘肺，急者数小时，慢者一周左右，即可出现呼吸急促、神志不清、昏睡、昏迷、发热等。

（2）分析　重伤败血内阻，闭迷心窍致神昏语谵，或昏迷不醒，恶血阻滞经隧，经络不通，肢节失养而痿软无力；败血在内，阳明燥实，故见烦躁扰动；败血留滞于头，神机闭蒙，升降失司而头痛呕吐；若脑内血溢不止，迷蒙窍隧可见再度昏聩，呼吸浅促；由于阴阳之气不相顺接，正气不固而致二便失禁，瞳孔散大；舌质绛红，或有瘀斑，脉弦涩，发热为恶血内滞化热之象；如恶血乘肺，肺气不宣，故呼吸急促；如宗气内竭故有神昏不醒等症。

（3）治法　逐瘀开窍。

（4）方药　黎洞丸。方中牛黄、冰片、麝香芳香开窍，雄黄、大黄解毒辟秽，儿茶、血竭、乳香、没药、三七活血祛瘀，天竺黄、藤黄清热豁痰。有条件则应早期手术治疗。

（三）气随血脱

（1）主症　重伤突致亡血过多，而突现昏厥，面色苍白，目陷口张，二便失禁，冷汗淋漓，四肢厥冷，倦卧气微，舌淡唇干，脉芤或细数无力。

（2）分析　由于猛然失血过多，气随血脱，故突然昏厥；正气不固，而目陷口张，二便失禁；阳气虚弱不能温煦四肢骨节，故而四肢厥冷；气虚不能卫外，故而冷汗淋漓；气血不足，不能濡养头面及四肢，则面色爪甲苍白，倦卧气微；舌淡唇干、脉芤或细数无力，为亡血阴伤之症。

（3）治法　益气补血，回阳固脱。

（4）方药　急用独参汤灌之，并可用参附汤合生脉散加当归、黄芪、牡蛎等回阳救逆。同时及时止血，输血补液，则更为有效。

（四）气血亏虚

（1）主症　素体虚弱，伤后见头晕目眩，神疲懒言，面色无华，爪甲苍白，心悸少寐，食欲不振，或稍受刺激则昏厥，舌淡脉细。

（2）分析　平素元气亏虚，复受损伤或惊骇，气虚下陷，清阳不升，气血上不荣头脑，则头晕目眩；因素体虚弱，情志怯弱，加之神机不利，故稍有刺激，则气机逆乱而导致昏厥；中气虚损，则神疲懒言；气血亏损不能充养头面四肢，则面色无华，爪甲苍白；心脾气血亏虚，故心悸少寐、食欲不振；舌淡脉细，为气血不充之象。

（3）治法　益气补血，开窍通闭。

（4）方药　十全大补汤（《医学发明》）以温补气血，合苏合香丸以行气开窍。

（五）伤痛昏厥

（1）主症　因伤后剧痛而昏厥，汗出不止，内热作渴，烦躁不安，舌红苔薄黄，脉弦或弦数。

（2）分析　因损伤疼痛皆伤气血，痛甚而情志过激，肝阳上扰，阴虚火旺生风而昏厥，热盛迫津液外泄而汗出不止，内热耗津伤液，故内热作渴；热扰心神则烦躁不宁；舌红、苔薄黄，阳火炽著；弦脉主诸痛之症。

（3）治法　清肝凉血，祛瘀止痛。

（4）方药　小柴胡汤（《伤寒论》）加栀子、三七、苏木、玄胡等，局部有效固定制动，或适当应用止痛药可防之。

（六）痰阻清窍

（1）主症　昏聩迷蒙并见喘急痰鸣，气紧气促或呕吐痰涎，舌苔白腻，脉多沉滑。

（2）分析　素有痰痼湿，损伤之后，诱发旧病，继发痰涎蕴盛，痰阻气道，肺失宣降则喘急痰鸣、气紧气促；痰随气升，上蒙清窍，则昏聩迷蒙；痰湿中阻，痰气相击，故呕吐痰涎；舌苔白腻，脉沉滑，为痰浊内停之征。

（3）治法　涤痰开窍。

（4）方药　导痰汤加减。神志不清先用苏合香丸，神清后祛湿化痰，行气开郁，用导痰汤（胆南星、姜半夏、天南星、天竺黄、石菖蒲、郁金、枳实、竹沥）。干呕者可加安宫牛黄丸或至宝丹。

注意损伤昏聩之证因有虚实之分，治则有异，故临床尤应详细辨别。如患者体形壮实，卒然昏厥，气窒息粗，牙关紧闭，四肢僵直，脉沉则为实证，即气闭、瘀滞、痰蒙、疼痛而致者，治宜开窍回苏为先；如患者气息微弱，汗出肤冷，面色苍白，脉细弱则为虚证，即血随气脱、素体亏虚者，治宜固脱回阳为要。昏厥经救治苏醒，但损伤并未痊愈，仍应依其临床表现辨证施治。

第三节　损伤性腹胀

一、定义

损伤后病人出现腹部胀满不适的病症为损伤腹胀。《素问·缪刺论》述："人有所堕坠，恶血留内，腹中满胀，不得前后。"以腹部损伤、脊柱、骨盆骨折多见。

二、病因病机

（1）瘀血内蓄　脊柱、骨盆骨折或脱位，腹部挫伤，腹腔内脏器损伤等，瘀血停蓄于腹腔，血瘀气滞，气机不畅，或败血遏久化热，浊气内生，腑气不通，积聚腹内发为腹胀。

（2）肝脾气滞　肝主疏泄，宜舒不宜郁；脾主运化，宜运不宜滞。损伤使肝脾气机阻滞，气滞郁结而升降失常，运化失司，清浊不分，致使脏不得藏谷纳新，腑不能推陈去腐，久之，气滞则壅，气壅则胀。

（3）脾气虚弱　损伤之后，气血耗损，阴血亏耗，元阳亦伤，脾虚失运，水谷不化，浊气内生，发为腹胀。或因素来脾虚，伤后出血、瘀血或过用寒凉、滋腻等克伐脾胃之品，脾胃运化无权，郁久化热，气生致腹胀。

三、辨证论治

损伤腹胀可是损伤后的一个单纯症状，也可是严重的并发症状，辨虚实论治时，除应辨明其病因外，还应明确其损伤的部位、程度，因腹内脏器损伤出血，如腹腔或腹膜大出血，引发的腹胀，多危及生命，应及时正确救治。

（一）瘀血内蓄

（1）主症　腹胀腹痛，不得俯仰转动，纳呆便秘，身热脉数，舌红苔黄干。多在伤后1~2 d逐渐发生，若有大量恶血内留，则腹胀发生甚早，若有脏器破损则腹痛甚重，腹硬如板，压痛明显，反跳痛等。

（2）分析　多因骨盆、脊柱骨折，瘀血内停，血泣而气机阻滞，胃肠运化不健，遏阻生热，浊气内生，而腑气又不通，故而多在伤后1~2 d逐渐发生腹胀；因败血阻滞经络，气血运行不畅，故腹痛，不得俯仰转动；气滞血瘀致中满，因而纳呆便秘；有郁热而脉数、舌红苔黄干。若脏器破损，出血量多，瘀血量大则腹胀出现早，且病情危重。

（3）治法　活血逐瘀。

（4）方药　对腰伤瘀血停积腹壁后者，用桃仁承气汤；对瘀血内蓄腹中者，可用鸡鸣散合失笑散。若腹腔或腹膜大出血，或脏腑破裂，腹部胀痛欲死，呕吐、发热、烦躁，不得屈伸转动，腹壁板硬，压痛明显、反跳痛，或腹大如鼓，则提示腹膜炎变的可能，应及时请外科会诊，进行抢救。

（二）肝脾气滞

（1）主症 胸胁疼痛，腹胀满痛，胀甚于痛，嗳气，便结不通，入夜痛甚，舌黯，苔白，脉弦。

（2）分析 损伤而致血瘀气滞，肝经郁滞而失条达，脏腑气机紊乱，故胸胁疼痛，嗳气；脾气不振，运化失职，脾胃呆滞，而致腹胀满痛，胀甚于痛，便结不通，使滞者愈添其胀，故入夜胀痛更剧；气机不利，血行不畅，故见舌黯、苔白、脉弦。

（3）治法 理气消滞。

（4）方药 柴胡疏肝散加味或六君子汤加味。柴胡疏肝散中柴胡、香附疏肝理气解郁，芍药、川芎行气活血，枳壳行气消滞。该症因伤后气机已乱，脾胃运化已弱，中气已虚，故而不宜峻泻猛攻或用破散之剂。否则，将使虚者更虚，滞者更滞，腹胀著甚。因而理气消滞，佐以行气活血之品，疗效更显。

（三）脾气虚弱

（1）主症 腹胀喜按，面色萎黄，四肢酸软无力，口唇爪甲淡白无华，食欲不振，大便溏薄，脉虚无力。

（2）分析 因损伤气血亏耗，阳元受损而脾虚失运导致虚性腹胀，故腹胀喜按，按则舒顺；气血精微生化不足不能上荣头面、温煦周身则见面色萎黄、口唇淡白、爪甲无华，四肢酸软乏力；脾虚失运，而见饮食不振，大便溏薄；舌质淡白，脉虚无力，属脾弱，气虚不足之表现。

（3）治法 健脾和胃，补益中气。

（4）方药 香砂六君子汤（人参、白术、茯苓、甘草、陈皮、半夏、木香、砂仁、藿香）。方中四君子汤健脾益气，香附、砂仁理气健脾。此外也可选用补中益气汤、归脾汤等。

腹胀一证为损伤之常见症候，尤其好发于腹部损伤，骨盆、脊柱骨折，因此，治时宜辨清证型，分辨虚实，及时治疗。否则，因浊气不降，脾胃运化无权，影响水谷精微之吸收，气血之生化，不仅延缓了创伤愈合，而且还可由此引出各种并发之症。

第四节 损伤性痿软

一、定义

损伤后筋脉弛缓，筋骨软弱失用，以不能随意运动，肌肉瘦削无力为特征的一种病症称为损伤性痿软。正如《景岳全书·痿证》所说的"元气败伤，则精虚不能灌溉，血虚不能营养者"，以致筋骨痿废不用而致。由脏腑、经络疾病逐发痿软者多是内科痿软之病，而由外伤所致者则为损伤痿软。痿软在骨伤科中类似现代医学中的神经损伤、脊髓损伤、小儿麻痹症、损伤废用等病变。

二、病因病机

（1）经脉受损 多见脊柱、四肢骨折脱位等，致使督脉、经脉离断、挤压等损伤，而督脉总督全身 12 经之阳经，外联四肢、皮肤、肌肉，内络脏腑器官，一旦离断或受压，则经脉不通，轻者肢麻、无觉、无力活动，日久即痿；重者荣卫不行，肢节无用，产生痿软。

（2）经脉瘀阻　多因督脉受震，经气散乱；或损伤瘀血内蓄，停积凝聚，压迫闭阻经络；或骨折脱位之移动、外固定物等的牵拉、挤压经脉，使经脉不畅，经脉气血失运，四肢筋骨失于濡养，导致筋骨痿软，肌肉瘦弱、肢体麻木而成痿软。

（3）气血虚亏　气有温煦、熏肤、泽毛的作用，血有营养、滋润脏腑之功能。若损伤出血过多，损血耗气，或久卧于病床，气伤血少，或脾胃素虚，加之肢节外伤，气血乏源等均可造成肢体失于濡养，发生痿软麻木。《素问·逆调论》认为："荣气虚则不仁，卫气虚则不用，荣卫俱虚则不仁，且不用，肉如故也。"《景岳全书·非风》曰："气虚则麻，血虚则木。"此外，气血虚弱，风、寒、湿邪乘虚而入，阻遏经络，气血不畅生麻木而成痿软。

（4）筋骨失用　损伤或伤肢固定时久，或久卧不起，而伤气血，损肝肾。肝主筋，肾主骨，肝肾不足，筋骨失养，则筋骨不得用也。另因筋骨关节，以刚为正，以柔为顺，以用为常，久不用之则痿软愈甚。

三、辨证论治

（一）经脉受损

（1）主症　伤后肢体麻木，知觉减退，筋骨软弱无力，甚者知觉、运动完全丧失，兼有腹胀、发热、二便障碍、舌淡、苔白、脉沉细。

（2）分析　督脉受损，经脉受压而不畅通，气血不能充养肢节，而致肢体麻木；重者，经脉断离或闭阻不通，真阴之气不得运行于诸经，故知觉消失、肢节功能尽丧，痿软不能动用；经脉受损，气血运行不利，脏腑失和，则腹胀；瘀遏久之则发热；足太阳膀胱经和手阳明大肠经受损则二便失控；舌淡，苔白，脉沉细为气血不调之象。

（3）治法　活血祛瘀，续断通督。

（4）方药　新伤续断汤［当归15 g、地鳖虫15 g、自然铜30 g（醋煅）、骨碎补20 g、没药10 g、乳香10 g、丹参20 g、泽兰叶10 g、延胡索15 g、苏木10 g、续断15 g、桑枝10 g、桃仁10 g水煎服］。本方重在祛瘀生新，接续筋骨、经脉，通利关节，治痿弱无力之症；自然铜、骨碎补、续断散瘀止痛，接骨续筋；桑枝祛瘀通络，疏利关节。

（二）经脉瘀阻

（1）主症　肢体损伤，局部瘀斑肿痛，无力举臂握拳，不能抬腿动足，并有肢体麻木，舌质紫暗，脉弦涩。

（2）分析　损伤而致瘀血，或移位骨端压迫经脉，气血运行不畅而见局部肿、痛、瘀斑；败血停聚闭阻经脉，经络不通，肢体失濡养则手足痿软无力，关节不骨，故而臂无力举、拳不得握，腿足无力抬动，肢体麻木；舌质紫暗，脉弦涩为经脉瘀阻之证。

（3）治法　活血祛瘀，舒经通络。

（4）方药　复元活血汤。复元活血汤主要以活血祛瘀，疏肝通络为主，适用于肢体麻木、痿软不用等。如为骨折脱位所致痿软麻木者，应及时整复骨位，解除压迫可防止或减轻痿软之症；如为严重出血压迫则最好及时穿刺抽出瘀血而解压，或手术探之。

（三）气血亏虚

（1）主症　患者头昏眼花，肢体麻木、痿软无力，少气懒言，面色萎黄无华，神疲乏力，舌质淡白，脉细弱。

（2）分析　损伤日久，损血耗气，加之损伤使脾胃失运，胃纳呆滞不振，精微物生化之源贫乏，气血无以生成，气血不充，则少气懒言，面色萎黄，神疲乏力；肢体失于气血之濡养，日久则痿软无力；舌质淡白，脉弱均为气血虚亏之象。

（3）治法　补气养血通络。

（4）方药：人参养营汤（《和剂局方》）加减。方中党参、白术、黄芪健脾益气，肉桂、当归、熟地、白芍养血敛阴，五味子、远志、茯苓、大枣安神养心。也可用八珍汤或十全大补汤。若兼有风寒湿邪可佐以祛风散寒之品，可加用麻黄、桂枝、羌活、独活、五加皮、桑寄生等。

（四）筋骨失用

（1）主症　肌肉瘦弱，筋骨痿软而无力以动之；肌筋挛缩，关节伸屈不利，甚则出现畸形。舌淡、苔白、脉沉细。

（2）分析　多因损伤，不仅气血虚损，还致肝肾不足，筋骨不能得以充养，则肢体痿废不得动用，关节屈伸不得滑利，日久则关节拘挛，或出现畸形。肝肾亏虚，精血亏损而见舌淡、苔白、脉沉细。

（3）治法　内外兼治。

（4）方药　内治宜补益肝肾，强筋壮骨，用壮骨养血汤（《伤科补要》）、健步虎潜丸等。外治则以加强功能锻炼为主，配以按摩、针灸、药物熏洗等。

损伤之痿症，早期多为实证，以理气、活血、通络为宜；后期多兼有脾肾阳虚，以补脾肾，温经络为宜，可用补肾壮阳汤（熟地15 g、生麻黄3 g、白芥子3 g、炮姜6 g、杜仲12 g、狗脊12 g、肉桂6 g、菟丝子12 g、牛膝9 g、川断9 g、丝瓜络6 g）。必要时应考虑手术外治。

第五节　损伤便秘

一、定义

损伤后大便经常秘结不通，排便时间延长，或有便意但排便困难者，称为损伤便秘。《伤寒论》中有"阳结"、"阴结"、"脾约"等名称，后世之医书也有"风秘"、"热秘"、"虚秘"、"气秘"之说。

二、病因病机

水谷入胃，脾胃运化，精微之物吸之，所剩之糟粕之物经大肠传送而出成便。如脾胃受损或其他原因而致脾胃运化、大肠传送功能失调，则大便异常，如久不运送则便秘结不畅。

（1）瘀血蓄积　损伤恶血蓄积腹部则"腹中满胀，不得前后"，血瘀气滞，胃肠运化传送功能失常，积停不行而致便秘。多见于胸、腹、脊柱、骨盆等损伤。

（2）热灼津枯　伤后恶血内畜，郁滞日久化热，瘀热灼津，或伤后体虚热邪入侵致热、汗出，耗损津液造成粪便秘结而不下行。

（3）气虚失运　久伤气虚，或久卧少动，或重伤气亏，正气虚弱，脾胃运化无权，肠道传送失司，糟粕内停不能下行而便秘。

（4）血虚肠燥　伤后失血过多，或重伤阴液不固而大汗淋漓，或久伤阴液亏损，或脾胃失和阴血化生无源，血虚津少，肠失润滑而燥结致便秘。

（5）气机郁滞　伤后过度思虑忧愁，情志抑郁，久卧不动，气机阻遏，胃肠运化失职，糟粕不行而便秘结。

三、辨证论治

（一）瘀血蓄积

（1）主症　伤后腹部胀满，大便不通，腹中坚实，疼痛拒按，按之痛甚，纳呆，口渴不思饮，发热，舌红、舌苔黄厚而腻。

（2）分析　因胸、腹、脊柱损伤，瘀血蓄积于腹部，血瘀气滞，停积不行，腑气不通，浊气不降，故见腹满腹胀，糟粕结于肠道而不下行，故腹坚实疼痛而拒按；因脾胃运化阻滞，故纳呆；瘀血停畜而化热灼津，则见口渴、发热；舌红苔黄而腻、脉沉实为内有瘀积之证。

（3）治法　攻下逐瘀。

（4）方药　伤在脊柱、胸部用鸡鸣散（《伤科补要》，归尾 15 g、桃仁 9 g、大黄 30 g）；伤在骨盆、腹部用桃仁承气汤（《温病条辨》）；伤在四肢用当归导滞散（《伤科汇纂》）。若腹中虚寒停聚瘀血，用大黄等药，其瘀仍不下，腹部胀满更甚，可去大黄，用肉桂、木香为末，热汤冲服，瘀血自下。此因药寒凝滞而血不行，药辛温则寒凝自解血行之。鸡鸣散中归尾活血养血，桃仁活血祛瘀，大黄清热泻火。桃仁承气汤中，桃仁、大黄活血祛瘀，清热泻火，桂枝、芒硝润下通便。需要注意的是素来体弱、年老、妊娠、经期等一般禁用攻下逐瘀法，可用番泻叶 6～8 g 泡饮，有良好的泻下作用，解便即停。

（二）热灼津枯

（1）主症　伤后汗出过多，或面红身热，大便干结，小便短赤，口渴唇燥，舌红苔黄燥，脉洪或滑数。

（2）分析　体壮阳盛之人，胃肠素有积热，或瘀血内畜化热灼津，故面红身热；热盛逼津外出，则汗出较多，肠道津枯大便干结；热移膀胱，则小便短赤；热灼津伤液，津液甚乏，则见口渴唇燥；舌红苔黄燥，脉洪或滑数，均为热盛伤津之象。

（3）治法　清热润肠。

（4）方药　增液承气汤（《温病条辨》玄参 15 g、麦冬 10 g、生地 15 g、大黄 6 g、芒硝 4 g 后下）加减。方中玄参、麦冬、生地养阴润肠，大黄、芒硝泻下通便。

（三）气虚失运

（1）主症　胃纳甚少，食欲不振，喜卧懒动，有便意但临厕需努挣，便虽秘但并不干结，便后乏力，甚者头晕目眩，心悸气短，面色苍白；苔薄舌质淡，脉细弱。

（2）分析　久病气虚，或久卧伤气，或伤重气损，肺脾二脏首受其害，肺气虚弱，大肠传导无力，脾气不足则运化无权，气虚不生血，故见头晕目眩，心悸气短，面色苍白；

因脾失健运而致脾胃呆滞，食欲不佳；气虚运化无力故便秘而不坚；努挣排便后，正气更耗故便后乏力；苔白质淡，脉细弱为气血俱虚之象。

（3）治法 益气升阳。

（4）方药 补中益气汤加麻仁、白蜜、郁李仁等。方中黄芪为主，补中益气，配以党参、白术健脾益气，陈皮理气调中，当归活血养血，少量柴胡、升麻升举阳气，加入麻仁、桃仁以润肠通便，诸药合用则补中益气，升提阳气，通便导滞。亦可用推拿疗法，在腹部作顺时针方向按推，反复进行，能促进肠道运行，增进脾胃运化。

（四）血虚肠燥

（1）主症 伤后内外出血过多，便秘，并有面色无华，头晕目眩，心悸，唇淡苔薄，脉沉细弱。

（2）分析 损伤出血过多，血虚阴亏，不能下润大肠而便秘结；血虚不能润养清窍和心君而头晕目眩，心悸；血虚不能上荣则面色无华；唇淡苔薄，脉沉细弱为血虚不足之象。

（3）治法 养血润肠。

（4）方药 润肠丸加减。大黄、桃仁、归尾、生地、麻仁、枳壳。生地、归尾滋阴养血活血，与麻仁、桃仁同用兼能润肠通便，枳壳引气下行，大黄攻下通便，众药合用养血润燥，滋阴通便。如因血虚而致阴虚内热，出现烦热、口干、舌红少津者，加玄参、生首乌、知母以清热生津。若津液已复仍便秘结燥者，可用五仁丸润肠通便。

（五）气机郁滞

（1）主症 伤后欲便不得解，嗳气纳呆，胁腹痞满，甚者腹中胀痛，舌苔薄腻，脉弦。

（2）分析 伤后过度思虑，肝脾之气不畅，加之久卧不动，气机郁滞，传导失职，糟粕内停故而大便秘结，欲解不得，腹胁痞满；腐气内聚，甚则腹中胀痛；肝脾失调，脾失健运，则嗳气、纳食不振；舌苔薄腻，脉弦，为肝脾不和，气滞之象。

（3）治法 顺气导滞。

（4）方药 六磨汤（《证治准绳》，沉香、木香、槟郁、乌药、积实、大黄）加减。若气滞郁久化热，证见口苦咽干，苔黄，脉弦数者可加龙胆草、黄芩以清热泻火，或配以更衣丸。

总之，便秘亦有虚实之分。实证有瘀血内蓄，热盛津枯，气机郁滞；虚证有血虚肠燥，气虚失运，故治法亦有攻下逐瘀、清热润燥、顺气导滞、养血通便、益气润下之异。由于临床也常有上述二证兼之，虚实夹杂之证，治宜虚实相兼，故便秘之治法不能单一应用通便之法，而应根据不同病因、症状选用不同方法治之。

第六节 损伤癃闭

一、定义

损伤后尿液点滴而下，甚则点滴全无的一种损伤内证，称为损伤癃闭。《类证治裁·闭癃遗溺》云："闭者，小便不通；癃者，小便不利……闭则点难通……癃为滴沥不爽。"

古代医家认为小便不利，点滴而短少，病势较缓者为癃；小便点滴不通，闭塞，病势较急者为闭。如今临床上多合称为癃闭。

二、病因病机

《素问·灵兰秘典论篇》云："膀胱者，州都之官，津液藏焉，气化则能出矣。"《素问·宣明五气篇》曰："膀胱不利为癃，不约为遗溺。"《灵枢·本输篇》则述："三焦者……实则闭癃，虚则遗溺。"从上可见癃闭主要是膀胱气化不利，而膀胱的气化又与三焦密切相关，以下焦最为重要。

（1）经络瘀阻　由于肝之经下行于膀胱，而损伤恶血内留，败血归肝，肝气不舒，瘀血泛注，经络不通而膀胱闭锁，气化无权而成癃闭。

（2）尿路损伤　损伤使尿道、膀胱损伤，或断，或破，尿液贮藏不能，水道通条不利，横溢腹阴，而致尿闭，也可因损伤经络，窍隧不通，而癃闭。

（3）津液亏损　损伤出血过多，或因剧痛、紧张、呕吐等到而亡阴，水液渗泄或化水之源枯歇，不能下注膀胱而癃闭。

（4）下焦湿热　损伤后湿热下注，弥漫三焦，或肾热移于膀胱，湿热互结，膀胱气化之功丧失，正如《诸病源候论·小便病诸候篇》所曰："小便不能，由膀胱与肾俱有热故也。"

（5）三焦气化不利　外损而致内伤，肝、脾、肾、肺功能失调，三焦气化无权。因损伤肝气不舒泄不条达，脾运化水湿失司，水道通条不利，肺失肃降，清气不升，浊气不降，肾主水功能障碍，三焦水液运化与气化功能障碍，故而出现隆闭之症。

三、辨证论治

《本金方·闭塞》云："人有因时疾，瘥后得闭塞不通，遂致夭命，大不可轻之。"而隆闭可有损伤性与内科性之分，其病因不同，治疗方法有异，故应详加辨别。《景岳全书·癃闭》曰："小水不通是为癃闭，此最危急证也。水道不通则上侵脾胃而胀，外侵肌肉而为肿，泛及中焦则为呕，再及上焦则为喘，数日不通则奔迫难堪，必致危殆。"由此可见癃闭不仅症重，而且无论内科或外伤癃闭其均可见上述之证，但损伤之隆闭均以损伤史为之鉴别。

（一）经络瘀阻

（1）主症　伤后少腹胀满疼痛，烦躁，渴不思饮，漱水不欲咽，小便不闭而不通，舌紫暗或瘀斑点，脉涩。

（2）分析　多因脊柱、骨盆骨折或脱位，瘀血气滞脉络阻遏不通，水道闭塞不利，三焦气血不畅，小水潴留于膀胱而不下行，故而少腹胀满疼痛；败血归肝，肝失条达则烦躁；因水液蓄积于下焦，津不能上承则渴不思饮，漱水不欲咽；舌紫暗或瘀斑，脉涩为体内有瘀滞之象。

（3）治法　活血行瘀，通道利水。

（4）方药　代抵当丸，以活血祛瘀，通络通闭。方中归尾、山甲片、桃仁、大黄、芒硝通瘀化结，利气行滞；生地生津养血，防祛瘀之品伤阴血；肉桂温补脾胃，助脾健运，水道通畅。另外可配用诱导法、针灸法、热敷法，必要时可导尿，以防病情加重。

（二）尿路损伤

（1）主症　血尿，膀胱膨胀，会阴部瘀斑水肿，小便点滴不畅或闭塞不通，严重者少腹剧痛而拒按，腹坚硬如板，恶心，呕吐。

（2）分析　水道损伤，则见血尿，窍隧不通则膀胱膨胀，小便短少或不能排除，膀胱破裂水液无贮存之处，横溢于腹与会阴外侵肌肉则会阴部瘀斑水肿，小便全无，腹膜炎变则少腹剧痛而拒按，腹如板状坚硬。水气上逆而为呕。

（3）治法　先宜急诊手术治疗，后配以活血化瘀，通利水道之法。

（三）津液亏损

（1）主症　小便短少，口干咽燥，渴而能饮，舌淡无津，苔白而干，脉沉细。

（2）分析　损伤亡血，或气虚不固而汗出过多，阴液亏耗，加之饮入甚少，化源不足，津液不足，不能下输膀胱则见小便短少；阴液亏乏不能上行润养则口干咽燥，渴而欲饮；舌淡无津，苔白而干，脉沉细乃阴津不足之象。

（3）治法　滋阴补液，益气生津。

（4）方药　增液汤合生脉散、知柏地黄丸等。增液汤中玄参 12 g、麦冬 9 g、生地 12 g 主要是养阴生津，润燥清热。生脉散人参 1.6 g、麦冬 1.6 g、五味子 7 粒以益气生津，固表止汗，有气复津回，汗止之功。

（四）下焦湿热

（1）主症　小便热赤，短少，或小便滴沥短少，少腹胀痛，口苦口粘，口渴不思饮，或大便不畅，舌红苔黄腻，脉细数。

（2）分析　损伤后正气虚弱，外邪入侵或瘀滞化热，湿热互结而下注，蓄积于膀胱，气化失职，水道不利故而小便不畅而赤热，甚者之令不行则闭而不通；湿热相结，气滞于下则少腹胀痛；脾胃受湿热之困扰而运化失司故大便不畅；湿热内盛则口苦口粘；津液不布则口渴不思饮；舌红苔黄腻、脉细数为湿热结于下焦之证。

（3）治法　清利湿热，通利水道。

（4）方药　八正散。方中集瞿麦、扁蓄、车前子、木通、滑石诸药通利水道，清利湿热；伍以栀子清热通利水道，清泻三焦湿热；大黄泻热降火；灯芯导热下行；甘草调和诸药。

（五）三焦气化不利

（1）主症　小便不通，烦躁或情志不宁，倦怠少食，面色晦暗，腹胀肢肿，恶心呕吐，或神昏谵语，舌紫暗，苔腻，脉弦紧，系病情危重。

（2）分析　严重损伤，气血严重瘀滞，使其肝、脾、肾、肺及三焦水液运行，水道通调功能障碍，水停失运，三焦气化无权因而出现小便闭而不通；水道不通上及脾胃而留于肠间则腹胀；尿闭而不通，土不利水则肢肿；水气上泛中焦则呕吐；水气凌心则心悸怔忡烦躁，水气上犯头面，蒙闭清窍则头晕目眩，或神昏谵语；肝、脾、肾、肺功能障碍，气血瘀滞不畅，故倦怠少食，面色晦暗；舌紫暗，苔腻，脉弦紧为气、血、水蕴结不化之象。

（3）治法　化瘀利水，降浊和胃。

（4）方药　代抵当丸合温胆汤加减。病情危急时可用倒换散，大黄、荆芥等分为末，温水冲服，9 g/次，2 次/日，小便不通者大黄减半，大便不通者荆芥减半。因此型病情多危笃，以采用中西医结合治疗为宜，必要时应导尿、应用利尿药、透析等，以免延误治疗。

损伤癃闭，应辨其虚实，凡瘀血、湿热，或水、气、血壅结，三焦、膀胱之气不利者为实，治则以通为首，可化瘀利水，或清利湿热，或调理其气，因气顺则小便自生；而亡阴亡血，或源流不足，或肾气不充，气化无权者为虚，治则以补为先，可滋阴养液，或温补肾气；对尿道或膀胱损伤、破损者，则应及早手术疗之；而尿毒内攻之危急重症者，则以中西医结合治之为宜。

第七节　损伤发热

一、定义

损伤后体温超过正常范围，或患者自觉发热，或感五心烦热，或觉骨蒸潮热而体温并不升高者均为损伤发热。多见于瘀血畜聚，邪毒入侵，阴血亏损等病症，尤以重伤患者最为多见。

二、病因病机

（1）瘀血化热　《灵枢·痈疽》曰："营卫稽留于经脉之中，则血泣而不行，不行则卫气从之而不通，壅遏而不得行，故热。"可见由于损伤而致脉络破裂，血离经而瘀聚于体腔、管道、肌隙、肤腠之中，壅遏蓄积，郁滞日久化热。

（2）邪毒致热　而损伤致皮肉破损、筋骨外露，邪毒侵淫而入，毒邪壅积时久，腐肉成脓而致热，如《血证论·瘀血》所云"瘀血在经络脏腑之间，与气相战斗，则郁蒸腐化，而变为脓"，或因损伤瘀血未清，毒邪与瘀血相聚成热。

（3）阴虚发热　《素问·逆调论》云："阴气少而阳气胜，故热而烦满也。"如上所述，阴虚发热多因严重损伤阴血外溢过多，或阴液亏耗，阴不制阳，虚阳外浮而造成阴虚发热。

（4）肝郁化热　血者皆肝之所生，恶血必归肝。伤后血瘀气滞，肝失条达而气不得舒之，郁滞化火而引致发热。

三、辨证论治

由于损伤发热的病因、病症、病程有所不同，并有虚实之分，故而治疗大法应随证而定。

（一）瘀血化热

（1）主症　发热多是伤后 24 h 之后出现，体温不会超过 39 ℃，但其发热程度和时间与损伤程度不成正比，轻者可持续 1 周，重者也不得超过 3 周，无恶寒，瘀祛则热退；损伤局部也可因严重积血而瘀肿，疼痛固定；口淡纳呆，烦躁，夜卧不宁，舌质红可有瘀点，苔白厚或黄腻，脉弦数。《金匮要略·惊悸吐衄下血胸满瘀血》曰："病者如热状，烦满，口干燥而渴，其脉反无热，此阴伏，是瘀血也。"这说明瘀血化热的另一表现特点是脉证不一。此外，在临床上瘀血化热还可出现体征不一，即自觉发热而体温正常的现象。

（2）分析　损伤败血停聚，郁滞阻遏而化热，故发热而无恶寒，瘀尽则热退；血伤形伤则局部瘀肿而痛有定处；郁热内伤津液故口干燥而渴；瘀热扰心，心神不宁而烦躁、夜寐不安；瘀血郁滞，经脉不通，脾胃运化失司而口淡纳呆；舌红有瘀点，脉弦数为瘀血郁积，血行滞涩，血分有热之证；苔白厚腻为气血不畅，瘀郁热蒸，水湿不运之象。

（3）治法　逐瘀清热、清热凉血、攻下泻热等。

（4）方药　血府逐瘀汤、膈下逐瘀汤、少腹逐瘀汤等。活血化瘀，瘀祛则热清。对脉证或体征不一者可用四物汤加丹皮、栀子活血、补血、清热。因血瘀脉络，阴血受损，熟地甘温滋阴补血，当归补血养肝，和血调经，白芍和营养肝，川芎活血行滞，四药合用补中有通，补而不滞；另加丹皮、栀子清营凉血，逐瘀清热，治血分之热。对瘀血蓄结于阳明之府的实热证而见，胸腹胀满，腹痛拒按，便秘不通，舌苔黄燥者，可用桃仁承气汤、黎洞丸等攻下泻热。对于瘀血滞于胸胁而见性情暴躁，烦躁不安，胁肋胀痛者，应用丹栀逍遥散加味以祛瘀、清肝散热。对新瘀化热，迫血妄行出现的咯血、呕血、便血、尿血者，宜用犀角地黄汤、小蓟饮子、圣愈汤等加减，以清热、凉血、止血。

（二）邪毒致热

（1）主症　邪毒入侵之初，壅于肌肤而见局部肤色发红、肿痛、灼热；热毒遏久则腐肉为脓，脓积而不溃者为肿疡。脓肿穿溃则流黄白稠脓，并有恶寒、发热，其热多超39 ℃，甚者可达40 ℃以上，大汗、便秘，小便赤黄而短，舌苔黄燥或黄腻，脉洪。若邪毒内攻脏腑，除严重热病证候外，还可见烦躁不宁，神昏谵语；或气粗喘息、咳吐脓血，或胁痛肤黄，甚则抽搐，或烦渴、嗳气、腹胀，或腰痛、尿闭，更为甚者昏聩不省人事。舌绛红成紫暗，脉细数或滑数。

（2）分析　损伤致皮肉破损或筋骨外露，邪毒依卫、气、营、血、脏之途而入，初入未盛，壅积肌腠而见局部红肿、灼热疼痛；热毒郁遏日久腐肉成脓。正气内盛托毒外出，故见脓肿穿破，脓液黄白相间；毒热入卫分则见恶寒发热、头痛等，毒热侵气分则见体温逐渐上升超39 ℃，甚达40 ℃以上，大汗、便秘结、小便黄赤短少，舌苔黄燥或黄腻，脉洪数；毒热乏血可见高热、斑疹、舌红绛紫暗；脉细数或滑数多为邪毒内陷血营，伤阴耗液之故。正气内虚则毒热犯内脏出现相关脏腑之证；如热毒伤肝，肝阴耗损，肝失疏泄露则见胁痛肤黄，热盛生风而抽搐；若火毒攻心、扰乱心神，则心烦不宁，闭蒙神志则神昏谵语；若热毒伤胃则烦渴、嗳气、腹胀、纳差；若火毒伤肾则腰痛、尿少尿黄，甚则尿闭；若火毒灼肺，肺气失宣则气粗喘息，肺络灼损则咳吐脓血等。

（3）治法　依邪在卫、气、营、血之不同治以解表法、清气法、清营凉血法、和解少阳法等。另外按疮疡辨证则分初起、成脓、溃后之不同施以消、托、补法。

（4）方药　银翘散以宣透热邪，辛凉解表。方中，金银花、连翘为主药清热解毒；荆芥穗、薄荷、淡豆豉为辅药辛散表邪，透热外出；牛蒡子、桔梗、甘草合用解毒散结；淡竹叶、芦根共为佐药，甘凉轻清，清热生津止渴；甘草为使药，调和诸药，多用于邪毒初入，热初起，热入卫分，热重寒轻者。荆防败毒散以辛温解表，用于寒重热轻者。

白虎汤加减以清热生津，石膏为主药，辛甘大寒，清泻肺胃而除烦热；知母为辅药，苦寒清泻肺胃之热，质润以滋其燥；两者配用增清气分邪热之功，甘草、粳米共为佐药益胃生津，恐大寒之品伤脾胃；加芦根、淮山药更能顺护津液；若渴甚者可加生地、玄参；

痛甚者则加乳香、没药；热甚者可加黄芩、黄连、瓜蒌。多用于气分实热，热邪炽盛，津液耗伤者。黄连解毒汤或五味消毒饮可清热解毒，用于热毒壅盛，高热烦渴，烦躁不安者。凉血地黄汤、犀角地黄汤合化斑汤等清营凉血，解热解毒。小柴胡汤，柴胡为主药，清解少阳之邪，疏畅气机之郁滞；黄芩为辅药，协助柴胡清解少阳邪热，两药合用可和解清热；人参、半夏、生姜、大枣为佐药，补中扶正以祛邪；炙甘草为使药，既能调和诸药，又能相助扶正。口渴者可去半夏加花粉。

对于外伤感染者如按疮疡辨证，则应根据初起、形脓、溃后不同而施以消、托、补等，此外尚应配以局部外治，以助内治之功。初期为防腐肉成脓可用消法，以解表活血清热解毒，消散痈肿，用五味消毒饮或仙方活命饮等即可；毒邪壅盛，疮疡已溃者可用托法以排脓托毒，使毒气随脓而泄，多用透脓散、托里消毒散；脓液溃破，气血大衰，余邪未尽者用补法，以补气血，扶正祛邪，多用神功内托散、竹叶黄芪汤等。

（三）阴虚发热

（1）主症　多有大失血失液病史，头晕，视物模糊，肢麻，日晡发热，低热，倦怠嗜卧，喜热恶寒，面色无华，舌淡白，脉细数。少有可并遍身搔痒。

（2）分析　失血伤液过多而致阴血亏衰，血亏其气必虚，故倦怠嗜卧，面色无华；气血虚弱四头目失养则头晕目眩，视物生花，肌肤失养则身痒；血虚发热，灼烧筋脉致四肢麻木；阴血亏虚，阴不制阳，虚阳外浮而低热或日晡发热；阳气亏乏而喜热恶寒；阴虚而火旺则舌淡脉细数。

（3）治法　养血清热，滋阴潜阳法等。

（4）方药　四物汤加黄芩、知母、石膏。方中熟地滋阴养血填精；当归补血养肝，和血调经；白芍和营养肝；川芎活血行滞；黄芩清热解毒，配以知母、石膏养阴清热，滋阴降火，多用于阴血亏虚发热。若血虚而致身痒则可四物汤加蝉衣、防风、地骨皮、首乌、紫草等，以养血散风。若伤后大失血气血俱伤，气亏血更虚，虚阳外越发热，宜用益气生血法，如当归补血汤或八珍汤加味。对肾阴亏损虚火上炎，用六味地黄以壮水制火。而对于血虚阳浮，精髓亏耗，虚热甚重则用大补阴丸、清骨散等以滋阴潜阳。

（四）肝郁化热

（1）主症　伤后身热心烦，目赤目眩，胸胁胀满，咽干、口苦，食少喜呕，或寒热往来，舌苔黄，脉弦数。

（2）分析　伤后气血瘀滞，肝气不舒，郁久化热而身热心烦；肝气郁结，气机滞而不通故胸胁胀满；肝火上炎则口苦咽干，肝阳上抗则目赤目眩；肝气乏胃则食少喜呕；苔黄，脉弦数为肝郁化热之象。

（3）治法　疏肝清热。

（4）方药　加味丹栀逍遥散。胁肋痛甚加玄胡、香附、郁金、川楝子；口干便秘加生地、龙胆草、黄芩；小便黄加茵陈、青蒿、黄柏。

损伤发热除上述病证外，临床上还可见虚实夹杂，如瘀血内停不化，瘀血不去，新血不生，引起血瘀兼虚而发热。另外还可见变证，如痉证：高热抽搐，牙关紧闭等，治则凉肝熄风，醒脑镇痉，多用羚角钩藤汤或安宫牛黄丸等；厥证：多为热厥，宜用增液承气汤通里攻下；闭证：多为热闭，选用牛黄清心丸，针刺十宣放血等。临床上应灵活辨证施治。

第八节 损伤痹证

一、定义

痹证即"风、寒、湿三气杂至，合而为痹"（《素问·痹论》）。痹证是因风寒湿邪入侵机体，经络痹阻，气血不得行而致筋骨、肌肉、骨节酸楚痛着，屈伸不利或肿大等病症。损伤后正气虚弱，外邪侵袭，故多数痹证易于伤后发生而称为损伤痹证。痹证有多种分类法，如《素问·痹论篇》"以冬遇此者为骨痹，以春遇此者为筋痹，以夏遇此者为脉痹，以至阴遇此者为肌痹，以秋遇此者为皮痹"，按时间、部位不同将其分为五痹。临床上也常将痹证以致病因素不同分为风痹、寒痹、湿痹；如按痹证的性质不同则又可分为痛痹、着痹、行痹、热痹。痹证如内侵脏腑则如《素问·痹论》所云："骨痹不已，复感于邪，内舍于肾。筋痹不已，复感于邪，内舍于肝。脉痹不已，复感于邪，内舍于心。肌痹不已，复感于邪，内舍于脾。皮痹不已，复感于邪，内舍于肺。"成五脏之痹证。

二、病因病机

（1）筋骨损伤　一方面是损伤后，瘀血未尽，宿血滞留，虽外伤已愈但每遇寒冷则复发之，或治伤中寒凉之品使用过多，寒则血凝，血凝滞不化而闭阻经络成痹。另一方面因肢体损于外，脏腑气血由之不和，气血亏损，正气虚弱，营卫之气不固，外邪乘虚而入，由表入里而成。"久伤必有寒"，即伤后瘀血易为寒湿所感，亦易致陈伤痹痛。

（2）正不胜邪　《济生方·痹篇》曰："皆因体虚，腠理空疏，受风寒湿气而成痹也。"老年、体弱、伤后、素体虚弱者，久居凝水之地，或过度劳役后涉水冒雨而行，或常年于潮湿寒冷之境劳作等，朝伤暮损，外邪侵入，流注经络，日积月累，耗损正气，痹从外而入。正如张子和于《儒门事亲·痹论》所云："此疾之作，多在四时阴雨之时，及三月九月，太阴寒水用事之月，故草枯水寒为甚；或凝火之地，劳力之人辛苦过度，触冒风雨，寝处浸湿，湿从外入。"

（3）瘀热内蕴　损伤后瘀血郁滞日久而蕴热。或素体阳气偏盛，复感暑湿，或三气杂至，入里郁而化热，流注经络关节表现为红、肿、热、痛一系列热盛之证候。

三、辨证论治

由于致痹的因素诸多，而机体阴阳的盛衰不同，外感诸邪不同，故其病性亦不同。另外病邪可由浅入深，由表及里，由经络至脏腑，居于不同部位，产生不同脏腑病变，即病位亦不同。所以辨证之首是明其病因，即属受风、感寒、伤湿，或系外伤瘀血；如风气胜而致之痹，疼痛游走不定者称为行痹；湿气胜而致之痹，疼痛重着，肿胀者称为着痹；寒气胜致之痹，剧痛，遇热则解者称为痛痹；风寒湿三气郁而化热致痹，局部红、肿、热、痛，遇热痛甚者称为热痹。辨证之次才是阐明其病位，即在皮、在肌、在筋、在脉、在骨，以定病之深浅，如皮痹者，邪伐肌肤腠理，皮肉麻木；脉痹者，脏腑移热，复遇外邪客搏经络，留而不行；筋痹者，邪气与正气相搏，聚于关节、筋脉；骨痹者，病在骨，骨重不可举。最后再从整体观察，确定其虚实寒热，正邪消长等。

痹证的治疗，一般根据风、寒、湿、热之偏胜，采用祛风、散寒、除湿、清热之法为主，佐以通络活血之药，以活血行血，舒筋通络；若是陈伤瘀痹之证，则重用活血化瘀之品；另可视病情辅以养肝肾、补气血、强筋骨等扶正祛邪之法。此外，配以推拿、针灸、火罐、熏洗等外治法其疗效更显。

（一）行痹

（1）主症　肢体、肌肉、关节疼痛，游走不定，关节不利，手足不随，肌肤不仁，舌苔白滑，脉浮缓。

（2）分析　外邪侵袭，即风寒湿三气杂至，闭阻经络，气血运行不畅，不得濡养筋络肌节故而屈伸不利，不通则痛，故疼痛，亦是风、寒、湿诸痹之证的共同病症；风邪善行数变，时而走窜上肢，时而流注下肢，故疼痛游走而无定处；邪客肺卫，则肌肤不仁；正邪抗争，表邪外束则可见恶寒发热之表证，脉浮为风邪在表，苔薄白滑为行痹初起之象。

（3）治法　祛风通络，佐以散寒除湿。

（4）方药　防风汤。方中麻黄、防风为祛风之主药，兼散寒除湿；因前人有"治风先治血，血行风自灭"之说，故桂枝、当归、秦艽、葛根，活血通络止痛；杏仁利肺气，茯苓导湿下行；生姜、甘草、大枣调中，和营，畅通气血之功，外散风寒之能；黄芩为佐药，防燥热之品太过。如无热证则去黄芩；若有寒热兼投之象则用桂枝芍药知母汤加减。

（二）痛痹

（1）主症　自觉骨节寒凉，肢节疼痛，痛有定处，动则痛增，遇寒更甚，得温即缓，苔薄白，脉弦紧。

（2）分析　因寒为阴邪，其性凝滞不通，故疼痛似折，疼痛有定处；寒邪收引，屈伸不利，动则痛增；遇寒则血更凝涩不通，痛亦更甚，得热凝解，气血畅通，故疼痛缓解；苔白薄，脉弦紧为寒痛之象。

（3）治法　温经散寒，祛风除湿。

（4）方药　乌头汤加减，以温阳散寒，补益气血，逐风镇痛。上肢疼痛为主者，加羌活、姜黄、白芷、川芎以祛风通痹止痛；下肢疼痛为主者，加牛膝、木瓜引药下行，通经活络，祛湿止痛；腰脊疼痛为主者，加杜仲、寄生、川断、巴戟强腰壮筋，祛风止痛。乌附麻辛桂姜汤能温中散寒，祛风除湿。若寒湿闭阻经络可加秦艽、姜黄、防己、海桐皮，温经活血通络。如痛痹未愈，复感风寒，肌肤麻木致皮痹者，用黄芪益气汤；如痛痹日久不解，关节拘挛，再感湿邪为骨痹者，用大活络丹或小活络丹以行气活血，通利经络，温寒散结。

（三）着痹

（1）主症　肢节疼痛重着，或肿胀，手足沉重，活动不便，肌肤麻木不仁，阴雨更甚，甚则腰膝冷重，苔白腻，脉沉缓。

（2）分析　湿为阴邪，其性黏滞，重浊，故肢节重着，手足沉重；湿邪留滞，闭阻气血，故肢节疼痛，痛有定处；湿邪阻滞，经络失和，而肌肤麻木不仁，活动不便；苔白腻，脉沉缓为湿邪内阻之象。

（3）治法　除湿运脾，祛风散寒。

（4）方药　薏苡仁汤加减。方中薏仁、苍术健脾渗湿；羌活、独活、防风祛风胜湿；麻黄、桂枝、川乌祛内外之寒湿并通阳；当归、川芎通络活血；生姜、甘草和中运脾，外散寒湿；肌肤麻木不仁，加海桐皮、稀莶草祛风通络。如症状复杂，风、寒、湿邪兼而有之，疼痛明显则用蠲痹汤。另外薏苡仁汤是治痹证之通用方，可视寒胜者，加川乌、细辛等温经散寒之药；风强者，加白芷、防风等祛风之品；湿重者，加防己、桑枝等除湿之药。若痹证迁延不愈则可视病情加以补气血、养肝肾之品，如气血两虚、肝肾不足、关节冷痛、腰膝酸痛、行走无力者，可用独活寄生汤加减，益肝肾，补气血，祛风湿，止痹痛。

（四）热痹

（1）主症　肢节疼痛游走，骨节灼热红肿，痛不可触，屈伸不得，可流注多个关节，遇凉痛减，兼有发热汗出，口渴，恶风，烦闷不安，小便黄热，舌干苔黄，脉滑数。

（2）分析　风寒湿三气杂至，郁而化热，热为阳邪，其性属火，故发热，汗出；瘀热滞郁于关节，则灼热红肿，凉冷则舒；气血不得运行，则疼痛，屈伸不利；热盛伤津则口渴，小便黄，烦闷不安；舌干苔黄，脉滑数为热邪壅盛之象。若热痹化火伤津，热毒深入筋骨则见骨节红肿剧痛难忍，入夜更甚，壮热烦渴，舌红少津，脉弦数。

（3）治法　清热通络，疏风利湿。

（4）方药　加减木防己汤。方中杏仁利肺气；桂枝、防己、苡仁通络除湿；滑石、石膏、通草清三焦之热，导邪外利，以清热利湿，络通。若热不重而头痛胸闷，舌苔腻，脉濡数者，加藿香、佩兰、川芎清化湿热；如寒热往来，胸胁胀满则加柴胡、黄芩和解少阳；汗出口渴欲饮则加石斛、花粉以生津止渴。若热毒入筋骨，以清热解毒，凉血止痛法治之，如凉血地黄汤加麦冬、天冬等生津之药。若湿热下注，而腿脚肿痛，小便热赤等宜清化湿热法疗之，如二妙散加海桐皮、防己等以清热利湿，舒筋止痛。

（五）陈伤痹痛

（1）主症　多有外伤、失治或治疗不当病史，肢节酸楚疼痛，痿软，不仁不用，关节屈伸不滑利，甚者可见肢节畸形或拘急痉挛，每遇气候变化，或阴雨，或寒冷，或过劳则病症加重。舌淡或有瘀点，脉虚细。

（2）分析　损伤失治或治疗不当余瘀未尽，兼感风寒湿邪，寒瘀凝重，经络痹阻，不通则痛；气血不养，则痿软，不仁不用；筋脉失养，不得束骨利节，则骨节伸屈不利，日久则拘挛或畸形；久病正虚，不得御邪任重，每遇六淫，即加重气血凝滞而病症更甚；舌淡、脉虚细为气血亏虚之证，舌有瘀点乃内有凝瘀，经络不通之象。

（3）治法　通经活络，散寒祛瘀。

（4）方药　祛伤散，独活寄生汤。祛伤散以行瘀散寒，通络养血补筋而祛痹。方中羌活、独活、细辛温经散寒胜湿，草乌搜风通络；五加皮、当归、川续断养血补筋；红花、牛膝活血祛陈瘀。

（毕　玲）

第三章　肩及上臂部软组织损伤

第一节　肩部及上臂部应用解剖生理

一、肩部的关节

肩部的关节包括有肩关节（盂肱关节）、胸锁关节、肩锁关节、肩胛胸壁关节和肩峰肱骨间关节 5 个关节（图 3-1）。前 3 个是解剖学关节，后 2 个为功能性关节。

（一）肩关节

肩关节（shoulder joint）又称为盂肱关节，由肩胛骨的关节盂与肱骨头构成的球窝关节，为多轴关节，可作各向运动。由于肱骨头的半球形关节面大于关节盂的关节面，虽然在关节盂四周有盂唇附着而略增加了关节盂的深度，但仍只有 1/4 ~ 1/3 的肱骨头关节面与之相接触，因此肩关节的活动范围相当大。再加上肘关节和腕关节的活动度，使手可触到身体的任何部位。

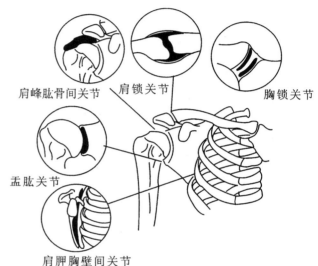

肩峰肱骨间关节　肩锁关节　胸锁关节

盂肱关节

肩胛胸壁间关节

图 3-1　肩部的关节

肩关节囊相当松弛，其下部向下突出，于臂下垂时形成皱褶，而于臂外展时皱褶消失，使肩关节可适应上述大范围的运动。关节囊上部附着于关节盂周缘，并将盂上粗隆包于囊内，由该结节起始的肱二头肌长头腱也被包入囊内，并经由结节间沟穿出关节囊。关节囊之下部附着于肱骨解剖颈。关节囊的前面部分增厚，形成盂肱上、中、下韧带（图 3-2），可增强关节的稳定性。

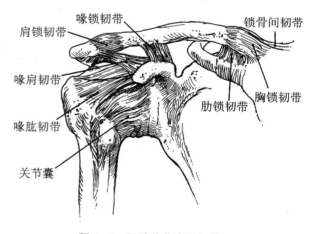

喙锁韧带　锁骨间韧带
肩锁韧带
喙肩韧带　胸锁韧带
喙肱韧带　肋锁韧带
关节囊

图 3-2　盂肱关节囊及韧带

（二）胸锁关节

胸锁关节（sternoclavicular joint）是上肢与躯干间唯一连结。由锁骨内端膨大的胸骨端与胸骨的锁骨切迹和第一肋软骨构成，属于鞍状关节。其关节囊甚坚韧，周围由胸锁前后韧带和肋锁韧带所加强。关节内有关节盘，为纤维软骨。整个锁骨可以其自身的长轴为轴心作少许旋转运动，以及锁骨外侧端作升降与前后运动。

（三）肩锁关节

肩锁关节（acromioclavicular joint）由肩峰内侧缘和锁骨的肩峰端的关节面构成，为平面微动关节。该关节面斜向下内，关节内有关节软骨盘。肩锁关节的关节囊薄弱，但有肩锁上、下韧带加强。另外，喙肩韧带及喙锁韧带对肩锁关节的稳定也起着很重要的作用。

（四）肩胛胸壁关节

肩胛胸壁关节（scapulo-thoracic joint）是一个生理学关节（非真性关节，the false joint）而不是解剖学关节。此关节被前锯肌分为前后二部，肩胛骨绕矢状轴运动（严格地说，肩胛骨围绕的并不是真正的"矢状轴"，因肩胛骨并不是位于额状面，而是向后侧方和前外方倾斜，与额状面成30°夹角）。

（五）肩峰肱骨间关节

又称三角肌下关节（the suddeltoid joint），这也不是一个解剖学的关节。然而，肱骨大结节在各种运动中，均在肩峰下与肩峰产生相对运动，因而生理意义上是一个关节，两关节面间嵌有肩峰下滑囊（或称三角肌下滑囊）。此关节在机械学上与肩关节是联合关节。

二、肩部肌肉

肩部的运动由许多肌肉控制，根据其起止点的不同，可分为3组（图3-3，图3-4）。

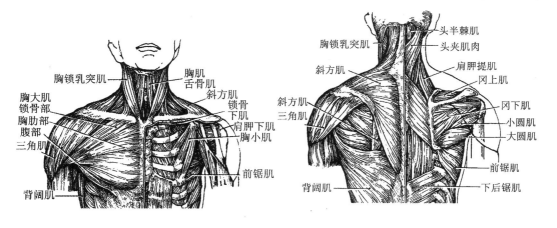

图3-3　肩部肌肉前面观　　　　图3-4　肩部肌肉后面观

（1）起于肩胛骨止于肱骨的肌肉

有三角肌、冈上肌、冈下肌、小圆肌、大圆肌、肩胛下肌、喙肱肌等肌肉。

（2）起于躯干止于肩胛骨的肌肉

包括有前锯肌、肩胛提肌、大菱形肌、小菱形肌、斜方肌、胸小肌等肌肉。

（3）起于躯干止于肱骨的肌肉

主要有胸大肌、背阔肌等肌肉。

三、肩部的滑囊

肩关节的滑液囊（图3-5）主要有肩峰下滑囊，三角肌下滑囊，肩胛下肌滑囊，胸大肌、背阔肌、大圆肌肌腱下滑囊，喙突下滑囊和前锯肌下滑囊等。

肩胛前间隙常见的有两个滑膜囊，一个是前锯肌内滑膜囊，位于前锯肌前面相当于肩胛骨下角的内侧缘；另一个是前锯肌下滑膜囊，位于前锯肌和胸廓上外侧部之间的蜂窝组织中。

四、肩部关节的运动

肩部的运动是各关节的协调运动。5 个关节可组合成各种复杂动作，并在总体上完成了大于 180°的活动包括 360°的回旋活动。如肩外展加上举 180°是由肩关节外展 120°及肩胛胸壁关节外旋 60°共同完成的。而后者又是由肩锁关节运动 20°，以及胸锁关节运动 40°而完成的。也有人认为肩部的外展活动必须依赖肱骨的外旋（90°），以避免肱骨大结节与肩峰碰撞，以及锁骨的 50°旋转和肩锁、胸锁关节的活动（使锁骨上抬 35°）。任一关节受伤都将不同程度地影响肩部的活动功能。

在讨论肩部活动时的另一个根本问题是确定不同动作的定义。大多数早期的研究文章认为真正的上臂外展是在冠状面上（Inman 等，1944 年），但 Johnston（1937 年）

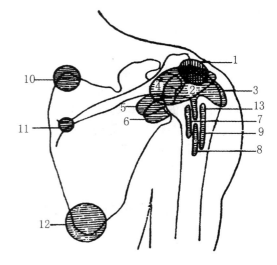

1—肩峰下皮下滑囊；2—肩峰下滑囊；3—三角肌下滑囊；4—喙突下滑囊；5—冈下肌滑囊；6—肩胛下滑囊；7—背阔肌滑囊；8—大圆肌滑囊；9～12 常存在，但无正式名称

图 3-5 肩部周围滑囊

和晚近的研究认为真正的外展是在肩胛骨平面（Freedman 等，1966 年）。上臂的外展动作应该定义为在肩胛骨平面上的活动，该平面位于冠状面之前 30°～45°，此时松弛的肩关节囊下方没有任何扭曲，而且三角肌和冈上肌恰处于举臂最有利的位置。

五、上臂的肌肉群

上臂的肌肉群可分为前、后两群，分别为前群肌，包括有肱二头肌、喙肱肌和肱骨；后群肌，主要为肱三头肌。

第二节　肩撞击综合征

肩撞击综合征（shoulder impingement syndrome）又称旋转袖撞击综合征（rotator cuff impingement syndrome）、肩袖损伤（shoulder cuff injury）以及肩袖肌腱炎（thaumatic tendonitis of shoulder cuff）等，系指肩峰下滑囊、肩袖肌腱等组织受到肩峰和肱骨大结节等结构的挤压产生的创伤性炎症。多见于投掷、排球、体操、举重、游泳、手球等项目的运动员，发生后经久不愈，影响训练和比赛，约占整个运动创伤中的 5.1%。

肩关节由肩胛盂与肱骨头组成，是人体活动范围最大的关节，属球窝关节。肩胛盂的关节面仅相当于肱骨头关节面的 1/4～1/3（Keut，1971 年）。关节头大窝小，关节囊薄而松弛，使其获得很大的运动幅度，但失去了稳固性。其稳固性远远不如髋关节。一般来说，一个关节的稳固与否决定于三个主要的因素，即：骨性结构、韧带和肌肉。很显然，肩关节的稳固并非依赖它的骨性结构和韧带，而是依赖于肌肉。其中起重要作用的有肩袖肌群。

肩袖肌群：由冈上肌（外展上臂）、肩胛下肌（内旋上臂）、冈下肌及小圆肌（外旋上臂）4 块肌肉组成（图 3-6）。肌腱均止于肱骨大、小结节及部分外科颈部，为联合腱，似袖口，故称为肩袖（shoulder cuff）、腱袖（tendiuous cuff）或旋转袖（rarator cuff）。

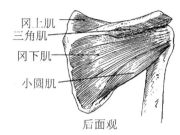

肩峰下滑液囊：位于冈上肌、肱骨大结节的上方、肩峰和三角肌的下方。当上臂下垂时，滑液囊位于三角肌下；当上臂外展时，滑液囊侧会部分移动到肩峰下。同时，滑液囊的两层壁产生履带式运动（深层向内，浅层向外）。

冈上肌管：肩峰与喙突之间有喙肩韧带形成喙肩弓。其与肩胛冈组成一个三面为骨一面为韧带的"冈上肌管"（supraspinous muscle canal，图 3-7），此管内有冈上肌及腱通过。

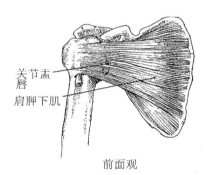

图 3-6 肩袖肌群

肩袖的作用主要有：①悬吊肱骨；②稳定肱骨头；③协助三角肌外展上臂；④旋转肩关节。

肩袖肌群的共同功能是在任何运动或静止状态使肱骨头与肩胛盂紧密接触而获得稳定，使盂肱关节成为运动的轴心和支点。当三角肌收缩时，肩袖拮抗三角肌的作用，不让肱骨头被拉向肩峰，这样，肩袖肌群与三角肌形成一对力偶。一旦冈上肌完全断裂，三角肌就无力使肱骨外展。

也有人把冈上肌视为外展运动的"起动装置"，从机械学上看，当臂由体侧开始外展时，由于三角肌的拉力与骨轴平行其力臂甚小，故几乎不起作用，而冈上肌则相反，因为该肌的纤维被拉紧，其拉力与矢状轴垂直，且力臂大于三角肌，对肱骨转动的效率大，但随着外展幅度的加大，冈上肌转动效率逐渐降低，代之而起作用的是三角肌。

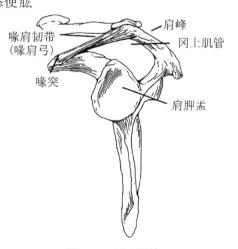

图 3-7 冈上肌管

肩袖是肩关节活动的解剖弱点。转肩时，它不仅要保护关节的稳定，同时还要完成转肩的重任（如吊环上的动作），再加上它与肩峰紧贴，容易受到摩擦而受伤。而冈上肌和肩胛下肌由于其解剖上的特点，更易损伤。

一、病因病理

肩撞击综合征好发于长期从事需用臂力工作的人员。发生的病因主要是由于肱骨大结节反复超常范围的急剧转动（特别是外展），使肩袖遭受过度牵拉、挤压并与肩峰和喙肩韧带不断摩擦所致。例如体操运动员在单杠、高低杠、吊环中的转肩动作；运动员投掷标枪，以及棒、垒球投手的出手动作；举重抓举时，肩的突然外展、前屈、背伸动作；蝶泳、自由泳、仰泳时的转肩等动作都是引起此种损伤的典型机制。

大多有一次损伤史，如未及时合理的处理，继续重复损伤动作，最后变成慢性。也可因跌倒时手外展着地，或手持重物肩关节突然外展上举，或在运动中肩部受力突然剧增挤压致伤。本病也常发生在 40 岁以后，无肩痛主诉的病人身上。原因为冈上肌明显退行性变，而冈上肌腱在腱止点上方 1 cm 范围内是乏血管区，是退变和肌腱损伤的好发部位。

本病主要病理变化为：①肌腱病变。肌腱失去正常的光泽变白或黄，覆盖其表面的滑囊多与之粘连，有充血、肿胀及血管增生。镜检有腱纤维玻璃样变、纤维变及断裂，腱止点的纤维软骨化生为玻璃样软骨。冈上肌腱时有钙化，钙化沉积物周围有炎症反应。②滑囊病变。胶原纤维有玻璃样变、血管增生和管壁增厚，滑膜表面有绒毛增生。③韧带病变。喙肱韧带有胶原纤维的玻璃样变性、断裂、血管增生及充血。④肱骨头病变。肱骨的骨及软骨因反复磨损出现退行性变，软骨骨化和骨质增生。

原发损伤一般主要在肩袖肌腱，以后继发滑囊炎。

二、临床表现与诊断

（一）临床表现

一般急性损伤都有外伤史。青年运动员及体力劳动者多为严重损伤所致。主要症状为肩痛、肩活动受限、肌肉痉挛和肌肉萎缩。

（1）肩痛　可在一次急性损伤或肩部过度训练之后发生，多肩前方持续性钝痛，有时向三角肌（腋神经）止点放射。慢性病例仅觉肩部不适，在肩关节活动过程中突然出现剧痛。

（2）上举功能障碍　有肩袖大型断裂的患者，上举及外展功能均明显受限。外展及前举范围小于 45°。

（3）肩痛弧征（painful arc sign）　患者主动或被动使上臂外展或由外展位内收在 60°~120° 出现疼痛，小于 60° 和大于 120° 时，疼痛反而减轻或消失为阳性。有作者认为，本征在立位时不如卧位明显（图 3-8）。

（4）反弓痛　在患臂上举后再作过伸运动即出现明显的疼痛或使原疼痛程度加重者，谓之反弓痛。它可以随肩部充分的准备

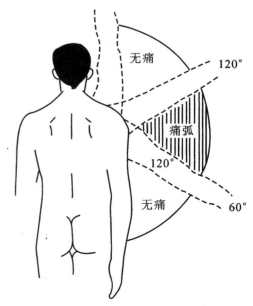

图 3-8　肩疼弧征

活动而减轻，也可随着运动量、强度和运动范围的加大而加重。

（二）**诊断**

（1）肩撞击综合征试验（impingement syndrome tests）　患者屈肘，术者一手握患肢腕上部，另一手扶患肘关节，使患者强力被动地屈肩上举，患者感肩部疼痛为阳性。

（2）Hawkins 冈上肌撞击试验　患者患肩外展侧平举，然后术者握住患上臂用力使其内旋90°此时患者感到肩部有疼痛或不适感者为阳性。是因为在此位置上，病变冈上肌受到肩峰和肱骨大结节挤压所致（图3-9）。

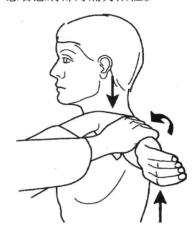

图3-9　Hawkins 冈上肌撞击试验

（3）压痛　多在肩峰下的深部，以肱骨大结节处压痛最明显。若在压痛点注射1%利多卡因2 mL，疼痛可立即消失，肩关节活动可恢复正常（此可与冈上肌断裂相鉴别）。上臂外展、外旋抗阻试验阳性。

病程长者，肩关节功能有明显障碍，伤后约3周，即可出现肩部肌肉萎缩，因而肩胛冈、肩峰相对地显得高突。

（4）X 线检查　晚期有时可见肱骨大结节处有骨质硬化、囊性或肌腱钙化等改变。

三、鉴别诊断

（1）肩关节周围炎　当肩关节开始活动时，就会产生疼痛，且在整个运动幅度内都有疼痛，而不仅局限于中间范围。

（2）肩峰下滑囊炎　活动开始时不痛，外展 70°以上出现疼痛，超外展则疼痛明显加重。

四、治疗

（1）限制肩部活动　急性期疼痛剧烈时，应停止肩部训练，并将上臂外展30°固定一周左右，减少肌肉活动，减轻疼痛。

（2）冰疗　可采用冰袋或冰按摩法。冰疗时，皮温保持在10 ℃效果较好。冰疗时间15～30 min，不应超过30 min。

（3）中药治疗　急性期以舒筋活血、清热止痛为主。外敷新伤药加大黄、川芎、蒲黄、红花、玄胡、三棱、莪术；内服舒筋活血汤加减；慢性期软坚药水湿敷患部。红外线照射，每日1次。内服劳损丸，每日3次，每次6 g。

（4）按摩治疗　根据急、慢性不同损伤，撕裂及疼痛的程度，辨证施治。急性期以轻手法为主，慢性期手法宜稍重。先用捏法拿捏冈上、肩部及上臂部，自上而下，疏松筋结。然后以冈上及肩部为重点，自上而下揉捏，以舒筋活络。然后患者坐位，术者立于患侧，握其手腕由前一上一后一下顺时针或逆时针划圆，范围由小逐渐增大。再双手握腕之两侧，放松肩臂，在向下牵引动作同时，以臂力均匀颤动3～5下。对于慢性肩袖损伤患者，除了用以上手法外，可加用弹拨、摇晃等手法，配合指针刺激肩髃、肩井、肩三对、冈上Ⅰ、冈上Ⅱ、巨骨、臂臑等穴位，每日按摩1次。

（5）理疗　可采用蜡疗和直流电离子透入法等。

（6）封闭　对亚急性或慢性肩袖损伤患者可局部痛点注入 1% 利多卡因溶液 10～20 mL 或曲安奈德 10～30 mg 加 1% 利多卡因的混合液局部封闭，有消炎作用。

（7）手术治疗　经非手术治疗无效者，可考虑将肩峰部分切除，以减少其与肱骨大结节的摩擦。

（8）功能训练　①早期的康复训练　在这一阶段，肩袖因损伤后的肿胀而使冈上肌管处于狭窄的状况。训练的主要目标是完成无痛的主动活动。a. 捏球练习：患者捏一个网球，在无痛的情况下，按外展、屈曲、外旋、内收、伸展、内旋的方向进行肩关节锻炼。每次每个方向作 10 个，每天练习两次。b. Codman's 下垂摆动练习：每个方向划 10 圈。c. 手指爬墙练习：离墙一臂远站立，患肢手指在墙上向上爬，直到感觉有疼痛感为止。每次向上爬三个来回，每天练习两次。

②中期的康复训练　当患者在肩袖肌肉无阻力收缩已无明显疼痛感时，即进入本期。其主要目标是增加活动范围和肌肉力量强度基本达到受伤前的水平。a. Codman's 负重钟摆练习：患肢手握哑铃作下垂回旋摆动练习。每个方向作 10 个，每天练习两次。b. 肩关节转轮练习：每个方向缓慢转 10 圈，重复 2～3 次，每周锻炼 3～4 次。c. 哑铃伸展肩练习：患者卧位作手握哑铃的伸肩练习。每次伸展需维持 20～30 s。d. 自我伸肩练习：主要伸展肩关节后面和下面的关节囊。

③发展期康复训练　肩关节运动范围完全恢复，肌肉力量已接近正常时，进行本期练习。主要作肩部肌肉抗阻力训练。

第三节　冈上肌肌腱断裂

在肩袖的撕裂伤中，主要是冈上肌腱撕裂（sprain of supraspinous tendon）。

一、病因病理

大多数病例都先有该肌腱的退行性变，再由较轻的扭伤、拉伤或挫伤而引起断裂。运动项目中的体操、排球、举重、棒垒球等，常有此情况发生。在一般人群中，常发生于 50 岁或 50 岁以后肌腱已发生退行性变的基础上。格兰特（Grant）在 94 例尸体解剖中，发现在 18～54 岁的 18 例中，无一例有冈上肌穿孔，而在 50～69 岁的 19 例中，有 4 例穿孔，60 岁以上的 57 例中，有 23 例穿孔。

少数因急性损伤造成。如肩关节的骨折或脱位，或上臂外展时突然受阻等致伤。

断裂的部位常在离肱骨大结节 1.25～1.5 cm 处，断裂程度可分为完全断裂和部分断裂。①部分断裂可分别为纤维部分断裂、腱的滑膜囊侧断裂、腱的关节囊侧断裂。②完全断裂可表现为关节腔与三角肌下滑囊相通，二头肌长头肌腱由于失去覆盖，直接与肩峰摩擦，久之也逐渐变粗。

二、临床表现与诊断

多见于中年以上有腱袖变性者，年轻者常为严重损伤引起，以运动员或体力劳动者多见。男女之比约 10∶1，优势侧多见。患者一般有慢性肩痛史。冈上肌腱断裂时，可能出现钝挫的声音，肩部突然锐痛，过后渐轻，以后逐渐加重。这种疼痛夜间尤甚，常常可以使病人难以入睡。

完全断裂：可出现上臂外展的起动发生障碍。检查时，肩的外形正常，肱骨大结节部广泛压痛，有时可触及断裂凹陷。

肩肱节律异常（scapulohumeral allorhythmia）：令患者外展肩关节，患肩出现耸起，肩胛骨外旋，身体向健侧歪斜，患肩外展高度下降。这是由于冈上肌腱断裂后，失去了对肱骨头的固定作用，三角肌的收缩只能把肱骨头拉向肩峰，而不能正常地完成外展动作。实际上，这时肩的外展，是由肩胛骨外旋完成的。

上臂下落试验（drop arm test）：患侧肩关节不能主动外展，或被动将上肢置于 90°外展位以后，患者能维持住外展，但只要检查者在患肢腕部稍加压力，或要求他放下上肢时，典型的特征是突然落下。这称为上臂下落试验。常表明冈上肌腱完全断裂（图 3-10）。

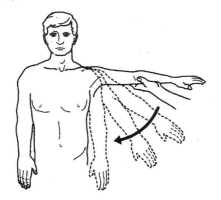
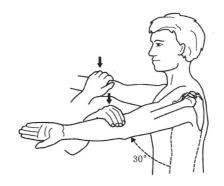

图 3-10　上臂下落试验　　　　图 3-11　Centinela 冈上肌试验

Centinela 冈上肌试验（centinela supraspinous muscle test）：令患者双臂前屈 90°并向外展 30°度作前平举。同时，在此位置上尽量作双上肢的内旋，使两手拇指向下。检查者，在患者双腕部提供一个对等的向下压力。与健肢对比，患者会明显感觉到患肩疼痛和无力（图 3-11）。

X 线检查：①X 线平片，可见患侧（正位片）肱骨头向上半脱位。肩峰肱骨头间距离（acroriohumeral interval，AHL）正常为 7～13 mm（Golding）或 6～14 mm（Cotton）。当肱骨头的最高点同肩峰最低点间的距离小于 5 mm 时，可怀疑有冈上肌的撕裂。②肩关节造影，如果造影剂流到关节囊以外区域（特别是三角肌下滑囊），可确诊为冈上肌断裂。

部分断裂：冈上肌部分断裂时症状多与肩袖损伤相似，其表现为肩部多呈撕裂样疼痛，臂外展受限。用普鲁卡因局部封闭后，前者臂外展无力，不能主动外展并上举 180°。而后者能有力地将臂外展并上举到 180°。

肩关节镜对肩袖部分断裂的关节层或滑囊层伤都有诊断及治疗价值。

三、治疗

（1）冈上肌完全断裂　应早期修补缝合。手术越早，操作越简单，效果越好。新鲜撕裂在 6 周以内较易缝合，病程超过数月者，裂口周围肌肉收缩，缺损加大，边缘纤维化，组织易碎，手术效果差。术后将肩关节固定在外展位 4 周左右，内服正骨紫金丹，每次 6 g，每日 2~3 次。

（2）冈上肌部分断裂　早期可用外展支架固定伤肢于外展 45°、前屈 30°，肘屈 90°位两周左右。固定期间局部外敷黄柏、蒲黄、芙蓉叶、延胡索、赤芍、红花、血通、川芎等；内服消肿止痛汤，每日一剂，水煎分三次服。待局部症状减轻后，改敷二号旧伤药，内服强筋丸。

解除固定后的功能锻炼及按摩等治疗参见肩撞击综合征。

第四节　肱二头肌长头肌腱腱鞘炎

肱二头肌长头肌腱腱鞘炎（bicipital tendinitis of thg long tendon）又称肱二头肌长头腱狭窄性腱鞘炎。多见于标枪、手榴弹、吊环、单杠、举重、击剑、游泳、划船、手球及排球等运动项目。

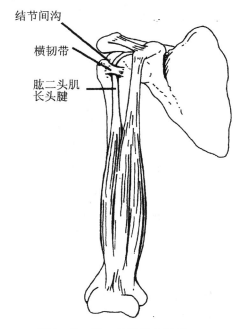

图 3-12　肱二头肌长头肌腱

肱二头肌长头腱：起于盂上结节及关节盂的后唇，它向下越过肱骨头进入结节间沟。肱二头肌长头腱分为①关节内部分：由盂上结节至结节间沟上界，它是人体唯一在关节内行走的肌腱。②管状部分：即为滑膜鞘包围而在结节间沟内行走的部分。③关节外部分：由结节间沟下界至腱与肌的移行部。结节间沟前有肱骨横韧带，防止肱二头肌长头腱向外脱位（图 3-12）。

结节间沟：位于肱骨大小结节之间，有肱二头肌长头腱经过。沟前有肱骨横韧带横过。

结节间沟的内侧壁与沟底所形成的角度可有很大变异。可为 15°~90°，75°占 27.09%，60°者占 21.70%，45°者占 17.39%，30°者占 7.30%，15°者占 2.10%（图 3-13）。中年以后，结节间沟较浅者，肱二头肌长头腱也易受磨损而产生变性。

当肱二头肌使前臂旋后和屈肘时，肱二头肌长头腱紧张，但在结节间沟内并不引起活动。只有在盂肱关节活动时，该腱才在结节间沟内滑动。

一、病因病理

肩关节超常范围的转肩活动（如吊环、单杠、高低杠中的转肩，投掷标枪，举重、排球、手球等转肩等）使肱二头肌长头腱不断地在结节间沟中横行或纵行滑动，反复磨损而致伤。也可因一次突然的肩关节超常活动牵扯致伤。如举重物时忽然翻肩脱手。

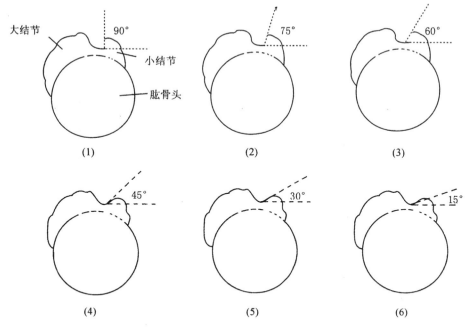

图3-13 肱骨结节间沟的变异

肱二头肌长头腱鞘炎大多发生在结节间沟部（管状部），有时可发生在结节间沟以上或以下的肌腱部分。其病理变化是肌腱和腱鞘的创伤性炎症。肌腱表现为失去光泽、变黄、粗糙、变硬，产生退行性变；腱鞘充血、水肿、渗出、增厚。渗出液被吸收以后，渗出液内的蛋白质、纤维素析出、沉着，最终引起肌腱与腱鞘的粘连，形成狭窄性腱鞘炎。肌腱滑动阻碍，甚至不能滑动。

本病属中医"筋痹"、"伤筋"范畴。

二、临床表现与诊断

有肩部活动过多、负担重，或急性损伤的历史。常与运动项目或工作性质有关。

疼痛：肩部有不适、酸胀感、疼痛，逐渐加重，疼痛放射至三角肌止端及前臂的前外侧。上肢外展、上举及反弓动作时，疼痛加剧。

压痛：结节间沟部按压，可出现锐利压痛点。部分患者上肢于90°外展位，沿肢体纵轴作旋转时，可听到响声。此时，若压迫结节间沟，响声不再出现，此为狭窄性腱鞘炎的典型体征。

耶加森氏征（Yergason's sign）：患者屈肘90°，前臂旋前，检查者一手托住肘后，另一手握住患者手腕部，使其前臂保持在旋前位。患者作抗阻力前臂旋后动作。此时，肩前部结节间沟内产生局限性疼痛者为阳性（图3-14）。

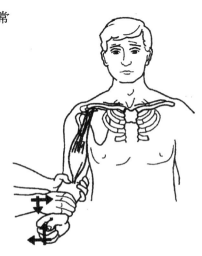

图3-14 耶加森氏征（Yergason's sign）

勒丁顿氏征（Ludington's sign）：患者双手十字交叉，双肩外展上举，手掌放于枕后部，嘱患者主动收缩肱二头肌（手掌与头部对抗用力），此时结节间沟内产生疼痛为阳性（图3-15）。

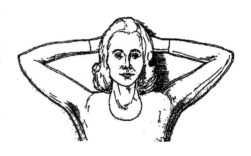

图3-15　勒丁顿氏征（Ludington's sign）

斯皮德试验（Speed's test）：患者前臂旋后位，伸肘，前抬肩关节抗阻力时，肩前部结节间沟产生局限性疼痛者为阳性。

梳头试验（Comb hair test）：即肩关节前屈、外展和外旋的综合动作出现疼痛和运动受限或不能运动为本试验阳性。

X线检查：结节间沟切线位摄片可发现结节间沟变浅、狭窄，沟底或侧面有骨赘形成。

三、治疗

（1）适当制动　急性期疼痛较严重者，屈肘90°用三角巾将伤肢悬吊于胸前，以限制肩关节活动。急性期后，应弯腰将上臂下垂作回环运动的练习。一般应于局部无痛或活动时无痛的情况下，才准许从事原项目的训练。

（2）按摩　急性期症状严重，应以表面抚摩、轻揉等轻手法，以放松肱二头肌。根据局部症状减轻的程度，逐渐增加揉捏手法及按摩强度。慢性劳损可以较重手法，如揉、揉捏、弹拨、摇晃、抖动等。此外，点压肩髃及结节间沟，以松解粘连，促进血液循环。

（3）冰疗　急性期可采用冰敷，30 min/次，1~2次/d。有助于消炎止痛。

（4）理疗　超声波连续输出固定法、超短波治疗、直流电离子导入法。痛点集中时可用激光治疗。

（5）封闭治疗　单纯用1%利多卡因注入腱鞘内2 mL；1%利多卡因加10 mg的曲安奈德注入腱鞘内，1次/周。注意，肩部用力的专项运动员，曲安奈德不可多用。

（6）针刺　选臂臑、肩髃，特别是从肩髃穴进针，顺结节间沟深刺2寸，并留针或电针刺激20 min，有较好效果。

（7）穴位注射　维生素B_1、B_{12}，当归液，ATP、CoA注射液等药物注入肩髃、臂臑等穴位。

（8）练功疗法　急性期过去后马上开始主动活动，如弯腰将上臂悬垂作回环运动的练习活动量及范围应逐渐加大。

（9）手术治疗　仅适于个别顽固的病例。手术方法是在结节间沟下方将肱二头肌的长头切断，远断端与短头缝合或固定于肱骨上端，以避免肌腱的摩擦，解除症状。

第五节　肱二头肌肌腱断裂

肱二头肌肌腱断裂（rupture of the biceps tendon）可发生在其下止点，肌肉腱移行部、肌腹或短头等部，但以肱二头肌长头腱断裂最多见。在体操、篮球及体力劳动者中都可发生。

肱二头肌呈梭形，起点有两个头。长头以长腱起自肩胛盂上结节，通过肩关节囊经结节间沟下降；短头在内侧，起自肩胛骨喙突。两头在臂的下部合并成一个肌腹，然后向下又分为两个头，分别止于桡骨结节及前臂内侧腱膜。

肱二头肌功能：①近固定使上臂在肩关节处屈曲（长头）；②使前臂在肘关节处屈曲；③前臂外旋。远固定使上臂向前臂靠拢。

一、病因病理

断裂部位可发生在下止点（桡骨结节部）、肌肉肌腱结合部、肌腹、长短头肌腱以及长头腱在盂上结节的起点部，而以肱二头肌长头腱在结节间沟部的断裂最多见。其原因可为：①肱二头肌长头腱在沟内被摩擦挤压，致使肌腱退行性变（degenerative）。许多职业因需要上臂维持外展内旋位，肌腱正对小结节，不但有滑脱倾向，还增加了肌腱与骨的摩擦，促进变性，更易断裂。②因肩袖损伤、肩周炎的影响和蔓延，引起肌腱变性。③因治疗不当，局部多次使用激素类药物封闭。

以上几种因素致使肌腱变性、韧性减少、脆性增大、弹性减小等病理变化，在此基础上，当肱二头肌突然收缩或肌肉处于紧张状态（前臂或上臂屈曲）再加重负荷，都可以使肌腱发生断裂。例如：①吊环上的屈臂屈体慢起手倒立（屈肩关节）；②在跳马练习时，运动落地不好，身体前仆，将要跌倒的一瞬间，教练员为了保护队员而骤然伸臂单手托住其胸前下部，肌肉爆发性收缩（屈肘关节）。后者断裂部位大多位于肌肉与肌腱交界处。

有试验证实，正常情况下的肱二头肌长头肌腱可以承受 666.8 N 的拉力。在腱未变性的情况下，一般不易发生断裂。

一、临床表现与诊断

（1）长头肌腱断裂 有肱二头肌长头腱鞘炎的历史，在某一轻微用力屈肘或屈肩动作中，突然肩部产生疼痛（不太明显），有时可闻及断裂响声。肩前下方肿胀，局部有压痛。肌肉用力时，在近关节端有膨出，肌力稍弱。肩部活动正常，且仍可保留部分屈肘功能。Yergarson 征阳性。因肱二头肌短头腱、肱肌及前臂屈肌群仍有正常收缩力，故虽长头腱断裂，但肌力受影响不大，也不能根据肘关节能否主动收缩来判断长头肌腱是否断裂。

（2）其他部位断裂 多有急性受伤史，且多见于青年人。伤部突然剧痛，有断裂响声。身体用力时较对侧膨出。肌腹断裂可见双峰畸形，局部肿胀，有剧烈压痛和凹陷。

二、治疗

（1）非手术治疗 除运动员及中青年体力劳动者外，一般多可采用非手术治疗。除有局部畸形外，对肩肘功能及肌力的恢复多无明显影响。

伤后局部肿胀、疼痛、有瘀斑者，可外敷黄柏、玄胡、羌活、白芷、乳香、没药、血通、竹七。内服制香片，每日 3 次，每次 2 g。急性症状消退后，尽早进行屈伸肘关节、扩胸、冲拳等运动，并用 3 号熏洗药熏洗及按摩、理疗等。待肌肉力量增强后，可握持 2～5 kg重的哑铃，作负重屈伸肘关节和上举等练习，直至功能完全恢复。

（2）手术治疗 可以采用以下方法：①上 1/3 破裂的上端转移至喙突。②断裂平面在关节囊以下，可将其远段的近端固定于结节间沟和胸大肌与三角肌止点处。③断裂在肌与腱交界处，可用褥式缝合。有时用大腿阔筋膜加强其外部缝合。术后上臂用钢托固定于肘关节 90° 屈曲，前臂旋后位 4~6 周，6 周以后开始功能锻炼。④对于肱二头肌远端肌腱断裂的病例，因对屈肘及前臂旋后功能影响较大，因此都倾向于手术治疗。应尽可能将肌腱远端固定于桡骨粗隆。如不能固定时，可将断端固定于肱肌止点处。术后屈肘 70° 位前臂旋后位固定 4~6 周。

对运动员来说，非手术治疗常导致丧失部分屈肘功能。吊环压十字时，只能锁肘，易继发肘的骨关节病。所以应以手术治疗为宜。

第六节　肩峰下滑囊炎

肩峰下滑囊炎（subacromial bursitis）又称三角肌下滑囊炎（subdeltoid bursitis），多在体操、划船、举重、排球、游泳、投掷、击剑等项目中发生。

肩峰下滑囊（如图 3-16）介于三角肌深面与喙肩弓及肩肱关节外侧面之间。在儿童，可有一隔膜将它分为肩峰下滑囊和三角肌下滑囊两部。但在成人，两者常互相交通，应视为一个整体。肩峰下滑囊上为肩峰，下为冈上肌腱止点，由于冈上肌腱与关节囊相融合，可视作滑囊之底。当上臂外展的过程中，滑液囊的两层壁产生履带式的运动（深层向内，浅层相对向外）。外展成直角时，肩峰下滑囊几乎全部位于肩峰下。

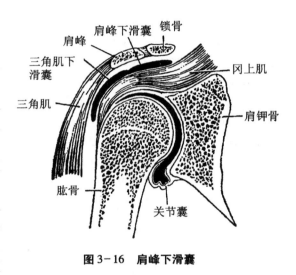

图 3-16　肩峰下滑囊

一、病因病理

肩峰下滑囊炎多非原发，而是继发于邻近组织的病变。常见的原因有劳动过度、慢性劳损、冈上肌腱炎等，也有风湿病所致者。

在运动员，则因该滑囊组织夹于活动频繁、运动范围较大的肩关节的肩峰与肱骨之间，长期反复摩擦和被挤压而受损。如排球运动员挥臂扣球，仰泳运动员转肩划臂，划船运动员用力划桨、回桨，举重运动员抓举过多等。

滑囊产生无菌性炎症，表现为充血、水肿，囊壁增厚，组织纤维变性，相互粘连，妨碍上臂外展和肩关节旋转。

二、临床表现与诊断

常有肩部活动过多、负荷过大的病史。疼痛、运动受限、局部性压痛是肩峰下滑囊炎的主要症状。

（1）肩部疼痛　逐渐增剧，夜间疼痛较明显，常痛醒；运动时疼痛加重，尤以外展和外旋时为甚；一般位于肩的深处，涉及三角肌的止点，亦可向肩胛部放射。为减轻疼痛，病人常使肩处于内收和内旋位。

（2）压痛点　多在肩峰下、肱骨大结节等处，常随肱骨的旋转而移位；当滑囊肿胀和积液时，亦可在肩关节区域或三角肌范围内都有压痛。有时可见三角肌前缘突出一个圆形肿块。滑囊内有粘连时，上臂外展 70°~90°，被动旋转时有摩擦音。

（3）X 线检查　晚期病例，有时可见滑囊钙化影。

急性病例外展功能受限常常需要与肩袖破裂相鉴别，方法是以利多卡因封闭后，上臂能主动有力地抬起而无疼痛者多为肩峰下滑囊炎或肌腱炎；肩袖破裂者封闭后虽不痛，但不能主动有力地外展上臂或上臂，下落试验阳性。

三、治疗

1. 急性期

（1）制动　疼痛明显，可适当制动，冷疗，并用三角巾悬吊前臂。局部外敷滑囊炎散。

（2）内服　活血祛瘀汤，疼痛剧烈者加延胡索 9 g。

（3）按摩治疗　适用于亚急性期或慢性期。患者坐位，术者立于患者身后，右手虎口背托于患者右腕。术者屈肘内收带动患者手臂由前上举，然后外旋、外展、后伸放下。重复数次，幅度由小变大。目的是促进炎症吸收与组织修复，松解粘连。

（4）封闭疗法　0.5%~1% 利多卡因于滑囊内及痛点注射，也可用曲安奈德 10 mg 加 1% 利多卡因混合液局部封闭。

2. 慢性期

（1）功能锻炼　耸肩环绕。

（2）按摩　力量加重，增加弹拨、摇晃、抖动、搓等。

（3）针灸　臂臑、肩髃、手五里等，温针或加灸法。

（4）中药　内服蠲痹汤，外敷消结散。

（5）练功疗法　急性症状缓解后，可作耸肩环绕、肩关节的屈伸及小幅度的外展活动。慢性期应加强肩部功能锻炼，运动幅度及运动量均应增加。

（6）手术疗法　长期顽固性疼痛而非手术疗法无效时，可行肩峰切除术或单纯切除肥厚的滑囊，多能取得良好的疗效。

第七节　冈上肌钙化性肌腱炎

冈上肌钙化性肌腱炎是一种肌腱组织内有钙盐沉着的无菌性、炎症性病变，是肩部疼痛和僵硬的常见原因。

一、病因病理

本病好发于 40~50 岁。与肩袖损伤和撕裂主要发生在体力劳动者不同，本病主要发生于上臂需要连续数小时维持轻度外展位的工作者。上臂在轻度创伤后至 X 线片出现钙化有一段间隙期，为 6~9 月。一般认为与感染无关，不论局部或远处有感染灶存在，钙化物的涂片和培养均为阴性。也可能与钙代谢异常有关，尤好发在肩峰下靠近肌腱近端无血管区。

病变起于腱纤维的中央,先有变性,尔后钙化物周围的滑囊和旋转袖发生炎症的反应。钙化块直径自数毫米至 5~6 cm,黄白色,密度如牙膏样,有的含有硬的沙砾样物。病程久者,钙化物可与腱纤维交织相融。

二、临床表现与诊断

根据病理特征,可分为急性、亚急性、慢性三期。

(1)急性期 多因过劳或创伤突然起病。肩前剧痛,运动时加重,有时向颈或三角肌止点处放射,肩峰下区有严重触痛,肩带肌肉明显痉挛,肩痛弧征阳性。夜间可突发剧痛,难以入睡。未治疗者症状持续 1~2 周,然后疼痛减轻,肌痉挛改善,逐渐恢复活动。有的肌痉挛亦可持续数月,但最终多能完全恢复。突发剧痛是由于钙化物周围的急性炎症反应以及钙化物内张力增加。肩峰下滑囊底部很敏感,张力持续越久,疼痛越严重,旋转肌群持续痉挛,使活动受限。

如果滑囊底部穿破,牛奶样液体流入滑囊,钙化物及周围组织压力减退,疼痛缓解。少量钙化物落入滑囊,则易被吸收,完全吸收后受累组织很快痊愈,不再复发。然而只要仍有一些钙化物遗留在组织内,总有可能再次急性发作,或者转为亚急性、慢性发作。

(2)亚急性期 该期最为常见。起病隐匿,病人有肩部抓紧感,上臂活动使炎性肿胀物挤压于冈上肌管内时,肩部疼痛,而肿胀物通过了冈上肌管(喙肩弓下),疼痛即消失。因此许多患者睡眠时上臂外展,手枕于头下。

检查时触痛在炎症的滑囊及三角肌止点,有时旋转肱骨时可以感觉到大结节近端有触痛的小肿块。早期部分患者可有旋转袖痉挛。肩关节活动进一步受限,严重时上臂只能外展上举至水平位,且运动主要发生在肩胛胸壁关节。

(3)慢性期 唯一的症状是肩部酸胀,上臂内旋、抬高时轻度疼痛,无肌肉痉挛,肩活动不受限制。当上臂抬高或旋转时钙化物与喙肩弓摩擦引起疼痛。慢性期可持续数年。一旦上臂过劳或急性扭伤可引起亚急性或急性发作。

(4)X 线检查 常需拍摄内旋位和外旋位 X 线摄片以更好地显示钙化物。钙化物沉积有两种表现,一种是无定形的、绒毛状或羊毛状、边缘不清的斑点状肿块,与旋转袖的长轴一致,直径自数毫米至 5~6 cm。肩峰下滑囊有时有薄层新月形或无定形、球形块物,与主要钙化物相连,表明已穿破至滑囊底,见于急性型。另一种是散在钙化物,密度均匀或呈点状,边缘清楚,与旋转袖长轴平等,见于亚急性或慢性型。钙化物的外形和密度虽与临床症状有一定联系,但其大小并不和症状严重程度成正比。

三、治疗

(1)非手术治疗 急性期可用颈腕吊带固定,物理治疗,内服舒筋活血药物及消炎止痛药物等。急性期症状缓解后,可加强按摩、针灸等治疗(参见肩峰下滑囊炎的治疗),并且早期行功能锻炼。无论急慢性期的患者,均可行局部曲安奈德等药物注射,在注射时可反复穿刺,以使钙化物破碎,促使其吸收。通常病程较短者,经数次注射后可使钙化物完全吸收。

(2)手术治疗 非手术治疗无效或病痛严重者,可手术刮除钙化物,切除受累的肩峰下滑囊，术后早期行功能锻炼。

第八节　肱三头肌肌腱末端病

肱三头肌肌腱末端病（enthesiopathy of the tricepsbachii）又称肩关节后部软组织损伤，即指肩关节囊后面附着部及肱三头肌长头腱于肩后附着部的劳损伤。多见于棒、垒球投手，其次在打铁和摇橹等工作中也可发生。

肱三头肌共有 3 个头，分别在 3 处，长头起自肩胛盂下结节处，纤维束向下与其他两个头的腱在肌腹处所以会合形成一个扁腱，抵止尺骨鹰嘴的上缘和两侧缘。因其长头在工作中负担量大，起点比较集中，所以在临床上长头的起始部比其他两个头的起始部容易发生损伤。肱三头肌长头上起点是典型的末端结构，即腱纤维→纤维软骨→潮线→钙化软骨质→骨质。

一、病因病理

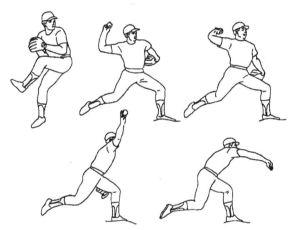

图 3-17　投手投球动作

在棒、垒球投球手将球掷出手时，船工等摇橹时，肱三头肌对长头腱起点及盂肱关节囊后部猛烈牵扯，久之则发病（图 3-17）。

肱三头肌长头在肩胛盂下缘起点部腱止装置的组织结构发生微细变化，即末端病改变。首先钙质沉着，其次在肩胛盂部出现骨性关节病的骨唇。

这种钙化或骨质增生性变化，不仅可以刺激关节囊、滑膜及肌腱，而且还可能刺激腋神经等组织，最终使其发生了无菌性的炎性反应，同时产生临床症状。

二、临床表现与诊断

患者有棒、垒球投手运动史或船工工作史。

三角肌部（特别是后部）疼痛不适和感觉异常，此症常常使投掷手在投至 4~5 次时，产生严重疼痛，不能继续比赛或训练。

肩胛盂后下缘肱三头肌起点处有压痛。肱三头肌抗阻试验：患者坐位或直立位，患肢屈肘、屈肩上举，术者一手扶持患肘部固定，另一手握患腕部向下加压，嘱患者对抗阻力伸肘，如患肩后部出现疼痛者为阳性。被动屈臂内收时疼痛加剧，有时可触到钙化的末端。

X 线检查：骨刺形成者，X 线正位摄片上可见盂下结节变长（图 3-18）、密度增高等改变。

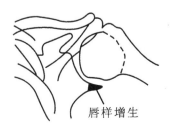

唇样增生

图 3-18　关节盂下唇骨质增生

147

三、治疗

（1）调整训练内容　此病应以预防为主，如控制投球次数，改变训练内容。训练后注意自我放松，并注意加强全面的身体素质训练和力量训练。

（2）按摩治疗　局部可采用抚摩、揉、揉捏、搓等手法，放松肱三头肌，指针肩贞或阿是穴。

（3）理疗和封闭　可采用超短波、超声波、微波、直流电离子导入等理疗方法或用曲安奈德 10～30 mg 加 1% 利多卡因 4 mL 作局部封闭。

（4）手术　严重病例，必要时可手术切除钙化组织和增生的骨唇。

第九节　肩关节周围炎

肩关节周围炎，又称"五十肩"、"冻结肩"、"漏肩风"、"肩凝症"，是一种肩关节周围软组织的无菌性炎症。以长期肩痛、肩关节活动障碍为特征。好发于 50 岁左右的中老年人，女性稍多于男性。属中医"肩痹"、"肩凝"等范畴。

一、病因病理

（一）病因

本症病因目前尚未完全清楚。有推论认为是因肩部损伤、上肢骨折、颈椎病等，肩部活动减少，或长期固定不动；冈上、冈下肌腱炎、肱二头肌长头腱鞘炎、钙化性肌腱炎、肩峰下滑囊炎等继发而来。科德曼（Codman，1934 年）认为冈上、下肌腱炎为其主要原因；李普曼（Lippman，1943 年）认为肱二头肌长头腱鞘炎是肩周炎的主要原因；德帕尔马（DePalma，1973 年）手术探查发现肱二头肌长头腱问题占主要地位，左肩多于右肩，双肩同时发生者有 8%；内分泌紊乱。DePalma 发现在 40 岁以后，肩周组织如关节软骨、滑囊、腱袖及肱二头肌长头腱出现不同程度的退行性变。

中医则认为是年老、体衰、气血虚损、筋失濡养、风寒湿外邪侵袭肩部，经脉拘急所致。故气血虚损，血不荣筋为内因，风寒湿外邪侵袭为外因。

（二）病理

其病理改变主要是一种无菌性的炎症过程，可分为三个阶段。

（1）急性期（冻结进行期）　即初期。表现为关节滑膜水肿，炎性细胞浸润，关节周围血管增生，组织液渗出。关节囊挛缩，关节下隐窝闭塞，关节腔容量减少。同时，由于以上病理刺激，引起肩周围软组织的痉挛，使局部血液、淋巴循环受到影响，组织代谢发生障碍，加重炎症过程，形成恶性循环。此外由于周围的痉挛和炎症疼痛，肩关节主动活动受限。

（2）冻结期（粘连期）　主要病理表现为关节囊、滑液囊及周围软组织的纤维性粘连，造成关节活动严重受限。同时，肩周软组织增厚，缺乏弹性，关节滑液分泌减少，肌肉萎缩，韧带挛缩，钙化沉着等退行性改变。

（3）解冻期（缓解期）　炎症过程逐渐消退，病理改变停止发展，症状得到缓解。经治疗或锻炼肩关节的挛缩，粘连逐渐消除而使功能逐渐恢复。

二、临床表现与诊断

（一）临床表现

好发于 50 岁左右，女性多于男性。个别病例有外伤史，多数病例慢性发病，隐袭进行。常因上举外展动作引起疼痛始被注意，亦有疼痛较重及进展较快者。

主要症状为肩周疼痛，肩关节活动受限或僵硬。疼痛可为钝痛、刀割样痛，甚至痛醒，有的还牵涉上臂及前臂，亦可因运动加重。患者主诉常无固定痛点，但结节间沟及喙突处大多有明显压痛。

肩关节各方向活动受限，但以外展、外旋、后伸障碍最显著（盂肱韧带粘连挛缩所致），如不能梳理头发、穿衣服等。肩周软组织间发生广泛性粘连，使所有活动均受限制。此时，用一手触摸肩胛下角，一手将患肩外展，感到肩胛骨随之向外上转动，说明肩关节广泛粘连。

病程较长者，可出现肩部肌肉萎缩，肩关节 X 线摄片显示骨质轻度脱钙或软组织钙化。

（二）诊断及分期

本病诊断较易。凡年龄在 45 岁以上的中老年人，无明显外伤或轻微外伤后肩部疼痛，伴有进行性肩关节功能障碍者，即应想到本病。根据病理过程，可相应分为 3 期：

（1）急性期（冻结进行期）　病期约 1 月，个别患者也可延缓 2～3 月。本期主要临床表现为疼痛。其关节活动受限，是由疼痛引起的肌肉痉挛和韧带、关节囊挛缩所致，其肩关节本身尚有相当范围的活动度。

（2）冻结期（粘连期）　病期 2～3 月。本期患者疼痛症状已明显减轻，其主要临床表现为肩关节活动严重受限。

（3）解冻期（缓解期）　为本症的恢复期或治愈过程。本期患者随疼痛的消减，在治疗及日常生活劳动中，肩关节的挛缩、粘连逐渐消除而恢复正常功能。

三、鉴别诊断

本症需与肩部骨关节、软组织的损伤及由此引起的肩关节活动受限的疾患相鉴别。后类患者都有明显外伤史，且可查到原发损伤疾患，恢复程度一般较本症差。

此外，应与颈椎病相区别。颈椎病虽有肩臂放射痛，但在肩部往往无明显压痛点，仅有颈部疼痛和活动障碍，肩部活动尚好。

四、治疗

本病是自限性疾病，大部分患者常能自愈，预后良好。部分患者虽可自愈，但时间长、痛苦大、功能恢复不全。积极地治疗可以缩短病程、加速痊愈，同时功能恢复也较完好。不同病期的患者，治疗方法要分别对待。

（一）急性期（冻结进行期）

应以缓解症状和预防肩关节功能障碍为主要目的。

（1）按摩疗法　急性期的按摩手法必须柔和轻巧，以达到解除肌肉痉挛，促进血液循环，加速新陈代谢及炎症吸收的目的。一般每日按摩 1 次，5 次 1 个疗程。一般需 2～4 个疗程。其方法如下：

①松筋活血　患者取坐位，肩部自然下垂放松，术者立于患侧偏后，在广泛抚摩后，用掌根揉和全掌揉捏。手法沿各大肌群走向按摩。手法由轻而重，自浅及深。反复操作 5 ~ 10 min。

②疏通经络　体位承上。先取肩井、肩贞、中府、天宗、肩髃诸穴，每穴按、掐 1 min 左右。然后用四指指尖于腋窝内，沿肱二头肌内侧沟拨动，患者感酸麻发胀。

③摇晃关节　术者左手挟住肩部，右手握患手，作肩部抖动。接着搓肩，然后作肩部的摇晃，即帮助患者作外展、上举、内收、前屈、后伸等动作。特别要注意外展动作时，肩胛骨的外旋动作以及肩关节外旋动作。最后以抚摸结束。摇晃关节时，会引起不同程度的疼痛，要注意用力适度，以患者能忍受为宜。

（2）药物治疗　中药，以疏通气血，祛风除湿，散寒通络为主。可采用羌活汤加减。需服 10 ~ 30 剂。晚上睡眠不好，可用姜黄桂枝汤加减。西药可用消炎痛、扑炎痛等。

（3）针灸　以疏通气血、舒筋活络为主。常用肩髃、天宗、肩内陵、巨骨、肩井等穴。备用穴为曲池、合谷、尺泽、太渊、四渎、阳池。此外，用条口透承山留针，同时嘱患者抬肩外展，有较好效果。

（4）理疗和封闭　采用超短波、磁疗、中药直流电离子透入等，或以曲安奈德 10 ~ 30 mg 加 1% 利多卡因 4 ~ 10 mL 局部痛点封闭，每周 1 次，共 3 ~ 4 次。

（5）体疗　以主动活动为主。关节运动的幅度由小到大，要尽量达到最大的可能程度。

①Codman 下垂摆动运动　体前屈 90°，患肢下垂，向前后、内外摆动。然后作摆动画圈法。注意肌肉要松弛，摆幅要由小而大。每次要摆动到手指微有麻木感为止。若有高血压，则体前屈不宜过低。

②原地云手　连续 10 次，稍息，可重复 2 ~ 3 遍。

③耸肩环绕　从前向后，由后向前各 10 次，幅度由小到大，可重复 2 ~ 3 次。

④双手托天　站位，双手各指相交，自腹前徐徐抬起，举手后翻掌向外，并继续上抬达最大限度。保持片刻后，两手分开，两上肢向两侧划弧落于体侧，重复 8 ~ 10 次。

（二）冻结期（粘连期）

以松解粘连，滑利关节为主。

（1）按摩　在上期手法基础上，加上拨、弹和较大强度的摇晃。由于手法强度较大，患者多有酸痛反应。按摩后宜用其他治疗方法缓解。每日 1 次，5 次为 1 疗程。一般需 4 ~ 5 疗程。具体方法如下：

①松筋活血　手法与急性期同。

②疏通经络　手法与急性期同。

③弹拨　以拇指尖端垂直紧贴肱二头肌长头肌腱，在结节间沟内，沿肌腱走行的方向横行弹拨。然后沿喙肱韧带弹拨。对肱二头肌短头、肱三头肌长头、胸大肌止点等处，都可用拇指和食、中指相对拨弹。以上手法酸痛感觉均较重，需依患者具体情况选用。弹拨后用揉捏手法缓和之。

④摇晃关节　作此手法，对患者肩关节各方位的最大活动范围要心中有数。每次按

摩，各个方位都要摇晃，对其中一个或两个方位的摇动幅度要适当超过其最大的活动范围。在下一次按摩时，再选一个或两个其他方位作超过其活动范围的摇晃。亦有计划地使各个活动受障的方位，逐步解除粘连，恢复功能。可采用牵引前屈，高举过头，外展、外旋，内收搭肩，后伸、内旋等方法。最后用搓法、抚摩结束。

（2）体疗　本期除主动活动外，还需有被动性运动和上肢肌肉力量练习。每次练习30~40 min。在前期动作以外，加以下动作：

①持棒推送　双手持棍棒两端，在体前左右摆动，但需以健手发力推送患肢，使患肩向外展开。然后将棍棒尽力平举后向左右摆动，仍需以健手发力推送患肢。

②滑轮牵拉　用健手发力牵拉患肩外展及向后摆动。

③扶持牵拉　患者双手扶持固定物体（肋木、床沿、桌边）下蹲，用体重牵拉患肢向上举直。再用双手扶持身后的固定物体，作挺胸、挺腹，牵拉患肢向后。

④拉重增力　可用拉力器，负重作多方位运动。

在每次练习后，可让患者作爬墙练习和测定，以增强患者锻炼信心。

（3）中药　内服大活络丸、虎骨木瓜酒等，2号及3号熏洗药交替洗患肩。

其他疗法见前期。

（三）**解冻期（缓解期）**

本期已不需作按摩或药物治疗，可根据功能情况，选用一些体疗方法进行锻炼。

（何春江）

第四章 肘及前臂部软组织损伤

第一节 肘部及前臂部的应用解剖生理

一、肘关节的骨性结构

肘关节（elbow joint）是一个复合关节，由肱尺、肱桡、桡尺近侧关节共同被包在一个关节囊内所构成（图4-1）。

（一）肱尺关节（humeroulnar joint）

由肱骨滑车与尺骨滑车切迹构成的滑车关节，只有一个运动轴，绕额状轴可作屈伸运动（此并非真正的额状轴）。

肱骨滑车内唇较外唇低5~6 mm，所以肱骨下端倾斜。由于此倾斜的存在，伸肘时，尺骨与肱骨不在一条线上，而是相交成一开口向外侧的角，称之为提携角（carry angle），此角一般5°~15°，以女性和儿童为大。（男性平均为10°，女性为13°）。Morrey和Chao（1976年）提出，由于滑车并非完全对称，所以当前臂由完全伸到完全屈的运动中，提携角可发生从外偏10°接近于内偏8°的变化。

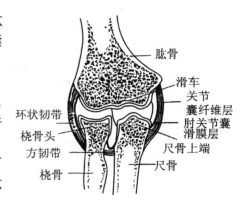

图4-1 肘关节冠状面

（二）肱桡关节（humeroradial joint）

由肱骨小头与桡骨头凹构成，就外形来说，肱桡关节为一球窝形关节，但它受到肱尺关节的限制，其运动只能随着肱尺关节的屈伸和参与桡尺关节的回旋。

（三）桡尺近侧关节（proximal radioulnar joint）

由桡骨的环状关节面与尺骨的桡切迹构成车轴关节，只能绕垂直轴作旋转运动。桡骨头被包在一个由环状韧带和尺骨桡切迹组成的圆环内，环状韧带为圆环的3/4，切迹为1/4。严格地说环状韧带并非呈环状而呈杯状，其下面的周径比上面的小。这样的形态特征使得桡骨不能从"杯"中抽出。

二、肘关节囊

上述三个关节包在一个关节囊内，关节囊纤维层的前后部较薄而松弛，两侧则较厚（图4-2）。

（一）前壁

上方起自肱骨内上髁的前面，桡骨窝及喙突窝的上方；向下，止于尺骨冠突的前面和桡骨环状韧带，两侧移行于桡、尺侧副韧带。

（二）后壁

上方起自肱骨小头后上，肱骨滑车外侧缘，鹰嘴窝底及内上髁后面；向下止于鹰嘴上缘、外侧缘，桡骨环状韧带和尺骨桡切迹的后面。

桡骨头及尺骨冠突完全位于关节腔内。肘关节囊前后壁较薄、松，对肘关节稳定不起重要作用，但被肱二头肌和肱三头肌腱加强。关节囊的前后部分在肘关节屈伸时，因松弛形成皱襞和凹窝。肘关节渗液时，首先出现于肱三头肌腱两侧的肘后内、外侧沟。

Серебряков 发现，新生儿到一个半月，肘关节容积平均为 1.5 mL，而成人的肘关节容积为 10 ~ 15 mL。

肘关节囊与神经的关系为桡神经与关节囊贴近，尺神经与尺侧副韧带相贴，而正中神经与关节囊之间尚有肱肌相隔。

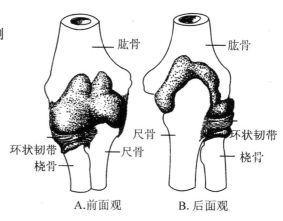

图 4-2 肘关节滑膜囊

三、肘关节韧带

包括尺侧副韧带、桡侧副韧带及环状韧带。

（一）尺侧副韧带

呈扇形，起于肱骨内上髁，止于尺骨冠突及鹰嘴之间，分为 3 束。①前束止于尺骨冠突的尺侧缘；②中束较薄止于鹰嘴与冠突之间的骨嵴上；③后束向后方，止于鹰嘴内侧面，其表面有一条斜形纤维束连接鹰嘴与喙突的边缘，称为 Cooper's 韧带，有加深滑车切迹的作用。Cooper's 韧带下缘游离，与尺骨之间有一裂隙，肘关节运动时，滑膜可由此膨出（图 4-3）。

（二）桡侧副韧带

起于肱骨外上髁下部，向下至环状韧带，并延长至桡骨的外面，最后部的一些纤维越过桡骨而止于尺骨旋后肌嵴（图 4-4）。

（三）桡骨环状韧带

为一强韧的环状韧带。起自尺骨的桡骨切迹前缘，环绕桡骨头的 4/5，止于尺骨的桡骨切迹后缘（有少部分纤维紧贴桡骨切迹的下方，继续环绕桡骨，形成一完整的纤维环）（图 4-5）。

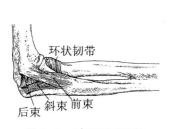

图 4-3 肘尺侧副韧带

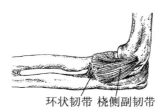

图 4-4 肘桡侧副韧带

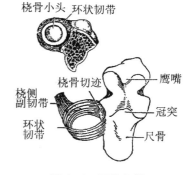

图 4-5 环状韧带

四、前臂的骨性结构

前臂（forearm）由桡、尺两骨组成。桡骨位于前臂外侧呈三棱柱形。体部有约 9.3°的弧度凸向外方，上端细，下端粗；尺骨位于前臂内侧，上部为三棱柱形，下部为圆柱形。桡、尺两骨干约有 6.5°弧度凸向背侧，并借助桡尺近、远侧关节及前臂骨间膜相连。前臂骨间膜为坚韧的纤维膜，起自桡骨粗隆下方的骨间嵴，终于桡骨的尺骨切迹之间。其纤维主要斜向下内侧，劳动时，重力的传递经骨间膜完成。骨间膜在前臂中段较厚，上下两端则较薄。前臂旋前位时，桡骨在尺骨的前方并与其相交，此时骨间隙最窄，骨间膜最松；前臂旋后位时，两骨并列，骨间隙稍窄；前臂中立位时，两骨间嵴对峙，骨间隙最宽，骨间膜也最紧张。

五、肘部和前臂部的肌肉

（一）掌侧肌

（1）肘关节前面外侧部肌肉。在肘关节前面外侧，有肱桡肌及肌腱；肱二头肌腱在肘前面内侧。主要功能是屈肘。

（2）前臂浅层肌。主要功能是屈腕，协助屈肘，并使前臂旋前。除肱桡肌起于肱骨外上髁外，均起于肱骨内上髁（旋前圆肌、桡腕屈肌、掌长肌、指浅屈肌、尺侧腕屈肌）。

（3）前臂深层肌。均起于前臂掌侧，主要功能是屈腕，屈指，并使前臂旋前（指深屈肌、拇长屈肌、旋前方肌）。

（二）背侧肌

（1）有伸肘功能的肌肉。肘肌和肱三头肌肌腱。

（2）前臂浅层肌。主要功能是伸腕以及协助伸肘。均起自于肱骨外上髁（桡侧腕长伸肌、桡侧腕短伸肌、指总伸肌、小指固有伸肌、尺侧腕伸肌）。

（3）前臂深层肌。除旋后肌外，均起自前臂背面，主要功能为伸腕、伸指、使前臂旋后（旋后肌、拇长展肌、拇短伸肌、拇长伸肌、示指固有伸肌）。

六、关节滑膜

衬于肘关节囊的内层，关节前方和后方的滑膜面积相等。在桡骨头与肱骨小头间有滑膜皱襞及脂肪组织占据，在冠突窝与鹰嘴窝内非关节部分也有滑膜及脂肪组织占据。在关节囊纤维层与滑膜之间，特别是鹰嘴窝与桡骨窝内均有移动性脂肪，可维持关节内压力的平衡。

七、肘关节和前臂的运动

（一）肘关节运动

屈伸运动一般由 0°（伸）~150°（屈），少数人可屈曲至 155°或 160°，也有人可过伸 5°~10°，称为反肘。

（二）前臂的运动

前臂正常旋前约为 80°，旋后约为 100°，旋前较旋后少 20°。一般旋前或旋后减少在 15°以内者，不致引起不便；如旋前或旋后减少 15°~30°，患肢运动需要旋转上臂来补偿前臂旋转的限制，但尚能满意地完成工作，故前臂旋转运动的限制不超过 30°时，结果可称满意。一旦超过这个限度，虽有上臂旋转运动的补偿，患者在工作中将会感到困难。

第二节 肘关节内侧肌肉韧带装置损伤

肘关节内侧肌肉韧带装置损伤（injury of medial collateral ligament and muscle of the elbow），包括肘的尺侧关节囊、尺侧副韧带、肱骨内上髁部屈肌或附着点揉伤、肱骨内上髁炎等。常见于投掷、体操、高尔夫球、棒球等项目。

肘尺侧副韧带 起自肱骨内上髁（与前臂浅层屈腕肌同起于一点），呈扇形，止于尺骨内侧面，前到喙突，后到鹰嘴（图 4-3）。它可以防止肘关节在不同位置上的过度外展。当肘关节伸直时，其前、中束紧张；当肘屈曲时，其后束紧张（Melvinpost 认为内侧副韧带前部在屈曲 20°时紧张，后部在屈曲 60°以后紧张）。在任何位置上的强力外展，都可使尺侧副韧带损伤。

肌肉 前臂前面浅层肌肉除肱桡肌外的主要屈肌，都起自肱骨内上髁处，且绝大多数都达到腕部和手部（图 4-6）。是屈腕和手的主要动力，还有使前臂旋转的功能，而手的频繁运动能使其肌肉的负担加重。这就造成了肘内侧肌肉损伤的解剖生理学基础。

当肘伸直位时，有约 15°的外翻角（提携角）。在运动中过重的直臂支撑会使肘尺侧副韧带张力增大，肌肉负荷加重。

一、病因病理

（一）损伤机制

任何造成肘关节过度外翻、过伸、旋后，或前臂屈肌、旋前圆肌突然猛力收缩的动作，均可造成肘关节内侧关节囊、韧带及肌肉的损伤。这是两种主要损伤机理。

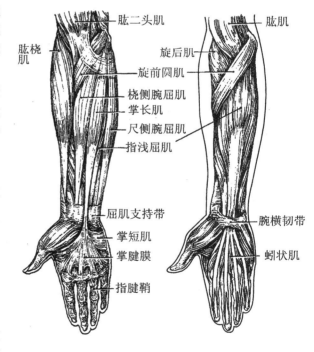

图 4-6 前臂掌侧浅层肌肉

（1）标枪肘（thrower's elbow） 标枪运动员常损伤尺侧副韧带。投枪时，枪的作用力迫使前臂突然外展而致伤，其中正确的反弓投枪姿势（上肢、躯干及下肢反屈呈弓形，肘屈曲约 30°，前臂尺侧面向前方）多伤及尺侧副韧带前束；而不正规的投枪姿势（肘屈曲 90°出枪）多伤及后束（图 4-7）。出枪后的爆发式过伸（鞭打），也常常损伤鹰嘴窝中的滑膜。

（2）手榴弹 除可损伤尺侧副韧带外，由于技术要求突然屈腕，所以又可损伤屈腕肌及其起点。

（3）体操　体操跌倒时以手掌着地，肘微屈突然外展，常同时引起尺侧副韧带和屈肌的损伤（肘外翻者更易受伤）。

（4）高尔夫肘（golfer's elbow）　高尔夫球运动员击球时，杆头击在地面障碍处受阻，反作用力使杆后旋，强力使腕背伸，猛烈牵拉屈肌止点，引起损伤。

（5）举重　举重运动员提铃时屈腕肌突然收缩，致使屈肌内上髁附着点揿伤；此外，提铃后"翻腕坐肘"（肘突然屈曲，腕突然背伸）时，也可被动地使屈腕肌在内上髁的附着点揿伤。

（6）排球　排球运动员在拦网时，注意力不集中，肘关节处于松弛状态，在球的撞击手掌时，前臂屈腕肌骤然收缩，也被动地导致内上髁附着点揿伤。

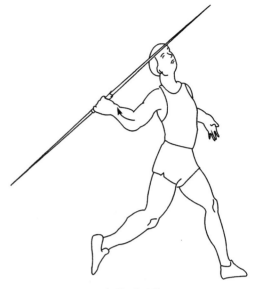

图4-7　标枪肘受伤机制

除此之外，在日常生活的意外事故、交通及工矿事故中也常有发生。

（二）病理

（1）肌肉韧带部分撕裂　局部出血、肿胀→周围呈反应性炎症→反复损伤→慢性（韧带松弛、关节囊钙化、韧带钙化、肌肉附着点骨质增生和钙化）。

（2）肌肉韧带单独或同时完全断裂　断端嵌入关节→肘关节侧方脱位或半脱位。

二、临床表现与诊断

（1）受伤史　常有明显的急性受伤史，肘内侧肿胀（正常的前臂屈肌膨隆因肿胀而消失），功能受限。晚期则出现关节不稳。

（2）尺侧副韧带损伤（揿伤）　肘内侧尺骨半月切迹及肱尺关节间隙处有压痛。被动肘外翻试验（valgus stress test）：患者患肢上臂外旋，前臂旋后，检查者一手握肘上部固定，另一手握住腕关节上内部，当肘屈10°~15°时，将肘被动外翻，如肘内侧疼痛，常为尺侧副韧带前束损伤；如肘屈60°~90°位被动外翻时，肘内侧疼痛为尺侧副韧带后束揿伤（图4-8）。

（3）肱骨内上髁炎或屈肌附着点损伤　肱骨内上

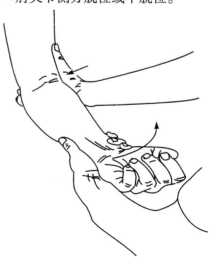

图4-8　被动肘外翻试验

髁有明显压痛。屈腕抗阻试验：患肘微屈或伸直位，前臂旋后，术者一手握患前臂中部，另一手压在患手掌上，嘱患者对抗屈腕时，肱骨内上髁处疼痛为阳性。前臂旋前抗阻试验：患肘屈曲90°，前臂旋后位，术者一手握住肘上部固定，另一手握持腕上部，令患者前臂旋前抗阻时，肱骨内上髁处疼痛为阳性。

（4）尺侧副韧带完全断裂　有明显疼痛、肿胀、压痛。肘微屈位侧扳疼痛明显，有明显内侧开口感，外翻角度在30°以上，常表示有肘关节内侧副韧带断裂。嘱患者用力握拳，则开口感减轻或消失。

（5）韧带肌肉均完全断裂　用力握拳，肘关节仍有侧扳不稳感。

（6）X线检查　晚期可见有骨质增生或韧带肌肉钙化影，韧带屈肌完全断裂，桡侧扳时，可见尺侧关节间隙增宽。

三、治疗

（1）急救处理　急性损伤宜局部立即冰敷，加压包扎，屈肘70°~90°位固定。

（2）中药治疗　外敷1号新伤药，内服三七散。局部肿痛明显减轻后，外敷2号旧伤药，内服正骨紫金丹，配合1号熏洗药加3号熏洗药熏洗患部。后期可用2号熏洗药加3号熏洗药熏洗。

（3）按摩治疗　24~48 h后可采用按摩治疗。初期以理筋手法为主，从前臂中段至上臂中段作表面抚摩1~2 min，再由下至上轻掐1~2 min，以消散肿胀。中后期手法时间可稍长，并增揉捏、摇晃、伸屈手法，使关节滑利，禁止作被动粗暴牵拉和伸屈活动。

（4）理疗　必须在伤后24 h后采用。可选用超声波、超短波、微波、蜡疗等方法。

（5）针灸　初期及轻症，阿是穴温针，间日1次，治疗5次左右；久病或重症，阿是穴水针，药物强的松龙与维生素B_1各0.5 mL，混合穴注。每周1~2次，治疗4次许；局部肿痛加对侧阴谷留针，配合患部运动。久病水针治后未愈加阿是穴艾灸。

（6）功能锻炼　早期应鼓励患者主动活动指、腕、肩关节，特别是手指捏球，手腕屈伸，肩关节轮回转动等。中后期应积极进行主动的伸肘关节活动。正式训练应在2~3周以后，切忌过早，并需逐渐增加运动量。训练时应暂时避免受伤动作的练习，否则易再伤或肘关节松弛，发生肘部骨关节病。

（7）手术治疗　肘内侧副韧带完全断裂者应急诊手术缝合，可收到良好效果，否则易造成习惯肘外翻不稳。

第三节　肱骨小头软骨与骨软骨损伤

肱骨小头软骨与骨软骨损伤（oseochondral and chondral injuries）系指肱骨小头软骨骨折（chodral fracture of the capitellum）、骨软骨骨折（oseochondral fracture of the capitellum）以及干脆性骨软骨炎（osteochondritis dissecans of the capitellum）而言。是一种好发于以上肢支撑活动为主的少年运动员的损伤。常见于体操、技巧、棒球、垒球等项目以及武功、杂技。由于它对以上肢为主的运动项目妨碍很大，症状严重的甚至被迫退出训练场，因此值得重视。

肱桡关节由肱骨小头与桡骨小头组成。桡骨头呈圆盘状，上面凹陷，称为桡骨头凹，与肱骨小头相接。肱桡关节形态上是球窝关节，此关节有两个轴向运动。第一个与桡骨长轴一致，前臂旋转时，桡骨头凹关节面与肱骨小头关节面相对旋转（桡骨长轴）；第二个与肱骨滑车轴一致，在肘关节的屈伸活动时，桡骨头在肱骨小头关节面上滑动。因此，肱桡关节本身可以做复合运动，即伸屈滑动同时，还可以有旋转摩动。

在结构上，桡骨头完全位于肘关节囊内，周围无任何韧带、肌腱附着。由于桡骨头正位于从手和前臂传至上臂的力线上，当前臂旋前位支撑时，肱骨小头受到较大冲力。

一、病因病理

（一）病因

对本病的发生原因有几种不同意见。大致分为：

（1）遗传（家族）因素。

（2）血液循环障碍因素。由于某些原因引起的局部血管损伤或血管栓塞（血栓、气栓）等血循环障碍阻断了骨软骨的营养所致。

（3）外伤因素。Smillie 的研究（1960 年）认为肱骨骨软骨损伤时，桡骨头的相应的部分也有损伤。这是桡骨头与肱骨小头相撞击的结果，而且往往引起桡骨的肥大。Brown 认为是肘极度外翻下肱骨与桡骨头撞击所致。刘庭远分析是超强度或长时间的支撑或支撑旋转使肱骨小头、桡骨头微细外伤引起的。从运动创伤来看，外伤是主要的发病原因。

（二）发病机制

肱骨小头骨软骨损伤是桡骨头与肱骨小头相撞击的结果。如技巧、体操的小翻、跳马和鞍马运动员往往使前臂旋前，肘半屈位推手发力或旋前位过度支撑。

从解剖学上分析，肱桡关节在屈伸过程中桡骨头由肱骨小头的前面滑向远端下面，滑动中加之旋转摩动，关节面受到两个不同方向的应力（图4-9）。而且在推手或旋转支撑时，桡骨头在肱骨小头上传导的方向不一定完全垂直于肱骨小头关节面。由于技术要领的关系或肌肉力量不足引起关节不稳等原因，可能使力量偏向侧方，结果使肱骨小头关节的切线方向受力，扭挫力较大。当超过承受量时，则易引起损伤。有时类似 Monteggia 氏骨折的动作机转。

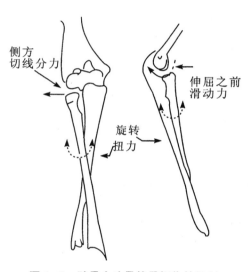

图4-9　肱骨小头骨软骨损伤的机制

（三）病理

病理表现常与受伤方式有关。

（1）肱骨小头的软骨骨折、骨软骨骨折　常为一次性的急性暴力所致。一般少年运动员多为骨软骨损伤，而成年人易患软骨损伤。

Mckinbbin（1971 年）在做软骨移植的动物实验中发现未成熟动物的关节软骨易自软骨下骨层分离，而成年动物由于关节软骨薄而脆易使软骨本身剥离，不是在基底下骨分离。损伤初期病理上与任何关节的急性软骨骨折、骨软骨骨折无异。少年运动员比成人发病率高。

（2）肱桡关节软化（软骨病）或"干脆性骨软骨炎"　往往由长期多次肱桡关节的捻挫撞击所致。

软骨病　软骨细胞坏死，软骨基质中的硫酸软骨素减少或丧失，致使基质中的胶原纤维失去支持而变软。关节软骨失去正常光泽→表面粗糙→纤维绒毛变、皲裂或软骨灶剥落，露出骨质。

干脆性骨软骨炎　典型的病理改变是关节软骨面上有一个骨软骨缺损而形成的骨床，骨床内有脱落的或部分分离的骨软骨片。组织学上表现为活的软骨及其下的死骨。骨床表面常有纤维结缔组织或软骨组织。

但是一次暴力损伤引起的骨软骨骨折，早期若处理不当，晚期病理变化与典型的"干脆性骨软骨炎"相同，很难从病理上区别。

受伤的关节软骨可有3种转归：①关节软骨仍附于原位，软骨下的坏死区逐渐修复，功能不受影响；②由于关节经常受伤或坏死区较大，则关节软骨可能部分脱离而成为一片存活的软骨；③当坏死严重且广泛时，关节软骨可能完全分离而游离于关节内，成为关节鼠（joint mouse），依靠关节滑液获取营养，也可以仅有一条纤维束带，连接于滑膜上，以此获得血供与滑液滋养。故虽脱落至关节内成为游离体，但仍可继续增殖而生长，同时晚期可并发骨关节病。

二、临床表现与诊断

有的有一次外伤史，但多数无受伤史，属逐渐劳损致成。主要症状常为肘关节伸屈疼痛，伸屈受限，支撑痛或有交锁史，运动后症状加重。

检查时被动伸屈肘关节受限；肱桡关节间隙滑膜、肱骨小头、桡骨头有局部性压痛；有时可触到骨软骨片或关节鼠；桡侧挤压痛，即肘关节稍屈曲，被动将前臂外展，肘外展出现疼痛。

X线检查有确诊意义。典型表现为肱骨小头关节面有缺损（骨床），骨床内有脱落的骨片，骨片的密度不一，很淡或增高，形状大小也不一致。可表现为肱骨小头的骨小梁结构破坏呈囊性变或有硬化环，有时可见骨片脱落形成的关节鼠。

三、鉴别诊断

（1）肘创伤性滑膜炎　以关节肿胀，滑膜肥厚为主。伸直受限，但不严重。局部强的松龙封闭或理疗等效果显著。X线无异常。

（2）骨关节结核　肿胀明显，滑膜肥厚，呈梭形肿胀。晚期肌肉萎缩，活动受限明显。有全身结核病症状，血沉加速。X线往往有骨质稀疏、骨质破坏的表现。

（3）Panner氏病（肱骨小头骨骺无菌性坏死）　发病年龄更小，一般在5～10岁。为骨骺骨化中心缺血性改变。表现为骨化中心的变形、截断变及早期关节间隙变宽。

四、治疗

（1）对急性肱骨小头软骨或骨软骨骨折，应及时积极治疗：

①软骨片较大，形成关节鼠，原则上应手术摘出，以尽早清除。因为单独的软骨片目前认为是不能再愈合的。

②骨软骨片过大，摘除后可能影响关节活动正常轨迹的，可考虑手术固定，直至愈合。

③较小的骨软骨折片应摘除。摘除后骨床新鲜创面可能由骨髓新生纤维的组织化骨软骨修复缺损的关节面。

④若软骨折片或骨软骨片大小对关节活动无影响，可用非手术疗法进行治疗。

（2）肱骨小头软骨或骨软骨骨折的晚期或干脆性软骨炎、骨软骨病可按以下情况区别处理：

①症状不明显，不影响训练者，不必停训。可边训练边非手术治疗。在训练时需合理控制支撑用力的训练量，并加强肘部肌肉力量的训练以加固肘部的稳定。

②症状明显，有疼痛、交锁、伸屈受限者，先停止上肢专项支撑动作，加强上肢肌肉静力练习。同时，非手术治疗 1～2 月，如不好转，需手术摘除骨软骨片。

（3）非手术治疗

①内服中药。早期宜活血化瘀，内服制香片等；后期可服用正骨紫金丹等，以补肝肾、强筋骨。

②局部熏洗。关节胀痛，用 2 号熏洗药；伤部酸凉，用 2 号熏洗药加木瓜、吴茱萸；关节功能障碍时，用 3 号熏洗药。

③按摩。以揉捏手法为主，作肘、上臂下 1/3 及前臂上 1/3 范围的按摩，以促进局部血循环，改善软骨的营养状况，还可配合红外线或 TDP 局部照射。

④针灸。初期应阿是穴温针，身柱、手三里、足三里，针补不留。间日 1 次，治疗 15 次为一疗程。治疗 3～5 个疗程。后期则阿是穴灸，关元针补不留。对应穴针加患肢运动，15 min。间日 1 次，15 次为一疗程。治疗 3～5 个疗程。

第四节　肘外侧疼痛综合征

肘外侧疼痛综合征（painful syndrome on the lateral side of the elbow）因好发于网球运动员又称为网球肘（tenis elbow）。它包括肱骨外上髁炎（lateral epicondylitis）、伸肌总腱末端病（enthesiopathy of common extensor origin）、肱桡关节滑囊炎（bursitis of the humero-radial joint）、肘外侧韧带附丽处损伤（injury of lateral ligament insertion）以及环状韧带损伤等。

前臂伸肌群的附着点：肱骨外上髁为前臂伸肌群的附着点。浅层肌肉从外至内有桡侧伸腕长肌、桡侧伸腕短肌、伸指总肌、小指固有伸肌和尺侧腕伸肌，这些肌肉有伸指伸腕的功能。伸腕伸指的动作就对外上髁产生了比较集中的应力（图 4-10）。

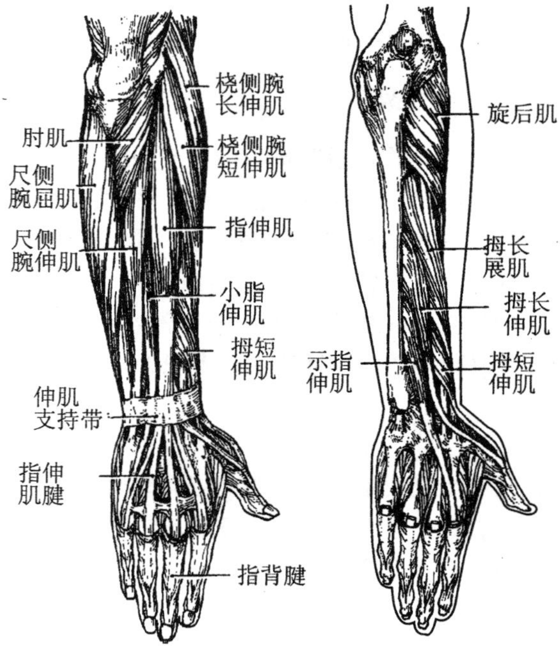

图 4-10　前臂背侧肌群

旋后肌：位于伸肌深层，止于肱骨外上髁，可使前臂旋后。

　　桡侧副韧带：肘桡侧副韧带呈扇形，起自肱骨外上髁，其纤维向下，与桡骨环状韧带的纤维相融合。因此，在前臂旋转动作或肘内翻动作时，也都对外上髁产生作用。

　　环状韧带：由坚强的纤维构成，内面衬以一薄层软骨，韧带的前后两端分别附着于尺骨的桡切迹前、后缘，形成 3/4 ~ 4/5 环，与尺骨的桡切迹合成一个完整的环。实际环状韧带呈杯状，上大、下小，可防止桡骨头脱出，环状韧带仅外侧有桡侧副韧带附着，比较活动。肘关节强度内收时，紧张的桡侧副韧带可牵拉相对活动的环状韧带。

　　"肱桡关节盘"（the radio-humeral meniscus）：Hernique（1961 年）发现，正常情况下在肱桡关节的外面及后面有一薄的滑膜皱襞附着，覆盖于桡骨头上，如一半环，甚至肥大呈盘样，形成"肱桡关节盘"。显微镜下，此为关节囊结构，覆以滑膜，呈纤维性，有时与网球肘的发病有关。

一、病因病理

　　一般认为是由于肱骨外上髁伸肌总腱的慢性劳损及牵扯引起，尤其是桡腕伸短肌更为重要。如网球、羽毛球运动员，反拍击下旋球、上旋球时球的冲力，作用于腕伸肌或被动牵扯（图 4-11）；排球扣球、击剑甩剑屈腕使前臂伸肌附着部也不断受到牵扯。此外，旋螺丝钉、扎钢丝等均有可能产生此征。

　　其病理改变主要有：①伸腕肌腱纤维由肱骨外上髁的部分撕脱，特别是桡侧伸腕短肌（orgood）。②肱桡关节处局限性滑膜炎（肱桡关节盘炎 hernique）。③支配伸肌神经的分支神经炎，骨间背侧神经在穿过旋后肌两头之间时被卡住。④环状韧带的变性。⑤Ian Goldie 认为，成年人在外上髁远端腱膜下有间隙，含有疏松组织，当外上髁炎时，

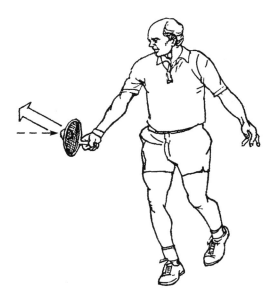

图 4-11　网球肘发病机制

腱下间隙即被肉芽组织代替，并有血管增生，腱下间隙内组织水肿。这些变化并扩张侵入腱膜，肉芽组织增生是产生症状的基础。⑥曲氏等认为，病理改变是典型的末端病改变。其腱止点部可因捩伤出现纤维断裂，镜下骨折，腱变性血管增生，继发止点骨质增生或腱的钙化，也可在镜下发现环状韧带有透明性变及韧带结构的解体，有时可见扣眼状破裂。⑦近年来，有人认为肱骨外上髁炎与骨间背侧神经的关节支被牵伸有关，如将神经剥离，病变可治愈。

二、临床表现与诊断

　　本病好发于前臂劳动强度较大的工种，如网球运动员、砖瓦工等。多数无明显外伤史，但可追述有长期伸腕动作负荷过度、过多的历史。

　　疼痛：逐渐出现。开始时，仅在作某一动作时，肘外侧疼痛，疼痛向"筋肉方向（至

前臂桡侧）"扩散，少数疼痛累及上臂和肩部。手握物不敢着力握持，尤以握锹、拧毛巾、打毛线等运动时疼痛为甚。休息后缓解，以后疼痛变为持续性，可影响睡眠及休息。

压痛：肱骨外上髁、桡骨头、环状韧带部、肱桡关节间隙均可出现压痛。

伸腕抗阻试验阳性（cozen 征）：患者伤肘微屈，前臂旋前，检查者一手托住患者前臂，另一手加外力于腕背侧，令患者用力背伸腕关节，肱骨外上髁部疼痛为阳性。

前臂抗阻旋后试验（resistive supination test）：患者屈肘，前臂旋前，检查者一手握住肘后部，另一手握其腕部，令患者抗阻力，使前臂旋后。此时，肱骨外髁部出现疼痛为阳性。

Mill's 征：患者肘、腕、指屈曲，检查者握其手部使其前臂被动旋前，并逐渐伸直肘关节时出现疼痛即为阳性（图 4-12）。

改良 Mill's 征：肘伸直、握拳、前臂旋后，腕抗阻力背伸并桡偏试验；或腕背伸肌阻力试验，中指背抗阻力试验，均可提高诊断率。

X 线检查：晚期病例可见肱骨外上髁表面粗糙或骨质增生，伸肌腱末端钙化或骨化。

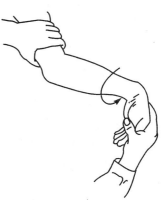

图 4-12 Mill's 征

三、治疗

本病绝大多数用手法按摩、药物、针灸等综合性治疗，可获得满意的效果。

（1）按摩治疗　患者坐位，患肢前臂旋后。医者一手握患侧腕部，另一手从前臂至上臂，来回作表面抚摩和揉捏手法，重点揉捏前臂至上臂外侧；再用拇指按压在肱骨外上髁或肱桡关节间隙及周围，向上下、左右作推拨手法 1~2 min，使之有酸胀感，同时屈伸肘关节及旋转前臂数次，掐、揉曲池、手三里、外关等穴。最后揉捏、抚摩 1~2 min。

（2）药物治疗　外敷软坚散或消结散。内服舒筋活血汤，可用海桐皮汤或三号熏洗药熏洗，或用醋酸强的松龙作局部封闭 1~3 次。

（3）针灸治疗　可取阿是穴、曲池、手三里、外关、合谷等穴，每次 2~3 次，温针、电针或激光针灸均可。

（4）手术治疗　对少数治疗无效，严重影响工作、生活及运动训练者，可采用手术治疗。手术疗法适用于保守治疗无效者。可选用伸肌总腱附着点松解术、环状韧带部分切除术、桡侧腕短伸肌腱延长术、皮下神经血管束切除结扎术、桡神经关节支切断术、旋后肌浅层筋膜弓切开及桡神经深支松解术。

第五节　尺骨鹰嘴部滑囊炎

尺骨鹰嘴部滑囊炎（bursitis of the olecranon）以前多见于矿工，故名矿工肘（miner's elbow），也有学生肘、醉汉肘、起疱肘等称呼。运动员中可发生于足球守门员、体操运动员或举重运动员等。

在肘关节后方的尺骨鹰嘴部有两个滑囊，一个位于鹰嘴峰与皮肤之间为皮下滑囊（如

图 4-13），一个是在肱三头肌腱深浅两头之间，为腱间滑囊。滑囊的内侧由滑膜覆盖，囊内有滑液，以减少关节活动时的机械刺激，起滑润肌腱的作用。

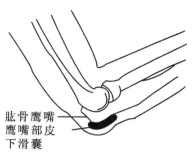

肱骨鹰嘴
鹰嘴部皮
下滑囊

图 4-13　鹰嘴部皮下滑囊

一、病因病理

（1）皮下滑囊的急性损伤　肘后部被较大的暴力碰撞、挤压致伤。如足球守门员扑出救球将球抱住时，经常肘后鹰嘴部撞地；摔跤运动员倒地时肘部与地面相碰撞；柔道队员倒地时，用肘后部支撑。

（2）皮下滑囊慢性摩擦性刺激　如矿工和战士匍匐爬行，肘与地面的长期摩擦（miner's elbow），射击队员卧射时支撑以及学生长时间写字时用肘部支撑（student's elbow）等。

（3）慢性劳损　体操、投掷及举重，由于肱三头肌经常反复暴发式用力，很易发生腱止点的末端病。常可漫延影响腱上、下滑囊，产生慢性滑囊炎。属典型的末端病改变。

（4）病理　滑囊因受到机械刺激而发生无菌性炎症反应。滑膜壁血管扩张，组织增生，分泌增加；继后发生囊壁肥厚，慢性滑囊炎时囊壁异常增厚、变性粘连，滑液分泌减少，呈慢性炎症反应，囊腔内有绒毛形成，分成许多小叶，有时囊内有钙质沉积而钙化。

二、临床表现与诊断

（1）急性滑囊炎　有局部撞伤史。伤后有疼痛、肿胀、局部压痛及波动感，肘部活动正常。应注意与单纯的皮下血肿鉴别。一般皮下血肿范围较广，若治疗不当也可形成滑囊炎。

肱三头肌腱断裂后出血也可进入滑囊，引起滑囊积血，以致掩盖了腱断裂症状。鉴别时应作肱三头肌伸肘重力试验。如局部有红、肿、痛、热现象，须考虑是否有感染。

（2）慢性滑囊炎　在鹰嘴部逐渐形成圆形包块，局部肿胀并不明显，有锐利的压痛。推之可移动，其软硬程度与囊壁增生和积液有关。如肌间滑囊发炎时，肱三头肌抗阻痛，但伸肘重力试验阴性（有力）。晚期 X 线侧位片可见鹰嘴结节变尖成角样改变。

三、鉴别诊断

（1）肱桡滑囊炎　疼痛往往与股骨外上髁炎相混淆，但前者疼痛位置低，虽亦可向伸肌群、肘后和上臂扩散，但没有肱骨外上髁部的压痛，在髁部局部封闭效果不大。具有局部肿物和触痛、活动痛的特点，应想到肱桡滑囊炎。

（2）肘关节结核　有结核病史或结核接触史，除局部疼痛、肿胀、功能障碍及窦道等表现外，还伴有发热、消瘦、盗汗、贫血等全身症状。血沉升高，结核菌培养试验阳性。X 线表现可见死骨、空洞等骨结核的特征性改变。

四、治疗

（1）药物治疗　急性滑囊炎：外敷滑囊炎散或用云南白药酒调敷于患处；慢性滑囊炎：滑囊炎散加海藻、半夏、荔枝核、水醋各半调敷患部。

（2）固定　急性期，最好的方法是厚棉垫加压包扎，采用颈腕带悬吊或石膏托制动2周。

（3）封闭治疗　做囊内穿刺抽尽积液，囊腔内外注入曲安奈德10~30 mg加利多卡因2~4 mg，术后肘部覆以软垫加以包扎。每周1次，可3~4次。若已并发感染，应予切开引流。

（4）手术疗法　对非手术疗法无效的，应行手术切除。预防复发的关键在于将滑囊彻底切除，未切除者应避免该部位反复损伤。

第六节　肘关节创伤性滑膜炎

肘关节创伤性滑膜炎（traumatic synovitis of the elbow）多见于标枪、体操、手榴弹及举重运动员等，发生后常影响训练及成绩。

肘关节囊的纤维层　肘部三个关节，包裹在一个关节囊内，囊在近侧分别附于肱骨冠突窝、桡窝和鹰嘴窝的上缘及肱骨滑车内侧和肱骨小头外侧；在远侧附于尺骨半月切迹关节面的周缘和桡骨环状韧带。囊的前后壁薄而松弛，两侧壁增厚，为韧带所加强。

肘关节囊滑膜层　关节囊的滑膜层广阔，除关节软骨的表面外，纤维层内面鹰嘴窝、喙突窝和桡骨颈等处，均有滑膜覆盖。在关节腔的外侧滑膜层向下方呈囊状膨出，达桡骨环状韧带的下方，包绕桡骨颈。关节腔内可见滑膜皱襞，分别位于肱桡部、肱尺部、鹰嘴窝和喙突窝等。

一、病因病理

可分滑膜挤压伤和劳损两种情况。

（1）急性损伤　如投掷标枪的"挥鞭"动作（投掷手榴弹亦然）（如图4-14）、抓举时的突然锁肘、体操跳马或小翻时直臂的突然支撑等都可将某部嵌入滑膜挤伤，产生局部滑膜炎。最常见的受伤部位是鹰嘴窝滑膜、鹰嘴内缘与滑车间的滑膜、肱桡关节间滑膜。受累的滑膜有充血、水肿、绒毛增生等改变。

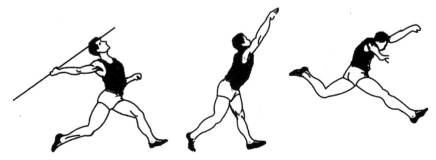

图4-14　投掷标枪的挥鞭动作

（2）慢性劳损　炎症范围较广，无明确的急性损伤史，关节内有积液及滑膜肥厚。多数主要是软骨摩擦、碎屑落入关节内，刺激滑膜造成的早期骨关节炎。

二、临床表现与诊断

有过伸损伤史或劳损史。肘关节过伸痛，活动受限，半屈支撑起痛（双杠推起）。肘外侧关节间隙饱满，触之有滑膜肥厚感（慢性劳损尤为明显）。关节间隙有压痛和挤压痛，是确诊的重要体征。术者一手握住病人前臂，另一只手的拇指尖将关节间隙的受伤滑膜按入关节隙，再同时将肘伸直，这时伤部多出现刺痛难忍，即为阳性。

痛点局部注射曲安奈德加利多卡因，症状多可立即消失，即可助诊。

三、治疗

（1）药物治疗 急性滑膜炎者，宜外敷新伤药，加白术、木通、大黄、黄芩等药，并将肘关节屈曲固定 2~3 周，内服跌打丸或七厘散。慢性滑膜损伤者，宜外敷旧伤药，加防己、木通、白蔹、南星等。

（2）穿刺、封闭治疗 关节积液明显，可先行穿刺抽吸积液后在关节内注入曲安奈德 10~30 mg，有助于积液的吸收及减少关节内粘连等。加压包扎 2~3 d 后，可外敷中药和 3 号洗药熏洗。

（3）手法治疗 术者先在患肢上臂及前臂上段作表面抚摩、捏、揉捏等手法数分钟，然后用拇指对痛点行挤压按摩，再轻轻屈伸肘关节，最后以搓、揉捏及表面抚摩结束。

（4）理疗 慢性滑膜炎者，宜用超短波、微波、超声波等理疗。

（5）手术治疗 对慢性滑膜炎反复积液、有关节发响、交锁症状者，宜手术或关节镜下摘除脱落的软骨碎片等。

第七节 肱三头肌腱断裂

肱三头肌腱自发性撕脱伤比较少见，该肌腱的断裂均发生在远端肌腱附着的部位。

肱三头肌位于上臂后侧，共有 3 个头。长头起于肩胛骨盂下结节，内侧头起自肱骨体后面桡神经沟的内下方，外侧头起于肱骨体后面桡神经沟外上方。3 个头向下于肱骨干下 1/2 处，移行于扁腱，抵止于尺骨鹰嘴的上缘和两侧缘及前臂深筋膜，内侧头深面的少量肌纤维抵止于肘关节囊。肱三头肌和肘后肌共同完成伸肘功能。

一、病因病理

（1）间接暴力致伤 跌倒时肘半屈位用手掌撑地，这时全身重量强加于患肢，致使肱三头肌突然强力收缩将肌腱止点处撕裂。

（2）直接暴力致伤 当肘关节在半屈曲位时，鹰嘴部受到直接外力打击或撞击，导致肱三头肌附着部的断裂。

二、临床表现与诊断

本病除有明显的外伤史外，肘后软组织肿胀、疼痛、压痛明显，鹰嘴窝上缘部位凹陷，肘后皮下触不到三头肌腱，在鹰嘴上方尚可触到断裂的三头肌断端，自动伸肘肌力明显减弱，不能抵抗轻微阻力。抗重力伸肘试验：患者站立位并弯腰，上臂向外侧平举，然后主动伸肘时不能完全伸直，或同时出现肘后疼痛即为阳性（如图4-15）。

X线摄片检查：摄肘关节侧位片有时可显示撕脱的鹰嘴小薄骨片。

三、治疗

因为肱三头肌是主要的伸肘装置，该肌一旦发生断裂，则不能自动伸肘，直接影响上举、前推与抛物等功能，所以对断裂的三头肌腱必须予以修复。

对新鲜病例应在鹰嘴上钻孔，以粗丝线或钢丝将断端缝合于伸肘50°～70°，固定3～4周即可活动。对陈旧性病例应用一定宽度与长度的阔筋膜修复肱三头肌缺损部，其疗效良好。

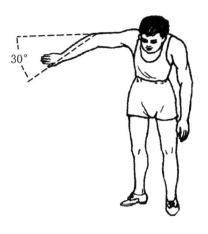

图4-15 抗重力伸肘试验

第八节 肘部外伤性骨化与骨化性肌炎

肘部外伤性骨化与骨化性肌炎（traumatic ossification and myositis ossificans of the elbow）是一种常见的肘急性损伤的继发症，是肘部损伤后功能障碍的重要原因之一。多见于肘关节脱位，侧副韧带损伤及肘内侧装置断裂。有时，不适当的重手法按摩也会造成此症。

一、病因病理

骨化性肌炎（myositis ossificans）为一种肌肉及其邻近结构的局限性的、含有非肿瘤性的钙化和骨化的瘤变。

（一）有关病因及病机

这是一种原因不明的病理过程，既往对其发生的原因做过种种推测，大致归纳如下：

（1）血肿形成 肘关节创伤后在局部形成血肿，血中血红蛋白、复杂蛋白质触发了肌内膜再生→细胞分化→骨基质→骨形成。

（2）骨膜剥离或骨膜破裂 有人认为在肌肉中的骨组织是邻近部位的骨膜损伤或骨膜破裂后植入其内继续增殖成骨造成的。

（3）先天性因素 有人认为，骨化性肌炎多伴有来源于中胚叶的其他先天异常，是一种中胚叶发痛障碍和代谢异常。肌电图检查，未骨化的肌肉亦有肌原性损伤，生化及其他检查发现有肌纤维大小和结构上的改变以及ATP酶活力的减低等，这些因素皆有利于钙盐的沉积和骨化。

（二）与骨化性骨炎发生有关的一些因素

虽然肘关节的骨折与脱位非常多见，而发生骨化性肌炎者则极少。有人曾统计，肘关节骨化肌炎的发生率占肘部骨折与脱位的3%。其中骨折—脱位又比单纯脱位时的发生率高。临床病例观察发现如下一些因素可促使骨化肌炎的发生：

（1）反复强力被动活动 有些伤者原始损伤并不严重，如能正确诊断及治疗，其功能可完全恢复正常。但患者因顾虑其关节以后不能伸直，故由他人给予剧烈的被动屈伸活动或自行提拿重物以期将关节伸直，结果导致反复的损伤。肿胀长期不消退并伴有疼痛及局部温度升高，待到停止按摩及牵拉后，关节大都僵在某一体位。积水潭医院近 60 例肘关节骨化肌炎患者中，90% 以上至少有 5 次剧烈牵拉关节病史。Böhler 在 1936 年曾指出，骨化性肌炎是损伤后按摩的结果，而不是损伤本身造成的。反复暴力也同样会导致这一结果。

（2）治疗时间　伤后 24 h 以内治疗者为早期，迟于 24 h 为晚期。早期治疗易得到良好的复位，可以减少血肿的形成并利于软组织修复。有人证实在伤后 2 周时成骨活动最活跃，此时手术治疗对骨折愈合有利，但也极易形成异位骨化。

（3）年龄　儿童发生骨化性肌炎的机会较青壮年明显减少，有人统计 20 ~ 30 岁之间的占 75%。

（三）肘部骨化和钙化的部位

常见有肘后骨膜下骨化、肘关节囊钙化和骨化、肘侧副韧带钙化（内侧多见）及肱骨远端前面及肘前肌肉深面。

肘骨化性肌炎的严重结果，将导致肘关节功能障碍。

二、临床表现与诊断

有明确的外伤史，如骨折、脱位或严重的关节挫伤。伤后曾反复屈伸关节或自行提拉重物而强迫伸直关节者。

关节肿胀、疼痛经久不消并伴局部温度升高，有时可扪及软组织硬度增大或结节样病变。关节活动范围逐渐变小，最终僵硬在某一体位。

X 线片特征：在早期除原始损伤外并无特殊表现，在 3 ~ 4 周后，关节周围可发现云雾状的骨化团块。晚期骨化范围缩小，密度增高，界限清楚。

应当指出，肘关节功能障碍并非 X 线片所示骨化或钙化单一因素所致，其周围的软组织炎症、粘连、瘢痕、挛缩等，也是造成肘关节功能障碍的原因之一。

三、临床分期

（1）外伤期　主要为一般早期局部外伤体征，经数日后急性症状可以完全消失，但肘关节运动尚难恢复。

（2）进行期　多自第二周末，已缓解的急性外伤症状，如肿胀疼痛等重现，至第四周末 X 线检查即显示肌腱附丽部组织或骨折处有骨化现象，一般常持续 6 ~ 8 周。

（3）静止期　肿胀消退，疼痛消失，但骨化块日渐增大，关节活动障碍程度不一。放射线检查可见肌组织或肌腱处呈边缘整齐、密度均匀的骨化块。肌腱骨化易发生在屡次慢性外伤之后，可形成肌腱内骨，骨附着部之肌腱由于骨化形成骨刺。

四、治疗

（1）损伤初期　对肘关节脱位和移位骨折，应立即用准确、轻柔的手法进行一次性不加重损伤的整复，进行有效的固定，并抬高伤肢，内服强力活血化瘀药；对软组织严重损伤，应立即冰疗，加压包扎，抬高患者防止形成巨大血肿，并用活血化瘀中药内服外敷，使瘀血尽快吸收。

（2）功能恢复期　外敷软骨膏、3 号浸剂或化骨散，红外线照射。

（3）放射治疗　有人认为放射线治疗会影响炎性反应过程，可防止骨化肌炎的发生。还有人认为骨膜破裂后骨细胞可逸往肌肉内并在其内增殖继而形成骨组织。而分化的骨细胞对 X 线比较敏感，故可起到防止或限制其增殖作用。4 周为 1 疗程，每周 2 次，每次 5.16×10^{-2} C/kg。

（4）手法及功能锻炼　对肘部骨化性肌炎的按摩并非绝对不能采用。按摩手法应轻柔、力量适中，禁止采用暴力推拿，强力被动牵拉。常用手法为表面抚摩、揉、揉捏、捏、搓等，重点在上臂及前臂进行。功能锻炼除积极主动地进行肘伸屈等活动外，可采用抗阻性的练习，一般以不引起明显疼痛为度。

（5）物理疗法　可选择性进行超短波、理疗、蜡疗等物理疗法。

（6）手术疗法　晚期（静止期）骨化甚广，严重影响肘关节伸屈功能者，可考虑行骨化部切除术，但效果往往不够满意。对肘关节形成畸形者，可考虑行肘关节成形术或肘关节功能位融合术。

第九节　肘关节创伤性骨关节炎

肘关节创伤性骨关节炎包括有关节软骨变性、骨质增生慢性炎症、关节纤维囊肥厚、关节积液、关节游离体形成等改变。在运动创伤实践中，肘关节病发生在不同的运动项目，又有许多不同的名称，如投掷肘、棒球肘、体操肘等，其本质都是一个。

肱尺关节由肱骨的滑车和尺骨的半月切迹共同构成。肱骨滑车的远端离肱骨髁约 1 ~ 1.5 cm。在额状面，滑车的内唇较外侧低 5 ~ 6 mm。在矢状面，滑车完全呈圆形。肱骨滑车是有槽的滑车形圆柱，有少许倾斜的螺旋道线轴形，带有位于矢状面的中心沟和两个凸唇界。滑车约有 7/8 为软骨所覆盖，滑车的关节软骨一直延伸到鹰嘴窝处。尺骨的滑车切迹与滑车相关节，滑车切迹上有一纵形的拱形嵴，此嵴的形态与滑车中央沟形态相一致，嵴的两侧为凹面恰与滑车的凸缘相吻合，因而肱尺关节的剖面形态好像一个由两个沟形成的波浪。

一、病因病理

总体来说，是由于肘关节超常范围的不合槽运动所致。如过度伸屈、外展或暴力支撑等，使关节软骨不断受到挤压、摩擦及撞击，关节囊和韧带也因过度负荷而损伤、松弛，肘关节的稳定性降低。由于关节松弛更加重了软骨的损伤。

伸展型投掷肘　投标枪出手时错误的"挥鞭"动作使肘突然过伸，鹰嘴撞击鹰嘴窝，久之引起窝内和鹰嘴尖的骨质增生，形成唇赘或折断成关节游离体。

外展型投掷肘　经常错误地在肩外展 90°、肘屈 90° 位，肘尖向上投枪，致肘关节突然外翻引起不合槽活动，损伤软骨，久之发病。

体操肘　体操吊环、跳马、鞍马等运动时，运动员肘关节过度伸屈、支撑与扭转，使关节软骨间不断挤压、撞击与磨损，久之致伤。

举重肘　抓举时，肘突然过伸以及与举起后的"锁肘"有关，是过伸撞击、挤压伤。

拳击肘　出直拳时，过伸致伤。

损伤后关节软骨最基本的病变为细胞坏死、变性，软骨基质中的硫酸软骨素减少或丧失，胶原纤维失去支持而变软。软骨变黄，失去光泽，表面粗糙，可有纤维变、龟裂或软骨剥脱。鹰嘴窝、冠状窝、滑车缘、尺骨半月切迹、冠状突及鹰嘴骨质增生明显，形成骨赘或骨唇，或折断成游离体。滑膜肥厚、充血，滑液增多。

二、临床表现与诊断

肘关节伸屈受限及疼痛是本病的主要症状，大部分患者肘关节不能完全伸直。

（1）早期 练习前后疼痛，准备活动结束后疼痛减轻或消失。肘关节功能活动亦如此（准备活动结束时，肘关节伸屈正常）。

（2）后期 练习时亦有疼痛，肘关节伸屈活动受限，有时有响声及交锁。

（3）检查 肘伸屈范围缩小、疼痛。关节囊及滑膜肥厚，尺骨鹰嘴周围有压痛，个别可摸到关节鼠。

（4）X线检查 可见骨质硬化及唇样骨质增生，或见有游离体。

三、治疗

（1）中药治疗 外敷软骨膏或软坚药水加 TDP 灯或红外线照射，内服抗骨质增生丸。

（2）按摩治疗 外擦舒活酒，局部用表面抚摩、揉、捏、揉捏、搓等手法。配合指针曲池、少海、手三里、外关等穴。鼓励患者主动活动，以减轻肌肉萎缩和功能受限。

（3）理疗 超短波肘关节对置法，温热量，每次 15 min。

（4）手术 对治疗无效而严重影响功能的骨关节炎患者，可行切开手术治疗或关节镜下手术治疗。切除增生的骨唇和骨疣，清除关节鼠。

第十节 创伤性前臂伸肌群肌腱周围炎

创伤性前臂伸肌群肌腱周围炎又称为捻发音肌腱周围炎，可见于体操、举重、赛艇、划艇、网球、羽毛球等运动。也见于木工、砖瓦工等工种。

前臂桡侧伸肌群主要包括桡侧伸腕长肌、桡侧伸腕短肌和拇长展肌、拇短伸肌两组。两组肌肉在前臂背面中下1/3 处相交，拇长展肌和拇短伸肌从桡侧伸腕长、短肌之上面斜跨过，形成交叉（如图 4-16）。

一个明显的解剖特点是，这些肌腱没有完整的腱鞘而仅仅是由疏松结缔组织形成的腱围结构，这种腱围结构远远没有腱鞘耐磨。

一、病因病理

桡侧伸腕长、短肌是强有力的伸腕肌，它们将桡腕关节固定在背伸位。同时，用力握物或提重物，桡偏腕关节时，由于两组肌肉运动方向不一致，反复摩擦，可以引起慢性劳损。

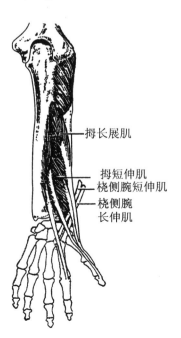

拇长展肌
拇短伸肌
桡侧腕短伸肌
桡侧腕
长伸肌

图 4-16 前臂桡侧肌群的交叉

举重运动员过多地提铃翻腕练习、体操运动员紧握器械腕部反复屈伸、赛艇运动员用力摇桨等，均能导致局部肌腱损伤。此外，木工、砖瓦工等过多伸腕，也可发生本病。

二、临床表现与诊断

有腕部过多活动的劳损史，起病较快。前臂中下段之背桡侧出现肿胀、疼痛、灼热、压痛。腕部活动受限，活动时疼痛加重，休息后减轻。

检查时，术者用拇指按压肿痛处，嘱患者握拳并作腕关节伸屈时，即可感觉到"捻发音"。这是本病特有的指征。

三、治疗

（1）急性期治疗　急性期应局部制动，用小托板将腕关节固定于背伸位或功能位 1～2 周。同时可在冰疗后外敷新伤药，内服制香片。

（2）按摩治疗　急性期后，可采用揉、揉捏和推压等手法按摩治疗。

（3）理疗　红外线加软坚药水照射，以及超短波和微波治疗，每日 1 次，每次 20 min。

（4）针灸治疗　可取支沟、外关及阿是穴，加疏密波电针刺激，每次 20～30 min，每天 1～2 次。

（5）局部封闭　用曲安奈德 10～30 mg，加 1% 利多卡因 4 mL 进行局部封闭有较佳的效果。

（何春江）

第五章 腕部及手部软组织损伤

第一节 腕部及手部的应用解剖生理

一、腕部应用解剖生理

（一）腕部的骨性结构

腕部为前臂与手的连接结构，包括 8 块腕骨以及与其形成关节的桡尺骨远端和 5 个掌骨的近端（图 5-1）。

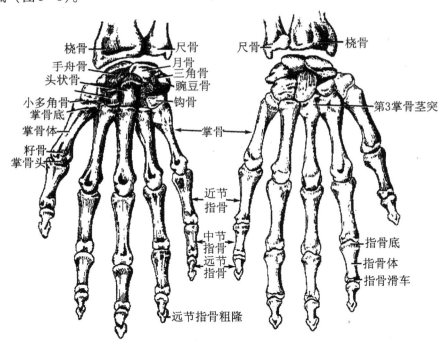

图 5-1 腕及手部骨骼

1. **桡尺骨远端**

桡骨远端膨大，近似四方形，主要由松质骨构成。松质骨与皮质骨交界处为力学上的薄弱点，桡骨远端骨折多发生于此。下端内侧面尺切迹呈半圆形凹面，与尺骨头构成桡尺远侧关节，为前臂下端旋转的枢纽。切迹下微嵴，为三角软骨盘附着部；外侧面粗糙，桡骨茎突向下呈锥状突起（较尺骨茎突长 1 ~ 1.5 cm），根部有肱桡肌附着，末端为腕桡侧副韧带附着部，拇长展肌及拇短伸肌腱由此处的骨性纤维管通过；掌面光滑凹陷，有旋前方肌附着；背面凸隆，有三条纵形骨性腱沟，有伸肌腱通过。沟间的纵嵴为腕背侧韧带的附着部；下面为光滑的三角形凹面，为腕骨关节面，与腕骨形成桡腕关节。关节面向掌侧倾斜 10°~15° 称为掌倾角（palmar tilting-angle），向尺侧倾斜 20°~25° 称尺倾角（ulnar tilting-angle）。

尺骨远端包括尺骨头和茎突。头部稍膨大，周缘约 2/3 为平滑的环状关节面，与桡骨切迹形成桡尺远侧关节。向后内侧突向下方的小锥状突起为尺骨茎突，茎突背面有尺侧腕伸肌腱沟，同名肌腱由此沟通过，其尖端为腕尺侧副韧带附着部，三角纤维软骨盘的尖端附着于尺骨茎突深面，是联系桡尺远侧关节的重要纽带，并将桡腕关节和桡尺远侧关节完全分隔。

2. 腕骨

腕骨共 8 块，即由桡侧到尺侧近侧列的手舟骨、月骨、三角骨、豌豆骨；远排的大多角骨、小多角骨、头状骨、钩骨。8 块腕骨形状各异而不规则，彼此间互相交错接触，有韧带相互连接，活动度不等。

3. 掌骨

掌骨共 5 块，第 1 掌骨短而粗，第 2、3 掌骨长而细，第 4、5 掌骨既短又细。握拳击物时，重力点多落在第 2、3 掌骨，故易发生骨折。

（二）腕部的关节

腕部的关节包括桡尺远侧关节（distal radioulnar joint）、桡腕关节（radiocarpal joint）、腕骨间关节（intercarpal joint）、腕中关节（mediocarpal joint）、腕掌关节（carpometacarpal joint）等，由桡、尺骨远端及近、远两侧列腕骨及掌骨近端构成（图 5-2）。

1. 桡尺远侧关节

由桡骨的尺切迹与尺骨头及尺骨头及三角软骨盘构成。三角软骨盘有紧密连结两骨及限制两骨运动的作用。

2. 桡腕关节

由桡骨的腕关节面和关节盘的下面构成关节窝，其光滑而凹陷；由舟骨、月骨和三角骨近端构成的关节头光滑而凸隆，呈横椭圆形。桡腕关节借助关节囊、桡腕掌侧韧带、桡腕背侧韧带、尺腕掌侧韧带、腕桡侧副韧带及腕尺侧副韧带连结。在伸腕与屈腕肌的支配下可使腕关节产生背伸、掌屈、桡偏及尺偏活动；在前臂旋前、旋后动作下可作腕部旋转活动。

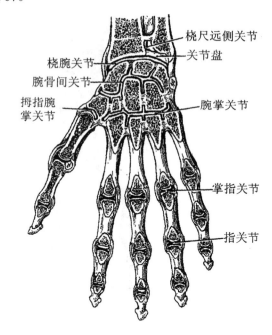

图 5-2　腕及手部的关节

3. 腕骨间关节和腕中关节

腕骨间关节指近侧列腕骨相互之间和远侧列腕骨相互之间的关节。近侧列腕骨间关节由舟骨与月骨、月骨与三角骨构成。各骨之间，借腕骨间掌侧韧带、背侧韧带及骨间韧带连结。豌豆骨与三角骨之间有独立的关节囊和关节腔；远侧列腕骨间关节由大多角骨与小多角骨，小多角骨与头状骨，头状骨与钩骨构成。各骨之间，亦借腕骨间掌侧韧带、背侧韧带和腕骨间韧带连结。腕中关节指近侧列腕骨与远侧列腕骨之间关节，由近侧列腕骨的远端关节面与远侧列腕骨近端关节面构成。两关节面呈"⌒"状弯曲，内侧凸向近端，由头状骨、钩骨近端与舟骨、月骨和三角骨的远端构成；外侧凸向远端，由大、小多角骨的近端与舟骨的远端构成。关节囊背侧较掌侧松弛，周围有腕辐状韧带、腕骨间背侧韧带。

腕部的运动是桡腕关节和腕骨间关节的共同运动。它们沿额状轴可作屈伸运动，掌屈可达60°~70°，背伸为45°；沿矢状轴作内收、外展运动，内收达35°~40°，外展为20°。由于掌侧韧带比背侧韧带强大，桡骨下端背侧缘较掌侧缘位置低，桡骨茎突位置较尺骨茎突低，因此，伸腕比屈腕角度小，外展比内收角度小。

3. 腕掌关节

由远侧列腕骨的远端关节面与掌骨底构成。第1腕掌关节由大多角骨与第1掌骨底组成，关节面呈鞍状，由周围韧带相连，关节囊肥厚松弛，此关节为拇指功能的关键性关节。在拇长、短伸肌及拇长、短屈肌的作用下，可沿额状轴作伸屈运动；在拇长、短展肌及拇收肌的作用下沿矢状轴作外展、内收，两肌相互拮抗可使拇指"虎口"加大，并在拇对掌肌的参与下完成对掌和环转运动。

第2~5腕掌关节分别由大、小多角骨与第2掌骨底，头状骨与第3掌骨底；头状骨、钩骨与第4掌骨底，钩骨与第5掌骨底构成。关节囊附着于各关节面的周缘，除第5腕掌关节较松弛外，其余均紧张。关节周围，借助腕掌掌侧韧带、腕掌背侧韧带及骨间韧带相连，除第5腕掌关节可作轻度屈伸运动外，其余关节运动范围极小。

（三）**腕部骨纤维管道**

腕部重要的骨纤维管道包括有腕管和腕尺管。

1. 腕管

腕骨的掌面为一凹沟，沟的掌面有腕横韧带跨过形成腕管，屈指肌腱等9条肌腱和正中神经由管中通过（图5-3）。是腕管综合征的发病部位。

2. 腕尺管

在豌豆骨与钩骨间有一凹陷，两骨突间有尺侧屈腕肌扩张部横跨，也构成纤维骨管，称为尺管或Guyon管，内有尺神经及血管通过。当管狭窄时，压迫尺神经发生尺管综合征。

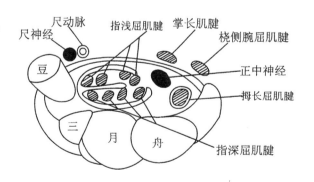

图5-3　通过腕管的结构

（四）**腕部的肌肉**

1. 掌侧肌群

包括桡侧腕屈肌、尺侧腕屈肌、掌长肌、指浅屈肌、指深屈肌、拇长屈肌。

2. 背侧肌群

由桡侧向尺侧依次排列为拇长展肌、拇短伸肌、桡侧腕伸长肌、桡侧腕伸短肌、小指固有伸肌及尺侧腕肌。

（五）**腕部的滑液鞘**

分背侧与掌侧两组。

1．背侧

分布在腕背侧的 6 个骨性纤维管内为纤维鞘，管内和肌腱周围有滑液鞘（图 5-4）。滑液鞘分壁层及脏层。肌腱活动时起滑动作用，减少摩擦。

2．掌侧

自掌骨头至指深屈肌腱止点有一个纤维鞘，又称为屈指肌腱腱鞘，背侧为骨性壁及掌板。鞘内有指浅屈肌腱通过，腱及纤维鞘被覆滑液鞘。拇指自掌骨头至末节指骨基底也存类似结构，但腱通过掌骨头处两侧为籽骨。拇长屈肌腱的滑液囊近端往往至腕管以上，屈指肌腱在腕管内也另有滑液鞘包绕。

二、手部解剖应用生理

（一）手部的骨性结构

手部由掌骨（metacarpal bones）和指骨（phalanges of fingers）组成。掌骨有 5 块，

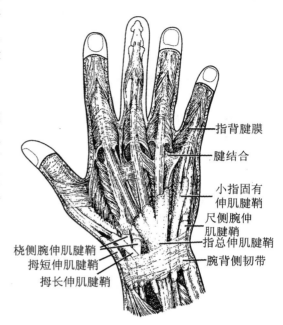

指背腱膜
腱结合
小指固有
伸肌腱鞘
尺侧腕伸
肌腱鞘
指总伸肌腱鞘
腕背侧韧带

桡侧腕伸肌腱鞘
拇短伸肌腱鞘
拇长伸肌腱鞘

图 5-4　腕背侧滑液鞘

第 1 掌骨短而粗，第 2、3 掌骨长而细，第 4、5 掌骨短而细。握拳击物时重力多落在第 2、3 掌骨上，因此，骨折多发生于此。

单手指骨共 14 块，除拇指为 2 节外，其余各指均为 3 节。近节及中节指骨背面光滑圆凸，有伸肌腱膜覆盖；掌面平坦微凹，构成屈肌腱鞘的一部分；边缘粗糙，为指浅屈肌附着部；远节指骨最小，底部膨隆，掌侧面微凹为屈指深肌腱附着部。

（二）手部的关节

手部关节可分为掌指关节和指骨间关节。

1．掌指关节

掌指关节（metacarpophalangeal joints）由掌骨头与近节指骨底构成，由关节囊、掌侧韧带及侧副韧带相连（图 5-2）。第 1 掌指关节为屈戌关节，于掌骨头侧各有一籽骨，主要作屈伸运动，当关节微屈时，可有轻微的侧方运动。

第 2~5 掌指关节关节囊松弛，背侧较薄弱，借助掌侧韧带、掌骨深横韧带及侧副韧带相连。可在额状轴上作屈伸运动，在矢状轴上作内收、外展活动。

掌指关节为手指的关键性关节，借手指内、外在肌稳定于功能位，以发挥手指最有效的功能。因此，手部外伤后，须将此关节固定在功能位，且须尽早练习关节功能，否则将造成手指功能障碍。

2．指骨间关节

指骨间关节（interphalangeal joints of hand）即各指骨之间的关节，除拇指只有一个外，其余各指均有近侧和远侧两个指骨间关节（图 5-2）。指骨间关节囊松弛薄弱，关节腔较宽阔，有掌侧韧带、侧副韧带相连。指骨间关节只有屈伸运动，由于受屈指肌腱及掌侧韧带的限制，屈指范围大于伸指范围。指骨骨折或指骨间关节损伤后容易产生关节强

直，因此必须注意固定的位置、时间及早期功能锻炼。

（三）手部肌肉及手指背侧伸腱结构

1. 大鱼际肌

大鱼际肌有拇短展肌、拇指对掌肌、拇短屈肌、拇指内收肌。

2. 小鱼际肌

小鱼际肌有小指展肌、小指短屈肌、小指对掌肌。

3. 中间肌群

①蚓状肌（4 条）：起自屈指深肌腱的手掌部，在手指的桡侧绕过掌骨间横韧带的远端，向背侧止于手指背侧伸指肌腱扩张部的桡侧并延至伸指肌腱的侧束。②骨间肌：分背侧及掌侧两组，背侧 4 条，掌侧 3 条，分别起自掌骨干，止于近节指骨侧方并参加伸指肌腱帽组织。骨间肌背侧肌使手指在中指处分开，而骨间掌侧肌使手指向中指靠拢。由于蚓状肌及骨间肌参与了伸指肌腱帽组成，故共同使掌指关节屈曲，使指间关节伸直。

4. 手指背侧伸腱结构

伸指肌腱在掌指关节背侧加宽为肌腱扩张部，呈方状，其纤维斜行称为腱帽（图 5-5），并接受来自骨间肌及蚓状肌的纤维。伸指肌腱中部称为中央腱，止于中节指骨基底背侧及关节囊，伸近侧指骨间关节，使腱扩张部的两侧部与伸腱腱帽的侧束相连，且与中央腱束连成一片直至近侧指骨间关节中央束止点处，防止了两侧束向掌侧滑脱。在中节

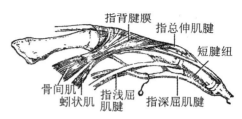

图 5-5 手指背侧伸腱结构

背侧两侧束逐渐汇合成一条，止于末节指骨基底背侧及关节囊，使远侧指间关节伸直。

（四）神经支配

1. 手部的运动神经支配

凡手及腕背部的肌肉（腕伸肌、指伸肌、拇长展肌、拇短伸肌）由桡神经支配。掌侧通常是外来肌的尺侧腕屈肌，指深屈肌的尺侧（屈环、小指）皆由尺神经支配。手内在肌的小鱼际肌、骨间肌及尺侧两条蚓状肌、大鱼际的拇指内收肌、拇短屈肌的深头由尺神经支配。余者皆由正中神经支配。

2. 手部的感觉神经支配

正中神经：支配大鱼际、桡侧 3 个半指掌面和 2~3 节指背皮肤感觉；桡神经：支配手背桡侧半和"虎口"的皮肤感觉；尺神经：支配手背尺侧半、手掌尺侧 1 个半指及小鱼际的皮肤感觉（图 5-6）。

（五）手的姿势

1. 手的休息位

即手在休息时的自然位置，此时手呈松弛，神经、肌肉、肌腱、骨和关节等结构处于平衡状态，表现为腕部轻度背伸（10°~15°），拇指尖靠近示指远侧指骨间关节的桡侧，其余各指处于半屈位。其屈曲程度从拇指到小指依次增多，示指轻度向尺侧倾斜，小指轻度向桡侧倾斜（图 5-7）。

此种姿势使手部的屈、伸肌腱皆处于平衡状态。因此，如果一个受伤的手，由于肌腱的不平衡而产生畸形，有助于诊断；此外，当修复损伤的肌腱时，应遵循休息位的关系。

2. 手的功能位

手握茶杯的姿势，是发挥手的最大功能的位置。即腕关节背伸30°，掌指关节屈曲30°~45°，指骨间关节半屈位；拇指微屈，对掌位；手指分开，第2~5指指尖均指向舟骨结节。当外伤包扎固定时注意此姿势。否则，长期固定包扎在非功能位易引起关节僵直，甚者丧失手的机能（图5-7）。

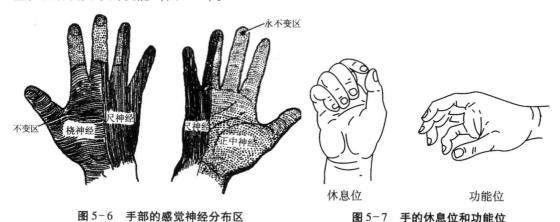

图5-6　手部的感觉神经分布区　　　图5-7　手的休息位和功能位

第二节　腕部软骨盘损伤

本病多见于体操、排球、乒乓球、网球、摩托车、击剑等项目，是常见的运动创伤。

桡尺远关节由尺骨环状关节面与桡骨尺切迹构成，属车轴关节。从桡骨尺切迹下缘至尺骨茎突根部有一三角形的关节纤维软骨盘，它与尺切迹共同构成关节窝，并将尺骨小头与腕骨隔开（图5-8）。关节囊松弛，附着于关节面和关节盘缘，关节的掌、背侧有桡尺远侧关节掌侧和背侧韧带连接。

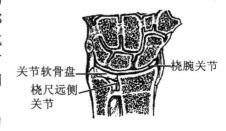

图5-8　腕部软骨盘

腕部软骨盘是构成桡腕关节的一部分。软骨盘的额状面由两个三角形合成，边缘较厚，其基底部连于桡骨远端的尺骨切迹，尖端止于尺骨茎突基部小凹或尺侧副韧带的桡侧。腕的背侧韧带及掌侧韧带有横纤维与软骨盘边缘相连。软骨盘将腕关节及桡尺远侧关节隔开。

软骨盘的功能是在前臂旋转时，以尺骨头为轴心，桡骨围绕尺骨头旋转，软骨盘牵动尺骨头，并约束之，使桡尺远侧关节合槽一致，对抗扭转应力。在前臂旋后位时，软骨盘掌侧部分紧张度增大，而在旋前位时，背侧部分紧张度增大。

腕部软骨盘的血供，主要分布在其周围15%~20%，而中央80%则无血管分布。如软骨盘破裂发生在周围，有可能愈合；如果破裂发生在中央无血管区，则不易愈合。

一、病因病理

前臂极度旋转时，三角纤维软骨被拉紧，而桡尺远侧关节有分离的趋向，若旋转暴力和活动范围加大，能使三角纤维软骨盘撕裂，或从附着处撕脱，导致桡尺远侧关节不同程度的分离或脱位。

此损伤可是急性的，也可是慢性的。在临床上常见致伤情况有：①腕关节背伸，前臂极度旋前；②腕关节背伸，前臂旋后或尺偏；③腕掌屈时、前臂过度旋前等都可引起三角纤维软骨盘急性损伤。长期在腕反复背伸支撑下作旋转动作，使三角纤维软骨盘受到长期磨损和牵拉，也可造成软骨盘的慢性损伤。如排球、体操运动员跌倒时，手背伸位手掌着地，则会导致急性损伤；鞍马、单杠转体动作，手腕多处于背伸尺倾支撑下旋转，导致慢性损伤。

此外，也可并发于桡远骨折或桡尺远侧关节脱位。

二、临床表现与诊断

多数患者有明显受伤史，桡尺远侧关节及腕尺侧疼痛，关节乏力，握力减退，手旋转功能受限。特异性压痛点：桡尺远侧关节掌、背侧，尺骨茎突的背面桡侧和掌面桡侧。合并桡尺远侧关节脱位时，尺骨小头较健侧突出。向前推动有明显松动现象，桡尺远侧关节间有压痛。

三角纤维软骨盘挤压试验（compressionai test）：术者一手握住患者前臂远端，另一手握患手，使腕关节作极度屈曲，旋前和尺偏形成旋转挤压的力量，腕关节尺侧痛为阳性。

X 线检查：对诊断有一定的价值。平片如见桡尺远侧关节脱位（横向或纵向，与健侧对比），可助诊。腕关节碘剂造影：若见造影剂从桡腕关节进入桡尺远侧关节，可证实三角纤维软骨已破裂。应注意在正常人中，三角软骨盘中央穿孔者，可导致假阳性；陈旧性损伤的粘连也可产生假阴性。因此，仍需结合临床症状，以鉴别假阳性或假阴性。

三、治疗

1. 手法治疗

先行适当的相对牵引，术者轻轻扶按，揉捏尺骨小头与桡骨远端的尺侧缘，其突出处复平，再以指尖或指腹轻轻按压痛点 1 min，亦可反复施用点、刮手法，以散其瘀结。

2. 固定疗法

急性期局部制动，旋前位疼痛时，旋后位固定；旋后位疼痛时，旋前位固定；两者皆痛者中立位固定 3~4 周。治愈前运动时，需用 5~6.6 cm 宽布带缠绕腕部，以减轻症状。避免牵扯，使病程延长。

3. 练功疗法

受伤 24 h 后局部疼痛减轻，可练习各指活动。3~5 d 疼痛消失，可在外固定的情况下练习腕伸屈活动。总之，腕部各指的活动应在不引起尺骨小头周围疼痛的情况下进行。

4. 药物治疗

（1）内治法　初期宜祛瘀消肿，可内服七厘散 1.5 g，早晚各 1 次，或选用桃红四物汤，每日 1 剂水煎服。后期宜活络补筋，可服正骨紫金丹，每次 6 g，每日 3 次。

（2）外治法　初期用新伤药或外敷软骨劳损散（骨碎补 10 g、紫河车 2 g、首乌藤 20 g、菟丝子 10 g、延胡索 3 g、白芨 20 g、川断 10 g、乳香 5 g、没药 5 g、血竭 3 g、黄芪 20 g、萆薢 20 g、川芎 10 g、牛膝 10 g、甘草 10 g、阿胶 2 g），后期可改用旧伤药。加土鳖、续断、白芨、儿茶、象皮等外敷，配合海桐皮汤煎水熏洗，每日 1～3 次。

5．其他治疗

（1）封闭疗法　曲安奈德 5～10 mg 加 1％利多卡因 2 mL 作关节内注射或局部疼痛点注射。

（2）针刺　神门、养老穴，留针 25 min，有较好效果。

（3）手术治疗　对于影响腕部功能并有持续性疼痛的成年病人，要求手术者，可考虑行尺骨头切除术。

第三节　腕关节创伤性滑膜炎

腕部的关节囊很多，有些是单独存在，有些彼此相通。关节囊外层为坚固的纤维层，内层是滑膜层，可分泌滑液，润滑各关节面，减少其运动的磨损。

一、病因病理

急性或慢性手腕部扭转、击挫及牵拉损伤，均可直接或间接导致腕关节滑膜层损伤，发生滑膜充血、肿胀、疼痛及积液等一系列症状，形成创伤性滑膜炎。

二、临床表现与诊断

有急性受伤史或长期使用手腕过多史。受伤当时，疼痛一瞬即失，关节尚可活动，以后关节肿胀，并出现疼痛。关节活动时，在一定范围不痛，只有不适感；活动范围增大时，则出现钝痛。

关节积液使关节囊膨隆，多在手腕背呈横形肿胀。关节积液过多时，可有波动感。如合并骨、肌腱或韧带损伤时，一般在某一固定的活动方向发生疼痛，且有明显压痛。

三、治疗

（1）中药治疗　急性损伤外敷新伤药，加白蔹、大黄、土茯苓、木通等。1 周后 1 号熏洗药熏洗。慢性损伤外敷软坚散，加防己、豆根、白蔹、黄芪等。1 号熏洗药熏洗。

（2）包扎固定　关节积血或积液多者，可穿刺抽净积血、积液，注入透明质酸酶 300～1 000 U 或玻璃酸钠 1 mg（一定要注入关节腔内）。关节穿刺后应用棉垫加压包扎，钢托固定 1～2 周。

（3）理疗　可用丹参或川芎溶液直流电离子导入，或用超短波等治疗。

第四节　腕管综合征

任何原因引起腕管内压力增高，使正中神经在管中受到卡压，而引起感觉、运动和植物神经功能障碍，即称腕管综合征。最常发生于 30～60 岁。根据 Nathan 与 Keniston 研究结果，年龄大、体重过重及不经常参加体育锻炼者更易患腕管综合征。

1854 年，James 首次描述正中神经在腕管内受到压迫的病例及症状；1913 年，Marie 和 Foix 报告了 1 例双侧大鱼际萎缩病人的解剖情况，观察到正中神经肿胀及狭窄；1930 年，Richard 首次进行了一次特殊的手术——横断腕横韧带以达到减压目的。

1. 腕管

位于腕部掌侧，由腕横韧带与腕骨共同形成一骨纤维管。其前壁为腕横韧带，即前臂深筋膜特殊增厚的坚强韧带纤维束；后壁为一层覆盖桡腕关节及中腕关节光滑的筋膜组织；桡侧壁为舟骨结节及大多角骨结节，尺侧壁为豌豆骨、钩骨钩（图 5-9）。

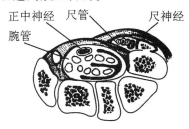

图 5-9　腕管

腕管内有 9 条屈指肌腱和正中神经通过。深层有拇长屈肌腱和指深屈肌腱；浅层有指浅屈肌腱；正中神经位于指浅屈肌腱掌面稍偏桡侧。指浅屈肌和指深屈肌腱周围包以指总肌腱鞘，拇长屈肌腱周围包以拇长屈肌腱鞘。

2. 正中神经支配区

肌支支配除拇指内收肌以外的大鱼际肌以及第 1 和第 2 蚓状肌；皮支支配掌心和大鱼际，桡侧拇指、示指、中指及环指桡侧半掌面皮肤及 2~3 指指背中、末节皮肤。

由于腕管间隙是骨韧带结构，缺乏弹性，管腔窄小，肌腱及腱鞘和神经排列十分紧密，是构成腕管综合征的解剖学因素。

一、病因病理

任何使腕管容积缩小或其内容物增多、增大的原因都可导致正中神经受压，出现腕管综合征，如腕部处扭挫伤、关节脱位、骨折后的畸形愈合等；腕横韧带肥厚或慢性劳损；风湿性腱鞘炎、类风湿关节炎、结核、肿瘤、腱鞘囊肿等；内分泌系统的变化如妊娠、哺乳期、绝经期、黏液水肿、肢端肥大症等。有学者报告，长期透析治疗，4%~13% 可伴发腕管综合征。

二、临床表现与诊断

病史及症状：起病缓慢，患者主诉拇、示、中指麻木、刺痛或灼痛，夜间加剧，温度增高时疼痛明显。常伴有患侧手怕冷、发凉、发绀等血液循环障碍的症状。

检查：拇、示、中指及环指桡侧感觉减退，或感觉过敏；大鱼际、外展拇短肌、屈拇短肌及拇对掌肌萎缩，肌力减弱；正中神经分布区皮肤干燥，表皮脱屑，指甲干脆等植物神经营养功能障碍表现。

Tinel 征：在腕横韧带中央部轻轻叩击，若产生正中神经支配区有疼痛者，为阳性。

Phalen 征：即屈腕压迫试验。患者两肘搁在桌上，前臂与桌面尽量垂直，两腕掌屈，掌背相贴，与健侧对比，患肢出现症状加剧者为阳性。

压脉带试验：用血压计气囊带缚于患肢上臂，将气囊充气到收缩压与舒张压之间，使手充血 1 min，手部症状加剧者为阳性。

茚三酮试验：以患手各指同时压于茚三酮试纸上，可发现正中神经分布的手指出汗减少。汗液遇茚三酮呈紫蓝色，出汗多时，色泽较深。

肌电图检查：测定拇对掌肌或拇短展肌处的运动纤维传导时间。正常短于 5 ms，而本症可长达 20 ms 以上。

X 线检查：常可见到腕关节有骨质增生、脱位、骨折等所致的腕管形态变化；或可有腕横韧带钙化影。

三、治疗

本病应尽早去除病因，进行治疗。腕部骨折脱位者，应立即准确整复及固定，以解除对正中神经的压迫。

1. 手法治疗

用揉捏和推压手法，以腕横韧带为中心，向近、远两端作 5 ~ 10 min。有粘连时可配合拔法。指针刺激阿是穴、内关、阳池、阳溪、阳谷、合谷、劳宫、鱼际、外关等穴位，然后将患手在轻度拔伸下，缓缓旋转，屈伸腕关节。后依次拔伸 1 ~ 4 指。

2. 固定方法

根据病情可采用夹板或托板将前臂与腕部固定于中立位，观察 1 ~ 2 周，如症状缓解可解除固定。

3. 练功疗法

固定 24 h 后疼痛减轻，在外固定情况下练习各指伸屈活动，3 ~ 5 d 后练习腕伸屈及前臂旋转活动。

4. 药物治疗

（1）内治法　舒筋活络为主，可用大活络丸或五灵二香丸等。

（2）外治法　外敷软坚散或用软坚药水湿敷患部。去除外固定后可用 3 号熏洗药加醋水各半，熬沸熏洗。

5. 针灸治疗

取阳溪、外关、合谷、劳宫等穴，得气后留针 15 min，隔日 1 次，也可根据病情减少或增加。

6. 封闭疗法

可用曲安奈德 10 mg 加 1% 利多卡因 2 mL 作腕管内注射（在掌长肌腱与正中神经尺侧，腕横纹处进针），每周 1 次，1 ~ 3 次为宜。

7. 手术治疗

经非手术治疗无效或怀疑腕管内有新生物压迫，或陈旧性腕部骨折脱位所致腕管综合征者，可行手术或内窥镜减压等治疗。

第五节　腕尺管综合征

腕尺管综合征为位于腕尺管内的尺神经受压而出现的一组症状。1866 年，法国人 Guyon 在进行腕尺侧区解剖学的研究后就提出，此处有发生神经嵌压的可能；1908 年，Hunt 首次报道单纯尺神经深支嵌压症；1962 年 Stack 报道两例尺神经感觉、运动支同时受压的病例；1965 年，Dupont 才正式命名其为腕尺管综合征。

腕尺管（如图5-10）亦称为 Guyon 管，位于腕管的浅面尺侧，起自屈肌支持带近缘，止于豆钩韧带远侧缘。它的前壁为腕掌侧韧带（浅腕横韧带）和小鱼际腱弓，后壁为屈肌支持带（深腕横韧带），内侧壁由豌豆骨和豆钩骨间韧带共同构成一长约 1.5 cm 的三角形骨纤维鞘管道。尺管内软组织有尺神经和尺动、静脉走行。从内侧到外侧依次为尺神经、静脉、动脉。尺神经紧贴于豌豆骨，在掌侧韧带平面分为深浅两支，

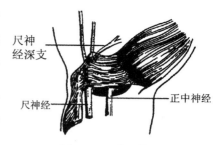

图 5-10 腕尺管

浅支支配掌短肌及手掌尺侧、小指掌侧面及环指尺侧半皮肤感觉；深支支配小鱼际诸肌、全部骨间肌、第 3 和第 4 蚓状肌、拇内收肌及拇短屈肌的深头。

一、病因病理

（1）局部压迫：腕尺神经附近的腱鞘囊肿、血管瘤、脂肪瘤等直接压迫尺神经，引起尺神经受压症状。

（2）腕掌侧韧带肥厚：由于创伤及反复性损伤，特别是职业性慢性损伤，可引起纤维变性、韧带增厚和瘢痕形成，导致该管内容积减小和尺神经受压。

（3）掌长肌变异：有一条腱性带止于豌豆骨，也会压迫尺神经。

二、临床表现与诊断

腕手部尺神经分布区疼痛、麻木无力，夜间尤甚，疼痛可放射至肘部尺侧，甚至到腋窝。患腕活动诱发症状。小鱼际肌及骨间肌力弱、萎缩或麻痹。

检查时可见典型手指畸形，骨间肌、小鱼际肌萎缩，环指、小指感觉减弱，有时可触到肌块。压迫豌豆骨内侧缘症状加重。

Tinel 征：叩击豌豆骨外侧，尺神经支配区过敏感觉为阳性。

Phalen 征：患腕被动屈曲，可诱发尺神经分布区有电窜感为阳性。

Froment 征：即捏纸征阳性。正常人在拇指与示指间捏一张纸时，掌指关节轻度屈曲，指骨间关节伸直。当尺神经受压时，掌指关节屈曲较少或伸直，而指骨间关节强力屈曲为阳性。

三、临床分型

第Ⅰ型：尺神经在尺管入口处的近端豌豆骨处受压，深浅两支均受损害，在手的尺神经分布区感觉与运动均出现障碍，又称为混合型。

第Ⅱ型：尺神经在钩突部受压，累及尺神经深支，出现尺神经支配的掌内肌（掌短屈肌除外）麻痹的运动障碍，而无感觉异常，又称为运动障碍型。

第Ⅲ型：尺神经浅支于尺管远端处受压，临床上只有感觉障碍，主要是手掌尺侧及尺侧一个半指皮肤感觉障碍。

四、治疗

治疗原则同腕管综合征，先行药物及封闭治疗，无效时可行手术治疗，切除压迫物。

必要时行尺神经移位及尺侧屈腕肌腱扩张部减压术。

第六节　腕手部创伤性腱鞘炎

腕手部创伤性腱鞘炎在体力劳动者和运动员中非常多见。

腱鞘是由两层结缔组织膜构成的长管，套在肌腱上。长管的内层紧贴着肌腱叫脏层，外层叫壁层，两层在两端互相移行。两层内面光滑，中间的裂隙状腔中有少量滑液，运动时可以减少两层间的摩擦。在腱鞘长管一侧，脏层与壁层之间被一种叫作腱系膜的结构所连结，腱系膜并不阻碍壁层和脏层间的运动，其中有营养肌腱的血管通过（图5-11）。一些腱鞘通过1根肌腱，有的通过2根、3根或更多的肌腱。

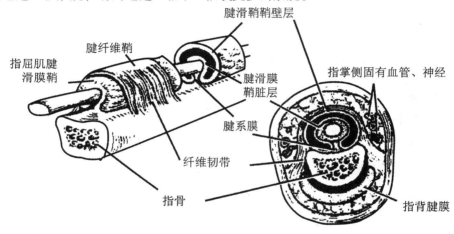

图5-11　腱鞘模式图

腱鞘的功能：肌腱是一种索条状没有弹力的组织，当肌肉收缩时，肌腱就紧张起来，并且拉成直线。当肌腱绕过关节或骨骼的隆起部时，为避免紧张的肌腱滑脱，深筋膜就在这些部位增厚成环状或宽平的支持带，将肌腱固定。为了减少肌腱通过这些部位的摩擦，故均有腱鞘保护。如果摩擦使用过度，则会导致肌腱腱鞘炎。

一、病因病理

发病部位与项目有密切关系。

（1）拇长屈肌腱鞘炎　常见于举重运动员。病变在掌骨颈掌侧。掌骨头掌侧的两个籽骨和上面横行的鞘状韧带共同形成一狭窄的隧道，拇长屈肌腱行于其中。举重时经常锁指握杠，长期摩擦可导致本病。也可见于化验员以及手工劳动者。

（2）桡骨茎突部腱鞘炎　桡骨茎突部腱鞘是拇伸短肌和拇展长肌肌腱的总鞘，位于由腕横韧带和桡骨茎突上骨凹构成的管道内，此管小无弹性。当腕背伸桡偏时，该腱折屈成角，加上两个腱的活动不完全一致，在鞘内互相摩擦，如果负担过重，久之成腱鞘炎。多见于鞍马、小口径步枪、举重等项目的运动员以及长期长时间抱婴儿的妇女。

（3）示、中、环指屈肌腱狭窄性腱鞘炎　屈指深肌（止于2～5末节指肌底）和屈指浅肌（止于2～5中节指骨底）行至掌骨颈部时，两肌腱挤入一个由骨及韧带包围的纤维鞘。指伸屈时，两个肌腱相互摩擦，久之即可引起腱鞘炎，又称"扳机指"，常见于体操、举重、中国式摔跤等项目的运动员，以及手工劳动者。

（4）腕背侧指伸总肌腱腱鞘炎　多见于体操运动员或杂技演员等。指总伸肌腱在腕背侧横韧带下通过骨性纤维鞘。当作手倒立反复调整平衡及手翻、手腕支撑等动作，肌腱在腕背侧的骨性纤维鞘内反复摩擦、撞击，久之可引起本病。

这也常是腱鞘充血、水肿、增生、肥厚等无菌性炎症的反应。继后，纤维管变性，管腔狭窄，腱鞘产生粘连。随着腱鞘的继续增厚和管道的狭窄，受压部位的肌腱变细，两端形成葫芦形膨大。肌腱变性，则手指屈伸时，肌腱膨大部分通过狭窄的鞘管部，受到限制，被动屈伸出现弹响，称为"snapping finger"或"trigger finger"（图5－12）。肿大的肌腱不能通过狭窄的隧道时，手指不能伸屈，称为闭锁症（lock finger）。

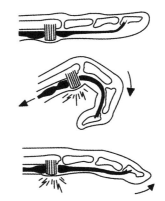

图5－12　"弹响"发生的机制

二、临床表现与诊断

大多有过多活动的慢性损伤历史。

（1）拇长屈肌腱鞘炎　拇指疼痛，常向腕部放射。严重时拇指屈伸困难，时有"弹响"。第1掌骨头内侧局部有压痛，常可触到滑动的结节。

（2）桡骨茎突部腱鞘炎　桡骨茎突部及拇指周围疼痛，重者向前臂或肩部放射。拇指活动受限，严重时影响训练和睡眠。检查时可见桡骨茎突部轻度肿胀，压痛明显，并可触及米粒状硬结。病程长者，拇指活动时可有摩擦音或弹响。

Finkelstein（芬克尔斯坦，1930年）试验：患者拇指屈曲，余四指握住拇指，再将腕尺偏，桡骨茎突部疼痛者为阳性（图5－13）。

（3）示、中、环指屈指肌腱狭窄性腱鞘炎　手指活动时疼痛，局限性压痛，可出现弹响或交锁——形成"扳机指"，可触到滑动结节。晚期病例，可仅遗留弹响及交锁症状，疼痛反而减轻甚或消失。

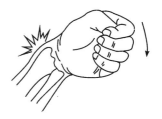

图5－13　Finkelstein 试验

（4）腕背侧指总伸肌腱腱鞘炎　腕背伸支撑时疼痛，局部压痛，局部肿胀，抗阻伸腕疼痛。

三、治疗

（1）中药治疗　外敷腱鞘炎散（黄柏2份、秦皮1份、蒲公英1份、延胡索0.5份、红花1份、当归2份、黄芪1份、白术1份、甘草1份、赤芍1份、首乌2份、白芷1份、秦艽2份、桑枝1份、生二乌1份、生南星2份）。

（2）按摩治疗　先用抚摩、揉、揉捏等手法按摩腱鞘炎所属肌肉，进行放松；然后用指弹法或刮法对肿大的腱鞘进行按摩，再缓慢活动相应关节；最后以抚摩结束。

（3）理疗　可采用超短波、超声波、微波以及 TDP 等方法治疗。

（4）封闭　曲安奈德5~10 mg 加利多卡因作腱鞘管内注射，1次/周，1~3次可基本痊愈。

（5）手术治疗　非手术治疗无效者，可手术切开。

第七节　腕部腱鞘囊肿

腱鞘囊肿是指发生于关节附近某些组织的黏液变性所形成的囊性肿胀。好发于腕背侧舟骨与月骨关节的背面，位于拇长伸肌腱及指总伸肌腱之间；其次为腕部掌面桡侧，位于桡侧屈腕肌腱与外展拇长肌腱之间。

一、病因病理

本病原因不详。有人认为是关节或腱鞘邻近的致密结缔组织发生黏液变性所致。也有人认为与腕部的过度活动和慢性小创伤有关。

囊肿与关节囊或腱鞘有密切关系（相连），但多不与关节囊或腱鞘滑膜腔相通。囊肿可为单房或多房，囊肿外膜为致密的纤维结缔组织，内皮是一层光滑的白膜，囊肿内充满无色透明胶冻状黏液。

二、临床表现与诊断

腕部背侧或掌侧缓慢呈露出一圆形包块（图5-14），直径1～1.5 cm，表面光滑，推之可移动，按之有弹性，但基底固定。囊肿局部皮肤无炎症征象，对关节活动影响较小。

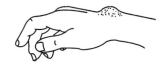

图5-14　腕背腱鞘囊肿

个别发生于腕管或腕尺管者，可压迫正中神经或尺神经，引起感觉障碍或肌肉麻痹。

X线检查，常无异常发现。

三、治疗

（1）手法治疗　适用于发病时间短，未经治疗而囊性明显、囊壁较薄而活动的病例。

将腕背伸或掌屈（肿物在背侧者掌屈，反之背伸），使囊肿较为固定与突出后，术者用拇指挤压囊壁，并将其内容物压向一侧，将囊壁压裂。一般情况下，术者拇指下感觉张力突然降低，这时再用手揉捏囊肿部位，使之逐渐减小或消失。

（2）固定与中药　滑囊炎散外敷（海桐皮9 g、土茯苓9 g、山豆根9 g、茯苓5 g、泽漆9 g、防己9 g、木通18 g、萆薢9 g、地肤子9 g、甘松9 g、龙骨9 g、牡蛎18 g、佩兰9 g、松节18 g、丹参9 g、黄芪9 g、白蔹9 g、甘草9 g），并加压包扎固定1周。

（3）针刺破挤法　适用于囊壁厚、病程长，手法挤压无效果者。用三棱针在局部麻醉下刺破囊壁，挤出内容物或用粗针头吸出内容物，注入曲安奈德10 mg后，用纱布包扎、固定。

（4）ZT医用粘涂胶囊内注射方法　局部皮肤消毒，10%的利多卡因局部浸润麻醉，用12号注射针刺破囊壁抽尽囊液。视囊肿大小，注入ZT医用粘涂胶0.2～0.5 mL，注射完毕立即用力压紧囊壁，5～10 min，使其前后囊壁紧紧粘牢。

（5）手术治疗　治疗无效或复发者，手术切除。

第八节 掌指关节、指骨间关节扭伤

掌指关节及指骨间关节扭伤是常见的运动损伤之一，好发于篮球、排球、手球和水球等项目，以及足球守门员等。

指骨间关节属屈曲型的滑车关节。由近节指骨滑车与远节指骨底组成。掌指关节属髁状关节，由掌骨头与近节指骨底构成。掌指关节和指骨间关节囊均松弛、薄弱，关节腔较宽阔，背侧部较薄弱，关节的掌侧和两侧均有韧带加强。关节前面有关节囊增厚形成的掌板，以限制掌指和指间关节过伸；关节两侧有侧副韧带加固以限制侧向运动。

在掌指关节屈曲时，侧副韧带紧张，关节几乎无侧方活动；伸直位时侧副韧带松弛，活动范围以尺侧偏大于桡侧偏（图5-15）。指间关节正好相反，伸直位时侧副韧带紧张，指骨间关节屈曲时，侧副韧带松弛。

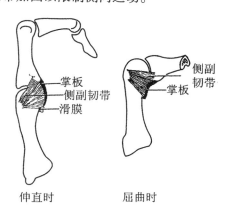

图5-15 掌指关节侧副韧带

一、病因病理

多系手指受到侧方或扭转暴力，引起掌指和指间关节产生过度内收、外展或旋转而致伤。如篮球、排球、手球、水球运动中手指被球撞击，或接球技术动作错误，皆可引起侧副韧带或关节囊损伤。严重者可引起掌指或指间关节脱位和撕脱骨折。掌指关节损伤多见于第1掌指关节，第2～5掌指关节较少发生。

二、临床表现与诊断

有明显的受伤史，受伤后关节周围肿胀，疼痛剧烈，局部有压痛，关节活动受限，伸屈不灵活。侧副韧带损伤时，关节损伤侧肿胀压痛明显，向对侧扳动远端指节时疼痛，如有韧带断裂则侧扳时有松弛感，重者有开口感。关节脱位者有畸形，功能丧失。指间关节脱位可伴发指骨基底部骨折。

X线检查：可见伤侧指间关节间隙增宽，并可鉴别有无骨折及脱位。

三、治疗

（1）药物治疗

早期宜外敷新伤药。肿胀明显者，加泽兰、三棱、大黄；疼痛剧烈者，加元胡，乳香、没药。内服跌打丸或七厘散。待肿痛减轻后，外敷2号旧伤药，内服正骨紫金丹，同时配合1号洗药熏洗。

（2）手法治疗 轻度扭伤关节稳定性正常者，可于微屈位轻轻拔伸牵引，然后使用理筋手法：一手拇指和示指捏住受伤关节远侧，保持轻轻牵引下，另一手拇指顺着受伤韧带走向推压1～2遍。此外，指间关节扭伤不宜作局部按摩，以免过多刺激引起局部组织增厚。

（3）固定方法　掌指关节扭伤固定在屈曲90°位，指间关节扭伤可用胶布与伤侧邻指一起固定于微屈位。2~3 d 后用舒活酒泡洗伤指，每日 2 次，每次 10 min 左右，效果较好。3 周后解除固定。固定或敷药不能超过 3 周，以免影响指关节功能。

（4）针刺疗法　阿是穴点刺，相应指端放血 1~2 滴。

（5）手术治疗　侧副韧带断裂及指间关节脱位者应及时送医院诊治，进行手术治疗。

（6）伤后训练　固定治疗期间，局部停止活动。解除固定以后至伸屈功能完全恢复以前，不作或慎作手指易于触碰器材的活动。轻度扭伤参加比赛或训练者，宜用粘膏支持带对患指加以保护（图 5-16），限制受伤关节活动范围过大。

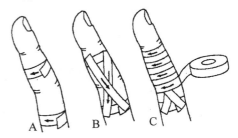

图 5-16　粘膏支持带保护指骨间关节

（7）预防　凡用手指从事专项训练的运动员，应加强手部肌肉力量练习以增强掌指、指间关节的稳定性，提高动作的技术水平，如准确判断来球的方向、高度、力量，纠正手的错误动作。

第九节　伸指肌腱断裂

指总伸肌起于肱骨外上髁和前臂筋膜。指总伸肌肌腱在腕背侧韧带以上分为 4 个腱从腕背侧韧带的深面通过，经手背指腱鞘到达 2~5 指背面。当行至掌指关节和近节指骨背面时，移行成宽扁的腱膜，包绕近节指骨背面，形成指背腱膜或称为伸肌腱帽。

指总伸肌腱可分为五个区（图 5-17）：

第 1 区（在止点附近）　手指伸肌腱在接近末节指骨底背侧止点处，肌腱很薄，与远侧指骨间关节囊相融合。此处发生伸肌腱断裂或末节指骨底背侧撕脱骨折者，可形成"锤状指"。

第 2 区（近侧指骨间关节背侧）　伸指肌腱在此区分为中央束及两个侧束，并有蚓状肌

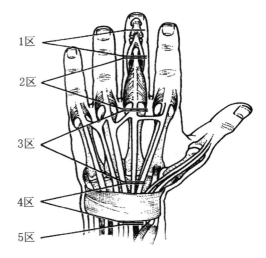

图 5-17　指总伸肌腱分区

及骨间肌加入侧束，形成一个薄而结构复杂的腱帽，其中间束与背侧关节相融合。此处损伤常使中央束断裂，或中央束从中节指骨底止点处撕脱，形成"钮孔"畸形。

第 3 区　手背部，从手指近节指骨背侧的肌腱到腕背侧韧带的远侧缘。

第 4 区　在腕部，有腕背侧韧带及滑液鞘固定。

第 5 区　从腕背韧带近侧缘至伸肌腱与肌肉交界处。

一、原因病理

（1）第1区损伤　伸指肌腱侧束断裂或伸指肌腱从末节指骨附着点撕脱。好发于垒球运动员滑垒时、排球运动员垫球时等情况，外力突然作用于手指末端背侧，使远侧指骨间关节急剧屈曲，导致伸指肌腱断裂或伸指肌腱从末节指肌附着点撕脱，手指末节下垂，不能主动伸直，形成"垂状指"畸形。

（2）第2区损伤　即伸指肌腱中央束的断裂（如图5-18）。好发于篮球、排球、手球运动员及足球守门员。外力突然作用于手指中节指肌背侧，迫使近侧指骨间关节猛烈屈曲，将伸指肌腱中央束拉断，并从中节指骨底部撕脱。同时，两个侧束因手指过度屈曲也可能沿近侧指骨间关节向两侧及掌侧滑脱，形成"钮孔"畸形。

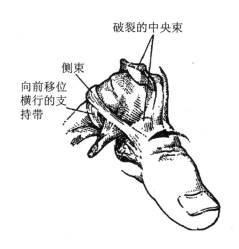

图5-18　伸指肌腱中央束断裂

二、临床表现与诊断

1. 伸指肌腱侧束断裂

有明显的损伤史，手指末节疼痛、肿胀，呈典型的"锤状"畸形。伤指末节不能伸直，局部有明显压痛。

X线片：有时可见末节指骨底部背侧撕脱性骨片或半脱位。

临床上伸指肌腱侧束断裂按其损伤程度分为4度：

（1）Ⅰ度　伸指肌腱于末节指骨附着处部分撕裂，末节指骨间关节伸指的动作丧失不超过25°；

（2）Ⅱ度　伸指肌腱从附着处完全断裂，可同时伴有背侧关节囊撕裂，末节伸指动作丧失可达40°~60°；

（3）Ⅲ度　在Ⅱ度基础上伴有小骨片撕脱；

（4）Ⅳ度　严重锤状指畸形，末节指骨背侧有较大撕脱骨片，其大小超过关节面的1/3，可伴有指间关节脱位。

2. 伸指肌腱中央束断裂

有明显的急性损伤史，近侧指骨间关节部疼痛、肿胀，并可呈典型的"钮孔"畸形（掌指关节和远侧指间关节背伸，近侧指间关节屈曲）。第2区局部有敏锐压痛，被动扳直近侧关节时，可触及两侧束回移。

注意：中央束断裂后早期，有时依靠两侧束的力量，近侧指骨间关节伸直功能影响可不明显，在作检查时若发现主动伸指该关节较健侧相差30°以上，即可确诊有损伤存在。

三、治疗

应根据不同部位、不同致伤原因而选用适当的固定或手术治疗。

1. 伸指肌腱侧束断裂

（1）早期处理　非手术疗法适用于Ⅰ～Ⅲ度损伤。用铝板或小铁丝托板将患指固定在近侧指骨间关节屈曲，远侧指骨间关节伸直位或过伸位4～6周。

（2）克氏针闭合穿针　用直径1.5 mm的克氏针从伤指指端穿入，当进入末节指骨后轻度过伸末节指骨间关节，将克氏针通过该关节直达中节指骨进行固定。6周后去除固定。

（3）手术治疗　开放性损伤1期手术修补。对Ⅳ度损伤，则需要切开复位内固定。

（4）晚期处理　伸指动作丧失15°～20°，对功能影响较少者，一般不必治疗，若伸指动作丧失超过40°，应考虑手术治疗。常用方法是作关节融合和肌腱重建。

2. 伸指肌腱中央束断裂

（1）早期处理　闭合性损伤用克氏针斜行贯穿，将近侧指骨间关节固定在伸直位4～6周，末节指骨任其自然，拔除钢针后，以小铁丝托板保护性固定1～2周。开放性损伤则采用手术直接缝合，过伸位固定4～6周。

（2）晚期处理　一旦出现"钮孔"畸形，治疗较困难。

首先是充分训练手指关节的被动活动。若远侧和近侧指骨间关节被动活动正常，两侧束完整，可将两侧束切断，在指背交叉缝合，然后固定近侧指骨间关节于过伸位。若侧束缺损或挛缩，可取掌长肌腱移植。然后伸直位固定4～6周。

第十节　拇长伸肌腱断裂

拇长伸肌腱断裂多属于自发性断裂一类。在运动创伤中，主要发生在男子体操运动员。此外，桡远骨折畸形愈合的患者亦可发生。

拇长伸肌腱起于尺骨背面中1/3及邻近骨间膜，肌束向下移为长腱，此腱单独通过桡骨远端背面很浅的腱沟，再向桡偏30°左右，越过桡侧腕长、短肌，止于拇指末节指骨底。

拇长伸肌腱通过腕背侧韧带时，位于从桡到尺的第3个腱鞘管。腱沟的桡侧是桡骨远端背侧结节，又称Lister's结节。此结节在拇长伸肌滑动时起着滑车作用。拇长伸肌有使拇指内收和背伸的作用。

一、病因病理

拇长伸肌腱受到长期、反复的牵拉、摩擦，是导致本病的主要原因。例如，体操运动员用手抓握器械，承受全身重量完成各种复杂动作时，拇长伸肌腱受到牵拉，并与Lister's结节反复摩擦，使肌腱磨损而发生退行病变。在此基础上，当外力忽然作用于拇指使其屈曲时，可使处于紧张状态下的拇长伸肌腱从变性处断裂。桡远骨折畸形愈合者，可因骨面不平整，肌腱不能正常通过伸肌腱沟，在骨性纤维管内受到骨嵴和腕横韧带的压迫、摩擦，也导致肌腱损伤、退变，甚至断裂。拇长伸肌腱断裂，一般发生在腕部的肌腱沟处。

二、临床表现与诊断

有手腕部劳损及桡远骨折史，断裂前多有腕部轻度疼痛不适感。

断裂后腕部疼痛加重，轻微肿胀，掌指关节丧失部分伸直功能，而指骨间关节完全丧失伸直功能，呈"锤指"畸形，不能主动伸直。

Lister's 结节处尺侧有明显压痛。

三、治疗

拇长伸肌腱断裂后均需采用手术治疗。拇长伸肌腱因长期磨损变性，断裂后不宜作端对端缝合，行肌腱移位代植术效果较好，一般选用示指伸肌腱或桡侧伸腕长肌腱移植。术后小托板固定拇指于背伸位 3 周，然后开始功能锻炼。

第十一节　腕凸综合征

腕凸综合征又称为腕凸症，是第 2、3 腕掌关节背侧，呈骨性隆起引起疼痛的病变。容易误诊为腱鞘囊肿或骨肿瘤。多见于举重、体操、高尔夫、投掷运动员等。

第 2 掌骨　底宽广呈沟状，有 3 个关节面分别与大、小多角骨，头状骨相关节。底的背侧面粗糙，为桡侧腕长伸肌及桡侧腕短伸肌附着部。

第 3 掌骨　底的上面有关节面与头状骨相关节，背外侧部有一突起称为茎突，背侧面有一粗面，有桡侧腕短伸肌附着。

第 2、3 掌骨的骨化过程　掌骨的第 1 级骨化中心形成骨干与底部，掌骨通常只有 1 个骨骺，在掌骨头部，一般 2~3 岁时出现，18 岁左右与骨干愈合。少有情况下，第 2 掌骨底可能有 1 个骨骺，第 3 掌骨底可能有 1 个分离的茎突。

一、病因病理

病因尚不清楚。有学者认为是由于先天性第 2、3 掌骨基底部副骨化中心畸形连接发育异常，或基底突骨折后畸形愈合所致；多数学者认为与外伤及劳损有关。可分为骨性挤压伤和肌肉、韧带牵拉伤两类。

（1）骨性挤压伤　因一次暴力过大，造成腕部突然极度背伸，第 2、3 掌骨底部与小多角骨和头状骨发生剧烈碰撞致伤；也可因腕部过多的负重支撑动作而致第 2、3 腕掌关节部发生长期的碰撞及挤压，引起软骨的损伤及滑膜炎，逐渐出现增生性骨关节炎的改变。

（2）肌腱牵拉伤　在体育运动或劳动中，腕部过多的负重背伸动作，使桡侧伸腕长、短肌长期反复作抗阻力伸腕，致腱止点因牵拉而发生末端病改变，继而相对应的腕骨亦发生增生。

二、临床表现与诊断

有急性损伤史或腕部过多背伸活动的劳损史。主要症状是腕背伸疼痛，腕背伸或用力时疼痛加重。腕无力，腕背侧有隆突畸形。

检查时可见第 2、3 腕掌关节背侧凸起，局部压痛，可有抗阻力伸腕痛。腕关节活动不受限制或轻度受限。

X 线摄片：屈腕姿势下摄腕背侧凸起切线位片，可见腕掌关节背侧鸟嘴样增生，关节间隙狭窄、不平整、局部骨质硬化等。

三、治疗

（1）固定　初期症状轻骨突较小者，严格控制腕关节的背伸动作，以弹力绷带保护腕部；骨突较大，疼痛较重者，以托板固定4周。

（2）药物治疗　消结散加生二乌、甲珠等，以水、醋各半调敷或软骨膏外敷；或局部软坚药水湿敷加红外线照射30 min。

（3）封闭疗法　曲安奈德10 mg加2%利多卡因2~4 mL局部封闭治疗，有一定效果。

（4）理疗　选用超短波、微波、超声波等理疗，但严禁在骨突局部作强力按摩。

（5）手术治疗　对于骨突较大，疼痛较重，影响训练或工作时，考虑手术铲除增生骨质，刮除关节面的病变组织，作第2、3腕掌关节植骨融合。

（何春江）

第六章 髋及大腿部软组织损伤

第一节 髋及大腿部的应用解剖生理

一、髋和大腿部的骨性结构

髋关节是由髋臼和股骨头所组成，属杵臼关节。髋臼则系由髂骨、坐骨和耻骨三骨汇合而成，是倒杯形半球凹，其关节面部分呈马蹄形，覆被以关节软骨，其边缘部分较厚，中央部分较薄。髋臼周缘上有纤维软骨形成的关节盂唇，加深了髋臼深度，可容纳股骨头的 2/3，且与股骨头之间有潜在的强大真空吸引作用。这些都使关节具备了较好的稳定性。股骨头的方向朝上、内、前，通过股骨颈与股骨转子相连。在股骨颈的下部有两个隆起，即大转子和小转子，其上及附近有许多肌肉附着。股骨颈的轴心与股干的纵轴线之间形成一内倾角（introverison angle）或称颈干角（collodiaphysea angle），正常值为 110°～140°。自股骨头中心沿股骨颈画一条轴线，与股骨两髁间连线形成一扭转角（torsion angle）或称为前倾角（anteversion），正常值为 12°～15°。

股骨干是人体中最长的管状骨。股骨干向前侧和外侧呈弧形弯曲 10°～15°，这个弧度有利于发挥股四头肌的伸膝作用。

二、髋关节囊及韧带

关节囊由坚韧的纤维组织形成，内衬以滑膜，起于髋臼周缘，与关节盂唇紧密相连，向下包绕股骨头和股骨颈，止于股骨颈基底部，只有股骨颈外侧的一小部分露于囊外。股骨处于外旋和微屈位时，关节囊最为松弛，关节腔容积变小。髋关节关节囊的前后有 4 条韧带加强，这些韧带与关节的纤维层紧密交错，不能分离。其中最强大者为髂股韧带（iliofemoral ligament），起于髋臼上缘的髂骨部分，跨越关节囊前方，分两股分别止于股骨颈基底部前方及小转子前方，又称"Y"形韧带。在伸髋及外旋髋时，该韧带特别紧张。当人在直立时，身体重心落于髋关节的后方，髂股韧带有限制髋关节过度后伸的作用。关节囊前下方有耻股韧带（pubofemoral ligament），后方有坐股韧带（ischiofemoral ligament）（图 6-1）。此外，股骨头韧带（ligament of head of fe-

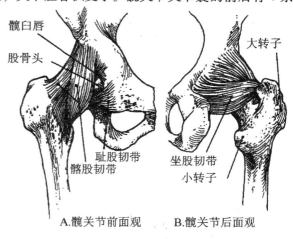

A.髋关节前面观　　B.髋关节后面观

图 6-1 髋关节韧带

mur）为关节内韧带，由髋臼进入股骨头，有供给血运及稳定股骨头的作用。

三、髋和大腿部的肌肉

（一）髋部的肌肉

髋部的肌肉部分起于躯干骨，部分起于骨盆，分别包绕髋关节的四周，止于股骨或胫腓骨。按其主要功能可分为6组。

（1）屈髋肌　主要有髂腰肌、股直肌、缝匠肌和阔筋膜张肌。当站立位屈髋时，这些肌肉都在动作；但当坐位，亦即屈髋超过90°时，则髂腰肌成为有足够张力的唯一屈髋肌，而其他屈髋肌作用甚微。辅助的肌肉有耻骨肌、长收肌、内收短肌、大收肌和股薄肌。

（2）伸髋肌　主要有臀大肌、股二头肌长头、半膜肌、半腱肌和大收肌的后部。当伸膝位伸髋时，这些肌肉皆发挥作用，且可看到臀大肌于髋关节外旋位时，其伸髋作用较内旋位明显增强；而当屈膝位伸髋，特别当屈膝至锐角时，则主要依赖于臀大肌的作用。辅助肌肉有长收肌，短收肌，股薄肌和臀中、小肌的后部。

（3）外展髋肌　主要有臀中肌和臀小肌。臀中肌面积较大，除有外展肌的作用外，其前部肌纤维有内旋髋的作用，而后部肌纤维则有外旋髋的作用。辅助的肌肉有臀大肌的上部肌纤维、阔筋膜张肌、缝匠肌及梨状肌。除此之外，有实验证实，在髋外展的最后阶段，髂腰肌亦有活动。

（4）内收髋肌　主要有内收肌群，包括长收肌、短收肌和大收肌等。辅助的肌肉有耻骨肌和股薄肌。

（5）外旋髋肌　主要有梨状肌、上孖肌、下孖肌、闭孔内肌、闭孔外肌和股方肌。在伸髋位时其外旋作用最强；屈髋位时则减弱，屈至90°时则有外展作用。辅助的肌肉有臀大肌、臀中肌的后部纤维及髂腰肌。

（6）内旋髋肌　主要的是臀中、小肌的前部纤维。屈髋时阔筋膜张肌以及伸髋时某些内收肌亦有内旋作用。

（二）大腿部的肌肉

大腿部的肌肉群分别位于3个大的筋膜间隙中。分为前侧群、内侧群和后侧群。

（1）大腿前侧肌肉　主要有缝匠肌和股四头肌。缝匠肌是全身最长的肌肉，起自髂前上棘，内下斜行至膝止于胫骨上端内侧面，参与鹅掌。有屈髋及膝的功能。股四头肌粗大有力，由股直肌、股内侧肌、股外侧肌、股中间肌组成。分别起于髂前下棘和股骨干，向下经髌骨延长为髌韧带止于胫骨粗隆。其中股直肌为双关节肌，其他为单关节肌。股四头肌是维持人体直立、行走及跑、跳的主要肌肉，功能是屈髋伸膝。

（2）大腿的内侧肌肉　由股薄肌（起自耻骨下支，止于胫骨上端内侧面的鹅掌）、长收肌（起自耻骨体前面，止于股骨粗线内侧唇）、耻骨肌（起自耻骨梳，止于股骨小转子下方耻骨肌线）、短收肌（起自耻骨下支前面，止于股骨粗线内侧唇）以及大收肌（起自坐骨结节、坐骨支，止于股骨粗线内侧唇，并以长腱止于股骨内上髁）组成。内侧诸肌主要功能是使大腿内收。耻骨肌、长收肌、短收肌、大收肌又能屈髋并外旋。股薄肌能屈膝及内旋。

（3）大腿后侧肌肉　主要有股二头肌、半腱肌和半膜肌。股二头肌长头起于坐骨结节，短头起于股骨粗线外侧唇，两者融合一起，止于腓骨头。半腱肌起于坐骨结节，止于胫骨上端内侧的鹅掌。半膜肌起自坐骨结节，止于胫骨内侧髁并续为腘斜韧带附着于膝关节囊。大腿后侧肌肉均具有伸髋屈膝功能。此外，股二头肌有内旋膝关节，半腱和半膜肌有外旋膝的作用。

（三）髋和大腿部肌肉的功能特点

（1）一条肌肉具有多种功能　例如髂腰肌有屈髋和外旋髋的功能；臀大肌既是伸髋肌，又是外旋髋肌；耻骨肌既是屈髋肌，又是内收髋肌；股二头肌既是屈膝肌，又是外旋膝肌等。

（2）一条肌肉于不同部位具有不同功能　如臀大肌的上部有外展作用，而下部则有内收作用；臀中肌的前部有内旋作用，而后部则有外旋作用。

（3）肢体位置的改变可引起肌肉功能的改变　如长收肌除内收功能外，在最初 70° 屈髋过程中，有屈曲作用；但超过 70° 时，则有伸髋作用；在伸髋位时，有弱的内旋作用；在屈髋位时，则有弱的外旋作用。又如短收肌，除内收功能外，在最初屈曲 50° 内是一个屈肌；超过 50° 则成为一个伸肌。

（4）超越两个关节肌肉功能的制约　有些肌肉超越两个关节，则受关节位置的影响。如股直肌的屈髋作用，在屈膝时增强；同样道理，其伸膝作用，在伸髋时增强。又如腘绳肌的伸髋作用，在伸膝时增强；而其屈膝作用，在屈髋时增强。

了解这些肌肉的功能特点，对于临床检查、诊断和治疗都是有帮助的。

第二节　坐骨结节损伤

坐骨结节损伤（tuber ischiadicum injury）系指坐骨结节肌肉附着点的拉伤（sprain）骨折（avulsion fracture）及骨骺分离（epiphysitis）而言。这种损伤多见于武术、体操、短跑、跨栏、跳跃、足球、击剑、花样滑冰、滑水、竞走等项目的运动员。

坐骨结节为半膜肌、半腱肌、股二头肌长头以及大收肌肌腱的近端附着部（图 6-2），这些肌肉有伸大腿、屈小腿以及内收大腿的作用。坐骨

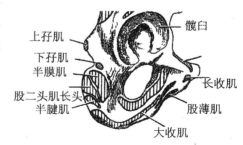

图 6-2　坐骨结节部的肌肉起点

结节骨化中心出现时间男性 15 ~ 19 岁，女性 12 ~ 15 岁；闭合时间为男性 19 ~ 24 岁，女性 18 ~ 24 岁。

一、病因病理

本病多发生于寒冷天气条件下的运动训练或比赛中。由于准备活动不充分，肌肉弹性较差，此时如果腘绳肌受到过度牵拉或/和猛烈收缩，可导致肌肉附丽部发生损伤。如跨栏运动员过栏时，摆动腿前伸再突然弯腰；短跑屈膝向前摆腿致伤；武术训练中的踢腿、压腿时，要求运动员髋关节屈曲、膝关节伸直加上踝背伸，则可致腘绳肌在坐骨结节附丽部拉伤。此外，短跑运动员起跑、跳跃运动员起跳时用力蹬地，击剑弓步刺和冲刺时用力蹬地，均可因腘绳肌猛烈收缩而被拉伤。直接暴力如高处摔下，臀部着地，坐骨结节与硬

193

物相撞击，亦能致伤。

本病分为急性损伤和慢性损伤两种。急性损伤，轻者可见坐骨结节肌腱附着处骨膜撕裂，造成骨膜下出血，血肿机化，继而骨化。重者，成人发生坐骨结节撕脱骨折；青少年产生骨骺分离。慢性损伤系坐骨结节部长期受腘绳肌腱牵拉，造成局部微细损伤积累所致，多表现为坐骨结节肌腱附丽部末端病（enthesiopathy）改变。同时，还可合并坐骨结节部慢性滑囊炎。

二、临床表现与诊断

有明显的急性损伤或有慢性损伤史。急性损伤者，伤后坐骨结节部剧烈疼痛，活动受限，以伸膝、屈髋为明显，严重时，可出现跛行。慢性损伤者，多在重复损伤动作时疼痛，大强度跑、跳时疼痛明显。坐骨结节部有明显压痛。有骨折时，可于局部触摸到游离的骨折片。被动直腿屈髋时疼痛加剧。

腘绳肌收缩抗阻触摸试验：患者取俯卧位，双下肢伸直，术者一手握住患侧踝关节上部，令患者用力屈曲膝关节，在对抗阻力下屈膝。同时，术者以另一手触摸压痛点，坐骨结节部有压痛者为阳性。

X线检查：摄骨盆正位片可鉴别有无骨折及骨骺分离。

三、治疗

（1）急性损伤　受伤后，立即用冷疗、新伤药水或新伤药湿敷患处，加压包扎，卧床休息。内服活血化瘀、止痛消肿的药物，如复元活血汤、制香片等。损伤24 h后，可予以轻手法按摩治疗，如抚摩、揉、揉捏、推压等手法。也可局部用红花当归液注射，或用曲安奈德10 mg加1%的利多卡因4 mg，作痛点封闭。

（2）慢性损伤　急性损伤后期或慢性损伤者，伤部发硬、牵扯痛，可以用软坚药水将棉花浸湿后敷于患处，加红外线照射，每日1次，每次30 min。其按摩治疗时，用拇指顺腘绳肌由远端向近端行推、揉等手法，并在压痛或发硬部位行按压、弹拨等手法，以理筋顺筋，指针阿是穴、承扶、委中、承山、环跳等穴。还可配合短波、超短波、蜡疗或中药透入等治疗。选服正骨紫金丹或虎潜丸。

（3）撕脱骨折或骨骺分离　无移位者，宜外敷新伤药，内服七厘散、三七片。肿痛减轻后，外敷旧伤药加红花、穿山甲等；内服接骨丸。伤后宜卧床休息4～6周后下床活动，配合按摩和功能锻炼。

第三节　髋部滑囊炎

髋部滑囊炎（bursitis of coxa）是指髋关节周围的滑囊积液、肿胀和炎性反应。髋部周围至少有13个滑囊，分布于肌肉、肌腱之间或骨隆突部位。它们是结缔组织形成的闭合性囊腔，内层有内皮细胞分泌滑液，有时可与关节腔相交通。其功能是减少组织间摩擦，保护组织免受压迫。临床上以股骨大转子滑囊、坐骨结节滑囊和髂耻滑囊（图6-3）发生炎症反应较多见。

一、股骨大转子滑囊炎

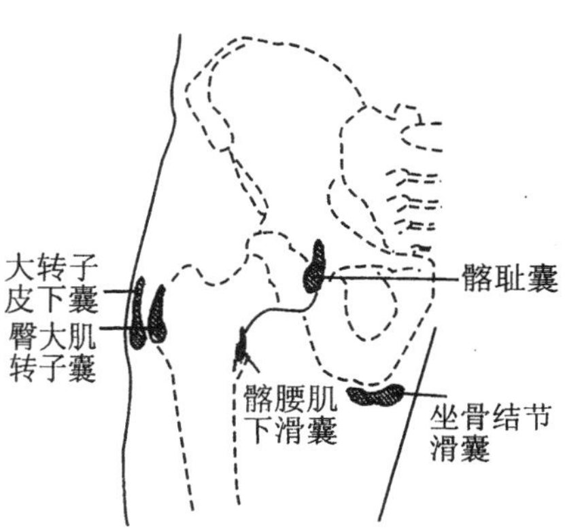

股骨大转子滑囊炎（bursitis of greater trochanter）多发生于足球守门员，手球、举重、中长跑及竞走运动员等。股骨大转子部有两个重要的滑囊，一个在臀大肌腱膜与大转子外侧之间，叫腱下滑囊或臀大肌转子囊；另一个位于臀大肌上方，股骨大转子和皮肤之间，称为皮下滑囊或大转子皮下囊。在髋关节活动时，两个滑囊有减少臀大肌、髂胫束和大转子之间相互摩擦的作用。

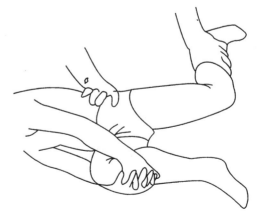

图6-3　髋关节附近的滑囊

（一）病因病理

本病可为一次外伤造成，亦可因反复磨损所致。在日常生活中由于髂胫束和股骨大转子长期持续地互相摩擦，如足球守门员在侧倒身救球训练中，大转子部反复遭受撞击；手球运动员鱼跃射门侧倒地，大转子部常与地面相撞；竞走和中长跑运动员训练时，髋关节的频繁活动，大转子部与髂胫束反复摩擦，均能引起该部滑囊发炎。

大转子滑囊损伤后，早期表现为囊壁血管扩张和浆液性渗出增加，滑液分泌旺盛。后期囊壁增厚，滑膜纤维化，内膜细胞发生退行性变，渗出液吸收障碍，导致慢性肿块。内壁纤维粘连。

（二）临床表现与诊断

一般无明显受伤史。患者偶然发现髋部疼痛，在跑跳过程中，疼痛加剧。以后滑囊逐渐长大。皮下滑囊发炎时，肿胀尤为明显，可隆起呈丘状。腱下滑囊炎肿胀区多在大转子后方，至转子后凹陷消失。患者多不能向患侧侧卧，大腿处于屈曲、外展和外旋姿势。个别患者，疼痛可向大腿后侧放射。

检查时，局部有压痛，有的可触到肿大的滑囊，可有波动感。后期囊内可触到游离条索状物。奥伯氏（Ober's）征阳性，具体做法是：病人侧卧，健侧在下，屈曲髋关节及膝关节并使腰伸直，患侧在上。检查者立于病人背后，一手扶住患侧髂部，另一手握患侧踝上部，同时使该膝关节屈曲90°，并使髋关节伸直，然后内收。正常情况下内收时，该膝可接近床面。髂胫束挛缩时，内收受限，该膝内侧不能接近床面。患侧大腿外下部可触到髂胫束呈弓弦状紧张，即为阳性（图6-4）。髋关节活动基本正常。X线摄片常为阴性，可排除其他骨质病变。

図6-4　奥伯氏（Ober's）征

（三）鉴别诊断

当大转子滑囊炎所致疼痛向大腿和小腿后侧放射时，易与腰椎间盘突出症引起的疼痛相混淆，但前者的压痛点在大转子的后面，而不在坐骨切迹，且髋关节旋转活动时，疼痛于大转子部或其周围，可与腰椎间盘突出症鉴别。

（四）治疗

（1）非手术治疗　急性期患者，减少髋部活动，外敷滑囊炎散加红外线照射。肿胀大时，无菌穿刺抽吸并注入1%利多卡因4 mL加曲安奈德10 mg作局部封闭。推拿手法治疗可起到舒筋活血、消炎镇痛的作用，具体方法为：患者俯卧位或侧卧位，术者在大转子后方痛处作抚摩和揉，然后向深处触按，可触及一肿块，用拨按法用劲点按肿块数分钟。最后以轻手法结束。

（2）手术疗法　非手术治疗无效者，可行股骨大转子滑囊切除术。取髋外侧切口，以股骨大转子或局部病变肿胀处为中心，自髋外侧纵行切开皮肤、皮下组织和筋膜，显露、剥离滑囊周围组织至滑囊基底部，并切除之，注意不切开囊壁。然后止血、缝合伤口。

二、坐骨结节滑囊炎

坐骨结节滑囊位于坐骨结节与臀大肌之间。

（一）病因病理

坐骨结节滑囊炎（bursitis of tuber ischiadicum）多见于老年女性。患者多有长期在硬凳上工作的历史，臀部摩擦、挤压，滑膜受损，产生渗出肿胀，日久囊壁逐渐出现增厚、粘连及纤维化等改变，故又称为"编织臀"或"裁缝臀"。在体育运动中则多见于自行车、摩托车等项目。

（二）临床表现与诊断

患者有长期坐位工作的历史，局部疼痛、不适感，坐位时症状加重。检查时局部压痛明显，臀部坐骨结节处可触及一扁圆形大小不等的肿块或条索状硬物。

（三）治疗

（1）非手术治疗　急性期患者应减少坐位时间，或在坐具上加一软垫。肿胀较大时，局部穿刺抽液后注入强的松龙12.5 mg加2%利多卡因4 mL。推拿手法同股骨大转子滑囊炎。

（2）手术治疗　尽量避免手术治疗，但对久治不愈、疑有滑膜瘤者，可行坐骨结节滑囊切除术。

三、髂耻滑囊炎

髂耻滑囊位于髂腰肌深面，髂耻隆起及髋关节前方，与股血管和股神经相邻，是髋部最大的滑囊。在成人约15%与关节腔相交通。髂耻滑囊炎（iliopectineal bursitis）又可称为腰大肌滑囊炎（bursitis of psoas major）。

（一）病因病理

由于髋关节经常过度屈伸、外旋，如跨栏的后腿过栏动作，体操和舞蹈以及武术基本功"旁腿"、"分腿"等动作，使此滑囊反复遭受挤压摩擦，滑囊壁变肥厚，滑膜的内皮细胞变性，不能再吸收液体，形成慢性顽固性肿胀或局部粘连。

此外，感染、化学性刺激、类风湿病变等均可导致该滑囊发炎。

（二）临床表现与诊断

滑囊炎肿大时，股三角即有肿胀、疼痛和局部压痛，并可因股神经受压而放射至股前侧及小腿内侧。

患侧大腿常处于屈曲位，如将其伸直、外展或内旋时，即可引起疼痛，若髋关节同时受累，则向各方向运动时均受限制且疼痛。滑囊过度肿胀时腹股沟的正常凹陷消失，有时隆起，有波动感，疼痛加重。肿块大小不定，囊性的硬度与囊内压力有关，多数较硬，界限清楚，少数柔软，界限不确切，常因摩擦、加压而出现疼痛加重，休息后多能缓解。

必要时可行穿刺，滑液为淡黄色黏性液体，X 线摄片有助于诊断和鉴别诊断。

（三）鉴别诊断

（1）髂腰肌脓肿　可有发热，白细胞增高，局部可有红、肿、热、痛的炎症性病理改变过程，病变发展较快，穿刺液为脓性。

（2）腰骶部结核　有午后低热，体质较消瘦，局部肿胀呈冷脓疡，穿刺液为淡稀白色液，血沉有升高改变。

（四）治疗

（1）创伤性、慢性劳损伤性髂耻滑囊炎　急性期应适当休息，减少压力，局部可用理疗、中药热敷，或穿刺抽液后注入醋酸氢化可的松—类药物，中药急性期可以三妙丸加味内服。局部使用曲安奈德加利多卡因封闭。经反复治疗效果不理想者，可行滑囊切除术。

（2）感染后化脓性滑囊炎　应用抗生素，早期切开引流，若侵犯髋关节，应同时引流关节腔，可用五味消毒饮中药内服。

（3）结核性滑囊炎　在抗痨药物控制下，行滑囊摘除术；病变已蔓延髋关节骨质者，同时行病灶清除术；中药可内服养阴清热的知柏八味丸。

第四节　髋部扭挫伤

髋部扭挫伤（sprain and contusion of hip）是指髋关节在过度外展、内收、屈曲、过伸时，使其周围肌肉、韧带产生撕伤或断裂，以及圆韧带、关节囊水肿等损伤改变，中医通称之为髋部伤筋。《医宗金鉴·正骨心法要旨》云："胯骨，即髋骨也，又名髁骨。若素受风寒湿气，再遇跌打损伤，瘀血凝结，肿硬筋翻，足不能直行。"临床上以青壮年患者较多见。

一、病因病理

在行进中由于动作推敲或因路面不平脚下踩空，髋关节随之发生急剧的、超生理范围的扭转、碰撞，致使髋关节囊和关节周围的韧带、肌肉发生了微细的撕裂伤，产生组织充血、水肿、甚至小的出血。

二、临床表现和诊断

患者大多有外伤史。伤后髋部疼痛、肿胀、活动受限。患肢不敢着地负重行走，或见跛行、拖拉步态。髋关节前方、腹股沟或臀部外侧压痛明显。髋关节内收、外展、前屈与后伸活动受限。肢体"4"字试验（figure-of-4 test），又称 Feber 征：患者仰卧位，患侧髋膝关节屈曲，髋关节外展、外旋，小腿内收、外旋，将足外踝放在对侧大腿之上，两腿相交成"4"字形，检查者一手固定骨盆，另一手在屈曲膝关节内侧向下压。如髋关节出现疼痛，而膝部不能接触床面即为阳性，表明髋关节有病变。偶有骨盆倾斜，但 X 线检查却无异常发现。注意与股骨头骨骺炎和髋关节结核相鉴别。

三、治疗

（1）手法治疗　患者取俯卧位，在髋臀部痛点处作抚摩、揉、按压等手法，以缓解疼痛。然后患者仰卧位，患侧髋关节作被动的伸屈、收展及旋转动作，以舒顺筋肉。

（2）适当制动　髋部急性损伤者需要卧床休息，或患肢不负重，但不必作固定。

（3）药物治疗　宜用活血祛瘀，消肿止痛的中药。内服桃红四物汤，外贴活络膏。后期选用 3 号熏洗药熏洗、热敷以促进血液流通，解除肌筋挛缩。

（4）封闭疗法　采用 1% 利多卡因 5～10 mL 加曲安奈德 10 mg 作局部封闭。必要时 4～5 d 后再封闭一次。

第五节　小儿髋关节一过性滑膜炎

小儿髋关节一过性滑膜炎（transirnt synovitis of hip）是指髋关节非特异性炎症改变所引起的、短暂的急性髋关节疼痛、肿胀和积液。1892 年，Lovett 及 Morse 首先报道本病。目前对本病的发病机理尚无统一认识，故临床中提出了很多的病名，如小儿髋关节扭伤、小儿髋关节错缝、小儿髋关节半脱位、外伤性髋关节滑膜炎等。发病年龄以 5～10 岁多见，2～5 岁次之，10～15 岁更少，成人罕见，是儿童的多发病。女多于男，约 6∶4。

一、病因病理

病因目前尚未十分明确。有人认为发病前 10～21 d 有上呼吸道感染、痢疾或其他病灶感染，而关节液里培养不出细菌，可能为一种中毒性免疫、免疫反应性或过敏性疾病。亦有人认为，当跳跃、滑倒、跳皮筋、打球等使下肢过度外展或内收时，由于股骨头与髋臼的间隙增宽，关节腔内的负压将关节滑膜或韧带嵌夹所致，或由于外力伤及下肢的内收或外展肌群，肌肉痉挛产生关节位置不正所致。

关节滑膜呈非特异性炎症病理改变。关节液增多清亮，亦有混浊或呈血色者，培养无细菌生长。由于肌肉疼痛性痉挛可把骨盆强制在健、患侧低的倾斜位，导致双下肢不等长。局部的挤压、牵拉亦可造成供血不全，久之则可产生股骨头缺血性坏死。

二、临床表现与诊断

本病好发于 3～10 岁的儿童，多数起病较急。也可有蹦、跳、滑、跌等伤史，学龄前儿童多较活泼好动，一般不能准确叙述病因。患者表现为髋关节疼痛、肿胀，或膝关节放射性疼痛。髋关节活动受限，病情轻者出现跛行，严重者完全不能活动，患髋多呈内收、内旋及屈曲位。

检查时，可见患儿体温正常或稍高，髋关节内侧轻度饱满，有压痛。患儿仰卧，双下肢并拢，可见有伤肢假长或假短。但从髂前上棘至内踝测量时，伤肢不长。有些患儿可出现托马氏征（Thomas's sign）阳性。实验室检查一般正常，白细胞可有轻度升高，血沉可以稍微增快。

X线检查显示髋关节囊软组织阴影增厚并呈弧形（图6-5）。此种现象以关节囊上方及外下方较为明显。此外，尚可见到关节间隙增宽。股骨头或可见有轻度向外移位，但无骨质破坏改变。

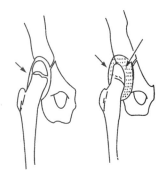

图6-5　髋关节一过性滑膜炎

三、鉴别诊断

本病应与下列疾病鉴别：

（1）髋关节滑膜结核　髋关节滑膜结核时，托马氏征阳性，血沉加快，并有结核病之午后发热、消瘦等症状。X线片可见关节囊肿胀，关节间隙稍宽或窄，晚期可发展为骨关节结核，可见骨质破坏X线征，甚至可形成死骨及窦道。

（2）股骨头骨骺骨软骨病　病程较长，多无炎症现象。髋关节活动轻、中度受限。X线片上显有股骨头骨骺缺血性坏死改变。

（3）化脓性髋关节炎　起病急且伴有体温升高及白细胞增多，有核左移。关节局部的红、肿、热、痛等炎症现象更加明显，关节液内可培养出病原菌。

（4）风湿热性及类风湿性髋关节炎　病程顽固，多个关节受累是这两个关节炎的特点。

四、治疗

本病采用手法治疗，配合内服、外洗中药，能获得较满意的效果。

（1）手法治疗　患者俯卧，先用手掌抚摩和轻揉患部3～5 min，使紧张的肌肉松弛。然后助手按住两髂骨固定骨盆，术者立于患侧，一手握患肢踝上，另一手握膝关节。先轻轻作屈髋、屈膝动作，出现疼痛即不强屈。在无痛范围内作伸屈两关节运动，至患者肌肉放松并能主动配合活动时，突然将髋、膝两关节屈至最大限度，停留数秒至1 min，待疼痛有所缓解，再作下一步手法。

假长者，在髋、膝屈曲的基础上，将髋内收、内旋、伸直，反复活动数遍至10数遍，活动范围由小到大，力量由轻渐重（以能耐受为度），直至髋的屈曲、内收、内旋活动达到最大限度，两下肢等长为止。假短者，作屈髋、外展、外旋、伸直患肢。反复数遍，直至两下肢等长。摇髋后，用轻揉、抚摩缓解即结束。

（2）皮肤牵引　能缓解肌肉痉挛，症状很快可消退，牵引重量一般为2～3 kg，牵引数日后，疼痛多能缓解。

（3）药物治疗　中药内服七厘散或三七散，外用新伤药外敷。西药口服水杨酸制剂或其他抗风湿类药物。一般不用抗生素或激素治疗。

（4）功能练习　疼痛缓解2～3 d后，关节即可恢复正常活动范围，但不宜立即持重，一般于症状缓解后，尚需等1周才可持重行走。

本病病程一般较短，且可完全恢复正常。病愈后很少复发，但可能为日后发生股骨头骨软骨病的原因之一。

第六节 股骨头骨软骨炎

股骨头骨软骨炎（osteochondritis of femoral head）又称为股骨头骨骺缺血性坏死、股骨头骨软骨病、扁平髋等。它是由于创伤等原因导致股骨头供血障碍，出现髋部疼痛与跛行的病变，可见于 4～10 岁的儿童。1910 年，Legg、Calve 和 Perthes 几乎同时对此病作详细的描述，故也称为 Legg-Calve-Perthes 病。本病的早期诊断和治疗是非常重要的。

股骨头骨骺的骨化中心在 1 岁左右时出现，18～19 岁骨化融合。儿童股骨头的血液供应与成人不同，有一定的特殊性。4 岁以前圆韧带动脉尚未参与股骨头血供，股骨头骨骺由外侧骺动脉和少量穿越骺板的干骺端动脉供血。4～7 岁时由于骺板的阻挡，来自干骺端动脉的供血终止，而此时圆韧带动脉仍未进入股骨头，外侧骺动脉成为唯一的血供来源。到 8～10 岁时，圆韧带动脉才开始穿入股骨头骨骺，并逐渐与外侧骺动脉吻合。

一、病因病理

多数学者认为外伤或慢性劳损是股骨头骨软骨炎的主要原因。儿童特别是男性儿童喜爱运动，在活动中经常由高处往低处跳下，身体重力与地面反作用力，交汇于股骨头骨骺导致损伤。由于此期儿童股骨头骨骺的血供很差，即使轻微的外伤也可发生血供障碍。一般在 8 岁以后圆韧带血管参与股骨头骨骺的血液供应，其发病率开始下降。马承宣等（1983 年）发现在本病的早期和中期股骨上端髓腔内压力均高于健侧，并认为髋关节压力增高造成股骨上端静脉循环障碍的可能性大。也有学者提出滑膜炎或髋关节其他炎症与此病有关。

外伤使股骨头骨骺的部分血管受损或闭塞，供血障碍，股骨头骨骺逐渐发生全部或部分坏死，骨小梁结构受到破坏而丧失，股骨头在负重情况下逐渐因受压而塌陷、变扁平。然后进入修复期，受累的骨骺区出现再血管化，有新骨替代，正常骨小梁重新出现，骨质恢复正常硬度，最后愈合。从坏死到再血管化过程，大约需要 2 年或更长时间。在早期若能及时不负重休息和治疗，股骨头骨骺没有变形，修复较好，预后较佳。如果股骨头骨骺已经变形，常保持它已有的宽大扁平状并伴有短而粗的颈和与头不相适应的髋臼，最终将形成髋关节骨关节病。

二、临床表现与诊断

本病多见于 4～10 岁的儿童，男女之比为 4～6∶1，90% 以上为单侧发病。多在发病前有髋部外伤史。常见症状为逐渐发生的髋关节疼痛和跛行，疼痛可向大腿及膝部放射。随着病变发展，跛行加重。

局部检查：早期可发现患髋轻度屈曲内收，外展和内旋活动受限，严重者各方向活动均有受限。晚期可有轻度肌肉萎缩。肢体"4"字试验（Feber 征）和托马氏（Thomas）征阳性。

X 线表现：为了更好地了解骨骺破坏的部位和范围，除了一张质量好的双髋常规正位片外，还应拍摄蛙式正位片。早期显示关节周围组织肿胀，骨骺线不规则地加宽，头臼距离增宽（即出现 Waldenstrom 征）。股骨头骨骺周围骨质疏松，使其密度相对较高，头骺小且不规则。中期骨骺呈不规则分节，即节裂。病变骨骺受压变扁，且有新骨沉积，密度更高。股骨颈骨质显著疏松，变短变宽，有时可见大小不等的囊状透明区。晚期股骨头坏死已进入修复期，有新生骨存在，股骨头密度不均匀，形态塌陷呈蘑菇状，股骨颈短缩，股骨颈干角缩小，呈髋内翻畸形。

放射性核素骨显像：在病变早期 X 线摄片显示阴性，而骨显像已可发现放射性稀疏。用计算机对骨显像进行定量分析，患侧与健侧放射量的比值小于 0.6 则为异常，其早期诊断准确率大于 90%。

本病 X 线摄片显示关节间隙不变窄，髋臼骨质无破坏，其可与髋关节结核相鉴别。

三、治疗

本病系一种自限性疾病，治疗的目的是保持一个理想的解剖学和生物力学环境，消除或减轻对坏死骨骺的局限性压力，防止或减轻股骨头继发性畸形，使其能顺利地进行重建和磨造，完成自限性修复过程。

（1）卧床及牵引治疗　早期髋部疼痛伴有屈曲畸形的患儿一般采用卧床加牵引的方法，牵引在外展内旋位，以解除肌肉痉挛，减少股骨负重区的压力，可明显地缓解疼痛和增加髋关节的活动范围。这对疑为本病而不能立即确诊的患者尤为重要。

（2）矫形支架的使用　过去认为股骨头塌陷变形是由于机械压迫所致，故采用长达数年的制动，其对儿童的正常心理和身体的发育显然是十分不利的。现在许多学者认为，股骨头畸形的主要原因是臼—头关系异常、股骨头半脱位、压力不均所致。故主张将股骨头深置于臼内的负重治疗方法及早期适量活动更有助于关节面的塑形。利用 Newington 外展行走支架，使下肢保持外展 35°～55°，内旋 5°～10°位。患儿可扶双拐下地行走。夜间可去支架，但两下肢仍应保持外展、内旋位。支架使用 1～2 年，在此期间每 3～4 月拍摄 X 线片复查。如坏死骨骺重建完全，则可去除支架，随意行走。重建一般需 2 年左右。

（3）石膏固定　采用双下肢管形石膏，双膝关节处以横木连接固定于外展 30°～50°，内旋 5°～10°，屈膝 10°～20°位。不固定髋关节，可起坐。定期复查，每次固定 3 月左右。如有必要，拆除石膏休息数日后行下次石膏固定，这样能防止膝关节僵硬和关节软骨变性，也可和矫形支架轮流使用。治疗时间 9～12 月。

（4）中医中药治疗　急性期宜行气活血，通经止痛。内服复元活血汤或七厘散。外用 1 号熏洗药熏洗患部。慢性期应以活血养筋，强筋壮骨为主。内服六味地黄丸或正骨紫金丹。外用 1 号加 3 号熏洗药洗患部。

（5）按摩治疗　在整个患肢及臀部采用揉、揉捏、搓等手法大面积按摩。指针环跳、风市、梁丘、足三里、绝骨等穴。每次持续 10～30 min，可促进血液循环，防止肌肉萎缩，有利于组织修复。

（6）手术治疗　经非手术治疗无效，疼痛严重或关节功能明显受损者可采取手术治疗。其方法包括滑膜切除术、各种截骨术、钻孔术、矫形术等。

第七节　梨状肌综合征

梨状肌综合征（piriformis syndrome）主要是由于梨状肌损伤而压迫坐骨神经所引起的以一侧臀腿痛为主的病征。

梨状肌为臀部的深层肌肉，起自骶骨前面的外侧面，由坐骨大孔穿出，将坐骨大孔分为梨状肌上孔、下孔，止于股骨大转子。此肌主要是协同其他肌肉完成大腿的外旋动作。坐骨神经大多数经梨状肌下孔穿出骨盆到臀部，继之曲向外下，经大转子与坐骨结节之间垂直下行到股后部。但少数情况下，坐骨神经发生变异（图6-6）。根据潘铭紫（1960年）对722例成人肢体解剖观察，将坐骨神经与梨状肌关系分为6型。第Ⅰ型为坐骨神经总干在梨状肌下孔出盆腔孔，占61.6%，为正常型。第Ⅱ型为胫神经出梨状肌下缘，腓总神经穿过梨状肌，占34.9%。其他四型为变异型，占3.5%。

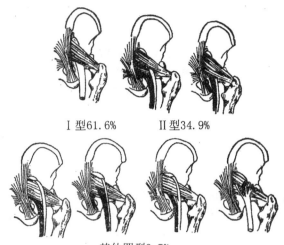

Ⅰ型61.6%　　Ⅱ型34.9%

其他四型3.5%

图6-6　梨状肌与坐骨神经的关系

一、病因病理

梨状肌损伤多由间接外力所致，如闪、扭、跨越、下蹲等动作即下肢外展、外旋或蹲位变直立时，使梨状肌拉长、过牵而损伤。当梨状肌损伤后，局部充血、水肿，或直接压迫坐骨神经而引起相应的症状。梨状肌与坐骨神经的解剖如发生变异，则更容易发生损伤。此外，部分妇女由于骶髂关节、盆腔卵巢或附件等发生炎症时，则可波及梨状肌，影响通过梨状肌上、下孔的神经，也可出现相应的症状。

二、临床表现与诊断

多数患者有外伤史，如闪、扭、跨越、肩扛重物下蹲、站立及负重行走等，部分患者有夜间受凉史。

患者自觉患肢变短，走路跛行。臀部深在性疼痛，且向同侧下肢后面或后外方放射，偶有小腿外侧发麻、会阴部不适，走路时身体半屈。严重者臀部呈"刀割样"或"烧灼样"疼痛，双下肢屈曲困难，双膝跪卧，夜不能眠。大小便或大声咳嗽增加腹压时，患肢窜痛加重。

检查时，腰部一般无压痛点及明显异常，患侧臀肌呈紧张状态。嘱患者臀部肌肉放松，在梨状肌的投影区（髂后上棘与尾骨作一连线，再将此线的中点与股骨大转子作连线，沿此线方向即为梨状肌的表面投影区）可透过臀大肌触到深在钝厚的索样肌性隆起，即紧张挛缩的梨状肌肌腹，此处压痛最明显。久病患者，由于臀上、臀下的神经血管受累，故常显臀部肌肉松软或出现肌肉萎缩。如坐骨神经受累则其支配的小腿肌肉张力减退或肌肉萎缩。

直腿抬高试验（straight leg raising test）：在60°以前出现疼痛，而超过60°以后疼痛反而减轻为试验阳性。这是由于抬腿在60°以前损伤梨状肌被拉长呈紧张状态，加强了与坐骨神经的病理关系，故疼痛明显；抬腿超过60°以后，损伤的梨状肌不再被继续拉长，所以疼痛有所缓解。

梨状肌试验（piriformis test）：患者面向术者，行健肢在下伸髋伸膝，患肢在上屈髋屈膝60°侧卧位。术者一手扶患侧髂嵴以固定骨盆，另一手在患膝外侧处向下按压，患者感觉梨状肌部有疼痛，或伴有下肢放射性疼痛为阳性。

三、鉴别诊断

单纯的梨状肌损伤的诊断并无困难，但是由于梨状肌损伤累及邻近神经血管引起的继发性病理改变，常与其他伤病相鉴别。

（1）腰椎间盘突出症　本症有明显的腰部体征，出现的坐骨神经症状是属根性压迫，可予鉴别。

（2）坐骨神经炎　本症由于感染引起，在坐骨神经走行方向均有明显压痛。治疗用消炎及维生素 B 类药物，推拿、理疗也有助于缓解症状。

四、治疗

（1）手法治疗　患者俯卧位，双下肢贴床，两上肢后伸，放松腰臀部肌肉。施行如下手法：急性损伤，初期局部不宜用重手法刺激，可行经穴按摩，选取秩边、委中、阳陵泉、风市等穴，用双手拇指腹按压约 15 s，并提拿跟腱数次，以解痉镇痛。慢性损伤，宜先用揉、推等手法对臀部肌肉及骶骨缘行大面积按摩。然后在侧卧或俯卧位，用双手拇指在梨状投影区由近及远行分筋、弹拨手法，沿梨状肌走行方向行推压理筋手法，用肘或双拇指按压痛点约 15 s。最后行经穴按摩，取穴同急性损伤。最后提拿跟腱，并作屈髋拉腿以及摇晃髋关节数次，以达到舒筋活络，通调气血，松解粘连，解痉止痛的目的。

（2）药物治疗　急性损伤，宜以活血散瘀、行气止痛为主，选服三七散或四物汤加桃仁、川红花、乳香、血通等。慢性损伤，宜为舒筋活血、通络镇痛为主，选服舒筋活血汤或四物汤加杜仲、血通、牛膝、地龙等。局部外贴活络膏等。痛重者，可选服铁弹丸、小活络丸等。兼受风寒湿邪者，根据其偏盛情况，选用麻桂温经汤、独活寄生汤加减等。

（3）封闭疗法　用 25% 葡萄糖 18 mL 加 2% 普鲁卡因 2 mL 局部注射，每 3 天 1 次，2~3 次为 1 疗程；或用 1% 普鲁卡因 5 mL 加曲安奈德 10 mg 作局部封闭，每周 2 次，3~5 次为 1 疗程。深部注射时要严格无菌操作，回抽无血液时再缓慢注入药物。

（4）针灸治疗　治宜通气活血、化瘀止痛。急性损伤，取阿是穴、环跳、秩边、大肠俞、委中、阳陵泉、丘墟等穴，采用强刺激手法。慢性损伤，取穴同急性损伤，用平补平泻法，可配合电针、中药热熨及理疗等治疗。

（5）手术治疗　经非手术治疗无效，而症状明显，诊断明确者，可考虑进行手术切断梨状肌，以解除坐骨神经压迫。

第八节　弹响髋

弹响髋（snapping hip）是指髋关节在屈伸活动时，髂胫束后缘或臀大肌腱膜前缘在股骨大转子处滑动摩擦发出响声而得名。本病多见于青壮年，以女性患者为多。由于症状不明显，病理改变不严重，故对人体健康危害不大。不过，因为髋关节活动时有响音，常常使患者精神紧张，前来就医。

一、病因病理

髂胫束或臀大肌在股骨大转子处受到过多碰撞或过度摩擦，使其部分组织异常增厚，当其髋关节屈伸活动时，增厚部分在股骨大转子上来回滑动，发出弹响。如足球守门员侧倒扑球、跨栏队员过度的高抬腿跨栏等，亦可发生本症。也可因髂腰肌腱或其下滑囊结构的紊乱引起。Schaberg 和 Allen 都发现髋屈曲时髂腰肌腱移向股骨头中心的外侧，而伸髋时该肌腱越过股骨头滑向内侧，髂腰肌腱在股骨头上或髂腰肌滑囊上的这种来回移动可产生弹响（图 6-7）。

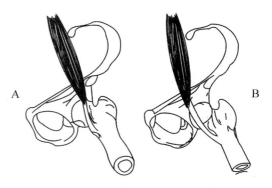

A.—屈髋时髂腰用腱滑向股骨头中心的外侧；
B.—伸髋时该肌腱滑向股骨头中心的内侧

图6-7　髂腰肌腱在股骨头上滑动

此外，大转子部滑囊炎、髂耻滑囊炎、髋关节滑膜炎、先天性髋关节脱位以及股骨头骨软骨炎等，也可使髋关节发出弹响，应注意鉴别。

二、临床表现与诊断

可有慢性劳损史。髋关节在作主动屈伸、内收、内旋等活动时，出现条索状软组织在股骨大转子上面滑动，并有弹响。部分患者可看到该处有跳动。弹响与跳动在被动活动时则不出现。患者自感髋部不适，一般没有疼痛症状。

检查时，患者站位或健侧卧位，检查者用手掌置于患处，令患者主动屈伸、内收或内旋髋关节，可以清楚地摸到一条粗而紧的纤维带在大转子上滑动或跳动，并能听到响声。

X 线检查：摄骨盆正位 X 线摄片，可排除髋部骨质病变。

三、治疗

如无明显自觉不适者，经确诊并给予耐心解释后，一般无需特殊治疗。有症状者可选用下列方法治疗。

（1）药物治疗　外敷软坚散或软坚药水湿敷，配合红外线照射。可配合强的松龙 25 mg 加 2% 普鲁卡因 2～4 mL，于病变组织周围注射。

（2）手法治疗　局部宜抚摩、揉、推、按、拇指弹拨等手法，以舒筋活血、松解痉挛。同时指针阿是穴、环跳、髀关、风市等穴，可配合针灸治疗。

（3）手术疗法　症状明显非手术治疗无效者，可行手术治疗。切断或切除引起弹响的增厚的肌腱或纤维组织，直至弹响、摩擦完全消除为止。如局部骨突过大，亦可部分切除。手术后应早期功能锻炼。

第九节　髂腰肌小转子末端病

髂腰肌小转子末端病（enthesiopathy of iliopsoas attachment to lesser trochanter）是髂腰肌于小转子附着部的一种慢性劳损。这种损伤以跨栏运动较多见。

髂腰肌由髂肌和腰大肌组成，其在髋关节的前面，以同一肌腱抵止于股骨小转子，肌腱与小转子间有一不恒定的髂肌腱下囊。髂腰肌的作用是使大腿屈曲和外旋。髂腰肌的止点结构属末端结构中牵拉型。周围无纤维软骨垫，受力以牵拉为主。髂腰肌的力学特点按杠杆分类属速度杠杆，其阻力臂大于动力臂。

一、病因病理

局部负荷过重是引起本病的主要原因。跨栏运动员在上栏摆动腿过栏后，接着是跨越腿由外展、外旋、后伸位迅速内收、内旋和前屈而跨过栏架，在完成这一动作时，需要髂腰肌强有力地收缩，如果运动量过大，可使髂腰肌在股骨小转子附着处过度牵拉（内旋使其折转），而形成慢性劳损。

病理变化主要是髂腰肌的腱止装置呈末端病的改变（enthesiopathy），腱周常有粘连和炎症，髂肌腱下滑囊也可发炎。

二、临床表现与诊断

一般无明显受伤史。跨栏时跨越腿向前屈髋用力时疼痛，逐渐发展，甚至不能完成跨栏动作。

检查时，将患髋置于"4"字位（髋屈曲外旋小转子转向前方）时，小转子部可扪到明显的压痛（注意与健侧对比）。抗阻屈髋试验（test of resistive hip-flexion）：患者仰卧，双下肢伸直放松，检查者用手压住患肢大腿，令患肢克服阻力屈曲髋关节，股骨小转子部疼痛为阳性。

X线摄片：晚期可见小转子骨质硬化，有时有髂腰肌肌腱钙化影。

三、治疗

伤后应暂停跨栏训练。

局部外敷鸡血藤、何首乌、海桐皮、竹七、地骨皮、秦艽、土鳖、黄芪、儿茶、合欢皮、牛膝。内服劳损丸或六味地黄丸。

阿是穴、大肠俞、秩边针刺，1 d或间日1次，治疗6～12次。曲安奈德10 mg加2%利多卡因4 mL作痛点封闭。注射时患髋最好呈外展、外旋位。每周注射1次，共3～5次。

经非手术治疗无效、症状严重者，可以考虑将滑囊或粘连的腱围组织切除，以及髂腰肌纵行切开以改善血运。

第十节 股内收肌损伤

股内收肌拉伤（adductor sprain of thigh）多见于骑马者，故又称为骑士损伤（Rider's strain），在武术、跳高、跨栏、足球、体操、羽毛球等运动中多见。

股内收肌组由股薄肌、耻骨肌、长收肌、短收肌和大收肌组成。其主要功能是使大腿内收。耻骨肌，长、短收肌又能屈曲并外旋髋关节，股薄肌能屈曲及内旋膝关节（图6-8）。

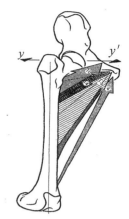

图6-8 股内收肌的功能

一、病因病理

当内收肌猛烈收缩或大腿迅速内收突然遇到阻力时，或者对内收肌长期过度牵拉，超过了肌纤维的弹性限度时，都能导致内收肌的拉伤。如骑马跳越障碍时，双腿夹紧马鞍，马着地时由地面向上的反作用力，通过马鞍作用于臀部，迫使双腿分开，内收肌受到过度牵拉而受伤（图6-9）；足球运动员用足内侧接停空中高球或在抢截时滑倒，髋被动外展；体操运动员横劈腿腾起；武术运动员侧踢腿等动作均有可能拉伤股内收肌。

由于长收肌起自耻骨上支，在大收肌起点的前方，向下斜行止于股骨粗线，跨度较长，起止点集中，故往往首先受累。损伤可为肌纤维部分撕裂或完全断裂。撕裂多发生在肌腹、肌腹与肌腱交界处，以及肌肉附着处。伤处出血，形成血肿，进而机化。有时可伴发骨化性肌炎（myositis ossificans）。

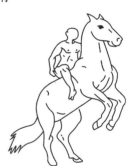

图6-9 骑士损伤

二、临床表现与诊断

多有急性拉伤史。受伤后大腿内侧疼痛，呈持续性胀痛，严重者足尖不敢着地行走。患侧髋关节呈半屈曲位，大腿不敢作内收和外展动作。

检查时局部可有明显肿胀和皮下瘀斑，在耻骨上支或肌腹处常有明显压痛以及因保护性肌痉挛出现的发硬条索状物。完全断裂者在肌肉抗阻收缩时有异常隆起，并可触及断裂的凹陷和肌张力降低。

"4"字试验阳性。髋关节被动外展时疼痛剧烈。大腿内收抗阻试验（test of resistive thigh-adduction）如伤处可出现剧烈疼痛，则为阳性。

X线摄片：多无异常改变，晚期可见耻骨肌起点可有骨质增生。

三、治疗

1. 急救措施
受伤后，应及时采取 RICE 原则急救措施，以减少组织出血。
2. 药物治疗
（1）初期 一般指损伤后 2～3 d。此时以气滞血瘀为主要病机，以疼痛剧烈、局部肿胀、功能障碍为主要临床症状。治则宜行气活血、消肿止痛。外敷新伤药加三七、赤芍、王不留行、泽泻等。内服七厘散或桃仁四物汤加减。

（2）中期　受伤后 4~15 d，以瘀聚未化为主要病机兼气滞血瘀；以瘀血渐化、肿胀渐消、疼痛渐轻，以及瘀斑转为青紫，皮肤温热为主要临床表现。治疗上以舒筋活血为主。外敷关桂、丁香、檀香、木香、川芎、白芷、乳香、没药、续断、海桐、合欢皮、牛膝、血通、骨碎补、地夫子等。内服舒筋活血汤加减，可加一些性温平、味辛甘苦、入肝经的药物，如川芎、丹参、乳香、没药、牛膝、延胡索等，加强宣通气血、舒血通络之力。

（3）后期　指受伤第 15 d 以后的阶段。由于损伤日久，故多有肝肾不足、瘀血凝结、筋结粘连挛缩。同时伴有风寒湿邪、关节酸痛、伸屈不利。因此在治疗上宜养血和络、祛风宣痹。外敷当归、黄芪、鸡血藤、骨碎补、儿茶、白芨、远志、川断、牛膝、五加皮、秦艽、红花、海藻、白蔹、生南星、生半夏等。内服大活络丹或强筋丸。

3．手法治疗

（1）初期　慎用。可在伤部上下、周围施以推压，伤部只宜轻抚摩。

（2）中期　可广泛运用推拿。以揉、揉捏、推压为主，但应循序渐进，推拿结束时适当牵拉肌肉。

（3）后期　在中期手法基础上，多注意肌肉功能的恢复。加提弹和在阳明经穴位上指针。

4．针灸

常用阿是穴、血海、伏兔、阴陵泉、足三里、三阴交等，特别是阿是穴，术者应仔细触摸伤部寻找肌肉痉挛和压痛明显的肌束，以直刺或斜刺进针，留针直至患者针感消失后再出针。电针治疗效果亦较佳，电流强度以病人能够耐受为度，每天 1 次。

5．封闭疗法

使用强的松龙 25 mg 加 2% 利多卡因 10 mL，作痛点封闭，每周 2 次，连续 3~4 次，效果较好。也可配合理疗。

6．手术疗法

肌肉完全断裂者应及时手术缝合。

第十一节　股四头肌挫伤及股四头肌下血肿

股四头肌由股直肌、股内侧肌、股外侧肌及股中间肌四肌组成，各肌均有其单独的起点，在下部互相融合成一坚强的股四头肌腱，止于髌骨，并向下延长成为髌韧带。股四头肌是人体体积最大的一块肌肉，位于大腿前面，占肢体表面较大面积，股骨中 1/3 全部、上 1/3 大部及下 1/3 全为股内侧肌、股外侧肌及股中间肌所包围（图 6-10），在运动和体力活动中易遭受挫伤。

一、病因病理

股四头肌挫伤（quadriceps bruise）是遭受直接的钝性暴力所致。在体育运动中足球、篮球、举重、摩托、散打、撑杆跳高等项目，容易发生股四头肌挫伤。轻度挫伤，仅部分肌纤维损伤，肌肉内出血或有小血肿，经治疗可以吸收；重度挫伤使肌肉断裂，形成股四头肌肌疝，或组织广泛出血，血肿较大。如果伤后未及时休息和治疗，或重复受伤，可产生肌肉纤维钙化或骨化形成骨化性肌炎。骨化部位有的在肌肉中带蒂而与股骨连接。

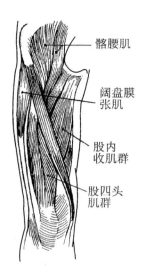

图6-10　股四头肌

二、临床表现与诊断

患者大腿前面有明显的直接外力损伤史。伤后局部立即出现明显而剧烈的疼痛，疼痛的性质因伤势轻重不同可呈现肿痛、牵扯样痛、撕裂痛或跳痛。大腿前侧可见明显肿胀。数小时后可出现皮下瘀斑。

检查时，伤处有皮下瘀斑，压痛明显。血肿大者，触摸时有较明显的波动感。血肿机化或有钙化者，可摸到发硬的索状物。伸膝抗阻试验（test of resistive knee-extension）伤处疼痛。

根据膝关节活动受限的情况，将本病分为轻、中、重三度。轻度挫伤压痛明显，膝关节能屈曲至90°以上。中度挫伤局部明显肿胀，可以摸到肿块。膝关节仅能屈曲45°~90°，跛行，上楼或起立时均疼痛。重度挫伤广泛肿胀，摸不出股四头肌的轮廓。膝关节屈曲在45°以下。跛行明显，非用拐不能行走。中、重度挫伤发生骨化性骨炎的可能性较大。

X线摄片：一般为阴性。如并发骨化性肌炎，在伤后5周左右始可在片上观察到钙化阴影。

三、治疗

1. 治疗过程

（1）限制活动期　此期的主要目的是止血。应及时采取RICE原则。中药治疗参照骑士损伤的初期治疗原则。24~48 h后可作股四头肌主动绷劲练习。此期一般不作局部推拿。但可先取绝骨、足三里、血海诸穴，用指掐、按压1 min以开窍移痛。2 d后可用2%的普鲁卡因加透明质酸酶1 500 U作局部封闭。

（2）恢复活动期　当受伤的股四头肌伤情稳定2~4 d以后，患者自己可以控制股四头肌收缩时，可开始膝关节轻微伸屈活动。中药治疗可参照骑士损伤的中期治疗。此期可作适当推拿，表面抚摩、揉和揉捏。其强度以病人能耐受为度。这一期治疗结束的标志是膝关节可以屈曲至90°以上，走路不用拐。

（3）功能恢复期　逐渐增加伸膝抗阻的力量练习，直到膝关节完全恢复正常。中药治疗参照骑士损伤的后期治疗。

2. 骨化性肌炎的处理

若已产生骨化性肌炎的征兆，早期以适当功能锻炼为主，不宜推拿，切忌强力推搬。可外敷醋调软坚散或软坚药水，红外线照射，有一定效果。采用放射线治疗会影响炎性反应过程，可防止骨化性肌炎的发生。总量为0.516 C/kg，分10次，每周2次。但骨骺未闭者禁用。如果骨化性肌炎已形成，有碍功能者，必须待骨化完全静止后（1~2年）可手术摘除。

第十二节 股后群肌拉伤

股后群肌拉伤（strain of posterior muscle group of thigh）是指股二头肌、半腱肌、半膜肌损伤，又称为腘绳肌损伤（hamstring musles'sprain）。此伤主要发生在体育运动中，如赛跑、跨栏、跳跃、武术等项目，是常见的运动创伤之一。

股二头肌长头起于坐骨结节上部的下内压迹，短头起于股骨粗线外侧唇的下部外侧肌间隔，至下端两者融合为一腱，止于腓骨头；半腱肌与股二头肌长头起于同一处，向下与缝匠肌和股薄肌一起止于胫骨粗隆内侧面，与胫侧副韧带间形成一个大的鹅足囊；半膜肌起于坐骨结节的上外压迹，止于胫骨内侧髁后面的横沟及腘肌筋膜（图6-11）。在解剖结构上，三肌均为双关节肌；在功能上，三条肌肉均能伸髋屈膝。

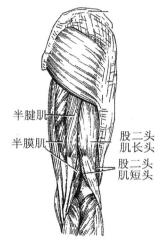

图6-11 股后群肌

一、病因病理

本病多见于各种超生理范围的运动动作时，可由肌肉主动收缩和被动牵拉所致。如运动员作肌肉的韧性压腿、劈叉、踢腿练习，或在跨栏时运动员向前伸腿并突然弯腰，短跑运动员猛烈蹬离起跑器或屈膝向前摆腿时，腘绳肌受到较大牵引力作用后损伤。此类动作易伤及肌腱部或腱止部（以坐骨结节上起点为多）。此外在跑步或踏跳作扒蹬动作时，足着地而重心在后，致腘绳肌主动收缩受阻而受伤。此类动作易伤及肌腹或腱肌连接处。

肌肉、肌腱可发生捩伤、部分断裂或完全断裂。可为半腱肌、半膜肌、股二头肌单独伤，也可为合并损伤。在肌肉断裂的同时，如果损伤血管可引起较大血肿。陈旧性病例，断裂肌肉产生多少不等的瘢痕，重者因瘢痕挛缩、肌肉短缩，常常影响屈髋，致使跑动时"前摆"受限或牵拉再伤不能训练。

二、临床表现与诊断

患者多有急性损伤史，伤时可有拉伤感或声响。伤后局部疼痛，不能继续跑动，轻者跛行，重者屈曲不能行走。大腿后侧肿胀，出现大面积皮下瘀斑。

检查时，伤处压痛明显，肌肉发紧，有时能触及硬结。完全断裂者，可摸到膨大的两断端与中间的凹陷。抗阻屈膝试验（test of resistive knee-flexion），伤部疼痛为阳性（图6-12）。

肌腱张力检查：患者平卧，双膝屈曲90°置床上，然后检查者以双手按压腘窝后肌腱的张力。双侧对比，如果张力减弱或消失，多属完全断裂或大部断裂。

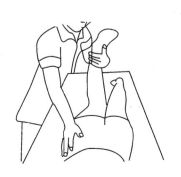

图6-12 抗阻屈膝试验

三、治疗

（1）急救处理　伤后立即采用 RICE 原则，但应注意的是，部分断裂的病例，应将患肢置于伤肌拉长位固定，目的是使伤肌纤维不致因瘢痕挛缩而变短，以免运动时正常肌肉部分不能用力，而使伤部肌纤维处于第一防线。

（2）药物治疗　伤后外敷新伤药加大黄、黄芩、三棱、莪术等。肿痛皮下瘀斑甚者，外敷大黄、蒲黄、黄芩、三棱、莪术、血通、五灵脂、泽兰、牛膝等，内服桃红四物汤加减等。症状减轻后改用旧伤药。后期用软坚药水加红外线照射。可辅以蜡疗、短波或超短波等治疗。

（3）手法和针灸治疗　轻度肌腹拉伤，在 24 h 以后，可作轻按摩。较重损伤，待肿胀消退后，即可作手法按摩治疗。常用抚摩、大面积揉、揉捏、推压、搓、抖动、叩击等。指针承扶、殷门、委中、环跳等穴。针刺治疗，可取阿是穴、承扶、殷门、委中、承山、昆仑等穴。特别是取阿是穴直刺或斜刺，有较好效果。

（4）手术治疗　肌腹和肌腱完全断裂者，应尽早手术治疗。

（5）功能练习　肌肉部分撕裂一般 1 周后可开始活动，内容应以增加力量、拉长瘢痕的训练为主。取坐位伸直伤膝，健腿屈膝，足坐于臀下，然后向前弯腰逐渐拉长伤肌。也可坐位行该肌的抗阻练习。一般 1 个月后可正规训练。

第十三节　内收肌管综合征

内收肌管综合征（medial adductor canal syndrome）是股内收肌管内的血管、神经受压而导致的一群症状。

内收肌管（canalis adductorius medialis）又称亨特（Hunter）氏管，为大腿中 1/3 段内侧面的一个长 15～17 cm 肌间隙。管的前壁是缝匠肌和该肌深面的腱膜，外侧壁为股内侧肌，后壁为长收肌及大收肌。管的上口由股内侧肌、长收肌与股收肌腱板上缘围成，通向股三角尖，有血管神经束进入此管内；下口为大收肌抵止于股骨粗线内侧唇与抵止于内上髁两个腱束间所形成的收肌腱裂孔（adductor tendinous opening），内收肌管经此裂孔和腘窝相通。收肌管内，前方为由股神经发出的股内直肌支和隐神经，中间为股动脉，后方为股静脉。股动脉在收肌管下端还发出一支膝最上动脉与隐神经一起穿过收肌管的前壁，至膝关节内侧。此管是肌腱膜形成的，实际结构是股内侧肌和股内收肌的肌间隙，所以收肌管的管壁比较坚实，而管腔的容积常常随肌肉的收缩发生变化。这样就形成了发生内收肌管综合征的解剖学因素。

一、病因病理

目前，对本综合征的发病原因还不十分了解，但从其发病的诱因看，都是发生在腿部活动的当时，与活动时大腿内侧肌肉的收缩挤压和牵拉了收肌管的内容物有直接关系。特别是与股内侧肌和大收肌在收缩时所形成的剪力挤压和牵拉了神经、血管而发生内收肌管综合征关系最为密切。

主要病理变化是股动脉局部的粥样硬化、急性非血栓性动脉闭塞和慢性闭塞性股动脉管腔狭窄等。股动脉因为缺血而发生无菌性炎症反应。此外，还可见隐神经的炎症改变和腘静脉的血栓形成等病理变化。

二、临床表现与诊断

大多无明显的外伤史，但可以有因为跑步、行走等而诱发此病的经过。患者突然发生患肢疼痛、麻木、发凉和跛行。

检查时可见患肢皮肤苍白、发凉，温度较健侧低。足背动脉搏动减弱。在隐神经支配区之膝部、小腿内侧和踇趾等处感觉减退。血管造影，可见股动脉在收肌管下口处阻塞。

临床上，由于对此病认识不清，故常常会以坐骨神经痛、闭塞性脉管炎等误诊。应给予注意。

三、治疗

发病初期采用软坚药水湿敷患部，加红外线照射。或用活血化瘀、通经活络的中药熏洗患部。内服复方丹参片、维生素 B_1，在伏兔、血海等穴位注射 B_{12} 等。推拿采用抚摩、揉捏、捏、推压、提弹、搓、揉等手法，以舒筋活络。

对病程长而症状明显的晚期患者，手术减压和动脉血管的分流术，效果较好。

第十四节　阔筋膜张肌肌肉筋膜炎

阔筋膜张肌肌肉筋膜炎（fascitis of tensor muscle of broad fascia）是以臀部疼痛伴腿痛为特点的一种伤病。好发于中长跑、跨栏、蛙泳、艺术体操运动员等。

阔筋膜张肌位于大腿的前外侧。在缝匠肌和臀中肌之间，借短的腱膜起自髂前上棘。肌腹呈梭形，肌束向下行，藏于阔筋膜两层之间，在股骨上、中交界处，移行于髂胫束。束的下端止于胫骨外侧髁（图6-13）。其功能紧张阔筋膜，屈曲、内旋大腿并通过髂胫束使小腿伸直。阔筋膜张肌受腰4、5神经及骶1神经支配。

一、病因病理

本病主要是阔筋膜张肌过度疲劳所致。过多的奔跑与跨越，使阔筋膜张肌长期处于紧张状态，肌肉的血液循环受到影响，新陈代谢发生障碍，组织变性，发生无菌性炎症而成为本病。有人认为，患者遭受风寒湿邪、病毒感染和维生素B的缺乏等，也可导致本病。另外，支配阔筋膜张肌的腰4、5神经及骶1神经根受到压迫或刺激发生病变时，可使阔筋膜张肌张力增大或痉挛，最后引起肌肉筋膜炎。

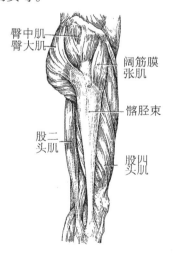

图6-13　阔筋膜张肌

主要病理变化为纤维蛋白渗出，纤维母细胞增生，病理性小结节，组织发生粘连；肌纤维发生脂肪性变，张力增大，引起痉挛；病变区血管神经亦发生炎性反应。整个病理变化过程分为三个阶段：第一阶段是较轻微的炎性渗出期。第二阶段为纤维组织增生变厚，形成痛性结节。血管壁增厚，神经纤维亦处于炎症状态。第三阶段炎症反应逐渐消退，部分组织发生粘连。

二、临床表现与诊断

患者一般无明显外伤史。患侧下肢酸、困、胀、疼，大多不剧烈，但可有自臀肌向大腿外侧、膝外侧和同侧腰部的放射。病变轻者能坚持中、小量的活动，但在活动开始和结束以后加重，尤其是在作转体、伸髋和急速改变活动方向时更为明显。部分患者症状与天气变化有关。

检查时在臀大肌及阔筋膜张肌肌腹处有压痛，且压痛向大腿外侧和膝外侧放射（由于此压痛点在按压时可以引起疼痛的放射和串麻现象，故常常称为"扳机点"）。局部可触到条索样硬物。阔筋膜张肌紧张与松弛试验（test of contraction and diastolization of tensor fasciae latae）：①患者仰卧，作直腿抬高动作；一般 30°～40°出现大腿外侧串麻或疼痛；②患肢内收 20°～30°作直腿抬高动作会立即出现疼痛；③患肢外展 20°～30°作直腿抬高动作，患肢可抬到 60°～90°也不出现疼痛者即为阳性。大腿抗阻外展试验（test of resistive thigh-abduction）：患者侧卧位，患腿在上。检查者用手压住患腿外侧，嘱病人用力外展大腿，若阔筋膜张肌处疼痛，则为阳性。此外，奥伯氏（Ober's）征可出现阳性。

X 线检查可排除髋部骨质病变。

三、治疗

（1）手法治疗　可使用抚摩、揉、揉捏、按压、弹拨等手法，特别是"扳机点"的揉、弹拨，可使条索状组织变软，效果较佳。

（2）针灸和指针　取环跳、髀关、阿是穴、风市、阳陵泉、足三里等穴，用强刺激手法。

（3）药物治疗　可内服中药五灵二香丸，西药维生素 E、水杨酸制剂均有一定疗效。

（4）理疗和封闭治疗　超声波、超短波、红外线、蜡疗等，有缓解症状的作用。用 1%利多卡因 4 mL 加曲安奈德 10 mg 作局部"扳机点"封闭，有较好的疗效。

第十五节　缝匠肌拉伤

缝匠肌拉伤（sartorius's sprain）常见于足球、篮球、田径等项目的运动员。一般以捩伤为多，断裂少见。缝匠肌（如图 6-14）细而长，跨越了髋、膝两大关节，由髂前上棘斜越大腿前面之全长，至下端变为一扁平薄腱，越过股薄肌及半腱肌的浅面，止于胫骨粗隆的内缘及胫骨前缘上端的内侧。其功能为使大腿和小腿屈曲，并使已屈的大腿外旋、外展及已屈的小腿内旋。其用屈大腿的肌力占本肌力的 90%。该肌收缩时产生的姿势很像缝鞋匠缝鞋时采取的姿势，故而得名。大腿和小腿的活动比较多，而且功能复杂，此肌在下肢活动中又必须参加，这就是它容易发生损伤的解剖生理学因素。

一、病因病理

在体育运动中常见的损伤原因是跑动中突然转体使位于身体后方的髋关节在微屈位上

发生了急剧的内旋，膝关节相对外旋，从而对处于紧张状态下的缝匠肌产生旋转暴力性牵拉，导致损伤。慢性损伤者，以骑兵多见，主要是膝关节内扣造成了缝匠肌劳损而发病。

病理变化多为缝匠肌挫伤或部分肌纤维撕裂，偶尔有肌肉或肌腱完全断裂。

二、临床表现与诊断

患者大多有明显的外伤史。受伤后大腿前内侧出现剧烈疼痛、肿胀、皮下瘀斑以及行走不便。

检查时损伤处有明显压痛，位置较表浅，常可触到皮下的条索状肌束。肌腹和肌腱断裂者，可触到断裂处有凹陷。抗阻屈髋屈膝试验（test of resistive hip-flexion and knee-flexion）：患者仰卧，伸直患肢，检查者用一手压住患侧大腿，嘱患者用力屈髋，大腿前内侧出现疼痛；然后再嘱患者俯卧，检查者用手按住小腿，令患者用力屈膝，仍然是大腿内侧疼痛者，即为阳性，说明缝匠肌有损伤。

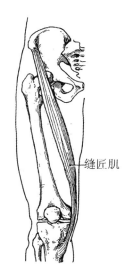

图 6-14　缝匠肌

三、治疗

（1）药物治疗　损伤初期局部肿痛，宜敷新伤药，内服制香片，每天 3 次，每次 3 g。肿痛减轻后，改敷旧伤药，内服强筋丸，每天 3 次，每次 6 g。若伤部发硬，用软坚药水湿敷患部，加红外线照射，每天 1 次，每次 30 min。

（2）手法治疗　患者仰卧，患肢伸直放松，在伤处擦舒活酒作按摩，常用手法为抚摩、揉、揉捏，肌肉发硬者可作提弹，然后指针刺激伏兔、阴市、梁丘、血海各穴，最后以抚摩结束。

（3）理疗和封闭治疗　可选用蜡疗、超短波、超声波和音频疗法等理疗方法。或者用曲安奈德 10 mg 加 1% 利多卡因 4 mL 作痛点封闭，每周 1 次，一般注射 3 ~ 5 次。

（4）手术治疗　缝匠肌完全断裂者，应尽快手术缝合。

（凌蜀琪）

第七章　膝及小腿部软组织损伤

第一节　膝部及小腿的应用解剖生理

一、膝关节和小腿部的骨性结构

膝关节为全身最大和最复杂的关节，由股骨、胫骨和髌骨构成属屈戌关节（hinge joint）；小腿由胫骨和腓骨构成。

（一）股骨下端

股骨下端膨大，为内侧髁及外侧髁，其间为髁间窝，内侧髁之横径较外侧髁长，而矢径（前后径）则较外侧髁短；两髁末端为左右前后皆呈弧形的关节面，外侧髁适应于伸屈，内侧髁适应于旋转。两髁关节相连处接髌骨的部分称为髌面，外侧髁的髌面大而高凸，与髌骨关节面较大的外侧部相接触，并防止髌骨向外脱位。

（二）胫骨上端

胫骨上端膨大成为胫骨内、外侧髁，其关节面较为平坦，称为胫骨平台，略向后倾斜。在胫骨内、外侧髁之间骨质粗糙，其上突出部分为髁间隆起，由两个胫骨髁间结节构成。在胫骨髁间结节之前、后各有平坦小区，称髁间前、后区，为膝关节前、后交叉韧带及半月板附着处。胫骨上端前侧有一三角形突起，称为胫骨粗隆，为髌韧带的附着处。在胫骨外侧髁之外下面有一关节面与腓骨头构成关节，不与膝关节相通。

（三）髌骨

髌骨约呈三角形，尖端向下，其前面粗糙，被包于股四头肌肌腱内，其后方为软骨面，与股骨的髌面相关节。髌骨上缘圆平而厚称为髌底，为股四头肌腱的主要附着处。髌骨的下端尖起，称为髌尖，其后为粗糙面，为髌韧带主要起点。髌骨的关节面居髌尖粗糙面的上方，略呈卵圆形，被两条纵嵴分为内、中、外三个关节面区，中间和外侧两关节面区又以横嵴分为上、中、下三区（图7-1），以适应膝关节不同程度屈曲时髌股关节面接触的需要（图7-2）。髌骨是人体最大的籽骨，主要有保护股骨关节面、传递股四头肌力量、增大股四头肌作用力矩以及维持膝关节稳定性的作用。

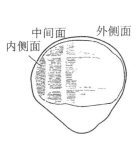

图7-1　右髌骨后面

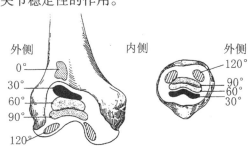

图7-2　髌股关节运动的接触面

（四）胫骨干

胫骨是身体最粗大的管状骨之一，横断面呈三角形或四边形，属支撑负重骨。胫骨从正面观约呈"S"形，侧面观呈向前弧状弯曲。沿胫骨嵴纵行剖开，可以看到髓腔是直的，其向前弯曲部分主要是增厚了的骨皮质，尤以其中下 1/3 交界处明显。儿童该部较薄，随年龄增长而逐渐加厚，运动员较一般人为厚。不难看出，胫骨的这种形态是与机能统一的。显然，胫骨嵴本身的加厚是起着加固胫骨的作用。

（五）腓骨干

腓骨为细长的管状骨，较胫骨细，可分为一体及上、下两端，上端不参加形成膝关节。腓骨体上有众多的肌肉起始部和附着点。

二、膝关节囊

膝关节囊分为深浅两层。浅层为纤维层，深层为滑膜层。纤维层近侧附着于股骨关节面的近侧缘，两侧高过膝关节边缘约 1.25 cm，远侧附着于胫骨，在关节边缘远侧 0.3 ~ 0.6 cm。股骨两侧上髁仍留在关节囊以外，膝关节的滑膜层起于关节软骨的边缘，反折覆盖于关节囊的纤维层、脂肪垫或脂肪组织、关节内韧带的表面，构成密闭的膝滑膜囊。膝关节的滑膜囊较大，顶部达髌骨上缘两横指，下端略低于关节间隙，并在关节腔内形成滑膜皱襞。在微屈位时，其容积可达 88 mL，伸直时可容纳关节液 60 mL。正常关节内有关节液 1 ~ 2 mL。伸屈运动可使关节面经常浸浴于新鲜滑液内，保证了软骨的营养。

三、膝关节韧带

（一）膝侧副韧带

（1）膝胫（内）侧副韧带　分为深浅两层。近十余年来，将浅层称之为胫（内）侧副韧带（medial collateral ligament，MCL），而将深层称之为内侧关节囊韧带（medial caspular ligament，MCapsL）。内侧副韧带呈扁宽三角形，由前面的纵形纤维和后面的斜形纤维组成。纵形纤维起于股骨内侧髁内侧面曲率中心线（the line of the centre of curvature）的后上方，下行止于鹅掌下的胫骨上端内侧面与胫骨粗隆水平。斜形纤维又分为后上斜部及后下斜部，前者起于前纵纤维上端后缘，斜向后下，止于胫骨内侧髁后缘，并向后延伸，附着于内侧半月板后缘；后者起于前纵纤维下端后缘，斜向后上，越过半膜肌腱，止于胫骨内侧髁后缘，并附着于内侧半月板后缘。内侧关节囊韧带较短，呈条索样，附着于股骨与胫骨关节边缘，与关节囊及内侧半月板相连。膝关节屈曲时，内侧副韧带前纵纤维紧张；伸膝位时，内侧副韧带和内侧关节囊韧带均紧张（图 7-3）；膝半屈位时，韧带均处于松弛状态。内侧副韧带是防止膝关节过度

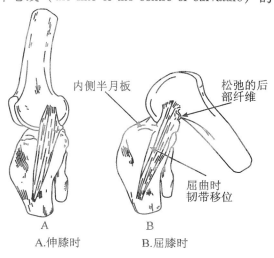

A. 伸膝时　　　B. 屈膝时

图 7-3　膝内侧副韧带

外翻的主要结构，其次有限制膝关节外旋的作用。当膝关节接近伸直位时，内侧关节囊韧带对其内旋和前后滑动的稳定有作用。

（2）膝腓（外）侧副韧带　膝外侧副韧带（lateral collateral ligament，LCL）是坚固的条索样结构，长约 4 cm，宽约 0.5 cm。起自股骨外上髁，向下止于腓骨头外侧面的中部。其表面有髂胫束，止点与股二头肌止点融合，其深部有腘肌腱通过，故外侧副韧带与外侧半月板不直接相连。伸膝时紧张，有防止小腿内收及旋转活动的功能，屈膝时松弛，但在屈膝外旋或内旋时则皆紧张（图 7-4）。

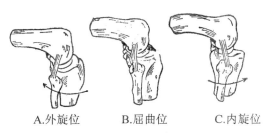

A.外旋位　　B.屈曲位　　C.内旋位

图 7-4　膝外侧副韧带

（二）膝交叉韧带

（1）膝前交叉韧带　膝前交叉韧带（anterior cruciste ligament，ACL）是关节内滑膜外致密胶原纤维韧带。长约 4 cm，宽 1 cm。起自胫骨髁间前区，呈 60°斜向后外上方，止于股骨外侧髁内侧面的上部。此韧带分别与内侧半月板的前端和外侧半月板的前端愈合。前交叉韧带又可分为前内束及后外束两部分。前内束（anteromedial band）于膝屈曲 90°时较紧张，膝外翻时易折断；后外束（posterolateral band）在膝伸至 150°后较紧张，膝内翻时易折断（图 7-5）。

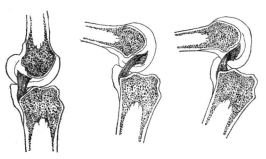

(1)伸直时　　　(2)开始屈曲时　　(3)进一步屈曲时

图 7-5　前交叉韧带在不同位置下紧张度的变化

（2）膝后交叉韧带　膝后交叉韧带（posterior cruciate ligament，PCL）较前交叉韧带短，约为前交叉韧带的 3/5，这个比率是膝关节的基本特点之一，它决定着各交叉韧带的作用机制。后交叉韧带起自胫骨髁间后区，向前内方成 70°～80°角斜行止于股骨内侧髁的外侧面。同时，后交叉韧带还接收外侧半月板后角发出的一组纤维，称板股韧带（the men iscofemoral ligament）。如果在其前者，又称为汉弗莱韧带（Humphry ligament）；在其后者，则称为里斯伯格韧带（Wrisberg ligament）。后交叉韧带较粗大，其强度为前交叉韧带的 2 倍。后交叉韧带也分为前、后两束，伸膝位时后束紧张而前束相对松弛，屈膝位时前束紧张而后束相对松弛（图 7-6）。

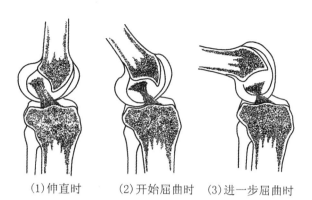

（1）伸直时　　　（2）开始屈曲时　　（3）进一步屈曲时

图7-6　后交叉韧带在不同位置下紧张度的机制

（3）前、后交叉韧带的功能　其主要作用是防止胫骨向前、后的移位。前、后交叉韧带从透视图来观察，在矢状面上，前交叉韧带向后方延伸，而后交叉韧带则向前上方延伸，它们之间相互交叉；在额状面上，它们的胫骨附着点在关节的前后轴线上，而其股骨附着点却相距约1.7 cm，因此后交叉韧带的走向是斜向上内，而前交叉韧带的走向是斜向上外，也形成一个交叉。

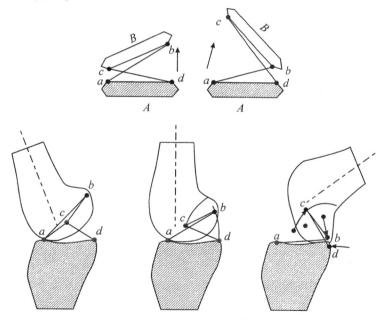

图7-7　前、后交叉韧带的交链样运动

前、后交叉韧带保持膝关节的前后稳定，允许其作铰链样运动（henge movement），并保持关节面互相接触。其可以用一机械模型来表示（图7-7），两张硬纸板 A 和 B 之间用纸带 ab 和 cd 相接，每条纸带的两端分别连接在上硬纸板一端和下硬纸板的对侧端。这样，这两块硬纸板便可围绕两个铰链而互相倾斜，容许 a 和 b、c 和 d 相吻合，但它们不能相对地互相滑动。在伸屈过程中，前、后交叉韧带之间的交叉点所形成的运动轨迹即相当于膝关节瞬时运动中心轨迹（图7-8）。

此外，前、后交叉韧带与两侧半月板在膝关节内形成了一个"8"字形结构

（图7-9），与其他结构配合，使膝关节在3个轴上按一定的规律稳定地运动。由此看来，前、后交叉韧带在膝关节的制导（guiding）中起着十分重要的作用。

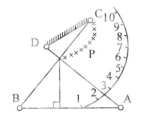
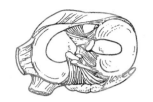
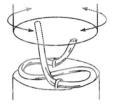

图7-8　前、后交叉韧带交叉点
所形成的运动轨迹P与瞬时
运动中心的轨迹一致

图7-9　膝关节内的"8"字形结构

（三）髌腱

髌腱上端起于髌骨下缘及后面的下部，向下止于胫骨粗隆。如果认为髌骨是在股四头肌内发生的一个较大籽骨，髌韧带不妨看作是股四头肌腱远端的延长部分。髌韧带与髌骨两侧有髌支持带，它使髌骨两缘与胫骨平台边缘及侧副韧带坚强连接，使髌骨下端极为固定，与股四头肌、髌骨、髌腱构成重要的伸膝装置（kneeextension unit）。

四、膝关节半月板

（一）半月板的结构

半月板（menicus）是膝关节间的半月形纤维软骨盘，切面呈三角形。半月板仅外表覆以薄层纤维软骨，其内部为混有大量弹性纤维的致密胶原纤维。每个膝关节都有内、外两个半月板，其位于股骨髁及胫骨髁之间。半月板上面凹陷，与股骨髁相接；下面平坦，与胫骨髁相接，恰好使胫骨关节面加深，以更好地与股骨髁相接。两个半月板的前角间，有膝横韧带相连。半月板外侧，借冠状韧带疏松附着于胫骨髁边缘（图7-10）。

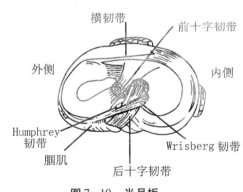

图7-10　半月板

（1）内侧半月板　内侧半月板（medial meniscus）两端间距较大，呈"C"形，前角附着在胫骨髁间前区前内侧，居前交叉韧带起点和外侧半月板前角之前；后角附着于髁间后区，位于外侧半月板后角及后交叉韧带附着点之间。边缘与关节囊及内侧关节囊韧带相连。大多数人的内侧半月板的形态前窄后宽，边缘肥厚，愈接近中央凹缘愈薄，尤以前部显著。也有某些人的半月板前、后部的宽度几乎相同。这种不同的宽度以及前角附着点的不同，在一定程度上不仅与损伤的发生有关，而且与损伤部位及类型有关。半月板如较窄，股骨髁在其上旋转比较小，不仅半月板本身损伤机会较少，且周围关节囊附着点被牵扯的机会亦较少。

（2）外侧半月板　外侧半月板（lateral meniscus）两端间距较小，犹如"O"形，前角附着在胫骨髁间前区，前交叉韧带的后方；后角附着在髁间后区，位于内侧半月板后角附着点的前方。从后角发出一斜行坚强的纤维束附着于股骨内侧髁。外侧半月板的开口与其外周缘的长度比值在成人大约为1:8。腘肌腱将外侧半月板与外侧副韧带隔开，故外侧半月板较内侧半月板有更大的灵活性。外侧半月板的畸形较内侧半月板多见。

（二）半月板与周围组织的联系

A. 关节囊的深（内）面与半月板附着在一起；B. 每个角在前、后髁间区与胫骨髁附着；C. 两个半月板的前角有膝关节横韧带连接，而此韧带本身又通过髌下脂肪垫的条状带与髌骨相接；D. 纤维带在髌骨边缘与各半月板的外侧缘连接，这些纤维称为（半月）板髌纤维；E. 内侧关节囊韧带与内侧半月板内侧缘相连；F. 外侧副韧带与外侧半月板间被腘肌腱隔开，而该肌腱有一纤维带至外侧半月板的后缘；G. 半膜肌腱

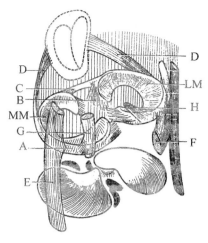

图7-11 半月板与周围组织的联系

也输出一纤维带到内侧半月板的后缘；H. 外侧半月板后角有板股韧带加入到后交叉韧带中（图7-11）。

（三）半月板的血液供应

人类膝关节内、外侧半月板血液供应主要来自膝内、外动脉。这些血管分支到膝关节的滑膜及关节囊组织内的半月板周围毛细血管丛。这是一些树枝状的血管网，经关节囊附着处，为半月板边缘提供血液运输。膝中动脉通过前、后交叉韧带附着处的血管滑膜分布到半月板前、后角。实验证实，血管穿入的范围是半月板宽度的10%~30%，而内缘（近中央）2/3宽度部分属无血管区，其营养供应来自于滑液。

（四）半月板的功能

（1）使股骨髁和胫骨髁关节面相吻合 股骨髁关节面为椭圆滑车状，胫骨髁关节面为平面状，两骨关节面处于不吻合状。由于有半月板的存在，正好弥补了它们之间的不相称，使膝关节能适应运动的需要。

（2）承受载荷、吸收震荡、保护骨关节面 半月板的这一作用可以概括为：直接承受载荷，再传至其下的胫骨软骨面（或反之）；扩大股胫关节的接触面，以减少单位面积上的正压力；构成轻度的不吻合曲面，使最大压应力与平均压力之间的差距缩至最小。生物力学的研究表明，在膝关节伸直位时，至少有50%的压力负荷是通过半月板传递的；当膝关节屈曲90°时，半月板承载的负荷达到85%，当半月板被切除，关节的接触面减少了近50%（图7-12），从而显著地增加了相连骨关节面的负荷，易导致关节软损伤和退变。

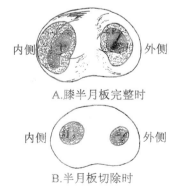

图7-12 胫骨平台接触区与接触压力的关系

（3）维持关节稳定 韧带和半月板所构成的"8"字形结构，具有一定的维持膝关节稳定的作用。此外，半月

板与周围组织有着较为广泛的联系。半月板与这些组织共同为膝关节提供了在 3 个轴上按一定规律稳定运动的条件。静止时，半月板可起到填充作用，以增强股髁在股骨平台上的稳定性；运动时，半月板在一定范围内随股骨髁而旋转和有限地前后移动，起到了限制和刹车作用。

（4）协助润滑关节 由于半月板的楔形填充扩大了股骨的接触面，因此使润滑液得以保持与股、胫软骨面的接触，有助于关节软骨的营养。麦科纳（MacConail）发现切除半月板后，膝关节的摩擦系数增加了 20%。

（5）调节关节内压力 当膝关节压力减小时，半月板向内移动；压力加大时，半月板向外移动，从而使关节内压力得以平衡。

（五）半月板的运动及矛盾运动

从半月板的附着来看，与胫骨的关节似较密切。在膝关节屈伸运动时，它固定于胫骨上，并随其一同在股骨上运动；而膝关节旋转，内、外翻时，它又和股骨髁一起活动，使半月板与胫骨平台摩擦。膝伸展时，半月板受板髌纤维牵拉，随胫骨髁向前移

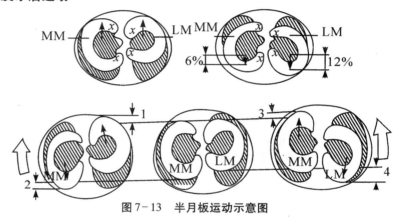

图 7-13 半月板运动示意图

位；屈曲时，半月板则在半膜肌和腘肌扩张部纤维的作用下向后移位。膝关节外旋时，外侧半月板被拉向胫骨髁前部，而内侧半月板则被拉向后；反之内旋时，内侧半月板向前移，外侧半板向后退（图 7-13）。如果在膝关节伸屈过程中，同时又有膝的扭转和内、外翻运动，则半月板前、后角之间将承受来自不同方向力量的作用，使半月板本身出现不一致的矛盾运动，容易造成损伤。

五、作用于膝关节和小腿部的肌肉和肌间隔

（一）膝关节周围的肌肉

（1）膝前肌 为股四头肌，由股直肌、股外侧肌、股内侧肌和股中间肌组成。在下端汇成肌腱，经髌骨、髌韧带（腱）止于胫骨粗隆。主要功能是伸膝，其中股外侧肌是最强大的伸膝肌。而在膝关节伸直最后 10°～15° 时，股内侧肌起主要作用。

（2）膝内侧肌 有缝匠肌、股薄肌、半腱肌、半膜肌。其功能除分别有屈膝和内旋小腿的作用外，对膝关节内侧的稳定性有十分重要的作用。

（3）膝外侧肌 有股二头肌、腘肌、阔筋膜张肌及髂胫束。主要功能是屈膝、伸膝以及维持膝外侧的稳定性。

（4）膝后肌 为腓肠肌。主要有屈膝和稳定膝关节后侧的功能。

（二）小腿部的肌肉和肌间隔

小腿肌肉分为前、外、后 3 群，表面为致密的深筋膜所包绕，分布在 4 个间隔区内。

（1）前间隔区　内有胫骨前肌、踇长伸肌、趾长伸肌，由腓深神经分支支配。胫前动脉、腓深神经在此区通过。

（2）外间隔区　内有腓骨长、短肌，由腓浅神经支配。

（3）后间隔区　分为深浅两层。浅层内有腓肠肌、比目鱼肌、跖肌，由胫神经支配；深层有腘肌、趾长屈肌、踇长屈肌、胫后肌，由胫神经支配。胫后动脉、胫神经、腓动脉在此间隔区通过。

六、小腿部的神经支配

腓总神经在骨盆内与坐骨神经分开，走行在同一神经鞘内下行至股骨后面的中部完全与坐骨神经分离，沿股二头肌内侧下行，至腓骨头的外侧，分出腓浅神经和腓深神经，分布于小腿前外侧而及足背皮肤。腓深神经皮支仅分布在足背第1、2趾间皮肤，其余足背皮肤均为腓浅神经分布。腓总神经在下行途中发出分支支配胫骨前肌、踇长伸肌、趾长伸肌以及腓骨长、短肌；胫神经为坐骨神经的终末端，从腘肌下缘穿比目鱼肌腱弓，进入小腿深间隔区，支配小腿所有的后群肌，最后以足底内、外侧神经而终。

七、膝关节的主要稳定因素

膝关节根据其解剖生理特点，按照一定的方式和规律进行运动。其稳定则由骨骼结构、半月板、韧带及有关肌肉共同维持。除肌肉为动力性稳定因素外，其余为静力性稳定因素。而韧带及关节囊构成的韧带关节囊网是维持膝关节稳定的基本条件。韧带内有无髓神经纤维，运动时韧带受到张力，即反射地引起相应肌肉收缩，限制膝关节活动，保持稳定，称为韧带肌肉反射（ligamentous-musclar reflex）。如肌肉控制失效，则只有韧带被动的机械性限制作用。韧带的限制作用既与有关肌肉协同，韧带组合之间也相互协同。膝关节在不同位置时，不同的韧带起限制作用（表7-1）。

表7-1　膝关节韧带的限制作用

（起限制作用的韧带）

应力	外翻		内翻		过伸	前移	后移	外旋		内旋	
膝关节位置	伸	屈	伸	屈				伸	屈	伸	屈
ACL	2	2	1		2	1		1	2	1	1
PCL	4	3	3		2		1			3	2
MCL	1	1			1	2		2	1		
MCapL	3								3		
LCL			2	1					2	2	3

（引自王亦璁《膝外关节外科的基础和临床》）

第二节　膝关节内侧副韧带损伤

膝关节内侧副韧带损伤在体力劳动和体育运动中较为常见，以足球、篮球、排球、手球、跳高、体操等项目好发。

一、病因病理

膝关节无论是伸直位或屈曲位，强迫小腿外展的暴力，使膝关节突然外翻，即可引起膝内侧副韧带损伤。

膝关节在130°～150°半屈位时，大多数韧带松弛，关节不稳定。此时，小腿突然外展、外旋，或足与小腿固定，大腿猛烈内收、内旋，更容易引起膝内侧副韧带损伤。

膝关节微屈时，暴力直接作用于膝外侧，也可引起膝内侧副韧带损伤，如足球的"二人对脚"，滑雪急转弯时雪橇板被小树"挂住"，跳马时摔倒，蛙泳蹬水等。

膝内侧副韧带损伤可分为三度：

一度为挫伤（sprain） 组织结构只在显微镜下可见胶原纤维的断裂及轻度肿胀，而无明显的病理改变。关节轻度松弛。

二度为部分撕裂（partial-laceration） 内侧副韧带或关节囊韧带的上部或下部附着处，或后上、下斜部的部分纤维有撕裂。韧带的强度和刚度可下降50%或更多。

三度为完全断裂（complete-laceration） 撕裂可发生在任何部位，但多从附着点断裂，浅层内侧副韧带自胫骨附着处撕脱，关节囊韧带自股骨附着处撕脱。断裂韧带的断端可窜入关节间隙，扰乱关节的活动。关节囊韧带中部断裂时常合并内侧半月板边缘撕裂，或合并前交叉韧带断裂。甚至出现奥多诺休（O'Donoghe）氏三联征（内侧副韧带、内侧半月板、前交叉韧带都断裂），使膝关节的稳定性遭到严重破坏。韧带断裂也常合并滑膜撕裂，引起创伤性滑膜炎或关节积血。

若膝内侧副韧带从股骨上撕脱，附着处的骨膜被掀起，骨膜下血肿将产生骨化，形成骨刺、骨针或骨斑。这种骨形成被认为是佩利格尼林－施蒂达（Pellegrini-Stieda）病。

二、临床表现与诊断

膝关节内侧副韧带损伤临床症状和体征差异甚大，轻者除局部疼痛外，肿胀不明显，膝关节功能无明显障碍；严重者局部可有肿胀、皮下瘀斑、青紫，局部触痛敏感，以及膝关节功能障碍；不能行走，甚至关节失稳。

有明显的小腿外展、外旋的受伤史。膝内侧肿胀、瘀斑青紫，有局限性疼痛，压痛明显。完全断裂时，可摸到局部组织缺损性凹陷。

浮髌试验：合并关节内损伤者，可出现全关节肿胀，此时浮髌试验阳性。具体操作为，患者坐位或仰卧位，患膝伸直放松置于检查床上，术者一手在髌骨上方压迫髌上囊，将液体挤入髌股关节腔，另一手示指反复按压，髌骨后有液体可触到髌骨的浮动感。

韧带紧张试验：主要用于挫伤的检查。膝关节完全伸直时，韧带处于紧张状态，伤部疼痛，膝关节半屈曲时，内侧副韧带松弛，疼痛消失，即为阳性。

膝关节外翻应力试验（膝侧方分离试验）：患者仰卧于检查床上，术者用一手固定患肢踝部，另一手握住膝部，并用大鱼际的隆起部对准腓骨头处，然后向内推膝关节，向外拉踝关节，确认膝内侧是否有开口感（图7-14）。检查应在完全伸膝位及屈曲30°位分别进行。单纯挫伤者，本试验阴性，不松弛，但有牵扯疼痛；部分撕裂者，本试验阳性；完全断裂者则膝伸屈各角度皆松弛，开口感明显伴有疼痛。

准确的方法应该是：①在膝关节屈曲30°位时进行。在这个位置上，前、后交叉韧带松弛，因为在内侧副韧带完全断裂后，前、后交叉韧带是抗外翻力量的主要结构。实践表明：0°外翻时，膝平放在床上检查；30°外翻时，大腿外展，放在床边检查较为满意。②应伸髋进行，以放松腘绳肌。③应与健侧对比。④急性期的检查最好在麻醉下进行以消除肌肉紧张造成的误差。

如疑有奥多诺休（O'Donoghe）氏三联征，则应加作前后稳定试验及旋转稳定试验。

X线检查：普通 X 摄线片正侧位像，只有当撕脱性骨折存在时才有阳性所见。特异性方法可摄膝应力外翻位片。摄片时，先用1%利多卡因封闭膝内侧副韧带痛点处，然后以两圆枕分别放于膝关节后面和两小腿之间，用绷带将两膝靠拢缠紧并使其屈曲30°位。摄双膝关节正位 X 线摄片（图7-15），对比两膝关节。伤侧关节间隙外翻角大于5°说明内侧副韧带断裂；大于12°说明内侧副韧带、前交叉韧带同时断裂；患侧关节间隙张开范围较健侧宽3~5 mm，即为病理性。也有人认为，内侧间隙无分离为1级；分离1~3 mm为2A级；分离3~7 mm为2B级；分离7 mm以上者为3级。

三、治疗

（1）急救处理　在受伤现场进行及时的RICE是十分必要的。立即冷敷需用氯乙烷喷洒，以结霜为度，然后包扎。它可以减少内出血，避免并发症，缩短病程，有利于进一步治疗。

（2）按摩治疗　可指针血海、阳陵泉、阴陵泉、委中、太冲、足三里等穴，强刺激按压1min；提弹膝后股二头肌、半腱肌、半膜肌及股薄肌肌腱，缓慢做膝屈伸活动数次；根据断裂部位不同，可用拇指指腹推按理顺受伤韧带。局部有肿胀者，在肿胀周缘行推压、揉、摩等手法，以利瘀肿消散。中、后期，宜用推、揉、捏、搓等手法，在伤处周围和大腿肌肉部按摩，并用摇晃、屈伸等手法活动膝关节。在韧带附着

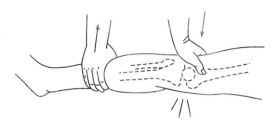

A.床上直位作外翻试验

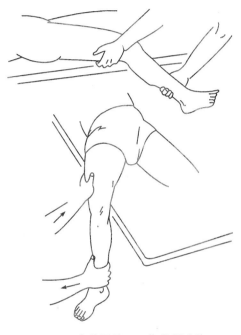

B.床边屈膝30°作外翻试验

图7-14　膝关节外翻分离试验

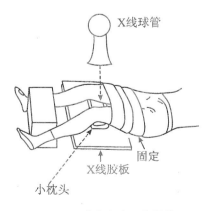

图7-15　膝应力外翻位摄片

处损伤，局部不宜手法刺激太多，以防局部钙化或骨化加重，形成佩利格尼林－施蒂达（Pellegrini-Stieda）病。

（3）中药治疗　早期，在冷疗或手法治疗后，即可外敷新伤药加大黄、黄柏、五灵脂等，内服药选用三七散、七厘散或四物汤加血通、红花、牛膝、制乳香、制没药等。中、后期，局部可外敷旧伤药加海桐皮、牛膝、血竭、续断等，或用 1 号熏洗药加 3 号熏洗药熏洗，内服强筋丸或正骨紫金丹。有佩利格尼林－施蒂达（Pellegrini-Stieda）病改变者，外敷软坚散，配合用 3 号熏洗药熏洗患部。

（4）针灸治疗　早期，阿是穴、阴陵泉（同侧）快针，后取尺泽（对侧），留针加患膝运动 15 min，1 d 1 次。中、后期，阿是穴温针，后配对侧尺泽加运动患膝 15 min，间日 1 次。

（5）功能锻炼　伤后 1～2 d 即可在粘膏支持带保护下开始练习。方法有：股四头肌静力收缩练习每次 10 s，然后放松 10 s，共做 5 min；直腿抬高练习，采用 10 次最大负荷量的重量，抬腿 10 次；等长伸膝练习 15 次；髋伸屈内收及外展各 20 次。

中、后期，可作股四头肌和腘绳肌的抗阻训练。同时，在无明显疼痛的情况下作折返跑练习，训练关节的本体感觉。

（6）手术治疗　治疗内侧副韧带损伤是采用保守方法还是采用手术疗法尚有分歧。但重要的是对不同撕裂类型应使用不同的治疗方法。

如果体征表明是单纯股骨附着点的韧带撕裂，一般认为保守疗法的疗效相当于修复手术。由此证明明确的压痛对撕裂定位的重要性。手术修补的指征是在远端韧带撕裂，包括股骨半月板韧带、胫骨半月板韧带或韧带的关节囊后侧撕裂，如果有其他韧带损伤指征时也适于修补术。①近侧撕裂：韧带从股骨内髁处撕脱，常常带有骨膜层。正常韧带在伸膝时拉紧，在屈膝时则放松；膝关节于伸膝时断端分离，在屈膝时断端对合。内侧副韧带近侧附着点撕裂时，正确的固定位置约屈膝 40°，撕脱的韧带接近其撕脱点并连接于骨。需用支具保护 6 周。此后需要理疗以便使膝关节充分恢复活动。可能需 3～6 月，但膝关节将是稳定的。②远侧撕裂：撕裂不是从骨质撕脱下来，而是发生于靠近骨质处的韧带。通过膝关节屈曲，是不能断定是否有准确的断端对位和修复。这种撕裂（特点是在半月板附着处）可使膝关节产生严重不稳，故必须精确修补。

第三节　膝关节外侧副韧带损伤

膝外侧副韧带（lateral collateral ligament，LCL）是坚固的条索样结构，长约 4 cm，宽约 0.5 cm。起自股骨外上髁，向下止于腓骨头外侧面的中部。其表面有髂胫束，止点与股二头肌止点融合，其深部有腘肌腱通过，故外侧副韧带与外侧半月板不直接相连。韧带之后为肥厚的关节囊。腓侧副韧带可以视为腓骨长肌向上的延长部分。

膝外侧副韧带在伸膝时紧张，有防止小腿内收及旋转活动的功能，屈膝时松弛。但在屈膝外旋或内旋时则皆紧张。膝外侧副韧带是对抗膝关节内翻应力的主要静力结构之一。

膝外侧副韧带表面有髂胫束。当膝关节屈曲时，髂胫束与外侧副韧带相交叉。无论在伸膝或屈膝位时，髂胫束均处于较为紧张的状态。所以髂胫束是膝关节外侧中 1/3 的重要动力性稳定结构。此外，外侧副韧带后方与股二头肌腱止于同一处，这些组织对它有加固的作用。而且对侧下肢又有保护膝关节防止膝内翻的作用。因此，单纯膝外侧副韧带损伤机会较少，断裂者更少。

腓总神经从腓骨头的外侧紧贴胫腓关节囊的囊壁通过。

一、病因病理

当膝关节屈曲时，小腿突然内收、内旋或大腿外展、外旋即可引起膝外侧副韧带损伤。如足球运动员铲球时，对方摔倒时身体压于铲球者膝内侧，而使膝发生内翻等。

膝外侧副韧带的损伤多为断裂，往往合并有关节囊、髂胫束、腘肌腱、股二头肌腱、腓肠肌外侧头或交叉韧带的损伤。断裂部位可在上止点、下止点或中段。断裂后韧带回缩，很难自行对合再愈合。陈旧性断裂多退行性变、萎缩及瘢痕化。有时伴有腓骨头撕脱骨折，可伤及腓总神经。

二、临床表现与诊断

有膝强力内翻或过度内旋的受伤史。伤后膝外侧剧痛、肿胀、皮下瘀斑、活动受限或跛行，有膝关节不稳感。合并关节囊或交叉韧带损伤者，有不同程度的关节积血。

检查时，沿膝外侧副韧带走行方向有固定压痛。腓骨头撕脱者，可触到骨折片，合并腓总神经损伤者有"垂足"征。足背及小腿外侧麻木。

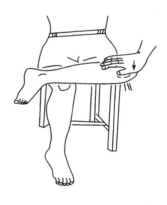

图 7-16　单腿盘足试验

单腿盘足试验：患者取坐位，健侧下肢屈髋、屈膝均约 90°，足放平。伤侧下肢髋关节外旋，膝关节屈曲 90°，外踝置于健膝之上，呈单腿盘足姿势。正常人膝关节外侧能摸到一条坚韧的条索样物，此即是外侧副韧带。检查者一手掌施压力于伤膝内侧，若外侧副韧带疼痛，另一手指触之坚韧度比健侧减弱者，为外侧副韧带部分撕裂；若摸不到坚韧带的条索样物，说明外侧副韧带完全断裂（图 7-16）。

膝关节内翻分离试验：患者仰卧位，膝关节伸直。术者一手固定膝关节内侧，另一手置于小腿下端外侧，推小腿向内。膝关节外侧有异常活动感者，系膝外侧副韧带断裂。检查时应在完全伸直位和屈曲 30°位分别进行。

过伸反张试验：患者仰卧位，术者站在床脚，两手分别握住病人两只脚的脚趾，在双膝关节伸直状态下，使双侧髋关节屈曲约 30°，小腿抬离床面。如发现伤侧膝关节过伸和小腿外旋，表明包括外侧副韧带、腘肌、弓状韧带复合体及交叉韧带在内的膝关节后外侧结构的广泛损伤。本试验也可称为外旋—反屈试验（图 7-17）。

X 线检查：先在膝外侧韧带压痛点处用 1% 利多卡因封闭，然后在双膝间夹圆枕，用绷带缠紧双踝部。摄双膝 X 线正位摄片。外侧副韧带断裂者，膝外侧间隙加宽。合并关节囊和前交

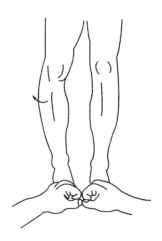

图 7-17　过伸反张试验

叉韧带断裂者，其间隙显著加宽。有时能显示腓骨头骨折片。

三、治疗

（1）非手术治疗　膝外侧副韧带部分撕裂，以铁丝托板将膝关节固定于屈曲20°~30°位，3~4周，配合中药、按摩及功能锻炼，可获得较满意效果。其中药与按摩参见膝内侧副韧带损伤。

（2）针灸治疗　早期取阿是穴、阳陵泉（同侧）快针。后取曲池（对侧），留针加患膝运动15 min，1 d 1次。中后期取阿是穴温针，对侧曲池加患膝运动15 min，间日1次。

（3）手术治疗　近年来主张，经保守治疗未愈者，一旦诊断明确后应予手术治疗。如果仅有韧带、关节囊或前交叉韧带撕裂，可直接缝合；如果损伤严重不能直接缝合时，可根据旋转不稳定的方位进行手术修补；如果合并腓骨头撕脱骨折而有移位或腓总神经损伤者，可行切开复位将撕脱骨块施行固定。同时探查腓总神经。术后配合中药、按摩、针灸、功能锻炼、理疗等。神经损伤者常需较长时间才可恢复运动。

第四节　膝关节交叉韧带损伤

膝关节交叉韧带损伤是常见而又严重的运动员损伤，治疗不当将导致膝关节不稳而引起一系列后遗症，严重影响膝关节运动功能。目前，这方面的研究和临床治疗一直是骨科和运动创伤领域的一个重要课题。在运动创伤中，多发生于滑雪、篮球、摔跤、柔道、体操、曲棍球、自行车、艺术体操等运动项目，其中女性发病率高于男性。

一、病因病理

膝交叉韧带损伤是膝关节严重损伤之一。它包括挫伤、部分断裂、超限拉长及完全断裂等。如果未能及时采取有效措施，则可发生其修复过程中的松弛愈合，继发膝关节功能障碍或不稳。

（一）前交叉韧带损伤

前交叉韧带损伤比后交叉韧带损伤多见。一般认为前交叉韧带断裂多系膝关节强力过伸、过屈、内旋、外展或强力屈曲内旋的结果。例如一个运动员奔跑中不慎滑倒，膝关节极度内旋屈曲，其小腿被压在身下，即可发生前交叉韧带损伤；膝骤然过伸，亦可使前交叉韧带损伤；此外，膝屈曲90°左右，小腿固定，大腿前面突然受到打击，使股骨向后错动，或小腿后面被撞击，胫骨上端向前错动，都可使前交叉韧带损伤。

与男性相比，女性发病率明显增高。Myklebust 等人（1997年）报告在挪威手球运动员中，与男队员相比，女队员前交叉韧带损伤增加两倍。75%的损伤是非接触性的，95%的损伤发生在比赛中。国内王健等（2001年）报道，除足球、篮球、体操项目外，在柔道、摔跤、武术、田径、手球等方面的ACL损伤女性所占比例高于男性，而且在柔道、摔跤中，女性损伤率也明显高于男性。

前交叉韧带单独损伤的机会较少，常合并侧副韧带、关节囊、半月板损伤，或胫骨髁间结节撕脱骨折。Fetto 和 Marshall（1980年）报告，前交叉韧带损伤22例中，62%为复合伤，38%为单纯ACL损伤。

损伤类型与部位：肯尼迪（Kennedy，1974 年）统计了 50 例前交叉韧带病例，以韧带中段（或韧带中 2/4）损伤最常见，占 36 例（72%），而股骨髁部附着点损伤仅有 9 例（18%），胫骨附着点损伤 2 例（4%），不明 3 例（6%）。其研究了膝部韧带生物力学后认为，临床膝关节韧带损伤在相当快速的负荷增加率下发生，最薄弱的部位是在韧带内部，而不是在韧带与骨连接的部位（研究表明，快速负荷下的断裂，常为韧带内部纤维的断裂；慢速负荷下的断裂，则为韧带末端与骨连接处的断裂）。有学者指出，前交叉韧带被滑膜覆盖，外观上虽然可以表现为大致正常，但当分离滑膜后即可发现韧带损伤。因此，在关节镜检查或手术探查时，应给予警惕。这种韧带在显微镜下可以看到韧带的内部纤维有许多细小的断裂，在扫描电镜下胶原纤维的排列有明显异常。

（二）后交叉韧带损伤

后交叉韧带损伤为强大暴力所致，因为在膝关节韧带结构中，后交叉韧带最为强大。生物力学实验证明后交叉韧带对抗外力的强度相当于前交叉韧带的两倍。越来越多的学者认为它是膝关节屈伸及旋转活动的主要稳定结构，相当于膝关节旋转活动的活动轴。后交叉韧带损伤后，不仅造成关节直向不稳，还可导致膝关节旋转不稳和侧方不稳。

导致后交叉韧带损伤的因素常见于膝部扭转、压砸、撞击、高处坠落、车祸等强大暴力。①屈膝位胫骨上端受到由前向后的暴力作用，如日常生活中汽车、摩托车车祸时屈膝受伤（摩托车手胫骨结节撞击仪表盘造成 PCL 损伤，即所谓的"仪表盘损伤 dashboard injury"）。在此损伤机制下，PCL 撕裂有 70% 发生于胫骨端，15% 发生于韧带的中部。踢足球时屈膝位，小腿上段的外力来自前方，使小腿上段突然后移，引起后交叉韧带断裂。若胫骨上段继续后移，膝后关节囊可造成撕裂伤。特里克（Trickey，1980 年）指出这一损伤过程中，可以合并股骨、胫骨或髌骨骨折，有的可导致髌骨脱位，因而后交叉韧带损伤可被骨折脱位所掩盖而漏诊。当后关节囊破裂时，关节内血肿可以经破裂孔隙进入腓肠肌或比目鱼肌，引起跟腱紧张，有时误诊为小腿深静脉栓塞。②膝过伸暴力，如暴力迫使膝关节处于过伸位，首先导致后交叉韧带断裂，若暴力继续作用，继而前交叉韧带也遭损伤。后交叉韧带断裂部位多在股骨髁附着部，其他部位损伤比率低。麦克马斯特（McMaster，1975 年）认为膝过伸暴力先损伤后关节囊，然后才损伤后交叉韧带。③后旋暴力，如当足部固定，胫骨上端受到来自前方的暴力并同时旋转，这种损伤机理导致复合损伤，即合并有侧方结构的损伤，胫骨向后半脱位要比单纯后交叉韧带损伤严重。

二、临床表现与诊断

膝关节有典型的急性损伤史。詹金斯（Jenkins，1985 年）指出，80% 有"Pop（帛裂）声"，同时伴有撕裂感，随即因膝关节软弱无力（不听使唤地）倒地，即时可有主动伸、屈关节运动，但关节疼痛剧烈，迅速肿胀，关节内积血引起关节周围有皮下瘀斑（常表示关节囊损伤），嗣后因关节积血和疼痛的加重及肌肉的保护性痉挛，关节不能伸直而处于屈曲位，关节功能障碍。后交叉韧带损伤后，膝关节还有后脱位倾向。当后关节囊破裂时，肿胀漫延至膝后上下，并累及小腿后侧，逐渐显示暗蓝的皮下瘀斑，表示关节内出血溢漏于膝后及腓肠肌、比目鱼肌间隙。

膝关节前抽屉试验（the anterior drawer test，ADT）：患者仰卧位，屈髋 45°，屈膝 30°或 90°，小腿呈中立位，术者以臀部压住患者足背以固定之，双手抱住患者小腿上端向前拉。正常情况下，向前移动在 0.5 cm 以下（需与健侧对比并参考手、腕部韧带松紧程度）。向前活动度加大，表明前交叉韧带损伤（图7-18），可分为 3 级。向前活动度 0.5 cm，为 1$^+$；向前活动 0.5～1 cm，为 2$^+$；向前活动度 1 cm 以上，则为 3$^+$。过去认为前抽屉试验是诊断前交叉韧带损伤的经典试验，但梅乐文（Melvin Post，1986 年）研究后指出，在急性前交叉韧带损伤中，前抽屉试验的阳性率分别是单纯前交叉韧带损

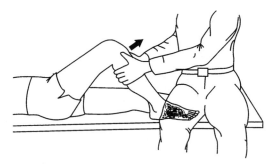

图7-18　膝关节前抽屉试验

伤仅为 54%，合并有内侧半月板撕裂时增加至 69%，合并有外侧半月板撕裂时则为 89%，当同时合并有内、外侧半月板撕裂时可高达 100%。而在慢性前交叉韧带损伤时，其阳性率为 94%。

斯洛克姆（Slocum，D. B.，et al. 1976）试验：这是发展了的前抽屉试验。在膝关节屈曲 90°，足外旋 15° 作前抽屉试验，如果呈阳性，为膝前内侧旋转不稳，提示前交叉韧带损伤合并内侧副韧带和半月板损伤。然后在膝屈曲 90°，足内旋 30° 位，作前抽屉试验，如果是阳性，则为膝前外侧旋转不稳，提示有前交叉韧带损伤合并外侧结构（外侧副韧带、髂胫束、PCL 等）松弛。如果为单纯的前交叉韧带损伤时，本试验应为阴性。

拉赫曼试验（Lachman test）：由托尔格（Torg，J. S.）等 1976 年报告，患者仰卧位，术者将患者膝关节屈曲 10°～30°，一手固定大腿远端，另一手抓住小腿上端，在患者肌肉放松的情况下，尝试使胫骨向前移动，如果胫骨向前移超过 0.5 cm（与健侧对比），则为阳性（图7-19）。表示前交叉韧带损伤或缺损。据报

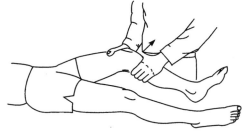

图7-19　Lachman 试验

道此法检出的阳性率较前抽屉试验高。拉森（Larson）认为，急性前交叉韧带断裂时，在无麻醉下进行 Lachman 氏试验，其阳性率达 80%，麻醉下达 100%。而前抽屉试验在无麻醉下其阳性率仅为 18%，麻醉下为 50%。慢性前交叉韧带功能不全，两个试验诊断的准确率均为 97% 左右。

膝关节后抽屉试验（posterior drawer test，PDT）：患者平卧位屈膝 90° 屈髋 45°，检查者在固定骨盆和足部的前提下，向后推胫骨近端，如果能将胫骨向后推 1 cm，则为后抽屉试验阳性（图7-20）。应在旋转中立位、外旋 15° 和内旋 30° 的三种体位下重复进行检查。有时 PDT 阳性会误认为 ADT 阳性，因为 PCL 损伤后自然体位下胫骨上端后沉，以此为起点做 PDT 会误认为 ADT 阳性。因此必须对比双侧胫骨结节隆起的高度。

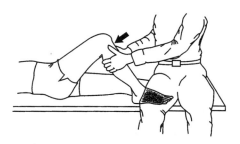

图7-20　膝关节后抽屉试验

后沉征：患者平卧位屈髋、膝各 90°，检查者以手托患者双足，如发现胫骨上端后沉，则为后沉征阳性，相当于 PDT 阳性。

股四头肌动力试验：PCL 损伤患者，仰卧位屈膝 90°时可以发现胫骨近端有明显的向后移位，出现下陷征（sag sign）。此时让患者主动收缩股四头肌，在伸膝的起始阶段可以发现胫骨近端的向前活动。注意在急性损伤时可以不出现下陷征。

毛宾尧氏改良式前、后抽屉试验：患者平卧伸膝位，若后交叉韧带断裂时，术者双手缓缓地抬起患者大腿下段约 10 cm 以下部，可见胫骨上段向后滑移，髌下段明显塌陷。若前交叉韧带断裂时，术者双手缓缓地抬起患侧小腿上段 10 cm 以上部，可见股骨下段向后滑移，髌上段塌陷。每例应在膝上、下各抬高检查一次，即可判明有否前或后交叉韧带损伤。毛氏在 12 例交叉韧带损伤中，11 例采用了改进方法，对照屈膝 90°原法和手术结果，全部符合术前改进抽屉试验的结果。

轴移试验（pivot shift test）：所谓"轴移"并非用来描写某种病理情况，而是形容患膝突然错动的一种主观感觉。由于患者往往称在行动中于屈膝 20°～30°时，突然出现患膝前后错动，既疼痛，又使患者感到极不安全，因此十分恐惧。轴移试验则是通过体检使轴移现象再现的一种检查方法。此方法于 1938 年由帕尔默（Palmer）首先描述，1972 年高尔韦（Galway）重新加以改进。

具体方法是：患者仰卧于检查床上，患肢屈膝约 70°，屈髋于 20°。术者一手压于患者膝外侧，另一手抓住足部上方使之轻度内旋，并给予患膝外翻应力，然后使膝关节逐渐伸直。当伸直动作在最后 20°左右时，有突然的滑动或震动感（图 7-21）。而膝关节由伸直位逐渐屈曲时，在 20°～30°亦产生同样的感觉，即为轴移试验阳性。高尔韦认为，这种滑动感或震动感是由于前交叉韧带失效所致。这一现象的产生是由于髂胫束在伸膝到最后 20°以前时，对胫骨外髁是一个拉向后方的稳定力，伸膝到最后 20°以后，由于髂胫束向前移过了股骨髁的旋转中心与股四头肌一起，使胫骨外髁产生向前的半脱位（图 7-22）；在屈膝时，髂胫束滑向膝关节旋转中心的后方，变成牵拉胫骨外髁向后使之复位。唐纳森（Donaldson，1983 年）

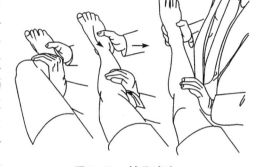

图 7-21　轴移试验

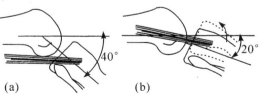

(a)　　　　　(b)

图 7-22　轴移试验原理

指出，在急性前交叉韧带损伤中，无麻醉下的轴移试验阳性率仅为 30%，而在麻醉下的阳性率可提高到 98%。

X 线检查：①X 线平摄片。可显示因韧带牵拉而造成的在 ACL 的胫骨髁间前区附着部，PCL 的胫骨髁间后区附着部，MCL 股骨髁部的附着区，LCL 的腓骨头尖附着区的撕脱骨折块。此外，应注意有无合并胫骨平台的骨折。②应力 X 线片。正位应力片系在膝关节 0°位加以内外翻应力摄片，测量其内、外侧间隙的改变。而侧位应力片应在屈膝 90°位摄片，以股骨髁后缘切线为基线进行测量。也可将下肢置于支架上，以重量悬垂进行被动应力摄片或主动应力摄片。应力摄片可更加精确地判断是否有不稳定以及其严重程度。

一般认为胫骨后缘至股骨后缘的距离达 5 mm 时可能诊断为 ACL 或 PCL 损伤。美国运动医学联合会（1968 年）对于应力状态下的不稳定进行分级：轻度移位小于 5 mm；中度移位在 5～10 mm 之间；重度移位大于 10 mm。

KT2000 微电脑控制抽屉试验测试仪：是用以测量当 ACL 失效后关节松弛程度的一种工具。当手提拉柄造成胫骨上端向前移位时，通过指示器可读出其前移的数据。如与健侧对比超过 3 mm 时，即有诊断意义（图 7-23）。

磁共振（MRI）检查：可清楚显示前、后交叉带损伤的部位和程度，以及是否合并其他关节内外结构的损伤，是目前诊断交叉韧带损伤的最好的无损伤性检查。磁共振检查对后交叉韧带损

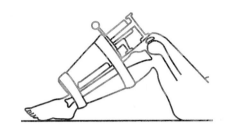

图 7-23 KT2000 测试仪

伤的诊断较前交叉韧带更为可靠。Munshi 等（2000 年）报道，MRI 对于 ACL 损伤诊断的灵敏度和特异性分别为 90% 和 67%，甚至可以发现关节镜漏诊的 PCL 损伤。Riel 等（1999 年）在 244 位患者中作了 MRI 和关节镜诊断结果的比较，认为 MRI 对于 PCL 诊断的特异性和准确率均为 100%。由此可见 MRI 对于临床诊断以及制定治疗方案来说，是一种安全而有价值的手段。

关节镜检查：可见前、后交叉韧带部分断裂或完全断裂，以及断端的出血或血凝块。目前关节镜被认为是诊断关节内结构损伤的"金标准"，但即使在直视下，也难以完全准确地评价韧带结构的完整性。Kennedy 等发现，韧带损伤后肉眼观察下的完整韧带，通过电镜常能发现胶原纤维的撕裂，且韧带内部的纤维撕裂较其表面更加明显。关节镜检查中必须仔细检查韧带的纤维结构，并借助术中应力试验和探针，尽可能地避免漏诊。

总之，膝关节交叉韧带损伤的诊断，仍以临床表现为主，并结合一定的辅助检查，其中以 MRI 和关节镜诊断价值较大。美国运动医学联合会（1968 年）将韧带损伤的严重程度分为 3 度：①Ⅰ度为极少部分韧带纤维撕裂，伴有一定的功能丧失和关节反应；②Ⅱ度为较多的韧带纤维撕裂，伴有一定的功能丧失和关节反应；③Ⅲ度为韧带完全断裂，伴有明显的关节不稳。这一分类方法对于临床综合分析有一定的参考价值。

三、治疗

（一）韧带部分断裂

（1）急性期 尽快消除关节积血，行关节穿刺抽净积血，绷带包扎并以铁丝托板或石膏托加厚棉花固定伤膝于屈曲 26°～60°位 6～8 周。外敷新伤药加泽泻、泽兰、防己、赤芍、牛膝、龙骨等，内服三七散、七厘散、桃红四物汤加减。

（2）慢性期 外敷黄芪、赤芍、泽泻、土鳖虫、续断、牛膝、穿山甲、当归、紫河车等，内服强筋丸或健步虎潜丸。配合理疗、功能练习。

（3）针灸治疗 初期取委中、犊鼻（同侧），快针。后取天井（对侧）留针加患膝运动 15 min。中、后期取阿是穴温针，后对侧尺泽加运动患膝 15 min。间日 1 次。

（二）韧带完全断裂

对于单纯的前交叉韧带撕裂，患者活动的水平是决定治疗方法的唯一重要的因素。对于愿意改变为低风险生活方式的人而言，非手术治疗可能是成功的。但是对于一些热衷于户外活动，如徒步旅行、骑自行车或滑雪、踢足球等运动的患者来说，要达到这些活动的强度通常是比较困难。如果患者要继续维持这种积极的生活方式，应考虑前交叉韧带重建手术。特别是前、后交叉韧带完全断裂，合并膝内、外或后侧稳定结构损伤，有膝部明显侧向和旋转不稳者，均应早期进行手术治疗。目前趋向于作前交叉韧带重建手术。使用的移植物有三种主要类型：即自体骨—髌腱—骨（BPTB）（图7-24）、自体四股半腱肌、股薄肌腱（图7-25）、同种异体BPTB。而后交叉韧带重建术较肯定的有髌韧带中1/3移位术、腓肠肌内侧头移位术及改良腘肌移位术。

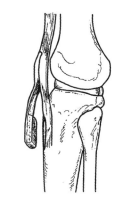

图7-24　自体骨-髌腱-骨前交叉韧带重建术

（三）功能锻炼

膝交叉韧带急性损伤后，无论是手术还是非手术治疗，都必须进行正规而系统的伤后训练。在医生的指导下，按运动处方循序渐进进行锻炼。有条件的定期进行等速肌力评定，作为训练效果的参考。还可参照膝侧副韧带的训练程序，但在训练时应注意：①前交叉韧带损伤后，早期不宜进行充分的伸膝练习或单独训练股四头肌，因其可使胫骨前移增加新愈合韧带的张力。②腘绳肌是膝关节的基本功力稳定器，它和前交叉韧带起协同作用，并保护前交叉韧带免受过度的应力，因此，在前交叉韧带损伤后，重点训练腘绳肌将会收到较理想的效果，宜使腘绳肌的恢复先于股四头肌。也有人主张先使腘绳肌恢复至健侧水平，再行股四头肌练习。③康复后期，要提醒患者避免下坡跑，因以每小时7~8 km的速度跑4.5°下坡时，引起的前交叉韧带延长为平地跑的两倍。④伤后训练结束时，腘绳肌与股四头肌比值正常或

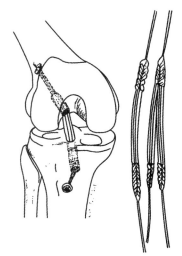

图7-25　自体四股半腱肌、股薄肌腱前交叉韧带重建术

接近正常即可；对于运动员，治疗后的腘绳肌与股四头肌比值应在85%或更高才较理想。⑤后交叉韧带断裂的伤后训练，股四头肌更重要。⑥在功能锻炼的后期，应加强膝关节灵敏度的训练，比如进行折返跑练习，以提高神经肌肉的灵敏度，恢复和重新建立韧带肌肉反射，增强和保护膝关节的稳定性。

（四）预防

加强下肢肌肉力量的练习，增强膝关节的稳定性，防止膝韧带损伤；已有韧带损伤史且膝关节不稳者，在比赛时应使用粘膏支持带保护。

第五节　膝关节创伤性滑膜炎与关节血肿

膝关节创伤性滑膜炎与关节血肿常见于篮球、排球、足球、羽毛球、跳跃、体操、艺术体操、举重等项目的运动员。

膝关节囊分为深浅两层，浅层为纤维层，深层为滑膜层。纤维层近侧附着于股骨关节面的近侧缘，两侧高过膝关节边缘约 1.25 cm，远侧附着于胫骨，在关节边缘远侧 0.3～0.6 cm。股骨两侧上髁仍留在关节囊以外。膝关节的滑膜层起于关节软骨的边缘，反折覆盖于关节囊的纤维层、脂肪垫或脂肪组织、关节内韧带的表面，构成密闭的膝滑膜囊（图 7-26）。膝关节的滑膜囊较大，顶部达髌骨上缘约 4 横指，下端略低于关节间隙，并在关节腔内形成滑膜皱襞。在微屈位时，其容积可达 88 mL，伸直时可容纳关节液 60 mL。正常关节内有关节液 1～2 mL。伸屈运动可使关节面经常浸浴于新鲜滑液内，保证了软骨的营养。

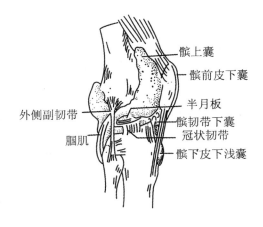

图 7-26　膝关节滑膜及滑囊

滑膜由疏松结缔组织组成，其表层有丰富的滑膜细胞。滑膜细胞的功能主要有：①分泌滑液以保持关节面的滑润；②提供关节软骨营养；③扩散关节活动时产生的热能；④排泄新陈代谢产物。在滑膜下组织中，有 60% 的纤维母细胞，35% 的巨噬细胞。关节液中的化学药物可通过滑膜进入血液或被巨噬细胞吞噬。大的颗粒如软骨碎片或骨组织碎片则存在于滑膜之中。

关节活动时，软骨间的滑液相互摩擦。正常的滑液为淡黄色黏稠液体，水的质量分数为 96%，相对密度为 1.010，细胞数 180 个/mL，以单核及淋巴细胞为主。滑液的黏稠度取决于透明质酸的含量以及它的聚合作用。创伤或骨关节病时，黏稠度下降，软骨的伤部即出现较明显的摩擦音。

一、病因病理

训练课安排不当，运动员过多地进行跑、跳、起蹲等练习，使膝关节长期的、超负荷的运动，滑膜与关节面之间产生过多的牵拉、摩擦、挤压等机械性刺激，可导致损伤性滑膜炎。

膝关节周围组织损伤，如骨折、韧带断裂、半月板损伤，可使血管破裂产生关节内血肿，同时也可并发或继发对滑膜的刺激，使之发生滑膜的炎症。

外界暴力直接作用于膝部，如碰撞、打击等，也可直接损伤滑膜，引起炎症反应或形成关节血肿。

滑膜损伤后，病变部位的血管扩张、滑膜充血水肿和渗出增加。严重者，病变区域的血管破裂，血浆、血细胞等成分渗出到滑膜腔内形成关节血肿。滑膜细胞活跃、增生，分泌很多黏液，后期滑膜增厚、粘连。

二、临床表现与诊断

有典型的外伤史或膝关节过度劳损的病史。伤后关节迅速肿胀，或逐渐肿胀，或训练后肿胀加重，休息后又减轻。膝关节疼痛多为胀痛或隐痛不适，疼痛与损伤程度和关节内积液的多少有关。膝关节屈曲受限，下蹲困难，严重积液时膝仅能处于微屈位。检查时可见膝关节肿大，关节间隙压痛。

浮髌试验阳性：患者仰卧，膝伸直，肌肉放松。检查者一手放于髌骨上方髌上囊处，略施压，将滑液挤入关节腔内，使髌骨浮起。另一手指间断地按压髌骨，可觉察到髌骨与股骨髁有撞击感，表明关节内有积液。

关节积液诱发膨出试验阳性：患者仰卧，膝伸直，肌肉放松。检查者一手掌根紧贴在患膝内侧由下向上滑推，将积液推至髌上囊和外侧；另一手掌患膝外侧由上向下挤向内侧。关节如有积液，就可见膝内侧有充盈饱满或膨出现象。

膝关节穿刺抽出关节积液，能区别积液或积血，从而鉴别是损伤性滑膜炎或者是关节内血肿。

X线检查可排除关节内骨折和其他疾病，有时可见积液或积血阴影。

膝关节镜检查能观察到滑膜的病理变化和其他病变，同时用生理盐水冲洗关节腔，也可起到治疗作用。

三、鉴别诊断

膝关节滑膜炎与关节内血肿的鉴别：①关节肿胀时间　关节内血肿一般在伤后短时间内即出现，而滑膜炎多在 5~6 h 以后始出现。②疼痛　关节内血肿疼痛症状明显，而滑膜炎仅有胀感和不适，疼痛不显著。③局部及全身反应　关节内血肿局部温度增高，张力大，甚至有全身反应，发烧，而滑膜炎多无此反应。④关节穿刺　关节内血肿的抽出液为全血，而滑膜炎为黄色黏性渗出液。

四、治疗

（1）制动　急性滑膜炎暂停运动，将患者用铁丝托板固定膝关节于微屈位 1~2 周，外敷新伤药，并加压包扎。疼痛缓解后，可作股四头肌静力收缩，下肢直腿抬高训练，并逐渐加强膝关节功能锻炼。

（2）穿刺抽液　关节积液较多，张力较大时，可进行关节穿刺，在严格的无菌技术操作下，于髌骨外缘行关节穿刺。穿刺针达到髌骨的后侧，将积液完全抽净并注入醋酸泼尼松 25 mg，加压包扎固定。

（3）按摩及理疗　慢性期肿胀消退后，可配合按摩治疗。在膝关节上下作按摩，外擦舒活酒作推摩、揉捏、搓等手法，指针血海、阴陵泉、足三里等。配合超短波、微波或中药直流电透入治疗均有一定效果。

（4）站桩练习　后期进行站桩练习，不仅可增强股四头肌的力量，还可改善膝局部各组织的血液循环，从而有促进滑膜炎症吸收的作用。

第六节　膝外侧疼痛综合征

膝外侧疼痛综合征（painful symdrome on lateral side of knee）系指膝外侧副韧带上、下滑囊，软组织及腘肌腱的慢性损伤。多见于铁人三项、中长跑及竞走运动员等。

膝关节外侧软组织结构：股二头肌起于坐骨结节和股骨嵴，肌束向下方，肌腱越过外侧副韧带外侧止于腓骨头。腱与外侧副韧带之间有一恒定的股二头肌下囊。髂胫束起自髂嵴外唇下方，止于胫骨外髁。在髂胫束深面相当于股骨外髁处，有一股骨外髁滑囊。

一、病因病理

本病被公认是慢性小创伤所致，其本质是劳损。由于膝关节长时间伸屈活动，髂胫束沿股骨外髁边缘前后滑动，反复摩擦，引起两者之间的软组织、滑囊及疏松结缔组织的创伤性炎症，并出现疼痛。有人称之为"髂胫束摩擦综合征"（iliotibial tract friction syndrome）。

膝在伸屈活动过程中，外侧副韧带与其下的滑囊和腘肌束摩擦也可产生炎症及疼痛。其病理变化可能是滑囊炎、髂胫束下的软组织炎、腘肌腱腱炎。

二、临床表现与诊断

患者可无明显的外伤史。多在长跑或竞走途中出现膝外侧疼痛，常发生于运动中间以致被迫中止运动。可出现膝打软现象，休息可缓解，再运动时又可发作。

检查时常在腓侧副韧带与关节间隙交界处和股骨外髁外侧有压痛。在腓骨头上方可见膨隆的滑囊肿块，可触到小结，硬韧或有波动感，与压痛部位一致。膝伸屈时股骨外髁外侧疼痛，内收下抗阻伸屈疼痛更易出现，外展下则减轻。长期患者出现股四头肌萎缩。

三、鉴别诊断

（1）膝外侧半月板损伤　由于屈伸膝关节时外侧痛，有"脱膝感"及压痛，故有时易误诊为外侧半月板撕裂。区别在于半月板损伤可有交锁现象，封闭诊断法可鉴别。

（2）膝外侧副韧带损伤　韧带损伤分离试验为阳性，而本病为阴性。局部可触及小硬结，可鉴别。

四、治疗

早期局部无小结的病例，中药外敷、熏洗，阿是穴针灸以及按摩方法可愈。其方法参见创伤性滑膜炎。

曲安奈德 5 mg 加 2% 利多卡因 2 mL 作痛点封闭，有较好效果。

第七节　膝关节滑膜皱襞综合征

膝关节滑膜皱襞综合征（synovialis plica syndrome of knee）是指膝关节滑膜皱襞嵌入髌股关节间隙而产生的一组综合症状而言，有人称之膝关节滑膜嵌顿症（synovealiterposing syndrome of knee）。由于它常在半蹲位疼痛，故又称为假性髌骨股骨软骨病（pseudochon-dromalacia of patella）。

膝关节滑膜皱襞系胚胎时期关节腔内滑膜隔膜残留物。在胚胎早期，即胚胎冠臀长35～45 cm时，膝关节分为髌上囊、内侧及外侧股胫关节 3 个腔隙。髌上囊较大居上，后两者分居其下。将 3 个腔隙分隔的原始隔膜由疏松和弹性纤维组织构成。在胚胎 3 月，即冠臀长 46 cm 时，隔膜退化，3 个腔开始融合，膝关节成为一个相连的单腔。如隔膜退化不完全，则形成滑膜皱襞。滑膜皱襞根据来源可分为髌上滑膜皱襞、髌内侧滑膜皱襞（图 7-27）及髌下滑膜皱襞。

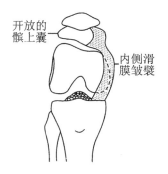

图 7-27　髌内侧滑膜皱襞

滑膜皱襞的残存率各作者报告不一。髌上皱襞：Joyce 等报告为89%，日本学者报告为18%，国内一些学者报告为20%～70%；髌内侧皱襞：欧美学者报告为18.5%～55%，国内报告39%～45%。杜莉如等通过千余例关节镜的经验，认为髌内及髌下滑膜皱襞的残存率很高，只是依个人而大小有所不同。

一、病因病理

滑膜皱襞是正常的关节内退变结构，本身不会产生临床症状。有临床症状者多有创伤诱因。如直接钝挫伤，由于受力较轻，常不造成半月板、韧带及软骨损伤，而可能损伤滑膜结构；反复大运动量训练，造成滑膜皱襞的慢性损伤。滑膜皱襞损伤后，发生出血、水肿、增厚、粘连等慢性炎性改变，变性肥厚的皱襞在髁部滑动时易产生嵌顿、弹响。最常引起症状的是髌内侧滑膜皱襞。

嵌入的滑膜有充血、水肿、肥厚及绒毛增生，镜下观可见慢性炎性细胞浸润，同时往往合并关节软骨软化。软骨缘滑膜隐窝消失，可导致关节功能紊乱。

二、临床表现与诊断

患者多有膝关节外伤史或过度活动史。患膝有半蹲痛、走路及上下楼痛。患者自觉膝内有响声，膝软无力，重者步行困难。

检查可见股四头肌萎缩，可有关节积液。压痛点多在髌骨上部的内或外侧，并可触到肥大的滑膜皱襞。有时在股骨内髁上，髌骨深面有摩擦音。向内侧推动髌骨时可诱发疼痛。抗阻伸膝试验和单腿半蹲试验均为阳性。采用1%利多卡因局部封闭后症状立即消失，即可确诊本征。

X 线检查：可排除其他骨质病变。双侧对比关节造影可显示出清楚的滑膜皱襞影像。

膝关节镜检查：可直接观察到滑膜皱襞的位置、走向等。尤其是根据色泽、厚度及充血情况来判断其是否是慢性炎症。同时还能观察股骨髁软骨面有无相应的变化，以及关节内有无其他损伤。

三、治疗

（1）封闭治疗　当产生滑膜嵌顿症状时，以曲安奈德 10 mg 加 1%利多卡因 2 mL，作痛点封闭使之消炎回缩，消除症状。

（2）药物、按摩和理疗　参照膝部创伤性滑膜炎的治疗。

（3）关节镜下治疗　可进行滑膜的切割、分离、修剪、挫磨及创削等，并通过关节镜的冲洗装置将碎屑冲出体外，达到治疗目的。

（4）手术治疗　切除嵌顿的滑膜皱襞。一般认为手术应在排除髌股关节软骨病变或其他损伤情况下切除肥厚的滑膜，并配合早期功能练习，才能取得良好效果。

第八节　伸膝装置外伤性粘连

伸膝装置外伤性粘连（traumatic adhesion of extension‐knee installation）是指股四头肌腱及其扩张部和髌韧带等组织，由外伤后处理不当或未及时处理而造成的股中间肌粘连和膝关节功能受限的疾病。

一、病因病理

股骨干骨折后，损伤的骨组织和软组织发生出血，形成血肿，最后血肿机化形成局部组织特别是股中间肌的粘连；髌骨及胫骨骨折患者膝关节长期固定，活动减少，血循环及淋巴瘀滞造成组织水肿，以致膝关节囊及股四头肌粘连；股四头肌腱长期慢性劳损，膝关节部位的某些炎症病变，均可造成伸膝装置的粘连，影响功能活动。

组织学表现为关节内肉芽增生，结缔组织退变坏死，增生性闭塞性脉管炎及巨细胞反应；滑膜结缔组织增生；软骨退行性变，软化、骨化；关节周围钙化新生骨形成；周围腱及韧带支持带退行性变。

二、临床表现与诊断

大多有明显的膝关节或大腿部骨折以及软组织损伤的病史。其主要症状是膝关节屈伸功能障碍，股四头肌腱部可扪及粘连成块的硬结。股四头肌收缩时髌骨不能上下移动或只有微动，局部按压有疼痛。

X线摄片有时可显示髌骨上有钙化影，并可排除其他骨性病变。

三、治疗

（1）按摩治疗　患者仰卧，擦舒活酒，在股四头肌及肌腱部抚摩，然后施以深沉而缓和的揉、捏、揉捏、按压等手法。按摩可顺股四头肌纤维的走行方向进行，对肌腱部可适当使用弹拨手法。施手法应轻快柔和，患者能耐受为度。每次手法 10 ~ 20 min，每天 1 次。

（2）中药治疗　内服舒筋活络、行气止痛的中药，如舒筋汤、小活络丸等。外敷醋调软坚散，或软坚药水加红外线照射，或用 3 号熏洗药熏洗患部。

（3）功能锻炼　患者应积极配合进行股四头肌收缩练习。练习时应根据疼痛的情况决定时间和次数。随着股四头肌功能的好转，进一步加强膝关节的伸屈活动以及步行下蹲功能练习，并应持之以恒。

（4）手术治疗　经非手术治疗及功能练习无进步，屈曲活动不到70°者，可根据患者的具体情况进行膝松解手术。目前采用膝关节镜进行膝关节松解术有较好的效果。

第九节 膝关节半月板损伤

膝关节半月板损伤（meniscal injuries）包括半月板和盘状软骨撕裂（meniscal tear and discoid cartilage tear）、半月板囊肿（meniscus cyst）、半月板周围炎（meniscus perimeniscitis）以及半月板过度活动（meniscus hyper mobile）等。是最常见的膝关节损伤之一，多见于足球、篮球、排球、体操、跳跃、举重等项目的运动员及矿工、搬运工等。半月板可单独受损，也可与内侧副韧带、前交叉韧带断裂等损伤联合存在。若处理不当，常可影响膝关节稳定性和活动功能，并导致膝关节早期退行性改变。

一、病因病理

膝关节半月板损伤主要是由间接暴力引起的。当膝关节伸直时，半月板被股骨髁推挤向前，屈曲时，半月板则向后移动。膝关节半屈曲作小腿外展、外旋或内收、内旋时，两侧半月板位于一前一后，若动作突然，半月板来不及滑移，就会使半月板在股骨髁和胫骨平台之间发生剧烈的研磨，即可引起各种类型的损伤。如篮球运动员争球、切入投篮跳起或落地时，往往同时伴有身体改变方向；足球运动员中追球疾跑转向或急停转身跌倒（图7-28）；体操运动员空翻及各种下法落地时，由于重心不稳往往造成膝关节急剧左右闪动，并有屈伸扭转的动作；举重运动员由蹲位起立时，为增

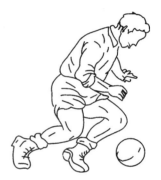

图7-28 足球运动员转身跌倒

大力量往往将双膝并拢呈膝外翻姿势，使外侧半月板受到挤压，而膝关节又处于由屈到伸的负重运动中，且伴有轻度扭转等动作，均有可能导致半月板撕裂。膝关节突然过伸、过屈动作可损伤半月板前、后角。

此外，长期反复小创伤或磨损，也可导致半月板损伤。如煤矿工人常需半蹲位或蹲位工作（图7-29），使半月板重复多次被挤压和磨损，虽未遭受急性损伤暴力，也可逐渐发生退行性变，引起半月板损伤。

膝盘状软骨为半月板先天发育畸形所致，多发生于外侧半月板。一般分为原始型、中间型和婴儿型3型。由于盘状软骨厚且大，故易遭受外力的冲击致伤。

损伤部位可分为前角、体部、后角等。损伤形状可分为纵裂（桶柄式）、横裂、水平裂、边缘分离、斜裂、"T"形或多处撕裂等（图7-30）。

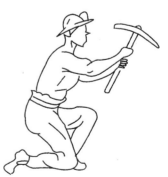

图7-29 矿工跪蹲位工作

半月板损伤的急性期，关节内可有渗出及出血，关节肿胀、活动受限。合并有内侧副韧带、前交叉韧带损伤时，肿胀尤其严重。渗出及出血一般在关节制动2～3周后吸收消退。在慢性期，半月板破裂则视其部位的不同，呈程度不同的反应性改变。破裂口缘多数呈增殖性增厚，破裂的锐缘消失，少数破裂口被胫股关节碾压成扁薄锐利的片状。大多数

破裂部呈缺血性改变，中心部呈软骨坏死样变，其周围有细胞浸润；表面覆盖的残留滑膜多增厚、苍白，有些呈淡黄色。软骨细胞和滑膜细胞增生在内缘较少，其他部位均较广泛。游离于关节腔内或脱落于关节内的半月板残片可增殖变大。在边缘外 1/3 带破裂，软骨细胞和滑膜细胞增生活跃，在破裂口两端，这两种细胞增生及毛细血管充血、增生显著，甚至有弥合破裂缘的修复现象。缝合过的边缘部破裂处

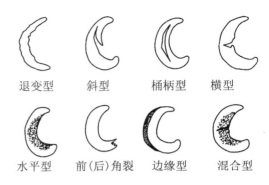

退变型　　斜型　　桶柄型　　横型

水平型　　前(后)角裂　　边缘型　　混合型

图 7-30　半月板破裂的类型

增生修复现象尤显著，使半月板渐趋自然平复状态，但白细胞、淋巴细胞集簇较显著。

二、临床表现与诊断

（一）病史

外伤史：多数患者有确切的外伤史。往往是膝关节突然旋转扭伤或跳起落地时扭伤。伤后立即出现疼痛，且逐渐肿胀，部分患者此后多次扭伤发作肿痛，并引起其他症状。据 Smillie 1955—1974 年 6 000 例半月板撕裂病例分析，无明确外伤史而发病者，由 24% 增加到 53%。因此需注意了解患者的职业等其他因素。长期蹲位工作者往往无明确急性外伤史。韧带损伤，关节不稳定，特别是前内侧旋转不稳定也可继发引起内侧半月板撕裂。

疼痛：一般认为，半月板损伤牵扯滑膜是引起疼痛的原因，疼痛恒定在一侧才是半月板损伤的特点。在半月板撕裂即刻，往往合并滑膜损伤，或半月板移位牵拉滑膜产生剧烈疼痛，尤其以损伤侧明显。如果单纯半月板中部撕裂，而未影响滑膜，当时可无明显疼痛。半月板损伤后期，其正常应力关系受到破坏，运动时对滑膜产生牵扯的张力可引起疼痛。

绝大多数学者认为半月板无感觉神经末梢，症状来自关节囊的刺激或关节活动时的机械干扰。Букии 等人通过实验观察，发现半月板有大量有髓及无髓神经纤维组成的神经束，分布于体部周缘表面及角部，其损伤的疼痛也可能是来自其本身的牵拉刺激。患者往往诉说关节一侧痛或后方痛，位置较固定。很少有人同时出现几处疼痛的情况。

关节肿胀：由于伴有韧带和滑膜损伤，产生积血、积液所致。其多少与运动量及强度有一定关系。

打软腿（give away）：患者感到肌肉无力控制关节，常有突然跪倒的趋势。特别是上下台阶，或行走不平坦的道路时。其原因与膝关节不稳以及股四头肌力弱有关。

关节交锁：患者于活动中突然发生伸直障碍，但常可屈曲，经自己或他人协助将患肢旋转摇摆后，突然弹响或弹跳，然后即可恢复正常。一般认为，是破裂的半月板嵌夹于关节内，不能解脱所致。

（二）检查

股四头肌萎缩：74% 以上的患者可以见到，多出现于慢性期或有症状的病例，以股内侧肌最明显。

压痛：膝关节间隙压痛，压痛点固定而局限，多次检查位置不变。压痛恒定在伤侧，是诊断半月板损伤的重要依据之一。

俯卧位膝关节过伸试验：患者俯卧，双膝悬于检查床头外，检查者可确切地确定患膝较健侧伸直的角度减少（图7-31）。

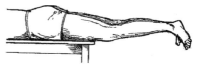

图7-31　俯卧位膝关节过伸试验

膝关节过伸试验：患者仰卧位，检查者，一手固定患侧股骨远端，另一手抬起足跟，膝关节前缘疼痛，提示有半月板前角损伤。

膝关节过屈试验：平卧位，被动极度屈曲膝关节出现疼痛者，提示有半月板后角损伤。

Kellogg-Speed（凯洛格－斯皮德）征：或称半月板前角挤压试验。患者膝关节全屈，术者一手拇指按压膝关节间隙前缘（相当于半月板前角处），一手扶小腿，使患者膝关节由屈曲至伸直，出现疼痛者为阳性。

膝旋转挤压（McMurry）试验：McMurrsy于1928年发表的半月板损伤检查方法陆续为广大骨科医师所采用。其方法为患者仰卧，充分屈膝、屈髋，检查者一手握患肢踝足部，另一手扶膝上，使小腿内收、外旋，两手协调配合使膝缓缓伸直，在伸直过程中，如感到关节内有响声并出现疼痛，即表示内侧半月板损伤，如果将以上方法反方向进行，外侧出现疼痛和弹响，即为外侧半月板损伤（图7-32）。

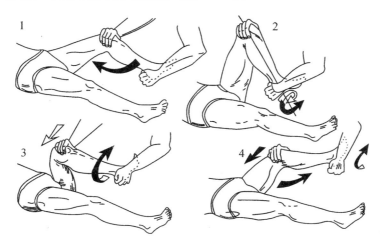

图7-32　旋转挤压试验

膝提拉研磨试验：又称阿普莱（Apley's）试验。患者俯卧，健肢伸直，患膝屈曲90°，检查者一膝跪压患肢大腿后方以固定，两手握住患足，向下加压旋转研磨，如出现疼痛为半月板或关节软骨损伤；如向上提拉旋转出现疼痛者则为关节囊或侧副韧带损伤（图7-33）。

斯坦曼氏（Steinmann's）试验：患者坐位或仰卧位，膝屈曲90°置于床边，检查者一手抓住胫骨上端，另一手抓住踝关节，并强力使小腿外翻或内旋。如有疼痛产生，常为半月板撕裂。本试验阳性具有一定的肯定意义。但如阴性，则不

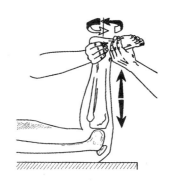

图7-33　阿普莱试验

一定具有否定意义。

半月板重力试验：本试验主要用于检查盘状半月板。因盘状半月板均在外侧，故令患者患侧卧位，使外（腓）侧处于下方，并将大腿垫起，使膝关节离开床面。检查者扶握患者健肢，然后嘱患者自己作患膝关节的屈伸运动（图7-34）。这时由于重力作用，内侧关节间隙加大，外侧关节间隙受挤压，如果为盘状半月板损伤，则有响声或疼痛。然后，再反方向侧卧，同样作该膝关节的屈伸活动，由

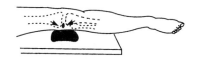

图7-34　半月板重力试验

于外侧在上，膝关节间隙没有挤压作用，所以没有疼痛和声响。

摇摆试验：患者仰卧，检查者一手握住小腿，另一手拇指按住伤部关节间隙，作左右摇摆小腿的动作，可触到半月板松动、进出关节或伴响声、疼痛，提示有半月板的过度活动或松动。

盘状软骨弹拨试验：患者仰卧，检查者将患侧大腿屈髋90°位并固定，嘱患者主动伸屈膝关节，如在伸直过程中，小腿有侧方摆动，即为阳性，表示有盘状软骨畸形（图7-35）。

鸭步试验：主要用于检查青少年半月板后角损伤者。患者下蹲走鸭步，不时变换方向，若因疼痛不能全蹲，且走鸭步时出现膝痛和弹响声，则为试验阳性。

以上症状和体征在每个病人身上不一定都表现出阳性，检查时应综合分析才能得出正确诊断。

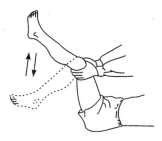

图7-35　弹拨试验

（三）影像学检查

膝关节正侧位 X 线摄片不仅对鉴别诊断有参考价值，如骨软骨损伤，关节游离体、骨肿瘤等需除外，而且对决定是否手术也有意义，如骨性关节炎较严重的膝关节一般不宜手术。关节碘水造影或气－碘水双对比造影也是常用的诊断方法。

磁共振成像（MRI）是目前无创性诊断半月板损伤准确率较高的工具，可清晰地显现关节结构的各层次。

（四）关节镜检查

对半月板破裂具有重要诊断价值，同时可在关节镜下行半月板部分或全部切除，手术创伤小，效果较好，对半月板的诊断率可达94%。但对软骨后部或底层的撕裂无法发现。

三、治疗

近年来，通过大量手术后病例的长期观察，认为半月板为一功能重要的结构，常规切除破裂半月板，未必能改善患肢的功能，甚至反而加重患膝的症状。对半月板损伤一律行手术切除的治疗方法应持慎重态度。宜采取传统治疗和手术治疗相结合，以期收到更为满意的效果。

（一）手法治疗

急性期单纯半月板损伤有交锁症状，应先理筋解锁。嘱患者仰卧位，腘窝下垫枕，在膝上下的大小腿部位，用推摩、揉、揉捏和推压等手法，由轻而重地按摩，以放松肌肉。

然后术者一手握住患者踝部，另一手托住腘窝部，轻轻屈伸膝关节，幅度由小到大，最后大幅度地屈伸2~3次。如仍未"解锁"，可使膝关节在屈伸过程中，同时作内收或外展，或小腿内外旋的动作，即可"解锁"。在整个操作过程中，要求缓慢、轻柔，严禁用暴力。"解锁"后，如急性创伤性滑膜炎症状加重，积血明显，可在无菌条件下抽出积血，加压包扎。最好用大棉垫和铁丝托板将膝关节固定在伸直位2~3周。同时局部外敷活血、消肿、止痛的中药，可用新伤药加牛膝、茯苓、防己、龙骨、牡蛎等。

慢性期在膝关节周围可作揉、揉捏、搓等手法和刺激足三里、阳陵泉、血海、梁丘等穴位，但切忌作膝关节的强力被动活动。

（二）**药物治疗**

急性期则宜活血祛瘀、消肿止痛。内服桃红四物汤或舒筋汤加减，局部外敷新伤药加牛膝、茯苓、防己、龙骨、牡蛎，或外敷半月板伤1号外敷药（黄柏、合欢皮、白及、续断、千年见、草薢各15 g，甜瓜子、土鳖、牛膝、檀香各9 g，赤芍、川红花各6 g）。

慢性期局部外敷活血生新、续筋强筋的中药，如紫河车12 g、白芨12 g、土鳖12 g、儿茶9 g、血竭9 g、丹参12 g、骨碎补12 g、乳香12 g、没药12 g、象皮15 g、茯苓12 g、牛膝12 g，或外敷半月板伤2号外敷药（白及、合欢皮、骨碎补、黄芪各15 g，续断、紫河车、千年见、云苓、白芍、苏木各9 g）。在症状明显减轻后，也可外敷半月板伤3号外敷药（紫河车、白及、土鳖各30 g，儿茶、血竭、丹参、骨碎补各15 g，乳香、没药、象皮各12 g，云苓、牛膝各9 g）以巩固疗效。内服强筋丸或健步虎潜丸。也可选用理疗，如超短波、超声波等，并根据症状的轻重，进行功能训练和肌肉力量训练。但应严格避免重复受伤动作，以免再次损伤，影响愈合。

（三）**手术治疗**

急性期半月板损伤伴关节交锁，关节积液严重，怀疑有交叉韧带断裂或关节内骨软骨切线骨折时，应立即送医院急诊手术或关节镜探查术，修补或切除损伤的半月板，并同时修复关节内其他损伤。对慢性期半月板损伤诊断明确，症状严重，肿痛明显，经常交锁而妨碍训练者，也应手术修补或切除半月板。

第十节　髌骨软骨病

髌骨软骨病又称为髌骨软骨软化症、髌骨劳损，其主要病理变化是关节软骨的退行性变，在运动员和体力劳动者中发病率较高。髌骨软骨病的病变不仅仅限于髌骨关节面软骨的病损，相应的股骨髁滑车软骨也有损伤，故称为髌股关节软骨病更为恰当。

Büdinger（巴丁杰）于1906年首先命名为髌骨软骨软化症。1919年，Axhausen（阿克斯豪森）及1938年Karlson（卡尔森）分别对此病作了较为详尽的描述。创伤被认为是最常见的因素，但真正的病因至今仍不十分清楚。是运动创伤的三大难题之一。

髌骨略似三角形，与股骨相接触的里面，除髌尖部被髌腱附着点占据一小部分外，其他面积全部被较厚的软骨层所覆盖。在膝关节屈伸活动时，髌骨股骨滑车并不完全吻合。据Aglietti等人的实验结果，髌股关节的接触面在屈膝30°位为2.95 cm^2，60°位为4.72 cm^2，90°位为5.0 cm^2。

髌骨的生理作用有：①髌骨位于膝关节前侧，保护股骨关节面不受撞击；②髌骨上有股四头肌附着，下连髌腱，运动时传递股四头肌力量；③髌骨有一定的厚度，股四头肌部分腱纤维和髌腱的部分纤维在髌骨表面交叉附着，髌骨可增加股四头肌力矩；④髌骨在股骨滑车之前，伸屈活动时有一种链带的功能；⑤股骨髁滑车中央凹陷，髌骨关节面呈楔状突入其中，膝内、外翻时此倾斜的关节面有对抗内外翻力的作用，故可防止膝内外翻。尤其膝关节半屈曲位，膝关节韧带皆处于松弛状态，此作用更为突出。

关节软骨的组织学形态：关节软骨属透明软骨，由基质和软骨细胞构成。基质由胶原纤维和无定形细胞间质构成。无定形成分含量最多的是软骨黏蛋白或蛋白多糖，后者与软骨酸度有关。细胞基质内有大小不等的腔隙称软骨陷窝，里面含软骨细胞。软骨细胞有形成纤维和基质的功能。正常基质中的胶原纤维有特殊的排列，它由软骨下骨的骨小梁的胶原纤维形成纤维束垂直走向表面，到达软骨的移行层后呈喷射状向四周扩散斜行进入软骨表层，转而与关节面平等走行并与骨膜纤维相连。此即关节软骨基质的"纤维拱形结构和薄壳结构（图7-36）"。按胶原纤维排列形式，可以将关节软骨分为3层。

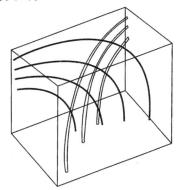

图7-36　纤维拱形结构

因为软骨中无毛细血管，所以软骨细胞是处在缺氧环境中。有人证明透明软骨细胞主要以无氧糖酵解的方式进行葡萄糖的代谢，最后生成乳酸。由于正常的软骨内无血管，故其营养来自滑液，通过生理的受压和减压，产生弥散作用，吸收养分并排除废物。正常软骨的弹力以及软骨不断被挤压而产生的唧筒作用，是保证软骨获得营养的重要机制。如果软骨施加的压力持续时间过长，或不超过软骨张力的压力反复施加于软骨上，即能破坏软骨的弹力，影响从滑液中摄取营养的过程。

髌骨在膝伸屈时的活动特点：髌骨与股骨滑车形成关节。膝伸屈时髌骨在滑车上活动，轨迹是由外上至内下。膝屈曲0°～30°时，髌骨下1/3关节面接触股骨滑车上1/3；膝屈曲30°～60°时，髌骨中1/3与股骨滑车中1/3关节面接触；膝屈曲60°～90°时，髌骨上1/3与股骨滑车下1/3关节面相接触；膝屈曲90°以上时，则髌骨进入滑车尾部与其两侧相接触。股四头肌的功能特点是膝屈曲30°～50°时股四头肌的四个头皆参加用力，发挥其最大的肌力。髌骨与股骨关节面相接触的面积也大，此角度也是髌骨力矩最大的角度。运动中几乎所有膝关节发力动作都在膝屈曲30°～50°。此角度韧带也松弛，髌骨关节面受力最大，既要受上下牵拉加在关节面的压力，又要受防止膝内外翻的侧方应力。这也是髌骨软骨病的潜在发病因素。

一、病因病理

关于本病因，国内外学者有许多争议。

髌骨先天性缺陷学说：此学说由鲁伯卡（Rubadky，1963年）首先提出，他发现在一些青年患者中，并无特殊外伤史，因而认为髌骨本身可能有先天性缺陷存在。目前许多学者把这种缺陷称为髌股关节紊乱，认为其与下肢旋转缺陷（包括股骨前倾或胫骨扭转）（图7-37）、伸肌发育不良、滑车发育不良、高位髌骨和髌骨发育不良有关。

营养障碍学说：髌骨软骨是一种无血管的组织，营养来自滑膜液。膝关节活动能产生一定的压力和吸力，使软骨不断受到水泵样的唧筒作用，从而从滑膜中摄取营养物质。一旦膝关节长期缺乏生理活动，如长时间石膏固定或习惯性废用，即能影响营养的摄取。此外，任何促使软骨失去弹性的因素也能影响软骨从滑膜液中摄取营养，最终发生软骨变性。Sundt（1936 年）认为，滑膜受伤分泌出不正常的滑液是影

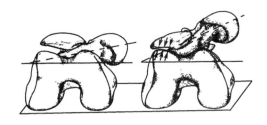

图 7-37　股骨颈前倾角增大与髌股关节压力不平衡

响软骨营养的重要原因。福勒（Fowler，1972 年）认为，如果软骨上施加的压力持续时间过长，即能破坏软骨的弹力纤维。同样，膝关节活动过度，可使髌骨面磨损，软骨的弹力纤维破坏。

软骨溶解学说：Lack（拉克，1959 年）指出，滑膜受伤后渗透压的改变，血中的纤维蛋白溶解酶可以更多地进入滑液，其活性也增高，从而溶解软骨，使软骨中的硫酸软骨素含量降低，软骨变性失去弹力。Cotta（科塔）等指出，创伤引起的关节积血应及时抽吸干净，否则能引起蛋白溶解酶性损伤，常在数月后发生髌骨软化症。近年来也有人注意到外伤使滑膜及软骨中的溶酶体膜破坏，释放出组织蛋白分解酶，将软骨基质中的蛋白黏多糖破坏溶解。Chrisman 研究退行性关节炎的滑液，发现其中含硫量增加，认为可能是由软骨基质中硫酸软骨素被溶解进入滑液所致。

创伤学说：创伤（直接或间接）学说渐趋被公认。英索尔（Insall，1976 年）发现，105 例患者中 40 例有直接外伤史，另 15 例有间接外伤史，包括内外侧半月板损伤。习惯性髌骨脱位或半脱位会使髌骨面受到长时间磨损，引起髌骨软化症。髌骨位置异常的各种因素，最终也都和创伤有关。

曲绵域认为，运动员发生该病主要因局部外伤与劳损所致，且与运动技术特点和局部训练量过大有明显关系。曲氏人工将兔膝或踝被动抗阻屈伸，使软骨相互摩擦，频率为 60 次/min，每日 6 h，抗阻 2.5 kg，磨至 190～213 h，软骨即出现典型的"局限性"石棉样变，早期磨至 45 h 左右，常常有"局限性"软骨细胞坏死区出现，所有病变区都出现基质的硫酸软骨素减少。非受力区软骨细胞的形态、排列及组织化学染色都正常，甚至有时出现软骨细胞活跃性增殖现象。

本病的主要损伤机制为劳损伤，即膝半蹲位，反复屈伸扭转，致使髌骨与股骨的相应关节面相互异常错动、撞击与捻转摩擦所致。

如篮球运动员上篮起跳投球，防守的半蹲位左右移动；排球的起跳扣球落地及半蹲防守，双膝左右移动，都是造成此损伤的机制。以致引起软骨软化、剥脱或引起髌股关节的"镜像"改变。如果运动员的膝关节存在着下肢旋转缺陷（包括股骨前倾或胫骨扭转）、伸肌发育不良、滑车发育不良、高位髌骨和髌骨发育不良等先天缺陷，则更易导致髌骨软骨病的发生。一次性突然扭错撞击，也可使关节软骨受到严重挤压，造成急性软骨骨折、剥脱等，再继发软骨软化退行性变。

病变局限于髌骨或与之相对应的股骨滑车关节面。早期软骨面色泽呈黄白或灰白色，表面有结节状或索条隆起。晚期出现软骨的局限性纤维变、龟裂、缺损及关节鼠，相应的软骨缘出现唇样变。髌骨周围的张腱出现末端病改变，滑膜也有慢性炎症。奥特布里奇

（Outerbridge，1964 年）按病变程度将其分为 4 级：①Ⅰ级。初期时肉眼所见并无异常，但仔细观察可发现髌骨面有较隐蔽的软化区。病灶直径 0.5～1 cm，表面失去光彩，呈淡黄白色，用钝器触之显示弹性减少。局部轻度纤维化，有时软骨面有软化和肿胀。②Ⅱ级。软骨面出现裂纹及碎片，直到在 1.3 cm 以下。③Ⅲ级。裂纹及碎裂扩展，直径在 1.3～2 cm，纤维化继续扩展，出现蟹肉样外观。④Ⅳ级。病变继续侵蚀达 2 cm 以上，使软骨面变薄，甚至完全消失，软骨下骨出现粗糙面，呈阳光放射外观。在相对的股骨髁关节面可出现类似病变。

二、临床表现与诊断

（一）病史

受伤史：一般都有典型的膝在半蹲位一次受伤史或反复过度劳损史（83%）。

主要症状：早期症状仅为膝软，上下楼无力。运动后明显，休息后缓解。以后膝酸痛，运动加重，准备活动后疼痛减轻，一般不影响训练。进而发展成半蹲发力痛，急停、起跳、上下楼皆痛，活动不开，起跳无力，最后走路也痛。

假交锁：随滑膜炎的发展，膝伸屈受限，疼痛。因滑膜增生嵌入关节间隙或关节软骨剥脱关节面不平，可出现类似交锁的症状，并能听到响声。若股骨髁软骨损伤明显，疼痛可向膝后放射。比如股骨外髁软骨损伤明显，病人常诉膝后外侧疼痛，以致误认为病变在股骨髁后侧。

（二）检查

病程长者有股四头肌萎缩（14%），有些患者出现关节积液（12%）。

髌骨压痛：患者膝关节伸直或在某一角度时，术者用手掌沿垂直方向或前后左右错动按压髌骨，如髌骨下疼痛即为阳性，表示髌骨软骨病（90.4%）或脂肪垫、滑膜皱襞嵌入髌骨下方引起。

髌骨边缘指压痛：术者一手将患者的髌骨向侧方推起，另一手指压髌骨的边缘，疼痛者为阳性（图 7-38）。髌骨软骨病（90.3%）及伸膝筋膜炎时为阳性，滑膜炎时也可为阳性。髌骨软骨病时以内侧缘压痛为多（65.9%）。

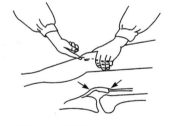

图 7-38　髌骨边缘指压痛

髌骨软骨摩擦试验：术者按压患者髌骨，再令其伸屈膝关节（或按压错动髌骨），髌骨下有砂纸样或不平破碎感为阳性。髌骨软骨病时阳性（图 7-39），多为粗糙的摩擦音或摩擦感。某些急性或慢性关节炎疾患也可出现柔和的摩擦音或摩擦感，系滑膜肥厚炎症所致。

单足半蹲试验：嘱患者患肢支撑蹲起时，出现膝痛膝软即为阳性。髌骨软骨病（100%）、伸膝筋膜炎、髌腱腱围炎、股四头肌腱止点末端病、半月板损伤者均可为阳性。

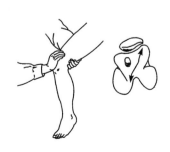

图 7-39　髌骨软骨摩擦试验

伸膝抗阻试验：术者将一前臂放在患膝后侧，一手握住小腿前方，并给一定阻力，让患者膝由屈曲位逐渐伸直，出现疼痛或膝软者为阳性。髌骨软骨病（78％）、伸膝筋膜炎、髌腱腱围炎及股四头肌止点捩伤、胫骨结节骨软骨炎呈阳性。髌骨软骨病疼痛多在 30°～60°（解剖 0°位），髌腱病变时疼痛多在 90°角左右。如在某一角度突然锐痛"失力"，可能是髌股关节软骨"镜像"损伤。

压髌股四头肌收缩试验：患者伸膝，股四头肌松弛，将髌骨推向远侧并加压于髌骨之上，再令患者收缩股四头肌，患者即感疼痛为阳性。此时，患者会小心地慢慢收缩股四头肌以免疼痛加重。但有时有假阳性，应两侧对比。

X 线检查：早期很难发现异常改变。Darracott（达拉科特，1971 年）等发现，在有早期症状而软骨面有少许或无损害的患者，软骨区下骨有脱钙现象。晚期有骨关节炎增生影像。

膝关节镜检查：适用于临床和影像学检查不能明确诊断者。有些学者将其作为术前常规，可避免误诊，并进一步了解病变程度，以便决定手术方式。Comelis 认为，关节镜检查的正确率可达 100％。

（三）**分型**

按症状可将髌骨软骨病分为轻、中、重三型。

（1）轻型　关节不痛，仅为无力，抗阻不痛，髌骨周围压痛阳性。此类病人多不就医，有时可以自愈，可以参加正规训练。

（2）中型　上下楼、半蹲疼痛，活动开后仍疼痛。运动后加重，休息缓解，走路不痛。髌骨压痛、抗阻力伸膝试验阳性。即使有积液，病情也很轻。

（3）重型　症状明显，走路也痛。

关于髌骨软骨病疼痛发生的机制：①软骨退变产物对滑膜的刺激，如组织蛋白酶（cathepsin）B 和 D 的刺激等；②髌周支持结构受到牵拉或撕裂（急性）；③软骨下骨过度负荷和微骨折刺激浅层骨的神经末梢引疼痛；④髌骨内高压。根据国外某些作者的研究，发现骨内高压，可引起骨关节疼痛。髌骨软化症病人常有骨内瘀阻引起骨内高压。Bjork-strom（1980）发现，在髌骨软化症行骨内钻孔造影失败的患者，术后 4 个月病人疼痛症状完全消失。一些作者还发现，向骨髓腔内注射任何液体（包括造影剂），均可引起骨内压力增高，使该骨关节发生疼痛。

三、治疗

（一）**药物治疗**

1. 中药治疗

（1）急性期　外敷新伤药或用新伤药水浸纱布敷患膝，并用红外线照射，每日 1 次，照射 20～30 min。关节肿胀者外敷泽泻、防己、龙骨、牡蛎、黄芪、牛膝。内服桃红四物汤加减，每日 1 剂，水煎，分 3 次服。

（2）慢性期　外敷当归、黄芪、鸡血藤、紫河车、儿茶、丹参、土鳖、续断、骨碎补、白及等；关节冷痛者，加关桂、丁香、陈艾、木香、牛膝等；关节酸胀者，加秦艽、藁本、五加皮、川芎等。

2. 西药治疗

（1）氨基葡萄糖　口服氨基葡萄糖 2 粒，每天 3 次。氨基葡萄糖是一种天然的氨基单糖，来源于海洋动物虾、蟹壳中的有效成分，是高度纯化的壳多糖水解产物。其可特异性地作用于关节软骨，恢复软骨细胞的正常代谢功能，促进蛋白多糖的合成，并使之正常化。同时抑制对关节软骨产生破坏作用的酶活性，如胶原酶和磷脂 A_2，从而达到保护软骨的作用。此外，还可抑制炎症因子和疼痛介质的作用，从而减轻、消除疼痛。

（2）玻璃酸钠 其在关节内的作用是防止关节软骨被破坏，促进软骨修复愈合，缓解疼痛。它与水结合成为弹性物质，保护软骨防止基质流失，有缓冲、滑润作用，并能消炎、止痛，清除自由基保护软骨。1% 玻璃酸钠 2 mL，一定要注入到关节腔内。

（二）按摩治疗

从小腿上 1/3 至大腿下 1/3 对前后肌群行揉、揉捏、搓法 5 min；两指尖（拇示指）按揉两侧膝眼及髌腱部位 3～5 min；在髌骨的周缘用指做刮法和掐法 2～3 min；取足三里、血海、阴陵泉等指针；最后再揉或抚摩大、小腿可结束。整个按摩时间 15～20 min。

（三）理疗

超短波、蜡疗、TDP 有一定效果。髌骨浸汁（红花 30 g、生草乌 30 g、归尾 30 g、桃仁 30 g、生川乌 30 g、自然铜 30 g、马钱子 30 g、生姜 5 片、甘草 30 g，药酒等量浸泡 1 周后滤药酒备用）加二甲基亚砜及 1% 利多卡因混合液直流电正负极导入，有较好疗效。

（四）功能练习

股四头肌渐进抗阻练习 伤肢屈曲 70°～80°，躯干挺直，两手叉腰、弓步桩，每次 5～30 min；膝关节屈曲 70°～80°，马步桩 3～15 min，膝关节有酸胀、发热感觉为宜。

（五）手术治疗

采用非手术疗法无效的严重患者，如症状逐渐加重，或有游离体及交锁等症状者可考虑手术治疗。根据伤情，选择软骨Ⅰ、Ⅱ层作片状切除，可清除至骨，并用细克氏针钻孔以期新生的肉芽化生成新的软骨，使伤部修复；髌骨横行钻孔髓腔减压改善血运；胫骨粗隆部髌韧带垫高，髌外侧支持带松解，髌骨部分切除或全切除等。手术指征掌握恰当可获得较好效果，但对运动成绩却有不同程度的影响。如有条件可在关节镜下明确病变部位及范围后行软骨成形术。术后稍加包扎，次日即可下地作一些轻微活动。

第十一节 股骨滑车软骨损伤

在膝关节运动损伤中，单纯股骨滑车软骨损伤（osteochondral fracture of femoral condyles）并不少见。其中有的属急性损伤，如软骨骨折；有的属慢性损伤，如股骨软骨软化症等。由于软骨本身无神经、血管，受伤当时症状不突出，所以给诊断及治疗造成一定困难及混乱。

一、病因病理

导致股骨滑车软骨损伤的因素有 4 个方面：

（1）股骨滑车软骨直接撞伤 赫尔佛特（Helfet，1970 年）报道，当膝关节完全屈曲时（超过 120°），髌骨下移股骨滑车暴露，这时受踢或摔倒跪撞于某些隆起地方，即可产生软骨骨折。

（2）间接撞击受伤 膝关节屈曲小于 120°，股骨的软骨部被髌骨撞击受损。

（3）膝扭转时髌关节错动致伤 米尔格拉姆（Milgram，1943 年，1966 年）认为，此伤多发生于关节柔软的患者。当足固定直立、大腿内旋时，股骨外髁即向前移。这时，如果股四头肌突然收缩，则髌骨向外将外髁切断，造成切线骨软骨骨折。肯尼迪（Kennedy，1966年）用尸体标本实验，证明当膝屈曲35°时，大腿内外旋45°时，股骨内髁可出现软骨骨折。曲绵域认为膝屈曲在30°左右扭转致伤解释起来比较合理，更符合解剖力学与运动员实际情况，因为当膝完全伸直时，侧副韧带及交叉韧带都处于紧张状态，膝关节既不能旋转，也不能内收及外展，髌骨很难产生切线力量，除非膝有内翻或外翻的畸形。膝屈曲30°位时则不然，膝既可内收、外展，也可旋转，就更易产生髌骨向内或向外的切线力量，损伤骨或软骨。

（4）髌骨与股骨间捻转应力致伤　这种应力的产生是髌骨的横向切力与纵向切力同时作用的结果。以膝于外翻位（胫骨外旋外展）发力跑或跳为例，外翻产生髌骨的外切线应力，而发力也就是股四头肌收缩突然伸膝又产生向上的活动及应力，结果在股骨上形成轨迹是弧形的捻转力，并随着力量的大小表现出股骨软骨的磨损、开窗、剥离、脱落或软骨分离。

损伤后因受力大小和方式不同产生不同的病理改变，如软骨软化，形成囊变（软骨层未破裂，仅软骨下面剥离，软骨表面软化，剥离处呈封闭状态，腔内含有黄色液体），甚至出现软骨剥离，软骨脱落形成关节鼠，并遗留永久的缺损和变性的残床。

二、临床表现与诊断

部分患者有膝关节跪地半屈曲位膝扭转损伤史。多数是在某次练习或比赛中，发现起跳时膝部酸软或疼痛，逐渐加重，以后出现上下楼痛、半蹲痛。膝痛角度通常是在屈曲30°~50°且疼痛角度多固定。多数病例并发髌骨软骨病，膝软乏力，有关节鼠时可产生交锁或弹响。

检查时可见股四头肌萎缩，有压髌痛。股骨滑车压痛。将膝完全屈曲，检查髌上股骨滑车关节面；膝伸直，将髌骨外推检查内髁关节面或内推检查外髁关节面，如有压痛为阳性。伸膝推髌抗阻试验：伸膝抗阻检查，髌骨压向股骨产生疼痛时，再用力将髌骨向内侧或外侧推移，解除病灶部挤压。这时，如果疼痛消失或减轻即属阳性，说明髌股关节之间有病理异常。

X线检查：摄取膝侧位及髌骨轴位片，股骨髁弧线上有不规则影可助诊断。此外，MRI检查和关节镜检查有诊断价值。

三、治疗

（1）非手术治疗　参照髌骨软骨病的治疗。
（2）手术疗法　由于软骨本身不能修复，其修复只能靠来自髓腔的新生组织的化生，因此软骨损伤Ⅰ、Ⅱ层时可片除，损伤软骨深至Ⅲ或Ⅳ层应凿除剥脱软骨，局部用细克氏针向深部钻孔数个至髓腔。术后两周开始膝不负重的伸屈活动，通过摩擦，使新生的肉芽结缔组织化生成关节软骨（需4~6月）。

四、预防

如运动员从事项目需经常跪地（如艺术体操等），应于膝前加毡垫保护。另外加强股四头肌力量，防止髌骨左右摆动是防止切线伤及旋转伤的基本措施。

第十二节　膝关节骨软骨骨折

膝关节骨软骨骨折（osteochondral fracture of knee）在膝关节运动损伤中是一种较严重的病损，由于作用力的方向不同，可产生凹陷骨软骨骨折或骨软骨切线骨折，以后者为多。既可单独发生，也可作为髌骨脱位或半脱位的并发症，或并发于膝关节韧带或半月板损伤。文献记载此伤主要发生在运动员，临床上易漏诊或误诊。

股骨软骨面可分为滑车区、脂肪垫区和半月板滑动区。在正常情况下股骨与胫骨并不在一条直线上。通过髂前上棘至髌骨中心画一条线，再从髌骨中心至胫骨粗隆画一条线，两线相交成一个角度，称为 Q 角。英索尔（Insall，1976 年）指出 Q 角的平均度数为 14°，如果该角大于 20°，当视为异常。由于有 Q 角的存在，使髌骨有向外脱位的倾向。在正常情况下，髌骨的这种自然脱位倾向被 3 种稳定因素所阻止：①股骨内、外侧髁间的沟较深，股骨外侧髁大，向前突出作为髌骨的屏障。②股内侧肌与股外侧肌止于髌骨的部位虽然均介于股直肌与股中间肌止点之间，但股内侧肌附着在髌骨内缘上 2/3 处，而股外侧肌附着于髌骨外缘的上端。在股四头肌收缩时，股内侧肌有向内牵引的作用，而股外侧肌只能向上牵引。③髌内侧支持带比较紧张。如果股骨外髁较小，或者股内侧肌力相对较弱，是发生髌骨向外脱位和半脱位的因素之一，而髌骨脱位是造成骨软骨骨折的原因。

一、病因病理

由于青少年的软骨下骨比较脆弱，故此伤多见于青少年。常因外力所引起。

（1）间接暴力致伤　当膝关节屈曲小于 120°时，股骨髁受髌骨保护。此时，如外力作用于髌骨，髌骨撞击股骨髁，造成股骨凹陷或切线骨折（如跪地或比赛时双方膝关节相撞）。

（2）直接暴力致伤　当膝关节屈曲大于 120°后，股骨髁位于髌骨上方，不再受髌骨保护，则暴力可直接撞击股骨滑车缘发生骨软骨骨折。

（3）切线力致伤　膝关节扭转在膝关节间造成切线力致伤。许多作者观察到，髌骨半脱位和脱位是造成此伤的重要原因。如米尔格拉姆（Milgram，1943 年，1966 年）认为，当膝伸直位站立时，大腿突然内旋使髌向外脱位，可产生股骨外髁伤，如果完全脱位，当股四头肌用力收缩髌骨复位时，髌骨内下象限即受切线应力的作用产生骨软骨骨折。

伯恩特－哈蒂（Berndt-Hary，1959 年）把这类病变分为 4 期：Ⅰ期，骨软骨下的小范围压缩；Ⅱ期，骨软骨骨折片部分分离；Ⅲ期，骨软骨骨折片完全分离，在原位上遗留空隙；Ⅳ期，骨软骨骨折片移位。

二、临床表现与诊断

有明显的膝直接撞击或扭伤的受伤史。受伤后功能障碍及随之而来的关节内出血，血中有大、小不等的脂肪油滴漂浮（由于骨髓出血所致）。

X 线摄片有时可见到线状骨折片，有时要从正位、侧位、斜位、轴位等不同方位才能见到骨软骨骨折的部位及骨片，或需断层摄影才能诊断。

关节镜检查可助诊断。

据文献报道，多数作者认为，关节积血中出现的油滴是诊断这种骨软骨损伤的最重要指征。值得注意的是，没有油滴不能作为否定骨软骨损伤的依据。

三、鉴别诊断

（1）脂肪垫或关节囊损伤　膝关节扭伤损伤了脂肪垫或关节囊，出现关节积血，有时也可见很细小的油珠。这类损伤疼痛多不剧烈，出血少，功能障碍程度较轻。X线摄片未见骨折片。

（2）胫骨平台骨折　外伤暴力大，肿胀、疼痛、功能障碍、畸形等更明显，X线摄片可确诊。

（3）膝内侧副韧带深层撕脱骨折　积血中也有油滴，但有内侧副韧带损伤的症状和体征，如压痛，膝外翻分离试验阳性，膝外翻应力摄片可见内侧关节间隙增宽等。

（4）前交叉韧带撕脱骨折或胫骨髁间隆起骨折　也可有油滴，但前抽屉试验、Lachman 试验阳性。摄 X 线片可鉴别。

四、治疗

本病一经确诊后，原则上采用手术治疗，小骨片可切除，较大骨片应复位固定。如有条件可行关节镜检查，同时在镜下作内固定术。晚期病例已形成游离体、不愈合或错位愈合影响关节功能者，应行手术摘除或切除。

第十三节　运动员髌骨周缘腱附着处损伤

髌骨周缘腱附着处损伤（injuries of tendon insertion of patellar edge）是一种股四头肌腱、髌腱及伸膝腱膜在髌骨附着处的慢性损伤，又称髌骨张腱末端病、跳跃膝、髌腱腱围炎（peritendinitis of patellar tendon）、腱膜炎以及股四头肌腱止点末端病等，是一种末端病（enthesiopathy）。常与髌骨软骨病并存，也可单独为一种伤病。多见于跳跃、篮球、排球、足球、击剑运动员及体力劳动者，为临床常见的一种伤病。

髌骨是伸膝和稳定膝关节的重要结构。股四头肌腱、髌韧带及伸膝腱膜包绕并附于髌骨周缘，最后止于胫骨粗隆和平台上缘。

股四头肌腱分为三层，浅层为股直肌腱附着于髌底的前缘，其纤维大部覆盖髌骨前面的粗糙面，向下延长为髌韧带。中层为股内、外侧肌，在股直肌腱旁形成两个隆起，此二肌腱亦止于髌底。但在股直肌腱平面之后，相当于髌骨内、外侧缘上 1/3，股内侧肌腱抵止处更为靠下，约占其内缘上 2/3，在股直肌腱之后，内、外侧肌腱附加纤维向下延伸至胫骨内、外髁，移行为髌内、外侧支持带（髌副韧带）。深层为股中间肌腱，附着于髌底更后的平面。髌韧带一部分是由股四头肌腱越过髌骨前面的纤维（主要为股直肌纤维），另一部分纤维起自髌尖，向下行止于胫骨粗隆。如果认为髌骨仅是在股四头肌腱内发生的一个较大的籽骨，髌韧带（髌腱）也不妨看作是股四头肌腱远端的延长部分。

在髌腱前面与深筋膜之间有四五层结缔组织结构，称为腱围（peritendon）。每层都有滋养血管，各层间有结缔组织连接，也有血管通行。

股四头肌腱、髌韧带与髌骨的连接处无骨膜，属末端结构（end structure）或"腱止装置（insertional structure）"。现有研究报告证明，成人的末端结构依次排列为腱纤维→纤维软骨带→潮线（tidemark）→钙化软骨带→骨（图7-40）；未成年人的末端结构则为腱纤维→纤维软骨带→透明软骨→潮线→骨，且软骨带很厚。年龄越小，髌骨本身骨质的软骨成分也越多。

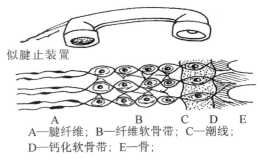

似腱止装置

A—腱纤维；B—纤维软骨带；C—潮线；
D—钙化软骨带；E—骨；

图7-40　末端结构装置示意图

腱止点的主要任务是将比肌腱粗得多的肌肉所产生的收缩力传递到效应骨骼上去。末端结构的一个重要作用就是缓冲，使腱所受的拉力和折屈力渐进而不是突然地加于骨骼上，引起损伤。

根据末端结构不同的力学特点，可分为3类：

（1）Ⅰ类为牵拉型末端　指腱末端工作时，主要使效应骨受牵拉作用而不发生旋转或折曲。如肱骨外上髁伸指总腱附着点；跖腱膜在跟骨的附着点；腘绳肌在坐骨结节附着点等。其不具备纤维软骨垫和腱下软骨面等结构。

（2）Ⅱ类为滑车型末端　指肌肉收缩通过末端结构，使效应骨产生以某一点为轴心的旋转运动。这一末端的典型代表有冈上肌在肱骨大结节止点；跟腱在跟骨结节的止点等。其附属结构包括在腱下的一个透明软骨面，可以减少腱末端工作时的摩擦。

（3）Ⅲ类为折曲型末端　指腱末端在工作时效应骨发生折曲角度的改变。以髌尖下止点为代表，在腱下有髌尖纤维软骨垫，其作用是当膝屈曲时，防止腱折曲，增加作用力矩和缓冲突然伸膝的牵拉张力。

末端结构的缓冲作用是由以下环节完成的：①腱纤维由波浪状弯曲被拉成直线。②纤维软骨带的软骨细胞囊由圆形拉成梭形，可称为"胞囊缓冲"。③纤维软骨区基质中硫酸软骨素增加，其质地硬而富弹性，如橡胶样产生变形缓冲。由于钙化带虽然有羟磷灰石结晶，但相对密度较低，因此也可产生变形缓冲。④腱纤维力线改变缓冲。腱止点部胶原纤维如树根样向周围分散止于骨中，作用力由直变斜，实际牵引力变小。⑤腱外附属结构，如髌尖纤维软骨垫缓冲，是一种腱外的弹性缓冲。

末端结构是缓冲的重要装置，一旦受力过大或过劳，超过其缓冲能力，或因某些因素如腱缝合术后腱的波浪弯曲消失，瘢痕本身又无弹性，都会引起末端的慢性损伤性疾患，即末端病。

一、病因病理

在膝关节屈伸活动过程中，髌骨起到了增加力矩和传递股四头肌力量的作用，而髌股关节的稳定，则主要是靠股四头肌力量及伸膝腱膜来得到加强。在半蹲位运动或跳跃等活动中，除了髌股关节面承受的压应力和扭转应力外，髌骨周缘腱组织也将受到很大的牵拉应力，这和发病有直接关系。

慢性劳损　跳跃运动员长期大量专项训练过多，反复牵拉髌腱及股四头肌腱在髌骨的附着处引起血供障碍而受伤。过度负荷作为运动员末端病的主要病因已被公认。一些学者通过血管造影方法，证实末端区主要血供较差，特别是在腱中央部分和未钙化纤维软骨区，这些部位营养来源主要依靠弥散作用，当末端区负荷增大时，这些部位营养来源不足，致使发生变性。

急性损伤　猛力跳跃时，超过了髌骨周缘腱本身负荷能力，可损伤髌腱和股四头肌腱，甚至出现小的撕脱骨折，即所谓的"镜下骨折"。

直接撞击髌骨周缘腱附着处致伤，若治疗不彻底，即转为慢性。

成人髌骨腱末端结构损伤常见于髌尖和髌底股四头肌腱附着处，其病理变化是肉眼观腱及腱围可发现其变为黄褐色，腱围充血、水肿、肥厚，与髌腱粘连，并有血管侵入。腱本身变粗变硬，瘢痕增生。镜下观纤维的玻璃样变是腱病变的主要特征。此时，腱的胶原纤维波状排列消失、互相融合、折光性强、染色性差，腱细胞大多消失。腱的抗牵拉能力下降。纤维软骨区潮线则有升高（涨潮）、增宽、中断等变化。随着潮线的上涨，钙化软骨区范围增大，出现骨髓腔向腱方向推进，形成腱内骨刺。这种骨刺内部有时可见骨小梁断裂。这种在病理切片下方可证实而在X线片上看不到的骨小梁断裂称之为"镜下骨折"。腱围呈纤维变、血管增生或小圆细胞浸润等。

纤维软骨细胞从腱向骨的方向经历了增殖肥大和退变的变化，细胞呈椭圆形，越向骨的方向，细胞体积越大。在肥大和退变区的交界处开始了软骨的钙化。潮线（tidemark）即是这两部分的明确分界线。这条在常规组织学HE染色时呈蓝色的潮线，使纤维软骨区和钙化软骨区之间存在明显的分界。用组织化学PAS（过碘酸雪夫氏反应）染色时可见在纤维软骨区的增殖，肥大软骨细胞层软骨细胞内富含PAS阳性颗粒（红色小颗），而在潮线另一侧，即钙化软骨区退化的软骨细胞内不含PAS颗粒。

二、临床表现与诊断

患者往往有该末端区过度负荷史或者曾经有过一次较大的局部损伤，又未得到合理治疗，仍坚持训练的历史。主要症状是在半蹲位（膝屈曲60°～100°）运动、上下楼梯或起跳发力、急停时感膝前疼痛，或突然打软。常感膝酸软乏力，重者行走和休息时也疼痛。

检查时可见股四头肌萎缩，髌骨尖及底部前轻度肿胀。髌骨周缘腱附着处有指压痛，以髌尖区、髌底缘指压痛最多见，这是本病的主要指征。局部可触及肥厚变性的组织等。

伸膝抗阻试验时，髌腱、股四头肌腱在髌骨的附着部疼痛。

髌腱紧张压痛试验：令患者膝关节伸直，术者一拇指放在髌尖下，另一手掌根放在前一拇指指背上，患者感到拇指下面明显疼痛。令患者放松股四头肌，用与前相等的压力压迫时，疼痛减轻者为阳性。

膝关节突屈试验：患者膝关节伸直，术者一手拇指压在髌腱上，其余四指环抱在膝关节后面，另一手取相同手势环抱前一手的对面，拇指压在前一拇指上。双手同时用力向下压伸膝，然后突然被动屈曲膝关节，患者感到疼痛为阳性。

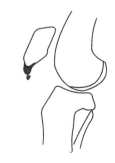

图7-41　X线摄片显示髌尖增生

X线摄片检查：早期除髌腱阴影加宽外，无骨质改变。晚期髌骨尖或髌骨上缘骨质非关节软骨部分延长、增生（图7-41）。髌骨下极骨质疏松，有絮状或块状钙化影。髌腱内也可有钙化影。

三、治疗

1. 中药治疗

外敷鸡血藤、黄柏、山豆根、白芨、海藻、穿山甲、生南星、生半夏、地骨皮、秦艽、牛膝、土鳖、儿茶、合欢皮、紫河车等药或外敷乌红散等。外用3号熏洗药熏洗。内服金匮肾气丸、健步虎潜丸和劳损丸等。

2. 按摩治疗

是治疗末端病的有效方法。可松解已发生粘连的腱围组织，改善局部血循环，促进组织液和静脉回流，降低局部组织内的压力。外搽舒活酒，在膝部及其周围施行抚摩、揉、推压、揉捏等手法。随后用拇指尖端对髌骨缘的痛点进行刮、掐，力量大小以病人有胀感为度。配合指针刺激血海、梁丘、伏兔、阳陵泉、足三里、三阴交等穴位。

3. 针灸治疗

取阿是穴、梁丘、足三里，初期快针，后期温针，后取对侧曲池，留针，配合患膝半蹲运动15 min。间日1次，治疗10次为一疗程，间停1周。

4. 理疗和封闭治疗

蜡疗、超短波、中药浸剂加红外线照射都有一定效果。用曲安奈德10 mg加1%利多卡因2~3 mL，或爱维治（小牛血清提取的去蛋白诱导剂）5~10 mL加1%利多卡因2~4 mL注入髌腱腱围内，5~7 d 1次，共注射3~4次。应注意禁止注入到腱组织内，以免引起髌腱变性。治疗期间要停止踏跳练习。

5. 功能练习

加强下肢肌肉力量练习，股四头肌绷劲练习、马步桩练习、弓步桩练习、**蹲起及负重蹲起练习**等。根据髌骨周缘腱附着处损伤的指压痛（边缘指压痛）、髌腱紧张压痛试验和膝关节伸膝装置机能检查及X线摄片所见，可将髌腱腱病分为四度。

（1）Ⅰ度　无自觉症状，检查时髌腱紧张压痛试验阳性，髌尖指压痛，单（双）腿蹲起试验均不痛。X线摄片所见无明显改变者，应定期复查，防止恶化。可参加正规训练，并应加强股四头肌的机能训练。

（2）Ⅱ度　自觉髌尖痛，检查时髌腱紧张压痛试验阳性，髌尖指压痛。X线摄片所见在髌骨侧位片上，可见腱与腱围分离或髌腱肿胀。双腿蹲起试验阴性，单腿蹲起试验阳性。可参加正规训练，但应适当减少致痛动作的练习，并加强股四头肌的机能锻炼。

（3）Ⅲ度　自觉髌尖痛，检查时髌腱紧张压痛试验阳性，髌尖指压痛阳性，双腿蹲起试验阳性，单腿蹲起试验阳性。X线摄片所见在髌腱侧位片上可见部分髌腱有肿胀，肿胀部位前后边缘不清或不整，腱实质与髌腱腱围分离（多数是全髌腱肿胀者）。可参加非致痛动作的专项训练，也可适当参加致痛动作的专项训练（以疼痛不加重为准），增加不引起疼痛的专项辅助练习，以保持较好的专项能力。应采取边练习边治的原则。

（4）Ⅳ度　自觉髌尖痛，走路、静止时均疼痛。检查时髌尖指压痛，髌腱紧张压痛试验阳性。单双腿蹲起试验均疼痛，轻摸患处也疼痛（主动伸膝试验阳性）。X线摄片所见在髌腱侧位片可见全腱或大部分髌腱肿胀，边缘不整，腱与周围软组织边界不清，可参加最简单最基本的专项技术训练，停止大强度、大负荷量的训练；重点放在加强腿部机能练习上，以防止肌肉萎缩。宜采取以治疗为主，训练为辅的原则。

6．手术治疗

用非手术治疗经久不愈，症状严重者，可考虑手术治疗。常用的手术方法有：①髌腱腱围剥离切除；②结扎腱围怒张血管；③腱围、髌腱变性部分切除；④腱围切除及腱纵形切开改善循环；⑤髌尖及骨片切除。术后宜早期功能练习。

第十四节　髌腱断裂

髌腱断裂（rupture of patellar tendon）较少见。偶可见于足球、体操、跳跃等项目。据伯勒尔（Böhler）统计，620 例伸膝装置损伤中，髌腱断裂 20 例，约占 3%。

一、病因病理

直接暴力作用髌腱部位，如打击、碰撞、割裂伤等，使髌腱的纤维束发生部分或完全断裂而发病。间接暴力可见于两种情况：其一为单一股四头肌垂直方向的牵拉，即大而猛的暴力作用于小腿致使膝关节屈曲而对髌腱产生了大力牵拉时，可致髌腱断裂。如体操运动员下器械时，膝关节半屈曲位着地，股四头肌强力收缩；跳高运动员起跳发力，股四头肌强力收缩；足球运动员用脚背踢球过猛，形成抗阻力伸膝等。其二为膝关节的突然屈曲、扭转，特别是膝屈曲，小腿外翻、外旋动作，轻者损伤髌腱，重者可同时损伤侧副韧带、交叉韧带及关节软骨。这是一种复合损伤，预后较差，应引起充分注意。

间接暴力引起断裂往往是在患髌腱病或多次强的松龙封闭，使韧带变性的条件下发生的。

髌腱断裂可发生在髌尖附着区，腱中份和腱下止点。髌尖附着区撕脱多伴有两侧股四头肌腱扩张部的撕裂；髌腱中份撕裂多呈马尾状；髌腱止点撕裂可带有胫骨粗隆部的小骨片。髌腱受伤部位因年龄而不同，10～15 岁髌尖部受伤较多，且伴随小的撕脱骨片；16～18 岁则在胫骨止点撕脱较多，髌腱中部腱本身较少。这是因为在儿童以及青少年时，髌尖止点的末端结构尚未成形，下端又有胫骨粗隆的牵拉骨骺有关。

二、临床表现与诊断

有急性外伤史，一部分病例可有髌腱腱病或局部封闭史。受伤时有断裂声，受伤后膝前剧痛、肿胀，不能行走。

检查局部可见有凹陷畸形，有皮下瘀斑，关节内积血明显，髌韧带部压痛剧烈。直抬腿试验（straight leg raising test）：令患者自动抬腿，如果不能将膝伸直并抬起，即为阳性。说明可能为股四头肌腱断裂、髌骨骨折、髌韧带断裂或胫骨粗隆撕脱性骨折，须仔细检查加以鉴别。将膝屈曲常可以清楚地看到并且扪到断裂部的凹陷。

X 线检查：摄膝屈曲 30°位双膝侧位 X 线摄片对比，可看出伤侧髌腱失去连续影像，髌骨向上移位。测量髌腱的长度，两侧对比，可判断髌腱断裂、分离的程度。

三、治疗

髌腱断裂，应立即手术缝合，但必须使用减张牵拉缝合术（图 7-42）。陈旧性髌腱断裂、股四头肌已挛缩，应先练习膝的活动，待活动正常时再修补髌腱，也可使用减张牵拉。缝合的松紧度以膝屈 30°时拉紧为宜，太松影响弹跳。术后膝关节伸直位固定，练习股四头肌收缩活动。6 周后除去外固定，开始膝关节伸屈活动。功能恢复期间，配合中药、按摩、熏洗等治疗。6 月后可开始正常运动训练。

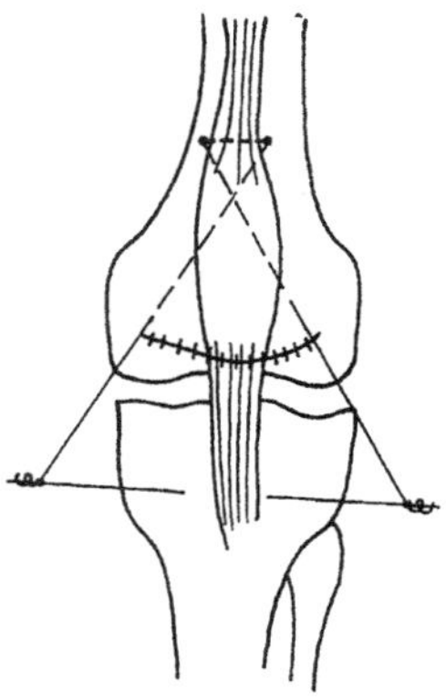

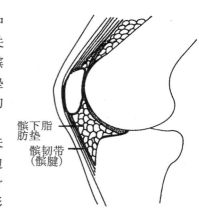

图 7-42　髌腱断裂减张缝合

第十五节　髌下脂肪垫损伤

髌下脂肪垫损伤（injury of infrapatellar fat pad）是一种常见的伤病，临床上多见于篮球、排球、足球、跳跃、竞走、短跑、中跑等运动员和搬运工等体力劳动者。若不及时诊治，常可导致脂肪垫的慢性炎变，影响伸膝等功能。

膝部脂肪垫：脂肪垫由脂肪组织构成，它被关节囊中的纤维层与滑膜层分别覆被。如同膝交叉韧带一样，为关节内及滑膜外结构。膝部脂肪垫有 4 个，髌下脂肪垫、髌上囊脂肪垫、股骨前脂肪垫、腘脂肪垫。其中髌下脂肪垫受伤机会较多，临床所说脂肪垫损伤，是指髌下脂肪垫的损伤。

髌下脂肪垫附着在髌腱的后方和胫骨髁前上缘的非关节面区，呈一钝性的三角形结构，在髌骨处最厚，向两边展开逐渐变薄，两侧缘超出髌骨之外各约 1 cm。伸向股骨和胫骨间隙的脂肪垫也在逐渐变薄，与髌滑膜皱襞一道形成翼状皱襞，其中部尖端以细小悬韧带—黏液韧带的形式止于股骨髁间窝的前部（图 7-43），它将脂肪垫系于股

髌下脂肪垫
髌韧带（髌腱）

图 7-43　髌下脂肪垫

骨上。髌下脂肪垫具有衬垫及润滑作用。股四头肌收缩时，脂肪垫内的压力增高，成为坚硬的实体，充填于关节面不相适合的多余空间，以限制膝关节的过度活动，并吸收震荡，是维持膝关节功能的重要结构。膝关节伸直时，髌骨和脂肪垫一起，被股四头肌拉向上方，避免脂肪垫被夹入股胫关节之间。

一、病因病理

膝关节突然猛烈的过伸与旋转，脂肪垫来不及上移，被钳夹于股胫关节面之间，而引起急性损伤。如足球运动员踢球漏脚，或体操运动员从器械上落下时膝关节过伸位着地等。由于反复跳跃，引起膝关节的过伸或股四头肌疲劳无力，不能充分地向上牵拉脂肪垫，则会引起脂肪垫慢性损伤。此外，凡有髌骨股骨软骨病、髌腱腱病、半月板损伤、前交叉韧带损伤、膝关节创伤性滑膜炎等，使膝关节的动力学平衡发生改变，关节不稳，则可继发脂肪垫损伤。

脂肪垫损伤后可产生出血、水肿、变性增生或纤维化，而造成脂肪垫肥大，与髌韧带发生粘连，更容易受到挤压而损伤。

二、临床表现与诊断

有膝前受伤史或过度活动史。伸膝活动受限，并有膝过伸疼痛，患者走路时膝关节保持一定的弯曲度。患者可有假交锁，即因肥厚的脂肪垫挤在前关节缝而引起的卡住感觉（此种卡住现象随时可以出现，并有剧痛，但经过短暂休息即可好转，而无需"解锁"）。急性损伤可出现关节积液，病程长者可有股四头肌萎缩。检查时可见两膝眼肿胀，有明显压痛，触之有橡皮样感觉。

过伸挤压试验（hyperextension-crush test）：患者仰卧，检查者一手拇指、示指压在内外膝眼部，另一手握住患肢小腿上部被动屈伸膝关节，在膝关节过伸时出现疼痛为阳性。但应注意与半月板前角损伤鉴别。

髌韧带松弛紧张压痛试验（tenderness test of laxation - tension of patellar tendon）：患膝伸直放松，检查者一手拇指在髌韧带处用力下压，患者有深压痛；然后嘱其用劲收缩股四头肌，使髌韧带紧张，检查者再用同样大小力量按压髌韧带处，若压痛减轻或消失为阳性。此试验可与髌腱腱病相鉴别。

X 线检查一般为阴性，有时在肥厚的脂肪垫中出现钙质沉着。膝关节镜检查可清楚地看到髌下脂肪垫后面的滑膜向关节内膨胀，并有明显充血水肿。

三、治疗

（1）休息及中药治疗 急性期适当休息，锻炼股四头肌，行走时垫高足跟，防止膝过伸活动。外敷新伤药或新伤药水加红外线照射。内服七厘散或制香片。

（2）按摩治疗 在患膝下垫枕头，使膝屈曲30°左右，开始在股四头肌及膝关节周围用揉、捏、推压手法，放松肌肉促进局部血液循环，由上而下来回数次，3~5 min；然后在两膝眼处用拇指揉法按摩，开始宜轻逐渐加重，以引起轻微疼痛为度，手法既深又柔和。在揉的过程中，也可同时嘱患者作5°~10°的膝屈伸动作，使脂肪垫在髌韧带下有轻微活动，以松解粘连；接着在脂肪垫患处，特别在肥厚、硬结或痛点处用拇指尖刮法按摩，手法深而缓慢，并有一定的压力，以引起一些疼痛的强度，使之收效更好；最后轻手法揉、抚摩膝关节周围放松结束。

（3）针灸治疗 急性损伤取阿是穴、阴陵泉、阳陵泉，快针泻法。1 d 1 次，治疗3~6 次。慢性损伤取阿是穴温针，阳陵泉、足三里快针，对侧曲池针，配患膝伸屈运动15 min。间日1 次，治疗10 次左右。

（4）理疗和局部封闭 碘离子直流电导入有较好的效果。也可采用2% 利多卡因4 mL加曲安奈德10~30 mg 局部封闭。

（5）手术治疗 经非手术治疗无效，影响活动和训练者，可行滑膜下脂肪切除术，如周围组织粘连应予分离，松解粘连。

第十六节 髌前滑囊炎

髌前皮下滑囊受外伤或慢性刺激而出现的滑液增多、滑囊肿大的临床症状者称为髌前

255

滑囊炎（suprapatellar bursitis）。

一、病因病理

本病有急、慢性之分，与患者从事的职业有关。髌前遭受碰撞、打击等直接暴力，使髌前滑囊发生急性炎症。运动员多系跪地及髌前被顶撞所致。膝关节剧烈运动或长时间的摩擦或压迫刺激可造成慢性滑囊炎，多发生于矿工等职业。国外称为"女仆膝"（housemaid's knee）或"牧师膝"（clergyman's knee）（图7-44）。此外寒冷潮湿刺激，或髌骨周围组织感染病灶的蔓延，也能使滑囊发炎。

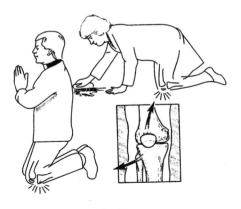

图7-44 "牧师膝"和"女仆膝"

急性期有滑膜充血、渗出、水肿等炎性反应。慢性期多有囊壁增厚或钙化、囊内绒毛样增生、囊液变稀且呈淡黄色或棕褐色等慢性炎变。

二、临床表现与诊断

有膝前受撞击或长期膝关节前方跪地工作的历史。主要表现为髌前疼痛与局限性肿胀。髌骨和膝关节活动限制不明显，无全身症状。

检查可见局部有轻度压痛，按压肿块有波动感。患肢作直腿抬高时，若肿块的大小和硬度不变，说明肿胀不在关节内，系髌前滑囊炎；若是关节内肿胀，抬高后关节积液因向髌上囊流动而变小。滑囊穿刺可抽得淡红色或棕黄色滑液。

X线摄片检查可排除膝关节或髌骨结核及感染性病变。

三、治疗

（1）穿刺抽取积液 肿胀严重者，局部可穿刺抽净积液，并向囊内注射强的松龙加利多卡因后加压包扎。

（2）中药治疗 本病应结合病因及诱发因素进行辨证施治。有明显外伤史者应治以消肿散瘀止痛，可选用新伤药加蒲黄、红花、赤芍、茯苓等，内服舒筋活血片。若属寒湿瘀郁所致，治宜健脾利湿、祛风散寒，用健脾除湿汤加减，外用滑囊炎散。若局部有红、肿、热、痛感染性炎肿者，治宜清热解毒佐以活血，外用金黄散，内服仙方活命饮或黄连解毒汤。慢性滑囊炎外用软坚散。

（3）按摩治疗 期宜用轻手法按摩，抚摩、揉、推压患部上下，并在局部用指掐、刮、按压等手法治疗，以达到通经活络的目的。晚期用重手法按摩，并加用揉、弹拨等手法治疗。

（4）手术治疗 对于慢性滑囊炎，久治不能好转者，在无手术禁忌症的情况下，可以进行手术切除，术后固定时间不宜过长。

第十七节　腘窝囊肿

腘窝囊肿又称贝克（Barker）氏囊肿或膝关节囊后疝，是腘窝深部滑囊肿大或膝关节滑膜向后膨出的统称。1820 年，迪皮特朗（Dupuytren）最早提出腘窝肿块。1840 年，亚当斯（Adams）首先发现半膜肌腱滑囊与膝关节腔相通。1877 年，Barker 发表了膝部滑膜囊肿的形成与关节内疾病有关的经典性论著，因而将这种囊肿称为 Barker 囊肿。

滑囊又称为黏液囊，一般被认为是由关节滑膜层穿过纤维层后呈囊状向外膨出而成。腘窝囊肿有两个来源，即后关节囊与滑囊。威尔逊（Wilson）等根据解剖材料将腘窝滑囊分为 6 型：①位于缝匠肌、股薄肌、半腱肌与内侧副韧带之间的鹅足囊；②位于内侧副韧带与半膜肌肌腱附着点之间；③位于半膜肌与胫骨内髁后缘之间的半膜肌固有囊，有时与关节腔相通；④位于腓肠肌内侧头与覆盖于股骨髁部的关节囊之间的腓肠肌内侧头腱下囊；⑤位于腓肠肌内侧头的浅面与半膜肌之间的半膜肌囊，有 1/3 与关节腔相通；⑥位于半腱肌与半膜肌之间。最常见的腘窝囊肿系膨胀的半膜肌囊。囊肿与关节腔相通者叫滑膜憩室；囊肿与关节腔不通者叫滑囊炎。

一、病因病理

（一）病因

可分为先天性（原发性）、后天性（继发性）两种。

（1）先天性（原发性）　膨胀的滑囊起源于关节腔，而关节本身并无其他疾病。此常见于儿童，且多为双侧性，但不一定同时发病。切除后有复发倾向。

（2）后天性（继发性）　多见于成年人，可由滑囊本身的疾病（如慢性损伤）等引起，但常继发于慢性关节病变。当关节液增多，膝内压增高后，滑液通过活塞般的通道，而被挤入腘窝内的滑囊；也可由于膝后侧关节囊在腘斜韧带的上下方疝出所致。

（二）病理分型

（1）肉眼观可分为 3 型。Ⅰ型：纤维型。常为分叶状，壁较薄，1～2 mm。囊壁坚韧，内壁光滑而发亮。Ⅱ型：壁较厚，2～5 mm，囊壁增生，分界不甚清楚，内壁不光滑，可有绒毛形成。Ⅲ型：壁最厚，发炎的囊壁可增至 10 mm 厚，内壁粗糙，附有纤维素性渗出物。第Ⅱ、Ⅲ型中可见到软骨及骨组织。

（2）镜下观可分为 4 型。Ⅰ型：纤维囊肿，囊壁厚 1～2 mm，含有大量透明纤维组织，内壁衬以内皮细胞，可见到线粒体，很少见到炎性反应。Ⅱ型：滑膜囊肿，囊壁纤维成分较少，含有孤立的岛状透明蛋白，内壁为方形或柱状滑膜细胞并有绒毛形成。Ⅲ型：炎性囊肿，囊壁为纤维组织，有不同程度的炎细胞浸润，内壁为无定形的细胞，而盖以纤维素性渗出物，可找到软骨组织小区。Ⅵ型：移行囊肿，囊壁可见到巨细胞、泡沫细胞及含铁血黄素。

二、临床表现与诊断

无明显急性外伤史，可有慢性劳损史，常与膝关节病变有关。腘窝内隐袭性肿胀，隐痛不适。囊肿较大时可妨碍膝关节伸屈活动，尤其伸直到最后度数困难，甚至影响腘窝部的静脉回流，行走不便。

检查：将膝关节伸直，腘窝部可见有张力性、有波动的肿物，且向深部延伸，大多数位于腘横纹下偏内侧（图7-45）。滑囊与关节相通者，用手按摩挤压囊肿，可将囊内液体挤入关节囊内，肿物消失；放手伸膝时，囊肿又出现。囊肿的真实体积常比扪诊估计的体积更大。

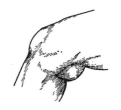

图7-45 腘窝囊肿向腘窝突出

X线检查：造影时将造影剂（空气或碘剂）注入囊内，可发现滑囊与关节囊相通，则可确诊。

应与半月板囊肿、膝部腱鞘囊肿、腘窝动脉瘤、腘窝动脉囊性变、孤立性骨疣、腘窝静脉曲张等伤病相鉴别。

三、治疗

（1）非手术治疗　早期外敷消结散或软坚散等。当滑囊膨胀，肌肉收缩时对滑膜产生刺激，导致滑囊炎经久不愈时，可穿刺抽液，囊内同时注入玻璃酸钠 2 mg 或曲安奈德 10 mg 并加压包扎，卧床休息。

（2）手术治疗　长期存在或反复出现的腘窝囊肿，症状严重者，应予手术切除或关节镜下切除。

第十八节　胫骨粗隆骨软骨炎

胫骨粗隆骨软骨炎（osteochondritis of tibial tubercle）又称为胫骨粗隆骨骺炎、胫骨粗隆骨骺部分分离症。多见于 12～16 岁青少年足球、体操等项目运动员或体育爱好者。多由于剧烈的踢球和跑跳引起，主要表现为胫骨粗隆部的疼痛和肿大。1903 年，Osgood 首先报告了一些胫骨粗隆部分撕脱的病例，其后不久，Schlatter 又认为本病乃胫骨上端骨骺的舌状下垂部分的骨骺炎，故本病又称为 Osgood-Schlatter 病。

胫骨粗隆骨骺通常是胫骨上端骨骺向前下方延长的部分，称为舌状骨骺。一般只有一个骨化中心，偶有由两个骨化中心组成的，一个从上骨骺向下，另一个从骨干向上结合而成。此骨骺一般在 19～20 岁时完全骨化。胫骨粗隆骨骺是髌腱附着部，常常受到股四头肌强大力量的牵拉，为一薄弱环节。

一、病因病理

青少年的胫骨粗隆骨骺未完全闭合时，由于剧烈运动时股四头肌强力收缩产生的应力作用使舌状骨骺长期不断受到牵拉，局部血液供应发生障碍，破坏了骺板的正常发育，造成本病。

病理表现主要为髌韧带附着处损伤出血，血肿机化或钙化与骨化。胫骨粗隆部高突，形成包块。也可出现骨骺变性、碎裂、移位。

二、临床表现与诊断

发病年龄多为 12～16 岁，以男性多见。有剧烈运动史，如足球、篮球、体操、武术、艺术体操、排球等以脚踢较多或跳跃较多以及其他需股四头肌用力较多的项目均可发生。多数逐渐发生，无明显外伤史，在硬地跑、跳过多或专项训练过于集中后胫骨粗隆逐渐出现肿胀和疼痛，严重者可出现跛行。

检查：胫骨粗隆局部有明显突起，质硬，有压痛，但表面无炎症表现。压痛初期较甚，后期反而减轻。单腿半蹲支撑试验和抗阻力伸膝试验为阳性。多数病例在 18 岁以后因胫骨粗隆骨骺骨化融合而疼痛完全消失，但局部骨性隆起则持续存在。如骨骺长期不融合，则局部疼痛可持续到成年以后。

X 线检查：常需双侧对照。早期可见髌腱附着处软组织肿胀，髌腱增厚；中期可见胫骨粗隆骨化中心密度不匀呈碎裂状，或向上移位；晚期可见有髌腱钙化影像。

三、治疗

（1）急性期　局部使用粘膏支持带固定，同时减少运动量或停止大力踢球、跳跃等动作练习。如仍感症状严重者可停训 2～3 周。局部外敷新伤药，内服七厘散。局部注射红花、当归注射液，也可采用曲安奈德加利多卡因封闭，同时辅以理疗。

（2）慢性期　内服正骨紫金丹，夜间外敷旧伤药。不需停止训练，一般也不用减量，必要时可调整训练内容，减少过多的跳跃动作，增加力量练习。

（3）手术治疗　久治不愈者，可考虑手术治疗，切除胫骨粗隆，将髌腱连同分离的骨膜重新缝合固定于胫骨上。

第十九节　网球腿

网球腿（tennis leg）包含有跖肌腱断裂和腓肠肌内侧头损伤，因常发生在网球运动员跳起扣杀时而得名。也可发生于羽毛球、短跑、跳跃等运动项目。

跖肌（图 7-46）位于腓肠肌外侧头与比目鱼肌之间，起于腓肠肌外侧头上方的股骨外上髁及膝关节囊，向下移行于跟腱内侧或单独抵止于跟骨。肌腹呈细小有梭形，但腱可达一足之长。此肌在人类是一退化的肌肉，对踝关节跖屈作用不大。

腓肠肌有内、外两个头，内侧头起于股骨内侧髁上的三角形隆起，外侧头起于股骨外侧髁的压迹近端，在小腿后部中点始相连为一扁宽的肌腱膜，向下与比目鱼肌相融合为跟腱。

一、病因病理

本病多见于膝关节伸直时再突然蹬地提踵起跳（网球和羽毛球的接高球动作），或在伸膝时踝关节突然极度背伸（如向前跨步接球时的后蹬腿）均可使小腿三头肌和跖肌受到损伤，损伤的程度因受力的大小而不同，跖肌一般都是全断裂。

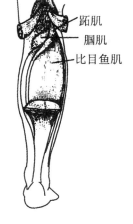

图 7-46　跖肌

二、临床表现与诊断

有急性损伤史。大部分患者在受伤前有肌肉过度疲劳、局部僵硬、酸痛，不能放松等前驱症状。运动时突然觉小腿后面受击，如"中弹感"，可听见响声。受伤后疼痛剧烈、跛行、活动受限，无法继续运动。以后在跑跳、提踵及后蹬时疼痛加剧。

检查时可见伤部肿胀不很明显，小腿后侧压痛，有时可触及肌腱断裂后回缩的隆起。足被动背伸与抗阻跖屈时伤部疼痛加重。

三、治疗

（1）损伤早期　受伤当时局部冷敷或外敷新伤药加压包扎，并用铁丝托板将踝关节固定于中立位，卧床休息。内服七厘散或制香片，2～3 d 后配合按摩或红外线照射，每次20～30 min，每日 1 次。针刺委中、承筋、承山，留针 5 min。1 d 1 次，治疗 3～6 次。

（2）损伤中、后期　急性损伤治疗不及时形成慢性粘连者，采用抚摩、揉、揉捏、弹拨、刮法等手法剥离和松解粘连。指针殷门、委中、承山、阴陵泉、阳陵泉、三阴交、涌泉等穴。针刺治疗可取阿是穴温针，对侧小海、支正，留针配患侧起踵运动 10 min，间日1 次，治疗 6～10 次。

第二十节　小腿前挫伤与血肿

胫骨前挫伤与血肿（the front parts of the tibia contusion and hematoma）是指胫骨前面皮下组织在直接暴力作用下所致的损伤和血肿。其多见于足球运动员。

胫骨体呈三棱柱形，分前、内、外三缘及内、外、后三面。胫骨前内侧面是无肌肉区域，其小腿深筋膜比其他部分薄，在骨膜和深筋膜的空隙中，仅充填以薄层疏松蜂窝组织。在胫骨的骨膜上有丰富的血管网。

一、病因病理

足球运动员在训练和比赛时被足踢、球击、腿撞于小腿前部而致挫伤或血肿。受伤部位多位于胫骨内侧骨面与皮肤之间。血肿较大时可向下、向内流注，越过胫骨内后缘。受伤初期，血肿内为血性积液，如未及时处理，则会使血性积液变为黄色黏液，类似滑囊炎，经久不愈。有时可继发感染。

二、临床表现与诊断

有小腿前侧被踢撞受伤史。伤后局部剧烈疼痛，但稍缓则痛减。胫前部位出现波动的疼痛血肿。如未及时处理，易转为慢性，时肿时消，局部压痛有波动感，有时可触到肥厚的囊壁或凝集的游离小结。

X 线摄片有时可见到胫骨反应性骨膜炎表现。

三、治疗

受伤后应立即以氯乙烷冷镇痛剂距离皮肤约 30 cm 喷射降温止血，可间断喷射数次。

然后局部置海绵垫再以弹力绷带压迫止血并局部抬高，卧床休息。24 h 后，可外敷新伤药再加压包扎。如在比赛中被踢伤而不能离场，则立即以弹力护腿压迫止血。积血较多时应立即抽出，再加压包扎。

受伤 48 h，疼痛缓解后可在局部采用抚摩、推摩和轻揉手法按摩，促进血肿吸收。

如果已成慢性者，可局部抽液后注入强的松龙或曲安奈德，再加压包扎。保守治疗无效且囊肿较大者，可手术切除。

四、预防

由于足球是一项对抗性甚为剧烈的运动项目，训练和比赛中小腿前侧被撞和踢是在所难免的，因此不管是训练和比赛，都应佩带有毡垫的护腿加以保护，以防被踢伤。

第二十一节　小腿筋膜间隔区综合征

小腿筋膜间隔区综合征（osteofascial compartments syndrome of shank）又称行军性坏死（March necrosis）。以胫前间隔区综合征多见，小腿外侧间隔区综合征次之。本征如果未能及时发现并立即处理，往往造成严重后果，甚至截肢。

小腿肌肉分前、后、外三群，表面由致密的深筋膜包绕。深筋膜在胫侧与胫骨骨膜相融合；在腓侧发出前后两个腓骨肌间隔，分别附着于腓骨前缘和后缘；同时胫腓骨之间以骨间膜相连，从而构成小腿前、外、后三个骨筋膜鞘，分别包绕小腿前、后、外三群肌肉及通过的血管和神经（图 7-47）。

胫前间隔区　为一锥形空腔，两侧为胫腓骨，后壁为骨间膜，前面为深筋膜。腔内有胫骨前肌、趾长伸肌、踇长伸肌及第三腓骨肌通过。有腓总神经深支通过，其除支配以上诸肌外，还支配第 1、2 趾间背侧感觉。胫前动脉通过骨间膜由后向前进入胫前间隔，其中间一段约 1/3 长度无交通支，下行至踝部与胫后动静脉间，有血管交通。

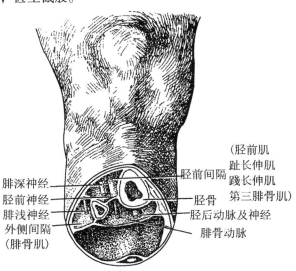

图 7-47　小腿筋膜间隔区

小腿外侧间隔区　呈三角形的管状密封腔隙，其前内侧和后方是小腿的肌间隔筋膜，外侧为小腿固有筋膜，包绕着腓骨长、短肌，其由腓总神经浅支支配，并司足背及小腿外侧皮肤感觉（但腓总神经是在进入小腿外侧间隔后再分成深浅两支的，故外侧间隔血运受累严重时，深浅两支所属肌肉可同时麻痹。间隔内所有组织的血液供应来自胫后动脉和静脉）。

小腿后侧间隔区　因比目鱼肌和胫后屈肌群间有一层深筋膜，故将其分为小腿后深、浅两个间隔。浅间隔有腓肠肌、比目鱼肌和腓肠神经；深间隔有胫后肌、屈踇长肌、屈趾长肌、胫后神经及胫后动脉和静脉。

一、病因病理

（1）剧烈运动后（特发性）　一般见于不习惯进行肌肉运动的男性青年在剧烈的肌肉活动后所致。在过度运动、剧烈运动或急行军后可产生肌纤维撕裂伤，肌肉充血、水肿，或肌肉出血，造成筋膜间隔区压力升高而发生本征。

（2）损伤后出血（损伤性）　骨折后髓腔向外的大量渗血，骨膜上的滋养血管撕裂或断裂，碎骨片刺破血管出血，或者严重软组织挤压或挫伤后持续渗血，导致筋膜间隔区压力升高而发生本征。

（3）血管疾患（血管性）　主要血管疾患，如血管栓塞或小腿的动脉受压使动脉不能灌注，组织缺氧、坏死，组织内渗出增加，筋膜间隔区压力升高发生本征。

（4）其他　某些手术、输液，某些药物均可能成为诱因。

骨筋膜间隔区的内壁坚韧，几无弹性，室内充满肌肉、神经、血管等。任何原因使间隔区内压力上升，便会阻断其内血液循环，使神经和肌肉缺血。缺血后，肌肉内毛细血管内膜的渗透性将大为提高，大量血浆和液体渗入组织间隙，形成水肿，使间隔区内压力更加增高，形成缺血－水肿的恶性循环。除非及时而充分的解除间隔区内高压，否则必将迅速发展至肢体坏疽，这是本症基本病理变化。休斯（Hughes）、莱恩巴格（Linebery）曾在动物试验中证明胫前间隔区的肌肉在运动后体积可增加 20%。格尔舒尼（Gershuni）等利用超声波探测人体小腿胫前间隔区也证明了这一点。

组织缺血造成的损害与缺血时间有着密切关系。一般缺血 30 min，便可出现神经功能异常，完全缺血 12~24 h 则可发生永久性神经机能损害。肌肉缺血 2~4 h 可以发生机能的改变，完全缺血 12 h 后就可发生肌肉纤维本质上的完全坏死，从而导致肢体产生永久性功能损害。

大量肌肉坏死后，释放大量肌球蛋白和钾离子等，从而发生毒血症和代谢性酸中毒。一般缺血 4 h 后，尿中出现肌球蛋白，恢复血液供应后达最高峰，并持续 12 h。在酸中毒的情况下，肌球蛋白在肾小管中沉积，形成肾功能衰竭，加之低血压，使肾小管缺氧，肾功能衰竭更为加剧。酸中毒、高钾血症和低血压又可影响心脏功能，发生心律不齐。这些严重的全身反应，实质上就是挤压综合征的表现，可以在解除间隔区内压前出现，也可在解压后加重。在肌肉丰满的小腿，挤压综合征与筋膜间隔区综合征，两者的病理变化是相同的。

二、临床表现与诊断

有剧烈运动史或小腿的急性损伤史。急性典型症状是小腿前、外、后侧疼痛，范围广泛，呈持续性、伴有深部胀痛感，严重时疼痛剧烈，患者难以忍受。患者出现行动不便、活动受限。主动或被动活动踝关节，疼痛加重。严重者可出现足下垂。

检查时可见病变区域有明显肿胀，压痛甚剧，但一般能摸到足背动脉的跳动。单纯胫前间隔区综合征时，可出现胫前肌群瘫痪症状，第 1、2 趾间背侧有知觉障碍。小腿外侧间隔区综合征时，除有腓骨肌麻痹症状外，还常常伴有胫前肌群瘫痪症状，小腿前外侧及足背内侧都有知觉障碍。小腿筋膜间隔区内压的测定是一重要的诊断手段（图 7-48）。目

前较一致的看法是正常筋膜间隔区组织内压为
0～1.067 kPa（0～8 mmHg），4 kPa（30 mmHg）
是急性筋膜间隔区综合征的临界压。内压超过
5.33 kPa（40 mmHg）时，多因微循环及细小动
脉闭塞，即使彻底切开减压，常已发生部分肌肉
变性或坏死，最终遗有肌肉或神经损伤的并发症
和后遗症。

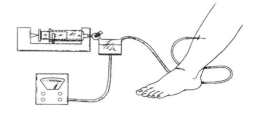

图 7-48　测定筋膜间隔区内压

三、治疗

（1）非手术治疗　适用于急、慢性小腿筋膜间隔区综合征症状较轻、发展较缓慢者。
采用卧床休息、冰敷，以及外敷黄柏、黄芩、延胡索、血通、红花、三棱、莪术、防己、
泽泻、牛膝、赤芍等。内服活血祛瘀汤，每日 1 剂，水煎，分 3 次服。病情稳定者，可适
当采用按摩治疗，在小腿远端向近端施以抚摩、捏、推压等手法治疗，指针行间、解溪、
三阴交、足三里、阳陵泉等穴。全身应用抗生素以防止感染。静脉快速输入 20% 甘露醇
250 mL，2 h 后重复 1 次，两次之间以输液方式维持静脉通道。输入第二次甘露醇后 1 h
左右复测 1 次内压以作比较，并决定是否再应用 1 次甘露醇。如已降至（或接近）正常则
不必再用。此法有降低组织内压的作用，目前已广泛用于临床。

（2）手术治疗　对伤情较重，经非手术治疗症状加剧或症状不见好转，应及时采用手
术减压，不宜延误。谢里登（Sheridan，1976 年）报告，发病 12 h 内施行筋膜间隔区切开
者，68% 的肢体恢复正常功能；12 h 后（平均 37.1 h）只有 8% 恢复正常功能，有 21% 截
肢。此说明早期切开筋膜间隔区的重要性。常用手术方法有单纯深筋膜切开术、双切口筋
膜切开术和腓骨切除筋膜间隔区切开术 3 种。

二十二节　胫腓骨应力性骨膜炎与骨折

胫腓骨应力性骨膜炎与骨折（stress periosteitis and fracture of tibiar and fibular）好发于
跑跳过多的运动员、长途行军的新兵、舞蹈演员及终日奔走劳作的妇女，亦可称为行军骨
折（March fracture）。有的是一次训练后发生，有的则系逐渐劳损所致。大部分为骨膜炎
（periosteitis），个别为应力骨折（stress fracture）。其中逐渐发生者，又称"疲劳骨折（fa-
tigue fracture）"。

胫骨　是身体最粗大的管状骨之一，横断面呈三角形、四边形。它是支撑负重骨，行
走单腿支撑时要承担全身的重量，跑跳落地时，由于冲力的缘故，其负重要比体重大得
多。它的纵轴最高压力强度达 12 446～20 588 N/cm²，最高张力达 9 114～11 768 N/cm²。
侧面观，胫骨向前呈弧状弯曲，正面观呈"S"形，沿胫骨嵴纵行剖开，可以看到髓腔管
是直的，其向前弯曲部分主要是增厚了的骨皮质，尤以中下 1/3 交界处明显。儿童该部较
薄，随年龄增长逐渐加厚，运动员尤较一般人为厚。不难看出，胫骨的这种形态是与机能
统一的。显然，胫骨嵴本身的加厚是起着加固胫骨的作用。

腓骨　为细长的管状骨，较胫骨细，可分为一体及上、下两端，上端不参与膝关节
组成。

胫腓骨上的肌肉附着　相对于胫骨而言，细长的腓骨体上有众多的肌肉附着点。前面有趾长伸肌（止于第2趾）、第三腓骨肌（止于第5跖骨粗隆）、踇长伸肌（止于踇趾背）；外侧有腓骨长肌（止于第1跖骨底及第1楔骨的相邻部位）、腓骨短肌（第5跖骨粗隆）；后面有比目鱼肌（部分）、趾长屈肌（2~5趾骨底）、踇长屈肌（踇趾末节趾骨底）、胫骨后肌（部分）。因而在屈、伸踝跖部肌肉收缩时，腓骨负荷较大。

一、病因病理

训练方法不当，特别是对新运动员的训练操之过急，下肢训练量和强度过大，尤其在硬地上反复用足尖作变速跑、跨步跳、高抬腿、后蹬跑，或反复作跳高、跳远的动作，而于训练后又不注意及时放松小腿部肌肉，很易造成本症。

关于胫骨疲劳性骨膜炎与骨折的发病机制有两种意见。其一称为肌肉牵扯学说，即认为肌肉附着部的骨膜长期受牵扯与损伤，可产生骨膜炎，肌肉牵拉使骨骼变形亦可引起骨折。平山（大正12年）曾实验用感应电流刺激动物的小腿屈肌使之痉挛（每日1次），结果做出与临床症状及X线摄片上所表现的完全相同的疲劳性骨膜炎。用电继续刺激10~20 d之后，动物即出现小腿浮肿及跛行；20~30 d时，肿胀即加重，被动的使踝关节伸屈时出现疼痛；经两月后肿胀消退，在胫骨的内面及背面即发生骨膜肥厚。病理检查时，发现经数十日刺激之后，在胫骨内面的屈肌附着点及背面的骨膜组织变松弛、骨膜瘀血水肿、血管扩张、血球溢出，在骨膜下也有出血，久之骨膜下出血机化形成纤维组织。如果反复刺激，即形成新生骨。其二称为应力学说，克莱门（Clemen，1975年）认为过多应力首先引起小腿肌肉的疲劳，使其失去吸收应力的作用，以后应力直接作用于骨组织，产生胫骨骨膜炎，最后进一步作用，可产生胫骨应力骨折。李国平（1985年）报道用电刺激实验兔，使其在笼内跑跳，每隔20 s刺激1次，每次刺激时间仅持续0.2~0.4 s，每天跑跳训练2 h。平均每只实验兔每小时约跑跳180次，每天360次，共跑跳2月。结果第7天（2 160次），X线摄片示胫骨周围软组织阴影增大，密度稍高，皮质正常；第14天（4 320）次，胫骨骨膜反应，絮状阴影；第21天（6 480次），骨膜反应明显，骨膜下骨痂增多，皮质增厚，密度增高；第30天（8 640次）骨膜下骨痂增多，胫骨皮质增厚，边缘不清；第50~60天，胫骨外形出现S形变形，镜下于10~50 d产生骨折。国内多数学者认为，两种因素都起作用。

跑跳时足向后蹬，跖屈肌及踇长屈肌不断收缩，作用于腓骨上，是腓骨应力性骨膜炎及骨折的发病机理。

骨折部位可因不同原因而异。运动员多发生于胫骨下1/3和腓骨下段处，芭蕾舞演员多在胫骨的中1/3的前缘，战士多在腓骨上段或胫骨上1/3处，而中年妇女多发生在腓骨下段。

二、临床表现与诊断

大多无明显受伤史，但有在硬地上跑跳过多史。常在运动后发生钝痛或刺痛，有的在训练后出现搏动样疼痛。疼痛部位腓骨多在离下端的10 cm附近，胫骨骨膜炎多在中下1/3内侧缘及前骨面。而胫骨应力性骨折的疼痛则因其好发部位不同而不同。

检查时可见局部凹陷性水肿，皮肤颜色稍红、皮温稍高，局部可触及单个或串珠样结节，压之疼痛。提踵及足尖用力蹬地时疼痛。

X 线摄片：骨膜炎早期可无表现，晚期有骨膜增生。发生疲劳性骨折时，骨小梁排列紊乱，不连续，有时出现密度降低区或硬化区，在皮质处可见斜形或横形裂纹。晚期横行的胫骨皮质骨折可形成鸟嘴样（图 7-49）。胫骨疲劳骨折可分为 3 型：Ⅰ型，骨干上下端松质骨与皮质骨的交界处；Ⅱ型，胫骨纵轴螺旋型骨折，有时可波及中段全长；Ⅲ型，胫骨中下 1/3 横形骨折。前两型经控制运动量或停训后较快自愈，Ⅲ型不易愈合。

随着骨扫描的应用（如骨二磷酸锝放射性扫描闪烁图），使人们能更早了解到这种应力性骨折的变化。通常骨扫描能比普通 X 线摄片早 2~3 周显示出骨损伤的改变。

三、治疗

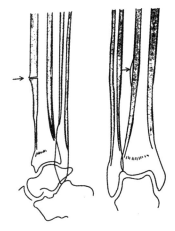

图 7-49　X 线片显示鸟嘴样增生

（1）疲劳性骨膜炎　一旦确诊，应立即减少下肢运动量，调整训练内容，伤肢小腿用弹力绷带包扎。初期局部肿痛，外敷黄柏、黄芪、白芷、木通、川芎、牛膝。局部发热加丹皮、地骨皮。内服桃红四物汤，每日 1 剂，水煎，分 3 次服。后期骨膜增厚，局部有硬结者，外敷软骨膏加红外线照射，内服正骨紫金丹。可配合按摩治疗，施用抚摩、揉、揉捏、推压、指切等手法，同时指针委中、丰隆、足三里、三阴交、解溪、绝骨等穴。针灸取漏谷、三阴交、绝骨、足三里，留针 5~10 min，对侧支正留针配患侧起踵运动，15 min。阿是穴灸，1 d 1 次，治疗 6~10 次。

用 2% 硝酸亚汞溶液浸于锡薄纸上，将之贴于患处，再用宽胶布将锡薄纸密闭贴紧，待 1~2 h 取下，每天贴 1 次，3~5 d 为一疗程。注意要将胶布贴紧，不能漏气进去，以免烧伤皮肤。

（2）疲劳性骨折　停止运动训练，用铁丝托板固定伤肢 4~6 周。在此期间，作踝关节的屈伸活动和股四头肌静力收缩练习。外敷鸡血藤、黄芪、儿茶、象皮、秦皮、自然铜、骨碎补、白芨、首乌。内服接骨丸，每日 3 次，每次 6 g。

（王煜）

第八章 踝及足部软组织损伤

第一节 踝及足部应用解剖生理

一、踝部的骨关节特点及功能

（一）距小腿关节

距小腿关节俗称踝关节，为屈戌关节（hinge joint），由胫腓骨远端及距骨组成。内外踝及胫骨关节面后下缘共同组成踝穴（malleolar hollow），距骨上面的鞍形关节面位于踝穴中。外踝较内踝长 0.5 cm，且位置较内踝偏后 1 cm 左右。距骨体滑车前宽后窄，其横径之差为 0～6 mm，平均为 2.4 mm，并形成向前开放的 24°～25°角。距小腿关节的功能主要是背伸（26°～27°）、跖屈（41°～43°），约有 70°的活动范围。背伸时，较宽的距骨滑车进入踝穴，胫腓两骨稍分开 1.5 mm；跖屈时，又互相接近。

（二）跟距关节

跟距关节又可称距下关节。由距骨下面的前、中、后 3 个关节面与跟骨上面的前、中、后 3 个关节面组成，司足的内翻和外翻。当踝关节伸屈时看来似乎有 15°～20°的沿长足的旋转活动（即当踝背伸时旋前，跖屈时旋后），但这不是距上关节的作用，而是跟距关节的功能。

（三）距舟关节

由距骨的舟关节面与舟骨的后关节面构成，也有内、外翻功能。

二、踝部的重要韧带及支持带

（一）踝内侧韧带

踝内侧韧带（medial collateral ligament，MCL）又称三角韧带（deltoid ligament），强韧，呈三角形（图 8-1）。起自内踝尖，从后向前分别分为 4 个部分：①胫距后部（posterior tibiotalar part）止于距骨后突内侧；②胫跟部（tibiocalcaneal part）止于跟骨载距突；③胫舟部（tibionavicular part）止于舟骨粗隆与跟舟跖侧韧带的内侧缘；④胫距前部（anterior tibiotalar part）向前下附着于距骨颈后部。三角韧带的功能是防止足跟外翻、距骨异常外翻及前

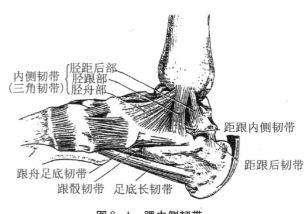

图 8-1 踝内侧韧带

后错动。除前部纤维外，还可限制足的背伸，而前部纤维则有限制足的过度跖屈功能。

（二）踝的外侧韧带

踝的外侧韧带（lateral collateral ligament，LCL）有 3 条（图 8-2），由后向前为①距腓后韧带（posterior talofibular ligament），由外踝后缘到距骨后突，有防止距骨向后脱位的作用；②跟腓韧带（calcaneofibular ligament），由外踝尖前方到跟骨外侧面中部，有限制足内翻的功能；③距腓前韧带（anterior talofibular ligament），从外踝前缘到距骨外踝关节面的前方及距骨颈的外侧面，有限制足的过度跖屈及内翻的功能。

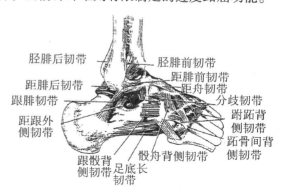

图 8-2 踝的外侧韧带

（三）下胫腓连结的韧带

主要有两条：①胫腓前韧带（anterior tibiofibular ligament），位于胫腓二骨前面，起自胫骨下端，踝关节面的边缘斜向外下方，止于腓骨下端的前缘及附近的骨面上；②胫腓后韧带（posterior tibiofibular ligament），连结胫腓二骨的后面。

（四）踝部重要支持带

踝部的支持带即是踝部肌腱的支持带，是由深筋膜在踝部增厚而成。其临床意义较大的有屈肌支持带和腓骨肌上、下支持带。①屈肌支持带（flexor retinaculum）呈带状，斜行于内踝与跟骨内侧面之间，并与跟骨共同构成"踝管（malleolar tunnel）"（图 8-3）。韧带向深面发出间隔，形成 4 个骨纤维性管道，分别通行胫后肌腱、趾长屈肌腱、血管神经及鉧长屈肌腱。三角韧带则是这 4 个管的底，当三角韧带断裂时，关节腔与腱鞘相连。②腓骨肌支持带张于外踝至跟骨，分为上、下两带（图 8-4）。腓骨肌上支持带（superior peroneal retinaculum）约束腓骨长、短肌于外踝，腓骨肌下支持带（inferior peroneal retinaculum）约束腓骨长、短肌于跟骨外侧面。腓骨肌在此自后转

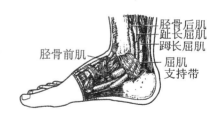

图 8-3 屈肌支持带

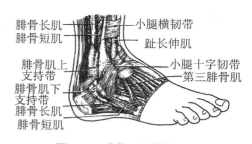

图 8-4 腓骨肌支持带

向前下方，是成角的最大处。并向跟外侧的滑车突发出一隔，分隔腓骨长、短肌腱。当腓骨肌上支持带松弛、破裂、踝沟过浅或腓骨长肌腱过于松弛，腓骨长、短肌腱均可向前滑脱至外踝的前部。

三、踝部的肌肉及运动

踝部的肌肉及运动见表 8-1。

表 8-1　踝部的肌肉及运动

踝的运动	主要肌肉	辅助肌肉
跖屈	腓肠肌、比目鱼肌	胫后肌、趾长屈肌、踇长屈肌、腓骨长肌、腓骨短肌
背伸	胫前肌	踇长伸肌、趾长伸肌、第三腓骨肌
旋前（距小腿关节背伸、距下关节外翻、前足外展）	腓骨长肌、腓骨短肌	第三腓骨肌、趾长伸肌
旋后（距小腿关节跖屈、距下关节内翻、前足内收）	胫后肌、腓肠肌、比目鱼肌	趾长屈肌、踇长屈肌

四、踝关节的负荷

完全负重时，距骨滑车关节面的大约 2/3 与胫骨下端关节面相接触（Greenwald，1976年），静止情况下以全足放平站立负重时，踝关节承受的压缩应力相当于体重的 2 倍（Weber，1972 年），以前足站立时相当于体重的 3 倍，而在负重期的推进期，关节面受到的应力相当于体重的 5 倍左右。如果距骨在踝穴内有轻度倾斜，关节所受到的应力由于承重面积变小而明显增加。这是导致踝关节创伤性关节炎的原因。

五、足部的关节、肌肉和足弓

足是由 26 块骨骼以及肌肉、韧带、神经和血管等构成的一个统一体，在人体正常的步态行走及跑跳活动中具有十分重要的作用。

（一）足骨

足骨由 7 个跗骨、5 个跖骨、14 个趾骨组成。7 块跗骨分为近侧列及远侧列，前者有距骨、跟骨，后者有足舟骨、第 1~3 楔骨及骰骨。趾骨除踇趾为两节外，其他各趾均为 3 节。

（二）足部的关节

较大的关节有踝关节、距下关节、跗横关节、跗跖关节等。骨间联结十分稳固，除关节囊外，尚有许多韧带加强。

（三）足弓

人类进化过程中，为了负重行走和吸收震荡，足部形成了内、外 2 个纵弓和 1 个横弓。内侧弓较高，由跟骨、距骨、舟骨、楔骨和第 1~3 跖骨组成，外纵弓较低，由跟骨、骰骨和第 4、5 跖骨组成。在足的前部，3 个楔骨和 5 个跖骨底部背宽跖窄呈拱桥式排列，形成横弓。

维持足弓的要素为足骨、韧带和肌肉。韧带主要有跟舟跖侧韧带、跖长韧带、跖短韧带以及众多的骨间韧带。跖腱膜在足底起弓弦作用，对维持足弓极为重要。胫骨后肌及腓骨长肌腱对纵弓的中点起悬吊作用，以相互拮抗维持平衡。此外，胫骨前肌也参与了足弓的维持。

（四）足部的肌肉

控制足部活动的肌肉来自足内在肌及外在肌。足内肌多集中于足底，由浅到深可分为4层。第1层有趾短屈肌、小趾展肌、跛展肌；第2层有足底方肌、蚓状肌；第3层有跛收肌、跛短屈肌、小趾短屈肌；第4层有骨间背侧肌和肌间足底肌。足背肌有跛短伸肌和趾短伸肌。足外大肌有胫骨前肌、胫骨后肌、跛长屈肌、趾长屈肌以及腓骨长肌的肌腱等。

第二节　跟腱腱围炎

跟腱腱围炎（peritendinitis of achilles tendon）是指跟腱腱纤维组织、腱围组织及其跟腱下滑囊的创伤性炎症而言。本病多发于跳跃运动，其次是篮球、体操和羽毛球运动员以及舞蹈演员等。

跟腱腱围　跟腱是人体最大肌腱，其近端是腓肠肌和比目鱼肌的肌腹，远端止于跟骨下方的跟骨结节。在跟腱的周围是腱围，其背侧有7～8层滑润层，每层均有独立营养血管，层与层之间有血管通行。踝关节活动时滑润层之间可相互滑动。跟骨结节上面与跟腱之间是跟腱下滑囊，其周围是脂肪组织。

腱围与跟腱营养的关系　跟腱的营养血管来自上下端（胫后动脉和腓动脉），腱束间有血管。因第二级腱束内无血管分布，故其内部营养依靠弥散完成。这样的结构，使腱内血液循环差，特别是在跟腱中段，大部分营养主要依靠腱围的血管。因此，当腱围发生炎症或血管受损时，腱的营养将受到很大影响。

腱纤维呈波浪状排列，每一胶原纤维外，由腱细胞分支蔓延包绕，形成第一腱束，即初级腱束。多个第一腱束外包绕少量结缔组织成为第二级腱束（图8-5）。腱外有结缔组织鞘，即腱围。

图 8-5　肌腱显微结构图

一、病因病理

慢性劳损是引起跟腱腱围炎的主要原因。运动员在跑跳运动中，足部用力蹬地，小腿三头肌过多的强烈收缩，使跟腱及其腱围组织反复受到牵扯和摩擦，久之则成劳损（图8-6）。此外，由于挤压、碰撞、打击等直接外力刺激或弹跳跑步等用力过猛，使跟腱突然受挫或损伤，而发生急性炎症。

如系急性损伤，跟腱纤维可有部分撕裂。劳损的病理变化可为腱纤维玻璃样变、纤维变、截断变，腱内脂肪组织增多。腱纤维之间可有钙质沉着，或有软骨或骨的化生，腱围组织内小血管周围有小圆细胞浸润，小血管壁增厚，管腔狭窄。腱围组织甚至与跟腱粘连，腱周脂肪也有水肿。

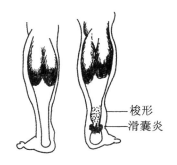

图 8-6　跟腱腱围炎

二、临床表现与诊断

大多有踝屈伸过多的运动史或受伤史。初期感觉运动前、后痛，准备活动后疼痛减轻或消失。如未注意继续重复受伤动作，则症状加重，以致走路，甚至不负重的伸屈踝关节时也有疼痛。

检查时跟腱部轻度肿胀，压痛明显，可触到捻发音，足抗阻跖屈试验（test of resistive feet-plantar-flexion）疼痛加重。晚期跟腱梭形变粗。

关于跟腱腱围炎产生疼痛的原因，曲氏认为是腱及腱围组织中的感觉神经被压迫牵扯所致。背伸痛：①腱纤维被牵扯压迫神经末梢，产生疼痛。②腱与腱围的粘连被牵扯产生疼痛。跖屈痛：粘连在腱上的腱围被牵扯所致。运动中不痛：其原因可能与踝屈伸运动改变了局部血液及淋巴循环，消除了局部肿胀，减轻了对感受器的压迫刺激有关。

三、治疗

1. 急性期

停止跑跳练习，用海绵垫高足跟。也可用粘膏支持带固定保护跟腱，防止踝关节过度背伸。

2. 药物治疗

急性损伤者，外敷新伤药，内服三七散，有利于损伤愈合。慢性劳损者，外敷腱鞘炎散，肿痛减轻后，改敷 1 号旧伤药。若跟腱发硬，可用软坚药水湿敷，并加用红外线照射；或用 3 号熏洗药熏洗，每日 2 次。内服舒筋活血片，每日 3 次，每次 5 片。

3. 按摩治疗

可分为以下几个步骤进行：①患者俯卧位，小腿及足踝部垫以软枕，用揉、揉捏法按摩小腿三头肌，手法自轻渐重，由浅及深，患者有明显酸胀感。反复四五次，最后抖动放松。②拇、示指揉捏跟腱，主要作用于腱围，在痛点及触有硬结处多揉捏，以松解其粘连。③用拇指尖紧贴跟腱硬结处刮剥，患者有酸痛感，手法强度和时间依患者可忍受的程度而定。④术者一手握患者足背部，将患肢提起，使其膝踝屈曲，充分放松跟腱。另一手指或掌侧自上而下、自下而上地反复拍击跟腱，手法要有弹性，以每秒 3 或 4 次的频率拍打。⑤以慢速度、大幅度摇晃踝关节，以不引起疼痛为原则。最后抚摩结束操作。

4. 针灸治疗

急性期取阿是穴、承山、太溪，快针，对侧阳谷留针配患侧起踵运动，10 min，1 d1 次，治疗 3~6 次。慢性期取阿是穴温针，承山、承筋、足三里，快针，对侧阳谷留针配患侧起踵运动，10 min。间日 1 次，治疗 10 次左右。

5. 封闭治疗

曲安奈德 10 mg 加 1% 利多卡因 2 mL，或用爱维治（Actovegin）5~10 mL 加 5 mL 利多卡因，作腱围或腱鞘内注射，每周 1 次，注射 3~5 次。切勿将药物注入跟腱内。

6. 手术治疗

晚期非手术治疗无效的病例，应手术治疗。可做变性瘢痕化腱围切除术，同时作跟腱减压术或硬化跟腱部分切除术。

第三节　跟腱断裂

跟腱断裂（rupture of achilles tendon）以体操和技巧运动员、戏曲武生演员最多见，跨跳、球类运动员以及舞蹈演员次之。

一、病因病理

间接暴力的猛烈牵拉是最为常见的主要原因。在跑跳运动中，小腿三头肌猛烈收缩，使踝关节由背伸位突然跖屈，可以引起跟腱断裂。如体操后手翻落地接空翻起跳时，产生跟腱断裂；跨高栏运动员上栏腿过栏后，脚前掌着地，又立即后蹬时产生跟腱断裂（图8-7）。中年或肥胖

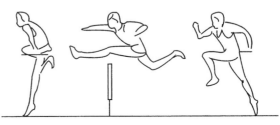

图8-7　跨栏运动员过栏动作

者，缺少锻炼，肌肉、肌腱退化，当作较强弹跳时，因肌肉猛力收缩易造成跟腱断裂。直接暴力引起跟腱断裂较少见。当跟腱处于紧张状态，再受外力撞击也易断裂，如足球比赛中踢伤。或武术训练中失手，跟腱被刀砍断伤。

关于间接暴力所致的跟腱断裂，不少作者认为跟腱本身多先有疾病或受伤，再用力牵扯而产生断裂，并指出跟腱因伤发生变性，或因伤先造成腱围的血运障碍，再继发跟腱营养不良，产生变性及坏死，是断裂的重要原因。阿默尔（Amer）报告，92例跟腱皮下断裂，67例病理切片证实有退行性改变。克里斯滕森（Kristense）报告，14例病例中有5例有退行性改变。巴拉苏布拉马姆恩（Balasubramamann）将醋酸氢化可的松注入兔肌腱，注射处发生纤维坏死。在病人接受可的松局部注射后，发生皮下跟腱断裂者，亦有同样形态改变。

跟腱断裂分为部分断裂和完全断裂。断裂部位以跟腱中部腱止点上2～6 cm处最多（88.2%），腱与肌腹交界处次之（12.8%）。兰格格伦（Langergren）等通过跟腱血管造影和微血管造影证实，在临近肌肉和附着点两端的跟腱有较好的血液供应，而在腱中间血管减少。由于血管减少，局部营养不良，可能是腱中段断裂的原因。

因间接外力引起的跟腱断裂，腱的断端大都呈马尾状。

二、临床表现与诊断

有明显的受伤史，受伤时有断裂声及踢伤感或石击感。伤后随即局部疼痛，足跖屈无力，活动受限，跛行。

部分断裂者伤部肿胀、皮下瘀斑，压痛明显。踝关节被动背伸疼痛加重，不能用前足掌站立。踝关节抗阻跖屈试验（test of resistive ankle-plantr flexion）肌力减弱。

完全断裂者有部分断裂时的体征。主动背踝关节时，跟腱部正常硬度消失，断裂处能见到凹陷，触之有空隙。

汤普森氏征（Thompson's sign）：令患者俯卧或跪于检查床上，两足置于床沿外，然后用力捏小腿三头肌肌腹，正常情况下，踝于捏肌肉时立即跖屈，而跟腱完全断裂情况下捏

肌腹时，踝关节不动（图8-8）。

奥布赖恩（O'Brien，1984年）针头试验法：患者俯卧位，清洁及消毒小腿皮肤，8～10号针头在跟骨上缘10 cm近中线处经皮轻轻垂直刺入，至感到阻力为止。然后轻轻被动背伸与跖屈踝关节，如见针尾在皮外上下摆动，表示跟腱的远侧10 cm是完整的，试验为阴性；如无上下摆动，则试验阳性，表示跟腱完全断裂。

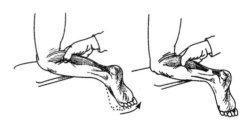

图8-8　汤普森氏征

注意：不能以踝关节能否主动跖屈来判断是否完全断裂。

三、治疗

1. 部分断裂

伤后立即冷敷，并用推、挤、捏手法复位，然后伤部外敷新伤药，用铁丝托板将膝、踝关节固定在各屈曲30°位，内服三七散、七厘散。肿消后，外敷旧伤药。3～4周后解除固定，进行功能锻炼，并配合按摩治疗。

2. 完全断裂和开放性断裂

应尽早进行跟腱修补缝合术。术中应清除血肿，缝合时肌腱不能扭曲。为了增强跟腱的力量，可将小腿肌腱条翻转或用跖肌编织缝合加固（图8-9）。跟腱膜要严密缝合，以防粘连。术后用铁丝托板将膝、踝关节均固定于屈曲20°～30°位，4～6周后解除托板，进行功能练习，配合按摩，用1号熏洗药熏洗伤部。

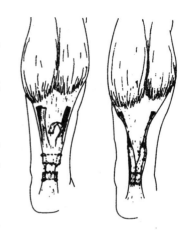

图8-9　跟腱断裂加固缝合法

3. 功能练习

（1）第一期（术后1天至5周）　此期局部固定，注意练习股四头肌力量及足趾活动，以改善局部的血液循环，防止肌肉萎缩，促进伤口愈合。4周后固定自行车练习踝屈伸活动，带铁丝托板下地活动。5周后垫2.5 cm高鞋后跟扶拐行走。

（2）第二期（6周至3月）　练习踝关节伸屈活动，防止术后粘连及活动障碍，加强小腿肌肉力量练习。开始练习提踵及小范围蹲起，逐渐恢复一般正常活动。术后3个月可开始慢跑。

（3）第三期（4月以后）　为机能和训练恢复期。目的是加强全面身体素质训练，逐步达到机能的恢复。术后4月开始部分专项训练，如垫上运动、原地小翻、中速跑等；6月后如果小腿三头肌力及腿围与健侧基本相同，就可以开始正规训练。

第四节　踝关节韧带损伤

踝关节韧带损伤（ligamentous injuries of ankle joint）在日常生活和体育运动中非常多见，发病率在各关节韧带损伤中占首位。

一、病因病理

发生此伤的原因常常是由于道路或场地不平，碰撞或因跳起落地时失去平衡，使踝关节过度旋前或旋后造成踝关节韧带损伤（图8-10）。

踝的旋后损伤（踝外侧韧带损伤）　踝的旋后动作是踝足关节的联合动作，包括距小腿关节跖屈、跟距和距舟关节的内翻以及前足的内收。在临床上踝的旋后损伤较之旋前损伤更为常见，其原因主要有①外踝较内踝长0.5 cm；②内侧三角韧带较外侧3条韧带坚强；③距骨体前宽后窄，当跖屈时，关节不稳，允许较大的侧向和内旋；④旋后的

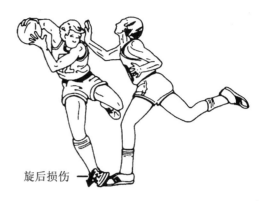

旋后损伤

图8-10　踝关节旋后损伤机制

肌群远比旋前的肌肉群有力。在踝旋后位受伤时，距腓前韧带首当其冲。布罗斯特伦（Brostrom，1964年）在105例新鲜踝关节扭伤的手术中发现距腓前韧带断裂约占2/3。力量再大则跟腓韧带甚至距腓后韧带亦相继受伤，有时还可同时损伤内侧的三角韧带胫距前部。

踝的旋前损伤（三角韧带损伤）　踝的旋前动作包括距小腿关节背伸，足外展、跟距关节和距舟关节外翻的联合动作。主要损伤内侧三角韧带。踝的旋前损伤较旋后损伤少见，但一旦损伤造成三角韧带断裂，一般都有一定程度的踝关节不稳，且常合并下胫腓连结分离和腓骨下端骨折。

踝关节韧带损伤，轻者韧带部分撕裂或韧带附着处骨膜撕裂，骨膜下出血。重者韧带完全断裂，常伴有撕脱骨折或距骨半脱位。距腓前韧带断裂时，常有关节囊和关节滑膜的撕裂，关节积血。内侧韧带深层断裂，断裂的韧带和关节附近的脂肪组织可嵌入关节间隙内。此外，血肿刺激跗骨窦内脂肪产生炎症，导致长时间的疼痛。

二、临床表现与诊断

有明显踝足突然旋后或旋前扭伤史。损伤后踝关节外侧或内侧疼痛，走路和活动关节时最明显。踝关节外侧或内侧出现迅速的局部肿胀，并逐渐波及踝关节前部。可出现皮下瘀斑，以伤后2~3 d最明显。

检查时，局部有明显压痛。距腓前韧带伤，压痛点在外踝前下方；跟腓韧带伤，压痛点在外踝尖偏后下约1 cm处；三角韧带损伤，压痛点在内踝前下方或内踝尖下方。

踝旋后试验（ankle-supination test）和旋前试验（ankle-pronation test）：这一检查是重复受伤动作，即被动将踝足旋后或旋前时，踝的外侧或内侧相应损伤部位出现疼痛。如果在旋后动作时，内侧出现疼痛，应注意寻找是否有副舟骨损伤或内侧距胫前韧带损伤。

距小腿关节前抽屉试验（the anterior drawer test）：检查者一手握小腿，另一手握足跟在踝稍跖屈位，使距骨向前错动，如果有距骨前移位为阳性，说明有距腓前韧带和跟腓韧带断裂（图8-11）。

273

X线摄片检查：①平片。踝部正侧位片，可区别骨折、脱位或韧带损伤。麻醉后在内、外翻应力下拍前后位 X 线片（图 8-12），测量距骨倾斜角（胫骨下关节面和距骨顶平行线之间的交角）正常值为 5°～20° 不等。雷德勒尔（Redler）认为，如距骨倾斜角为 9° 以上，并为健侧的 2 倍，则表示有新鲜的外侧副韧带断裂。此外，摄前抽屉试验侧位片，测量胫骨下端关节面后下缘至距骨滑车关节面最近点之间的距离，其数值超过 6 mm，或与健侧比较超过 3 mm，即为异常。②踝关节造影。如造影剂从关节内漏至外侧皮下，说明有距腓前韧带断裂；而漏至内侧皮下，则可能为内侧三角韧带断裂。

注意检查和鉴别是否同时合并有第 5 跖骨粗隆骨折、伸趾短肌损伤或内踝撕脱骨折等。

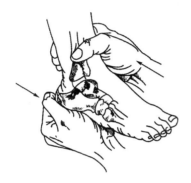

图 8-11　踝关节前抽屉试验

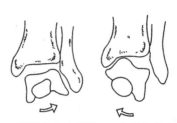

A.外翻位应力摄片　B.内翻位应力摄片

图 8-12　踝关节应力摄片

三、治疗

1. 挫伤和部分撕裂

（1）急救　受伤后立即采用 RICE 急救原则处理。以粘膏支持带或绷带、弹力绷带固定，减少血肿形成。

（2）药物治疗　初期，外敷新伤药，内服元胡伤痛宁。中期，外敷旧伤药，内服强筋丸。后期，外敷续断、土鳖、血竭、地龙、木瓜、合欢皮、关桂、紫荆皮；若局部发硬者，加生南星、生半夏、血余炭。内服秦艽、当归、赤芍、首乌、牛膝、乳香、骨碎补、续断、松节、通草，水煎，分 3 次服。

（3）关节穿刺　如部分断裂，踝关节腔已有明显积血，应行关节穿刺，将积血抽出。同时，注入氢化可的松 25 mg，以消除创伤性炎症，并保护关节软骨。穿刺后应加压包扎。

（4）手法治疗　应在 12 h 以后开始。①用拇指按、掐绝骨穴，持续 1 min，使其得气而感酸胀沉重。②轻抚摩、轻推法由踝的远端向近端按摩，以达到活血祛瘀的作用。③在肿胀、瘀血部位用连续密集的指切挤推手法，自肿胀瘀血的远端挤向近端，并挤过踝部的小腿十字韧带和小腿横韧带。指切从肿胀的中线开始，经过第一次指切，沿着中线形成一条凹陷的浅沟，把肿胀瘀血分割成左右两半。然后再从浅沟两侧逐次指切，切到整个肿胀的边缘为止。经过 1 次指切，肿胀瘀血则明显消退，如消退不理想，可重复指切 1 次。指切时患者有疼痛感，应嘱其配合。按摩完后，加压固定。④3～4 d 后，肿已消退，则改用在足踝部及小腿作抚摩、揉、揉捏、摇晃等手法，再加指针足三里、解溪、昆仑、太溪等穴。

2．韧带完全断裂

踝关节韧带完全断裂一般勿需手术治疗，伤后用铁丝托板固定踝关节。旋后位受伤将足固定在旋前位；旋前位受伤，将足固定在旋后位。3～4周后解除固定，配合中药内服、熏洗和按摩等治疗，并加功能锻炼。必要时才需手术修补韧带。

四、伤后训练

急性期应抬高患肢，固定休息。肿痛减轻后，即应在粘膏支持带或弹力绷带固定下着地行走或扶拐行走（图8-13）。1～2周后可进行肌肉力量练习。外侧副韧带损伤时应着重腓骨肌练习，内侧副韧带损伤时着重胫骨后肌的练习。

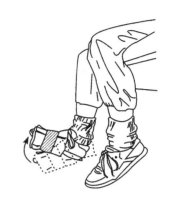

可根据具体情况选用外翻肌力练习、内翻肌力练习、背伸肌力练习、跖屈肌力练习等。开始练习时负重1 kg，每个动作需维持5 s后放松。10个动作为1组，每次2组，每天2～3次。以后逐渐过渡到负重5 kg，每次5组，每天3次。

图8-13　踝关节背伸肌力练习

五、预防

训练或比赛前做好充分的准备活动，搞好场地设施，培养和提高自我保护能力，提高足踝部的肌肉力量和踝关节的稳定性、协调性。对易伤者，训练和比赛时应用保护支持带。

第五节　跖管综合征

跖管综合征（metatarsal tunnel syndrome）又称踝管综合征或跗管综合征，是位于踝管内的胫后神经受压引起的一组症状。常见于跑跳过多的运动项目。

跖管（图8-14）是自内踝后下方的屈肌支持带与跟骨后内侧面形成的一骨性纤维管沟。跖管长2～2.5 cm，管顶为屈肌支持带，跨于胫骨内踝和跟骨结节之间，管底为关节囊以及距骨、跟骨和跟距关节的相应部位。屈肌支持带宽2～2.5 cm，厚0.1 cm。跖管的横剖面呈梭形。管内容物自前至后分别为胫后肌腱、趾长屈肌腱、胫后血管、胫神经以及**姆**长屈肌腱。肌腱周围有腱鞘。在神经和肌腱之间有纤维间隔和少量脂肪结缔组织。

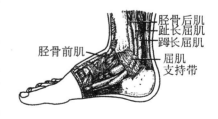

图8-14　踝管结构

胫神经在管内一般呈圆形，直径在0.5～0.6 cm。此神经在跖管内分出两个感觉支，一支穿过屈肌支持带，支配足跟内侧皮肤；另一支支配踝关节。胫神经在出跖管后即**姆**分成内侧、外侧跖神经。内侧跖神经为感觉支，支配足跖部和部分的足趾；外侧跖神经为运动支，支配足的内在肌。

足弓的维持有赖于骨骼、韧带及肌肉的相互密切配合。维持足弓的主要肌肉有胫骨前肌、腓骨长肌、胫后肌、趾长屈肌和蹞长屈肌，均在小腿后内侧通过跖管到达足部，且在跖管处形成一个90°的弯曲。

一、病因病理

跑跳运动员，足过度的跖屈背伸活动，使跖管内的肌腱，特别是蹞长屈肌腱受到反复牵扯，引起腱鞘发炎、充血、肿胀，鞘壁增厚。跖管比较狭窄，又缺乏弹性，当蹞长屈肌腱的腱鞘发炎时，就会压迫邻近的胫后神经而出现症状。踝关节多次扭伤，也可继发本征。

二、临床表现与诊断

一般于15～30岁的男性多发，单侧为多。

疼痛：位于足底与足趾部有麻木感并逐渐增重，在足底部出现异常感觉与烧灼性疼痛（burning pain）。这种疼痛以夜间为重，站立、行路时增剧，早期呈间歇性，以后转为持续性疼痛。当踝关节背伸时疼痛加重。

检查时可见在内踝下方，相当于胫神经走行部位有压痛。

蒂纳尔（Tinel）氏征：用中指叩击内踝后下方时，足底和足跟内侧皮肤麻木加重，有放射痛为阳性。第1～4趾内侧半的足跖部和背侧末趾节部出现感觉障碍，如果感觉完全丧失时，该部可以出现溃疡。足内在肌，特别是1、2骨间肌有明显萎缩。

蹞趾抗阻跖屈试验（test of resistive hallux-plantr flexion）：患者仰卧，双下肢伸直放松，检查者用一手拇指将患肢蹞趾向背侧推顶，嘱患者用力跖屈蹞趾，跖屈力减弱或有串麻痛，则为阳性。

肌电图检查，可见蹞趾和（或）小趾展肌显示有纤颤电位。X线检查，少数病例可见距骨内侧有骨刺形成或骨桥隆突。

三、治疗

1. 非手术治疗

用腱鞘炎散加水、醋各半调匀外敷。内服活络丸，每日3次，每次6 g。神经症状明显者，改服五灵二香丸，每日3次，每次6 g。

外擦舒活酒，在踝关节及其上下方作按摩，手法以抚摩、揉、推、弹拨为主，指针刺激太溪、三阴交、申脉、内庭等穴。

强的松龙12.5 mg或曲安奈德10 mg加1%利多卡因2 mL，跖管内注射，5～7 d 1次，注射3～5次。

2. 手术治疗

经非手术治疗无效而症状严重者，可采用手术切开跖管，松解压迫，便可治愈。有骨刺或跖管黏液囊肿，应一并切除。

第六节 腓骨长短肌腱滑脱症

腓骨长短肌腱滑脱症（subluxation of long and short peroneal tendon）在滑雪、滑冰、篮球、足球等运动中最常见。伤后易被误诊为踝的韧带损伤，以致处理不当变成习惯性脱位，影响训练。

一、病因病理

本症发生于当足处于轻度内翻或外翻位，又受到突然强力背伸之外力时，引起腓骨肌猛烈地反射性收缩，结果使肌腱突然牵拉、撕裂支持带，或形成撕脱骨折而向前滑脱。如滑雪的急停或雪橇在滑行时突然被阻急停，都可因技术的要求或身体的惯性使踝被动或主动内、外翻，同时使踝突然背伸而造成肌腱滑脱。

滑脱后如果支持带修复不好，则成为习惯性脱位，使肌腱多次磨损而发生变性。另外，也有人发现支持带可先天缺损，以及因骑马或滑雪运动的反复损伤使支持带逐渐松弛产生肌腱的滑脱。

二、临床表现与诊断

急性损伤：有急性损伤史。外踝后方软组织肿胀、皮肤青紫、皮下瘀血，外踝后缘和后沟部位有明显压痛。

足外翻抗阻试验（test of resistive feet-eversion）：患者仰卧，双下肢伸直放松，伤侧踝关节轻度跖屈，检查者一手握住足背外侧施加一定压力，令患者足部克服阻力作外翻动作，疼痛加重并伴有腓骨肌腱脱向外踝前的弹响声者，为阳性。

X线检查可为阴性，但伴有支持带撕脱骨折时，可见外踝后缘有小骨片，即可确诊。

习惯性滑脱：有多次滑脱史。滑脱时常能自行复位，疼痛不重，轻度跛行，踝关节屈伸可有肌腱滑动及弹响，压痛较轻；足抗阻外翻试验阳性。

三、治疗

（1）急性损伤　应立即手法复位。患者仰卧，术者一手握住伤足使其外翻，另一手拇指将脱位的腓骨长、短肌腱推向外踝后方，同时足跖屈、内翻，使其归位。复位后外敷新伤药，用铁丝托板将足固定于轻度跖屈、内翻位3~4周。内服制香片，每日3次，每次10片。症状减轻后，外敷旧伤药，内服强筋丸，每日3次，每次6 g。

（2）习惯性脱位　最好手术治疗。其手术方法有加深外踝后沟、重建腓骨肌上支持带，或采用骨性阻挡阻止肌腱的再脱位。常用有琼斯法（Jones）（图8-15）、杜弗里（Du-Vrie）法（图8-16）、华森-琼斯（Watson-Jones）法等。

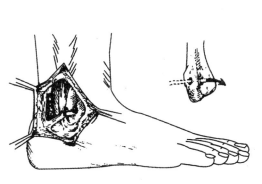
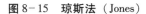

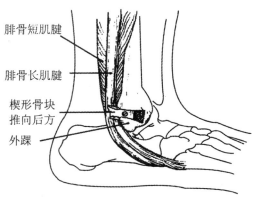

腓骨短肌腱

腓骨长肌腱

楔形骨块
推向后方

外踝

图8-15 琼斯法（Jones）　　　　图8-16 杜弗里（DuVrie）法

第七节　足副舟骨损伤

足副舟骨损伤（injury of accessary tarsal scaphoid）可发生于篮球、排球、体操、跑、跳以及击剑等运动项目。

足舟骨　呈舟状，介于距骨头与3块楔骨之间。前面凸隆，有3个关节面分别与3个楔骨相关节；后面有一关节，与距骨头相关节；内侧面有一向下方的圆形粗隆，称为舟骨粗隆，为胫后肌的附着部。舟骨有1个骨化中心，男性出现在9个月至4岁，女性出现在8个月至3岁。有时，粗隆部有独立的骨化中心。

足副舟骨　是足舟骨粗隆部继发骨化中心的先天变异，发生率约为14%，可分为两种类型。Ⅰ型：呈圆形，为胫后肌腱上的籽骨，似小髌骨，有关节面，上覆有透明软骨，称为后胫骨（ossatibiale posticum）或次发舟骨（navicular secondarium）。此型一般不产生症状（图8-17）。Ⅱ型：舟骨颈长，副舟骨与之连接，其间为软骨板（透明软骨或纤维软骨），该型副舟骨为三角形或圆形（图8-18）。文献上称为前踇骨（prehallux）或分叉状舟骨（bifurcated navicular），它很容易受伤。所谓副舟骨损伤大多发生在此型。

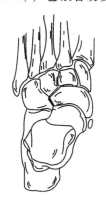
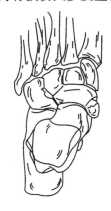

图8-17　Ⅰ型足副舟骨　　　　图8-18　Ⅱ型足副舟骨

胫后肌　位于小腿深面，起自小腿骨间膜上2/3及邻近的胫腓骨骨面，向下以肌腱经过内踝后面的沟内，主要抵止于舟骨粗隆，及第 1、2、3 楔骨的基底面。此肌为后群肌肉中最强大的足内翻肌，对足的前半部来说，又是足最强大的内收肌。此外还有维持足纵弓及使足跖屈的作用。

一、病因病理

主要受伤动作是足内翻或旋后损伤，足副舟骨与胫骨内踝尖之间相互顶撞的结果。从解剖上看，副舟骨与胫骨内踝尖之间的距离很近，足突然内翻，两者即相互挤压与撞击，不仅可损伤副舟骨、副舟骨与舟骨之间的连接组织，也可将胫后肌肌腱挤伤。常常合并有外侧副韧带损伤。

此外，长期足尖跑或提踵练习过多，胫后肌不断牵拉副舟骨以致正副舟骨间的软骨板错动，或影响局部血液循环，也可引起副舟骨产生慢性劳损伤。

早期病理变化不明显，后期局部骨质疏松、脱钙，或与足舟骨对应处的骨质发生硬化。副舟骨与舟骨之间的软骨板样组织纤维变或断裂。胫后肌腱鞘有损伤性炎症和肥厚。副舟骨损伤后，胫骨后肌力量减弱，足内侧纵弓可塌陷，甚至变成扁平足。

二、临床表现与诊断

常有踝关节跖屈内翻或旋后损伤的病史。足舟骨内侧疼痛、肿胀，不能用前足掌跑跳。

检查时可见足舟骨粗隆部高突、畸形，扪之质硬，压痛明显，且有沿胫后肌腱走向压痛。踝关节被动内翻时疼痛，踝抗阻内翻试验阳性。部分患者有足弓下降或有扁平足。本症常与踝关节韧带损伤同时存在，易漏诊，应给予注意。

X 线摄片可显示有足副舟骨，早期骨质无异常改变，病程长者副舟骨骨质疏松或边缘硬化。

三、治疗

1. 非手术治疗

局部肿胀疼痛者，外敷新伤药，内服舒筋活血片，每日 3 次，每次 5 片，症状减轻后，改敷软骨膏（牛角炭 60 g、血余炭 60 g、火麻炭 60 g、生半夏 36 g、生南星 39 g、穿山甲 24 g、巴豆霜 24 g），内服正骨紫金丹。

或采用 1 号加 3 号熏洗药熏洗患处。

外擦舒活酒，在伤部及其周围作抚摩、揉、推压等手法，指针刺激太溪、三阴交、涌泉等穴。

强的松龙 12.5 mg 加 1% 利多卡因 4 mL 作痛点封闭。每周 1 次，注射 3～5 次。

2. 手术治疗

经非手术治疗无效而影响训练者，可手术治疗。可单纯切除副舟骨或切除副舟骨并将胫后肌止点移向舟骨下。

第八节　足舟骨骨骺炎

足舟骨骨骺炎（osteochondritis of tarsal scaphoid）又称为足舟骨骨软骨炎，因1908年首先由 Köhler 描述故亦称为 Köhler 氏病。以3～10岁儿童为多，男孩较女孩多见。常为单侧，亦可双侧发病。

一、病因病理

与足舟骨受到过多外力挤压牵拉导致舟骨供血障碍有关。足舟骨位于足弓顶点，在附骨诸骨中最后骨化，其骨化中心特别容易受到负重的挤压。当骨化中心尚处于软骨内成骨阶段，过多的行走和运动可导致舟骨受过多的挤压，其营养将受到影响，海绵骨中的血管可以被阻塞，发生缺血性坏死。大多数人经2～3年的发育和发展，骨的结构会逐渐恢复正常，一般不会影响功能。有少数患者晚期在足舟骨背侧遗留一骨性隆起。

二、临床表现与诊断

患者多有足部疼痛的主诉，同时可出现间歇性跛行，患者常采用足外侧着地方式以避免疼痛。足舟骨处轻度肿胀，局部有压痛。

X线摄片早期可见骨骺明显碎裂，周围骨质疏松。较大儿童发病时，舟骨已发育良好，最先表现为骨密度增高而无外形改变，随后舟骨变小、变扁，呈盘状，边缘不整，并可见碎裂现象。在发病数月内，舟骨呈现进行性骨质疏松改变，但关节间隙一般无改变或相对变宽。随后出现修复性改变，2～3年后可逐渐恢复正常。

三、治疗

对症状轻微者，不需要严格固定，但要限制活动量和训练量。同时在足底部垫足弓托或鞋垫，以保持足弓的生理形态，减少对足舟骨的压力刺激。

对症状严重者，X线摄片显示病变较广者，可局部钢托或石膏托固定，并扶双拐行走数周。局部外敷新伤药或外搽舒活酒，对减轻疼痛、促进恢复有良好的作用。必要时也可作局部封闭治疗。

本病预后一般良好。

第九节　踝关节创伤性关节炎

踝关节创伤性关节炎（traumatogenic arthritis of ankle）多见于足球、体操、跳伞、篮球、滑雪、田径等运动项目，以及体力劳动者、舞蹈演员等，而以足球运动员最常见。中山医科大学1963年报告，在150名优秀足球运动员中，有118人（78.6%）患本病，故本病又称为足球踝（Footballer's ankle）。

踝关节由胫、腓两骨下端与距骨滑车所构成胫骨下端下关节面，呈四边形，凹陷。其后缘呈唇状突起又称为后踝。

距骨分为头、颈、体三部。距骨体近似四方形，其上面在横径上微凸，在纵胫上微凹，与胫骨组成踝关节的胫距面，体部前方为距骨颈，后方有距骨后突。

一、病因病理

慢性劳损是踝关节创伤性关节炎的主要原因。主要损伤机制是踝关节超常范围的不合槽活动，即踝关节过度地背伸、跖屈、内翻或外翻活动，使胫骨前缘与距骨颈、胫骨后唇与距骨后突、胫骨下关节面与距骨上关节面之间反复碰撞、挤压，导致软骨或骨组织的慢性劳损。如正脚背踢球或踝支撑时，踝关节过度跖屈、背伸，使胫骨远端前后缘分别与距骨颈或后突反复撞击、挤压，胫距关节面磨损而发病。体操前空翻落地时，足突然跖屈，以及跳马、平衡木、高低杠的各种高下法时，踝的突然猛力背伸与内外翻等，都可使踝关节发生超常范围的不合槽运动。

曲绵域（1984）报告，作兔的踝关节被动屈伸磨损实验，每日被动伸屈 6 h（60 次/min 的频率），至 200 h 后，即可出现典型软骨石棉样变。关节滑膜磨损至 40 h，即呈现炎症改变。

此外，踝关节急性损伤后，过早参加锻炼，因韧带修复不好、关节松弛、肌肉力量不足、关节稳定性差，容易反复损伤，久之则使骨与软骨受到损害。

病理变化主要是关节滑膜充血、水肿、绒毛膜增生，以后滑膜纤维变、钙化、骨化，最后脱落成关节鼠。踝关节前方的脂肪垫肿胀。关节软骨变色、软化、碎裂、脱落，形成关节鼠。此外，变性软骨边缘常有血管翳侵入产生疼痛。关节周围肌腱与腱鞘产生反应性炎症。

二、临床表现与诊断

大多数无明显的急性损伤史，而是逐渐起病。疼痛和活动受限是本病的主要症状。疼痛在各种项目不完全一致，可为活动前痛，亦可练多后痛，或作各种动作时痛。活动受限主要是伸屈受限，可有关节交锁或响声。

检查时，踝部轻度肿胀，以前侧明显。踝关节前后关节间隙压痛，一般与骨赘部位相符。被动伸屈踝关节可产生关节滑膜挤压痛或骨赘撞击痛。有时可扪及关节鼠。

X 线摄片，早期无明显异常。后期可见胫骨和距骨颈有骨唇和骨赘形成（图 8-19）。有时有关节鼠。距骨后突增生延长，有脱钙或折断，两踝变尖等。

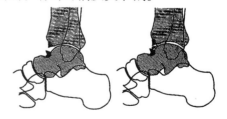
图 8-19　胫骨和距骨颈有骨赘形成

三、治疗

（1）支持带保护　消除病因，严格控制引起踝部疼痛的动作。症状轻者，不一定完全停止踝训练，用粘膏支持带保护，有时可使症状缓解。

（2）药物治疗　外敷消结散（归尾 30 g、川芎 15 g、生南星 30 g、牙皂 30 g、海藻 40 g、荔枝核 30 g、山豆根 60 g、生半夏 30 g）或当归、黄芪、鸡血藤、紫河车、牛膝、白芨、儿茶、土鳖、骨碎补等。用 1 号熏洗药熏洗患足。内服劳损丸。有骨质增生者，外敷软骨膏加红外线照射。内服抗骨质增生丸，每日 3 次，每次 6 g。用 1 号加 3 号熏洗药熏洗踝关节。

（3）手法治疗　在足踝部用抚摩、揉、揉捏、摇晃、搓等手法，活动踝关节。可加用解溪、商丘、足三里、太溪、昆仑等穴指针。

（4）理疗和封闭治疗　可选用超声波、超短波透热法或 10% 当归液作直流电离子导入。曲安奈德 10 mg 加 2% 利多卡因 4 mL 作局部痛点注射，每周 1 次，注射 3~5 次。

（5）手术治疗　有关节游离体或骨质增生影响踝关节活动者，应手术治疗，摘除关节内游离体，切除骨赘。

第十节　踝部腱鞘炎

踝部腱鞘炎（ankle's tenosynovitis）好发于跑跳、体操、竞走等项目。

足踝部的滑液鞘，随到达足部的肌肉分到足背的前群、到足底内侧的内侧群和到足底外侧的外侧群（图 8-20）。这几组滑液腱鞘都位于肌腱在走行过程中的转折处，所以在活动中遭到摩擦、挤压等损伤的机会就比较多。

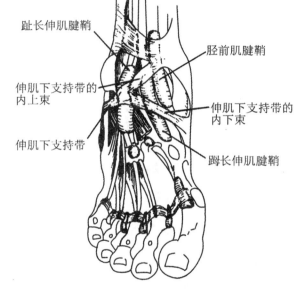

图 8-20　踝部腱鞘

踝关节和足部过度活动，肌腱与邻近骨质及其他软组织反复摩擦是腱鞘发炎的主要原因。如跳远运动员踏跳蹬地，踇长屈肌用力较大，长期与骨性突起及屈肌支持带摩擦，导致踇长屈肌腱腱鞘炎；竞走运动员训练时，踝关节过度背伸，足跟先着地，胫骨前肌腱、趾长伸肌腱及第三腓骨肌之间互相摩擦，或与小腿十字韧带过多磨损，引起腱鞘发炎。此外，鞋带束系过紧，压迫胫骨前肌腱鞘和踇、趾长伸肌腱鞘，也可导致腱鞘炎。

图中标注：趾长伸肌腱鞘、胫前肌腱鞘、伸肌下支持带的内上束、伸肌下支持带的内下束、伸肌下支持带、踇长伸肌腱鞘

主要病理变化是腱鞘充血水肿，渗出增加。时间较久，腱鞘失去正常光泽，变为黄白色，鞘壁变厚，鞘管狭窄，鞘内肌腱变性。

一、临床表现与诊断

一般无急性损伤史，常在过多跑跳后发病。在发炎的腱鞘局部，常常出现疼痛和肿胀。常见的部位是：伸肌腱腱鞘炎多发生在支持带附近；屈肌腱腱鞘炎多发生在内踝后下部；腓骨肌腱腱鞘炎多发生在外踝的后下部。疼痛因脚的活动而加重，甚至产生跛行。外侧群腱鞘炎可出现足掌着地支撑的跛行；前群腱鞘炎则出现足跟着地支撑的跛行。

检查时可见伤部轻度肿胀，局部压痛明显，部分患者可触到摩擦感或捻发音。内侧群腱鞘炎症时，足内翻抗阻试验出现疼痛；外侧群腱鞘炎症时，足外翻抗阻试验出现疼痛；前群腱鞘炎症时，足背伸抗阻试验出现疼痛。

X 线检查多为阴性，可排除踝部骨质病变。

二、治疗

（1）药物治疗　外敷腱鞘炎散，内服五灵二香丸，每日 2 次，每次 6 g。

（2）手法治疗　在足踝部擦舒活酒，作抚摩、揉、推压、弹拨等手法。指针刺激解溪、昆仑、太溪、三阴交、申脉、行间等穴。

（3）针灸治疗　对应穴留针配运动疗法，15 min，间日 1 次，治疗 6 次左右。阿是穴温针，配循经近部穴位，间日 1 次，治疗 10 次左右。

（4）封闭治疗　曲安奈德 10 mg 加 1% 利多卡因 2 mL，作鞘内注射，每周 1 次，治疗 3 ~ 5 次。

（5）手术治疗　个别严重病例，经非手术治疗无效者，可行手术治疗。腱鞘肥厚变性者，作部分切除；有骨刺者可予切除。术后早期功能练习，拆线后作理疗与体疗。

第十一节　跟骨结节骨骺炎

跟骨结节骨骺炎（osteochondritis of calcaneal apophysis）又称为跟骨结节骨软骨炎或 Sever 病，好发于少年运动员，以体操、艺术体操、蹦床、武术、田径等项目多见。男性较多，可单侧或双侧发病，以单侧发病较为常见。

跟骨结节骨骺的骨化中心男性 7 ~ 11 岁、女性 5 ~ 10 岁时出现，愈合年龄男性为 16 ~ 18 岁、女性为 14 ~ 16 岁。从骨化中心出现到愈合相距 7 ~ 8 年。

一、病因病理

少年运动员跟骨结节骨骺骨化中心尚未愈合时，跑跳过多，小腿三头肌强力收缩，跟骨骨骺受到跟腱反复牵拉，血循环发生障碍，产生缺血性坏死。其次在足负重时，鞋跟或鞋帮对跟骨结节骨骺的过度摩擦和挤压，也可使其发生供血障碍，产生缺血性坏死。

二、临床表现与诊断

无明显受伤史，常有近期内参加剧烈运动的历史。患儿主诉足跟疼痛，可沿跟腱向上放射。疼痛逐渐加重。特别是在跑、跳训练后症状更加明显，而休息后则缓解。严重者不敢用足跟着地，常用足尖行走，呈疼痛步态。检查时可见足跟部轻度肿胀，局部有明显压痛。踝关节被动背伸与抗阻力跖屈时疼痛加重。

X 线摄片可见跟骨结节骨骺密度明显增高，形态不规则，有时可见骨骺呈碎裂状。

值得注意的是正常儿童的跟骨结节骨骺也可能显示同样的 X 线摄片改变。本病的诊断必须有临床症状为基础，并与健侧对比。

三、治疗

症状严重者应减少或暂停跑、跳训练。严重者，应将鞋后跟垫高或着鞋后帮较软的鞋，以减轻对跟骨骨骺的牵拉和挤压。

（1）中药治疗　外敷当归、血藤、首乌、紫河车、白及、穿山甲、川芎、赤芍、木香等。内服六味地黄丸或健步虎潜丸。

（2）按摩治疗　在足踝部及小腿下部做表面抚摩、揉、推、摇晃等手法。指针昆仑、丘墟、商丘、太溪等穴。

（3）局部注射疗法　症状严重的可在局部注射曲安奈德 10 mg 加 1% 利多卡因 2 mL，对消除炎症，消肿减轻疼痛有较好效果。

第十二节　跟痛症

跟痛症（calcanodynia）是跟部周围疼痛疾病的总称。

跟骨的后 1/3 在跟骨的下方，向后突出，其上面成马鞍状，有脂肪垫覆盖。后上缘向上空出，称为滑囊突，又称为后上结节。跟骨后方，并非一平整骨面，而是一自上向下，不光滑的凸出形状，上窄、中间向后方凸起，此为跟后侧结节，位于滑囊突下方，是跟腱的止点；向下较宽阔，直抵跖面，形成较大的内侧结节及较小的外侧结节。站立时仅内侧结节触地负重。

跟下部皮下脂肪致密而发达，形成一个脂肪垫。在脂肪垫与跟骨之间有跟骨下滑囊存在。跖腱膜及足部第一层跖肌附着于跟骨结节前方。跖腱膜如同弓弦，紧张于跟骨结节及跖骨头之间，是支持足纵弓的最坚强部分。在正常步态中，跖趾关节背伸、趾短屈肌收缩、体重下压之重力，均将集中于跟跖面结节上（图 8-21），这些是跟痛症发生的潜在因素。

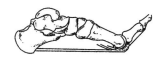

图 8-21　张力作用于跖腱膜起点

临床上，跟痛症一般可分为跟后痛、跟下痛、痹性跟痛、肾虚性跟痛以及跟骨痛 5 类。

一、跟后痛

跟后痛包括有跟滑囊炎和跟腱止点末端病。1928 年，哈格隆德（Haglund）首先提出，跟骨的疼痛与跟腱滑囊炎、跟腱止点处骨刺的生长有关，并加以阐述。1948 年，霍曼（Hohmann）倡议将后跟部的肿痛统称为哈格隆德（Haglund）病。其常见于体操、技巧、跳跃、跨栏等项目的运动员和体育爱好者。

跟腱止于跟结节，其前后均为滑囊，腱止装置为典型的末端结构。

（一）病因病理

主要为慢性劳损所致。跟腱止点及周围软组织，位于跟骨与后侧鞋帮间。在两者间长期反复的挤压、摩擦形成滑囊炎。赫尼根（Heneghan）等研究 Haglund 足跟痛综合征，认为跟跖面内侧结节的骨性突出和鞋跟高低，对发病和治疗起重要作用。因跟骨后面与跖面两条切面的交角（即后侧跟骨角）正常为 44°～69°，如果超出 75°，则对滑囊突发生压迫。此外，长期反复提踵发力训练过于集中，跟腱止点可因过多的牵拉而产生一系列退行性改变。

病理上呈典型的末端病改变，肉眼可见跟腱的皮下及腱下滑囊肥厚，腱围粘连，血管增生，管壁肥厚，管腔狭窄，间或有小圆细胞浸润。腱止点纤维软骨变成玻璃软骨，骨质增生。腱围及滑囊也呈慢性炎症。

（二）临床表现与诊断

本症可发生于各种年龄，但以运动员多见。跟腱止点处肿胀、疼痛，提踵时疼痛加剧。休息时，放松跟腱疼痛减轻。严重者，休息时也痛。

检查时，可见局部肿胀，皮色正常或潮红，温度略增高。触之有囊样弹性感，并有明显压痛。

X 线检查，早期无改变，晚期可见后跟骨结节脱钙、囊样变，也可见骨质增生。应注意滑囊突是否增生，压迫跟腱。症状常与 X 线表现不一致。

（三）治疗

1. 非手术治疗

进行专项训练时应注意提踵力量的训练，即负重静力提踵以加强局部力量及跟腱末端的适应力。穿带跟鞋，减少对跟腱的牵拉与摩擦。已出现症状者可采用药物治疗、手法治疗（同跟腱腱围炎）和理疗，以改善局部血液循环。

局部注射曲安奈德 10 mg 加 1% 利多卡因 4 mL，每周 1 次，共注射 3~4 次，有较好效果。

2. 手术治疗

非手术治疗无效，症状严重或反复发作，且 X 线摄片见滑囊突处增生明显者可考虑手术切除滑囊突。

二、跟下痛

包括跟骨下滑囊炎、跟骨下脂肪垫损伤、跖腱膜起点筋膜炎等，好发于足跟经常撞地和足尖跑跳的运动项目，如跳高、三级跳远、体操、足球、中长跑等。

（一）病因病理

一次强大暴力撞击足跟部，是引起跟下痛的主要原因。高下法落地或踏跳时暴力直接撞击足跟部，都可引起跟骨下脂肪垫挫伤及跟骨下滑囊炎。此外，跖腱膜及足部第一层足跖肌，以及跖方肌等反复牵拉，可引起其在跟骨内侧结节处起点的末端病，导致跟下痛。如跳远与三级跳远运动员的踏跳；中长跑运动员跑时用前足掌蹬离地面；体操运动员练习弹跳等，均可因过多牵拉而引发跟下痛。

其病理变化有跟骨下脂肪垫充血、水肿、变性，跟骨下滑囊发炎，滑液增多、囊壁变厚。跟骨骨膜增生，严重者在跟内侧结节前缘形成骨刺。

（二）临床表现与诊断

可有急性外伤史，或过多用足尖支撑跑跳的历史。伤后跑跳时疼痛，足跟不能持重或着地。

检查时局部有明显压痛。脂肪垫挫伤的压痛较表浅，且伴有局部肿胀；跟骨下滑囊炎的压痛较深，常可摸到囊内的纤维游离体；跖腱膜等牵扯伤，压痛在跟骨内侧结节前方，且被动牵扯跖腱膜或前足蹬地时疼痛。

X 线摄片，侧位片及轴位片可排除跟骨骨折。跖腱膜牵扯伤晚期可见腱止点骨唇样增生。骨刺大小与症状不一定呈正比。

（三）治疗

（1）非手术治疗　跟下痛患者，可在鞋内垫一较厚的海绵垫，将其与患部接触处挖空，以减少对患部的压迫及刺激。肿痛明显者，外敷当归、红花、延胡索、木香、王不留行、木通、土茯苓、穿山甲等，内服制香片，每日 3 次，每次 10 片。症状减轻后改敷软骨膏加红外线照射，每日 1 次，每次 30 ~ 40 min，内服抗骨质增生丸，每日 3 次，每次 6 g。也可用曲安奈德 10 mg 加 1% 利多卡因 4 mL 作局部注射，每周 1 次，注射 3 ~ 5 次。

（2）手术治疗　经非手术治疗无效而症状严重者，可考虑松解或切断跖腱膜，或作骨刺切除等。

三、痹证性跟痛症

痹证性跟痛症是一种原因未十分明确的跟部疼痛性疾病，好发于青少年。

（一）病因病理

无明显外伤史及明显的其他原因，如扭伤、久居湿地、久站等。有部分患者有关节痛或体温偏高的病史。

（二）临床表现与诊断

跟部肿胀、疼痛、皮肤色红、皮温稍高，跟骨部压痛，活动稍有跛行，跟部受力时疼痛增剧。

X 线摄片早期可无异常发现，后期可有跟部骨质增生。体温升高时，血沉可增快，类风湿因子阳性。

（三）治疗

（1）中医中药治疗　祛风除湿、通络止痛。可选用独活寄生汤加减内服。若疼痛较甚者可加用制川乌、红花等；寒邪偏重者，可加用附子、干姜等；湿邪偏重者可加用防己、苍术等；正气未虚者，可酌减白芍、地黄、人参等药；偏于风寒者，可选用 2 号熏洗药熏洗；偏于热痹者，可选用 3 号熏洗药熏洗。

（2）理疗　可采用新伤药水加红外线照射，短波透热法等。

四、肾虚性跟痛症

本症常见于年老体弱和久病长期卧床不起者。

（一）病因病理

年老体弱或久病长期卧床不起，以致肝肾不足，骨萎筋弛，而病跟痛。现代医学则认为久病卧床，足跟部因不经常负重而发生退行性改变，皮肤变薄，跟下脂肪纤维垫退变，胶原、水分及弹性组织减少，骨骼发生脱钙变化，骨质疏松而患跟痛。

（二）临床表现与诊断

根据临床症状和无明显外伤病因，X 线摄片可见骨质疏松，但未见骨质破坏者，年龄稍大或曾有久卧床史，一般可诊断。

（三）治疗

（1）中医中药治疗　首先应针对原发病进行治疗，以解决久卧病床的病因；其次在原发病未除之前，若症情许可则可选用六味地黄丸、金匮肾气丸等滋补肝肾药物进行调理，以助强筋壮骨之效。

（2）功能练习　适当指导患者进行床上的功能练习，如膝、踝关节的伸屈锻炼，以增强下肢肌力，继之可进行步行，逐渐加大运动的时间，使之逐渐恢复人体的正常功能和减少跟骨的疏松、筋肌的萎弱。

第十三节　距舟关节创伤性关节炎

距舟关节创伤性关节炎（traumatic arthritis of talonevicular joint）多见于跑跳、足球、划艇及划船运动员。

距跟舟关节　关节头为距骨头的舟骨关节面，关节窝则由 3 部分构成：①舟骨的距骨关节面；②跟骨的前、中关节面；③跟舟跖侧韧带上面（有三角形纤维软骨关节面）。距跟舟关节事实上是复关节，属杵臼关节类型。但由于跗骨的紧密切合，和周围韧带的限制，就活动而言，则为微动关节。

距跟舟关节的韧带　①跟舟跖侧韧带又称为弹簧韧带，强韧而肥厚，由纤维软骨构成。起自跟骨载距突前缘，止于舟骨的下面和内侧面，韧带上面有三角形的纤维软骨关节面，构成距跟舟关节窝的一部分，与距骨相接。下面与胫骨后肌腱相接，该肌有支持韧带的作用。此韧带是维持足弓的重要结构。②距跟骨间韧带有分歧韧带、距舟背侧韧带。

内侧足纵弓　由跟骨、距骨、足舟骨 3 块楔骨和第 1、2、3 跖骨构成，又称弹性足弓。其弓背的最高点为距跟舟关节中的距骨头（有人认为是舟骨）。

站立时，维持足弓主要是依靠足的韧带及有关结缔组织，而在走、跑、跳时，则主要依靠小腿及足底的有关肌肉。维持内侧足弓的韧带和筋膜，主要有弹簧韧带、跖肌腱膜，而主要肌肉有胫骨后肌、**跚**长屈肌、趾长屈肌、**跚**展肌。

一、病因病理

距舟关节反复碰撞是引起本病的主要原因。过度的跑跳练习，使维持足弓的肌肉疲劳，韧带松弛，足弓随动作塌陷，致使舟距关节下部被牵拉分开，上部不断挤压与撞击，引起关节软骨的退行性变（图 8-22）。此外，局部直接刺激，如足球运动员反复使用足背踢球，运动鞋的直接压迫以及跪势划船的划艇和龙舟运动员臀部坐于足后跟，距舟关节部与船板长期摩擦也可导致本病。

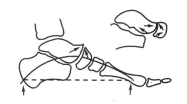

图 8-22　距舟关节创伤性关节炎
产生机理

病变初期为距舟关节软骨出现退行性变，以后骨唇及滑膜绒毛增生与肥厚，出现关节炎变化。

二、临床表现与诊断

一般无急性损伤史，是逐渐发病。在踏跳或赛跑时足部疼痛，严重者不能踏跳或跑步。

检查时，足背相当于舟距关节部突出如小结，常有局限性锐利的压痛，不随肌腱移动。有时足底的深部相当于关节间隙部有压痛。

关节间隙滑膜皱襞嵌压试验（impacted test of synovial fold of joint space）：检查者用一手使前脚外展，另一手的拇指由舟距关节的内侧按压关节间隙（使滑膜嵌入关节间隙内），再将前脚内收，常常出现锐利疼痛时为阳性。足尖用力蹬地时疼痛。

X 线检查：晚期可见舟距关节的背侧有骨唇出现。

三、治疗

（1）保护固定　早期尚无明显的骨质变化时，减少跑跳动作或局部直接刺激物，或骨唇部用橡皮海绵做圈保护，或将跖底以粘膏支持带、平脚垫保护脚弓。

（2）药物治疗　外敷当归、黄芪、鸡血藤、紫河车、牛膝、白芨、儿茶、土鳖、骨碎补；内服劳损丸，每日3次，每次6 g；用1号熏洗药熏洗患足。有骨质增生者，外敷软骨膏加红外线照射；内服抗骨质增生丸，每日3次，每次6 g；用1号加3号熏洗药熏洗踝关节。

（3）手法治疗　在足踝部以抚摩、揉、揉捏、推压、摇晃等手法进行按摩。然后指针刺激解溪、太溪、商丘、行间、足三里等穴。后期重点按摩足底，对足背骨质增生处不作按摩。

（4）理疗和封闭治疗　可选用超声波、超短波透热法或10%当归液作直流电导入。也可用曲安奈德10 mg加1%利多卡因4 mL作痛点注射，每周1次，共计3~5次。

第十四节　趾短伸肌损伤

趾短伸肌损伤（extensor digitorum brevis muscle injury）可并发于踝关节的旋后损伤，也可单独发生。

一、病因病理

足部急剧跖屈、内翻是引起损伤的主要原因。如由高处坠下、行走失足，足部猛然跖屈内翻，使伸趾短肌受到突然的过度牵拉而损伤。可与距腓前韧带损伤同时存在，也可单独发生。

伤后肌纤维发生撕裂，局部出血、肿胀。

二、临床表现与诊断

有急性损伤史。伤后足背前外侧疼痛，足趾和踝关节屈伸活动受限，行走不便，重者跛行。

检查时可见足背外侧肿胀较大，有皮下瘀斑，压痛点在距腓前韧带的前方。作第2~4趾的抗阻背伸或被动跖屈时，疼痛加重。此点可与踝关节外侧副韧带损伤相区别。

三、治疗

损伤初期，肿痛明显者，外敷新伤药；内服制香片，每日3次，每次10片。肿痛减轻后，改敷旧伤药；内服强筋丸，每日3次，每次6 g。配合按摩治疗，采用抚摩、揉、推压等手法。

第十五节　跖骨疲劳性骨膜炎与骨折

跖骨疲劳性骨膜炎与骨折（stress periosteitis and fracure of metatarsal）又称行军足（March foot），由于多发生于刚入伍的新兵行军训练中而得名。好发于第 2 跖骨，其次是第 3 跖骨。本病以跑跳、竞走、体操等运动员，刚入伍的新兵和舞蹈演员为多。也见于纺织工人、营业员、理发员，以及搬运工人等。

跖骨为短状管骨，有 5 个。其中以第 2 跖骨最长，其次为第 3 跖骨，最短为第 1 跖骨。于跖骨体中点测量内外侧皮质厚度，发现第 2 跖骨皮质最厚，其次依次为第 1、3 跖骨。起于跖骨上的肌肉主要有骨间背侧肌和骨间跖侧肌。

跖骨头的排列有甚多变异：①第 1、2 跖骨头平齐；②第 2 跖骨头超出第 1、3 跖骨头；③第 2、3 跖骨头平齐；④第 1 跖骨头特别向前突出。

一、病因病理

运动员过多跑跳训练，使附着于第 2、3 跖骨的骨间肌跖腱膜和跖长韧带等组织，长期处于紧张状态，骨膜受到过度牵拉而撕裂或部分剥离，引起疲劳性骨膜炎。如果外力加大，最终导致疲劳性骨折。或者由于长途行军，足肌过度疲劳，足弓下塌，平常负重较少的第 2、3 跖骨头的负重增加，超过骨皮质及骨小梁的负荷能力而发生疲劳性骨膜炎和骨折。也有学者认为，由于骨间肌痉挛，使骨膜和软组织内的血管被阻塞而发生水肿，结果跖骨颈处脱钙、骨萎缩，易发生骨折。

此外，先天性第 1 跖骨短缩也可能是诱因，因第 1 跖骨短缩时，其跖骨头与第 2、3 跖骨颈水平相当，因此，跖骨颈处承受力增加，时久便会发生骨折。

其病理改变主要有骨膜部分撕裂、水肿，骨膜下出血，进而引起骨膜增厚。骨质部分吸收，脆性增加，以致骨组织断裂。

对为什么第 2、3 跖骨易受损，值得研究。从目前的一些实验来看，假定 1 个人的体重为 60 kg，站立时每足负担 30 kg，其中前、后足各负担一半。在前足负担 15 kg 中，第 1 跖骨头下的二籽骨及 2、3、4、5 跖骨头平均承担。因此每个跖骨头负重 2.5 kg，拇趾单独负重 5 kg。但人在行走时，前足负重分布存在差异。有的负重在第 1 跖骨，但有的为第 2、3 跖骨，此与第 2 跖骨相对较长有关。

二、临床表现与诊断

一般无明显外伤史，可有步行、跳跃过多的历史。最初感觉于跑跳或行走时足痛。如果运动性质不改变，疼痛逐渐加重，呈持续性锐痛。

检查时可见患部有局部性肿胀，压痛明显，可触到局部粗大畸形，前足掌用力蹬地痛。若为疲劳性骨折，纵向叩击或挤压跖骨时疼痛加重。

X 线检查：骨膜炎初期摄片为阴性。以后可见到骨膜增厚，骨干增粗呈梭形。疲劳性骨折处骨质疏松，骨皮质断裂，周围可见有骨痂生长。

三、治疗

1. 疲劳性骨膜炎

治疗期间应减少下肢运动量，调整训练课内容。

初期局部肿痛者，外敷黄柏、黄芩、白芷、木通、川芎、牛膝等，伤部发热加丹皮、地骨皮；内服桃红四物汤，每日1剂，水煎，分3次服。后期骨膜增厚，患部有硬结节，外敷软骨膏；内服正骨紫金丹，每天3次，每次6 g。

在患部外擦舒活酒，用抚摩、揉、推压等手法。指针刺激太冲、内庭、涌泉、解溪等穴。

2. 疲劳性骨折

立即停止训练，用铁丝托板固定伤足4~6周，内服接骨丸。解除固定后进行按摩、中药熏洗和功能练习等。

第十六节　跖痛症

跖痛症（morton's metatarsalgia）是对因跖骨头挤压神经所引起的跖部疼痛证候而言。好发于中、老年体弱的妇女，非体力工作之男性，或慢性消耗性疾病之后，以及跑跳运动员等。青少年较少见。

一、病因病理

本病可因足部的骨性结构异常（如先天性第1跖骨过短、内翻等），或韧带缺乏弹性或太松，或因骨间肌与蚓状肌萎缩或失去弹性，在承重时横弓塌陷，第2、3、4跖骨头下垂，而挤压了趾神经，引起跖部疼痛。或在第3、4趾的总神经上发生神经瘤（图8-23）。

运动员常因运动鞋窄小、袜短、跑道太硬、跑跳时足的落地姿势不正确而致伤。

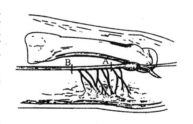

图8-23　跖骨头下的神经瘤

二、临床表现与诊断

主要症状是患者承重或行走时偶感在某个跖骨头（以第2、3跖骨头最常见）下有闪电样疼痛。如有神经瘤则相应的趾蹼间有感觉改变。不承重时疼痛可立即减轻或消失。当患者行走或站立时患足跖部不敢着地，有时需改变足部着力点，始能减轻疼痛。

检查时可见跖骨头间隙跖侧压痛，并有放射痛，可摸到肿块。足横弓松弛下塌。有的患者有踇外翻、扁平足、高弓足或承重力线不正等畸形。横向捏挤跖骨头或用力背侧牵拉患趾时，可出现放射性麻痛。

X线摄片可见第1、2两跖骨及两楔状骨间隙增宽，第2、3两跖骨粗壮肥大，密度增加，籽骨后移。同时注意存在的先天性踇趾畸形。

三、治疗

（1）非手术治疗　首先应注意去除病因。如因横弓塌陷所致，宜使用抬高横弓的矫形鞋和横弓垫，以恢复和维持足弓。加强足部的功能练习，以促进足内在肌力的恢复。外敷软坚散或用 3 号熏洗药熏洗；内服五灵二香丸。局部用曲安奈德 10 mg 加 1% 利多卡因 4 mL 封闭。按摩可采用抚摩、揉、揉捏、推压、按压等，配合指针然谷、行间、内庭、涌泉等穴。

（2）手术治疗　对严重横弓塌陷病例，经非手术治疗症状仍不缓解者可行跖骨干斜行截骨术，将跖骨头向近侧、背侧稍移位。如系趾总神经瘤所致者，应将瘤切除。

第十七节　跖趾关节损伤

跖趾关节损伤（injury of metatarsophalangeal joint）以第 1 跖趾关节扭挫伤最多见。

一、病因病理

扭伤由间接外力所致，挫伤由直接暴力所致。其病理改变主要是侧副韧带和关节囊捩伤或撕裂。

二、临床表现与诊断

有急性外伤史。受伤后跖趾关节疼痛，足趾活动受限，不敢用足尖蹬地。跖趾关节处有肿胀、压痛、皮下瘀斑。X 线检查常有阴性，可排除骨折与脱位。

三、治疗

初期有肿胀疼痛者，外敷新伤药，内服七厘散。中后期肿痛减轻时，改敷旧伤药，内服强筋丸，配合 1 号熏洗药熏洗患足。

（凌蜀琪）

第九章　颈部筋伤

第一节　颈脊柱部的应用解剖生理

　　脊柱（vertebral column）与颅骨一起构成人体的中轴，四肢与头颅均间接或直接地附着在脊柱上，任何部位的负重、受冲击或压迫，外力均可传达到脊柱。其胸段、腰段和骶尾段分别构成胸腔、腹腔和盆腔骨性壁的一部分；脊柱管内容纳脊髓（spinal cord）。脊柱具有保护支持胸、腹、盆腔内脏器，保持脊髓，以及进行多种运动的功能。

一、颈部脊柱

（一）颈椎骨

　　颈椎骨正常人有 7 个，由椎体和椎弓两部分组成。两者共同围成椎孔，椎孔相连成椎管，容纳颈髓。椎弓又分成椎弓根和椎板。椎弓根较细小，其上方和下方都有切迹共同围成椎间孔，有脊神经通过。椎板是椎孔的后壁，两侧与椎弓根相连，相邻的椎板间连有黄韧带。每个椎弓有 7 个突起，1 个棘突，2 个上关节突，2 个下关节突，2 个横突（图9-1）。

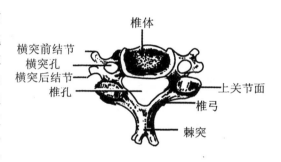

图9-1　颈椎上面观

　　颈椎结构的主要特点有：

　　（1）构椎关节　普通颈椎椎体一般较小，呈横椭圆形，其横径约比矢径大 1/2。椎体前缘的高度较其后缘者为小。椎体的上面在横径上凹陷，在其两侧稍后方有嵴状突起，称为钩突（图9-2）；椎体下面在横径上凸隆，其两侧稍后方与下位椎骨椎体钩突对应呈斜坡状。相邻椎骨的椎体钩突和椎体斜坡相对合，构成椎体侧方关节，称为钩椎关节（Lüschka）或弓体关节（neuro-central

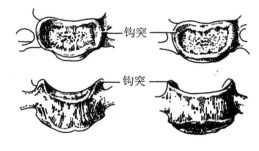

图9-2　颈椎钩突

joint）。中国人钩突平均值以 C_5 为最大，而颈椎病好发于 C_5、C_6，两者之间可能存在一定的关系。

　　钩椎（Lüschka）关节不是一个恒定的典型滑膜关节，5 岁后随颈段脊柱运动的发展而形成，其可限制椎体向侧方移位和增加椎体间的稳定性。但随年龄的增长，椎体钩突骨质增生越来越明显，可影响位于其侧方的椎动脉的血液循环，并能压迫位于其后方的神经根和椎间动、静脉，常常是导致颈椎病的重要因素。

（2）椎间孔　相邻两椎骨的上、下切迹围成椎间孔，呈卵圆形，其纵径大于矢径，经过椎间孔内的神经根仅占椎间孔的一半。

（3）颈椎棘突　颈椎棘突短而分叉，便于肌肉附着。第7颈椎棘突长而不分叉，在低头时是最隆起的一个。第2颈椎棘突粗大，比较容易触摸。故第2、7颈椎棘突都可作为颈椎棘突定位检查的骨性标志。

（4）横突孔　颈椎的横突较小，仅为腰椎的1/5～1/4。横突上有上、下方向的孔道，即横突孔。椎动脉分左右两枝，沿颈总动脉的后上方上升，进入第六颈椎横突孔向上，通过相应的横突孔上方穿出。由于横突孔的变异、位置大小及横突的长短，椎体的位移方向与椎动脉型颈椎病的发生及其症状的轻重有密切关系。

（5）椎孔　呈三角形，左右径大，前后径小，两者之比值为1.5～2。由于左右径大而且侧壁为不活动椎弓根，故临床上一般不容易出现因左右径（横径）的改变而发生神经根和脊髓受压。而前后径（矢径）的改变是造成颈脊髓受挤压的重要因素。一般认为，如颈椎椎管矢径小于12 mm，横径C_1～C_2小于16～17 mm，C_3～C_7小于17～19 mm，即可认为有颈椎椎管狭窄。

（6）颈椎关节突关节　近水平位，上关节面向上后，下关节面向下内，这有利于颈椎前屈后伸运动。但过度屈伸易引起该关节囊松弛，甚至破裂。

（7）颈曲　颈曲是从侧面观察时颈椎排列的生理曲度。在正常情况下C_4、C_5颈椎椎间盘前厚后薄，形成颈椎中段向前呈弧形凸起，称为生理前凸。正常值为12 mm±5 mm。测量的方法是椎体后缘的连线与齿状突后上缘到第7颈椎后下缘的连线之间的最大幅度。颈曲的消失、变直、反张成角、中断、滑移及骨质增生都是颈椎内外平衡代偿性改变的表现。

（二）颈椎间盘

颈椎间盘有6个（包括第7颈椎与第1胸椎间的椎间盘），占颈椎总高度的20%～24%，第1、2颈椎之间无椎间盘。椎间盘的大小和形状与相连结的椎体并不完全一致。颈椎间盘的横径比椎体的横径小，钩椎关节部位无椎间盘组织。由于椎间盘具有一定弹性，使相邻椎体间有一定限度的活动，并使下位椎体的上面承受均等的压力，有缓冲减少头部震荡的作用。颈椎间盘是维持颈部活动，保持内外平衡的重要结构。颈椎运动是依赖髓核的位移及变形来保持颈部的协调和平衡。与胸、腰部的椎间盘一样，颈椎间盘由纤维环、髓核、软骨板3个部分构成（图9-3）。

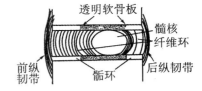

图9-3　颈椎间盘模式图

（1）纤维环　椎间盘的周围为纤维环，由大约12层胶原纤维组成。纤维在椎间斜行，排列成同心环形。相邻两层的纤维走向成字母X状，这使椎间盘具有一定的抵抗切向运动的能力。纤维环前、后浅层纤维分别与前纵韧带和后纵韧带的纤维融合在一起，周边部纤维穿入椎体的骨质内，较深部纤维附着于上、下透明软骨上，最内层纤维与髓核的纤维融合。纤维环的前部较厚，髓核的位置常偏于后方。

（2）髓核　是包围于纤维环与软骨板之间的黏弹性胶状物，由蛋白质和多糖组成，正常情况下80%是水分。生理情况下负重时，椎间盘脱水而体积变小；卧位时，解除重力下又吸收水分，体积增大。髓核的含水量在新生儿期为88%～91%，14岁为80%，70岁仅为70%左右。椎间盘的含水量与其弹性和张力有密切关系。含水量减少，其弹性和张力均减退。随着年龄的增加，髓核逐渐呈脱水状态，髓核内逐步为纤维组织和软骨细胞所代替。

（3）软骨板　透明软骨板构成椎间盘的上、下壁，与椎体的松质骨相连结，软骨板与纤维环融合在一起，在软骨板完整时，髓核不易突入椎体的松质骨内。在纤维环无损伤时，髓核不易向周围脱出。

（三）颈椎间盘的血液供应及神经支配

椎间盘的动脉供应在胎儿期来自周围组织和相邻椎体的血管，椎体的血管穿过透明软骨板，走向髓核，但不进入髓核。出生后，来自椎体的血管发生退行变性，逐渐瘢痕化，最后完全闭锁。幼年期椎间盘的血管分布比成年人丰富，有些血管分布到纤维环的深层。但随着年龄的增长，深层的血管逐渐变小，血管径亦变小，13岁后已无血管穿入纤维环的深层。在成年期，除了纤维环的周缘部以外，椎间盘内无血管，椎间盘的营养主要来自渗透过软骨板及纤维环的淋巴液，其本身无神经及血管，故一经损害，就很难修复。

此外，椎间盘的营养及其弹性和张力，取决于透明软骨板的通透性能和髓核的渗透能力。这种吸液性能的改变，能影响椎体间的稳定性，亦与椎间盘的退行性变有密切关系。椎间盘受到挤压，其内压上升，会影响其吸液性能，如持续坐立时间过久，亦影响椎间盘的体液交换，而使其营养发生障碍，易于变性。透明软骨板内的血管通路如闭锁不全，则髓核有可能突入到椎体骨质内，形成所谓的Schmorl结节。

纤维环和髓核内没有神经支配，仅椎间盘后部纤维环的边缘部和后纵韧带是由发自脊神经的脊膜神经所支配，故当椎间盘纤维环后缘有病变和后纵韧带受到牵张时能引起疼痛。

（四）颈椎韧带连结

颈椎骨之间除了椎间盘和小关节囊外，还有颈椎周围的前纵韧带、后纵韧带、黄韧带、棘上韧带和棘间韧带等许多韧带连结（图9-4）。

（1）前纵韧带　起于枕骨的咽结节，向下经环椎前结节及椎体的前面，止于第1或第2骶椎的前面，是人体最长最宽的韧带，由数组纤维组成，最浅层纤维跨过3～4个椎体，中层纤维跨过2～3个椎体，最深层纤维仅连结相邻两个椎体。它与椎间盘和椎体紧密相连，其主要功能是限制脊柱的过度后伸运动。在颈部能对抗头颅的重量，增加颈椎的稳定性。

（2）后纵韧带　位于椎体后面椎管的前壁，起自第2颈椎，向上移行于覆膜，向下沿

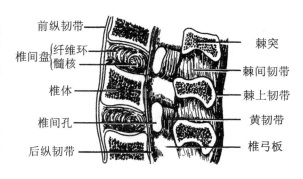

图9-4　颈椎的韧带

各椎体的后面至骶管。浅层纤维可跨越 3～4 个椎体，而深层纤维仅跨越两椎体之间，与椎体的上、下缘和椎间盘紧密相连。颈椎后纵韧带较宽，中间部分厚且坚韧，侧方较薄弱，且强度上不如前纵韧带。故在压力作用下髓核可自韧带之侧方向椎管前外侧突出。后纵韧带的主要功能是起连结作用及防止脊柱过度前屈。

（3）黄韧带　是连接各椎板之间的韧带，富有弹性，由弹性结缔组织构成，呈淡黄色，左、右各 1 个；起于上位椎板的前下方，止于下位椎板的上缘，外侧止于关节突。正常的黄韧带弹性强，当脊柱背伸时不皱褶，屈曲时不变形。当黄韧带变性，发生变形肥厚后，其弹性减弱。在脊柱背伸时，可能发生皱褶，凸入椎管内，有时可达椎管前后径长度的 30%，产生脊髓受压症状。

（4）棘上韧带和棘间韧带　棘间韧带位于相邻的棘突之间；棘上韧带起自第 7 颈椎，向上与项韧带移行，向下沿椎骨的棘突尖部止于骶正中嵴；横突间韧带连于相邻两椎骨的横突之间。均有加强脊柱稳定性的作用。在颈部，棘间韧带往往发育不良，而棘上韧带却发育很好，形成项韧带。其可保持颈椎挺直，对抗颈椎前屈。

二、颈部脊髓的特点

（一）颈部脊髓的主要特点

（1）颈髓的矢径（前后径）小，横径大，约等于其矢径的 2 倍。颈部的脊髓除有后正中沟和后外侧沟外，在两者之间还有后中间沟。

（2）颈部脊髓在第六节段处最粗，称颈膨大，是臂丛神经发出的部位。由于此处椎管并不相应扩大，故形成颈部椎管相对狭窄，是脊髓型颈椎病好发的主要内因之一。

（3）颈部脊髓的节段水平和颈椎的水平关系相差不大，在中、下颈部（$C_4～C_8$）时，脊髓节段的水平比相应的椎骨高出一个椎骨水平。此外，由于 C_1 神经根是在颅骨与 C_1 椎间穿出，以下各颈神经根都在相应颈椎的上方穿出。但在描述椎间盘时，却常以相应颈椎的下方为标准。所以，当椎间盘病变时，受累神经的数字应比颈椎间盘的数字多加个 1。

（4）除 C_1、C_2 神经位于关节突的后方外，其他颈神经均位于椎间关节的前方，穿过椎间孔。神经根与椎间盘紧密相邻，位于椎间关节和钩椎关节之间。这些部位发生病变时都能累及神经根，引起临床上相应神经症状。

（5）颈部脊髓的前角细胞特别发达，其发出的纤维支配上肢肌肉，与人类手的精巧活动有关。

此外，由于颈髓与延髓相连，在内部结构和生理机能上亦与低位延髓难以截然分开。因此高位颈髓损伤亦可引起昏迷。

（二）颈部脊髓的血液供应

（1）颈脊髓的动脉　颈部脊髓的动脉有 3 组，即脊髓前动脉、脊髓后动脉和椎间动脉（节段动脉）。①脊髓前动脉是左右椎动脉在即将汇合成脑基底动脉前的各自分支，沿前下方走向，在延髓腹侧汇合成的一条血管，沿脊髓正中裂纵行，供脊髓前 2/3 的血液，脊髓边缘部由软脊膜的穿通支供应。②脊髓后动脉来源于椎动脉或小脑后下动脉，左右不汇合，沿后外侧沟下行，与后根动脉共同供血于后索和侧索的浅部及灰质后柱的大部。脊髓的前后动脉在下行时靠根动脉来加强。根动脉是椎间动脉中间支的分支。③椎间动脉在颈部来自颈深动脉和椎动脉，随相应的脊神经进入椎间孔形成根动脉。因此椎动脉是颈脊髓的主要供血者。这就是椎动脉型颈椎病既有脑干症状，又有颈髓缺血表现的解剖学基础。

（2）颈脊髓的静脉　脊髓的静脉分布大致与动脉相似，脊髓的静脉血通过椎间静脉进入椎静脉或者进入颈深静脉。

三、颈脊神经

颈神经有 8 对，C_1 是在颅骨与寰椎间穿出，以下各颈神经都在相应的颈椎上方穿出。每条脊神经各由 1 支前根和 1 支后根组成。前、后根位于椎管内，于椎间孔处汇合后称脊神经。前根为运动神经，后根为感觉神经，颈神经根很短。脊神经往远端又分为前支和后支，它们除含有前、后根两种纤维外，还含有来自椎旁节的交感神经纤维，是运动、感觉和内脏活动的混合神经。

（一）脊神经后支

除 C_1、C_2 神经的后支较粗大外，其余各颈脊神经的后支均较前支为细小。后支分出后，向后行绕过椎骨的关节突，穿过横突之间，并分为内侧支和外侧支，分布于颈、项、枕部皮肤，支配颈项部的半棘肌、最长肌、夹肌等。C_1 神经的后支称为枕下神经，于椎动脉与寰椎椎弓之间向后，支配头上斜肌、头后大直肌、头下斜肌、头后小直肌等，此神经一般属运动神经。C_2 神经的后支为颈神经后支中最大者，于寰椎后弓与枢椎弓板之间穿出，分为较小的外侧支（支配头长肌、夹肌、头半棘肌）和较大的内侧支。后者称为枕大神经，分布在枕项及耳上的皮肤，以及支配枕骨下部的肌肉。因枕大神经较长、粗而浅，故受压的机会较多。

头面部的皮肤感觉除三叉神经的支配区，其余部位均系颈神经支配，故颈椎病易出现头痛及耳面部疼痛。

（二）脊神经前支

颈脊神经前支互相吻合成神经丛，分为颈丛和臂丛。

（1）颈丛　由 $C_1 \sim C_4$ 前支构成，位于胸锁乳突肌的深面，颈部深层肌肉的浅面。发出肌支支配颈部深肌、肩胛提肌、舌骨下肌群和膈肌。发出枕小神经、耳大神经、颈皮神经和锁骨上神经 4 条皮支。

（2）臂丛　由 $C_5 \sim T_1$ 前支大部组成（见第十三章第二节），是颈椎病最常累及的神经。

四、椎动脉

椎动脉一般来自锁骨下动脉的第 1 段的后上方，是第一个分支。有时来自主动脉弓或无名动脉。两侧椎动脉的大小常不对称，一般左侧大，右侧小。椎动脉可分为 4 段。

（一）第 1 段（颈部）

自锁骨下动脉发出，在前斜角肌和颈长肌的裂隙内上行，其前方有椎静脉、颈内静脉、颈总动脉和甲状腺下动脉横过；后方有第 7、8 颈神经前支和第 7 颈椎横突、交感神经干和星状神经节相邻。后者发出交感神经纤维与椎动脉伴行，故临床上前斜角肌痉挛时可出现椎动脉受压症状，椎动脉和交感型症状易同时出现。

（二）第 2 段（椎管部）

穿过上位 6 个颈椎的横突孔向上行（图 9-5），周围环绕静脉丛和交感神经丛，在其

后方有 C_2～C_6 脊神经前支。椎骨部椎动脉发出椎间动脉，经椎间孔进入椎管内，再分为前根动脉和后根动脉。椎动脉交感神经丛的分支环绕椎间动脉进入椎管内，钩椎关节位于椎动脉的前内方，该关节骨质增生或发生椎体位移时，椎动脉可受挤压而歪斜扭曲，甚至管腔变小，而影响其内的血液循环。

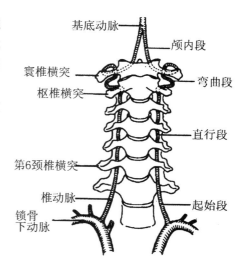

图 9-5 椎动脉

（三）第 3 段（头下部或枕部）

自寰椎横突孔穿出，向后绕过寰椎的侧块到寰椎的后弓上面外侧的椎动脉沟内，转向前方贯穿脊膜后，经枕骨大孔入颅腔。此段椎动脉在寰椎上关节突的外侧和后侧，弯曲较大，故头颅转动时，该动脉易受牵拉而狭窄，产生脑缺血症状。

（四）第 4 段（颅内部）

自枕骨大孔向上绕到延髓偏内侧上行，在桥脑下缘两侧椎动脉汇合形成基底动脉。其颅内段的分支有脊髓前动脉、小脑下后动脉、脊髓后动脉、内耳动脉等。故椎动脉型颈椎病因椎动脉供血不足，临床上可出现耳鸣、听力减退等症状。

五、颈部交感神经

颈部的交感神经节位于椎前筋膜的深侧有 3 个，即颈上神经节、颈中神经节和颈下神经节。神经节之间以节间支相连。

（一）颈上神经节

颈上交感神经节最大，呈梭形，位于 C_2、C_3 颈椎横突的前方。神经节后方有头长肌及筋膜；前方覆有椎前筋膜，筋膜之前有颈内动脉、颈内静脉、迷走神经和副神经。

颈上神经节与舌下神经、迷走神经和舌咽神经都有交通支，与椎动脉丛有交通支，与 C_1～C_3 神经有灰交通支。自颈上神经节发出的主要交感神经和分支有颈内动脉神经、颈内静脉神经、颈外动脉神经、心上神经、喉咽支及支配上部颈脊柱韧带和骨骼的细小分支。

（二）颈中神经节

颈中神经节最小，常缺如。多位于 C_6 椎平面，甲状腺下动脉的附近。上方由节间支连于颈上神经节，下发两支连于颈下神经节。由颈中神经节发出的分支有①灰交通支：连于 C_5、C_6 神经；②甲状腺支：支配甲状腺和甲状旁腺；③心中神经：加入心丛。

（三）颈下神经节

颈下神经节位于 C_7 椎横突基底部和第 1 肋骨颈之间的前方，椎动脉的后方。向上由节间支与颈中神经节相连，下方和第 1 胸节相靠近，并常与第 1 胸节合并为一个，称为颈胸节或星状神经节。其分支有①灰交通支：连结 C_7～T_1 神经；②锁骨下丛：支配锁骨下动脉及腋动脉第 1 段；③椎动脉丛：沿椎动脉上行，进入颅腔，缠绕椎动脉及基底动脉；

④心下神经：加入心丛。因心脏受颈上、中、下整个交感神经的支配，故有颈椎病时，常可出现心脏症状。

六、颈部肌肉

颈部有较丰富的肌群，按部位可分为颈前外侧部肌肉和颈后部肌肉。

（一）颈前外侧部（固有颈部）肌肉

固有颈部肌肉按其位置分为颈浅肌、颈外侧肌、颈前肌和颈深肌（内侧群、外侧群）。颈浅肌为颈阔肌，其功能紧张颈筋膜，促进颈静脉血液回流。颈外侧肌有胸锁乳突肌，其功能为一侧收缩时使头转向对侧，两侧同时收缩使头后仰，提胸廓助深吸气。颈前肌包括舌骨上肌群和舌骨下肌群，各由4块肌肉组成。舌骨上肌群包括二腹肌、下颌舌骨肌、茎突舌骨肌和颏舌骨肌，其功能上提舌骨，下掣下颌骨，参与咀嚼活动；舌骨下肌群包括胸骨舌骨肌、肩胛舌骨肌、胸骨甲状肌和甲状舌骨肌，其功能下拉舌骨，使喉上、下移动。

颈深肌内侧群包括颈长肌和头长肌，其功能使颈椎前屈，头前俯。颈深肌外侧群包括有前、中、后斜角肌。3块肌肉均起自颈椎横突，其中前、中斜角肌止于第1肋，后斜角肌止于第2肋。前、中斜角肌与第1肋之间的空隙称为斜角肌间隙，有锁骨下动脉和臂丛神经通过。前、中、后斜角肌的功能为上提第1、2肋骨助深吸气，使颈椎前屈或侧屈。

（二）颈后部（项部）肌肉

有斜方肌、肩胛提肌、菱形肌、上后锯肌、夹肌、竖脊肌和头半棘肌等。

第二节　急性颈部软组织损伤

颈部是人体脊柱活动中最灵活、运动性较大且不易保护的部位，它的稳定性主要靠头颈的正确姿势和颈肩背肌肉力量来加固。颈部软组织极易遭受突然的外力，而导致急性软组织损伤。本病多见于青壮年，男多于女。

在运动创伤中常见于体操、跳水、摔跤、拳击、排球、足球等运动员和文艺演员等。

一、病因病理

急性肌肉拉伤　颈部急性软组织损伤常见于日常工作、训练或比赛时，准备活动不充分，动作失误，颈部突然扭转或前屈、后伸，致颈部肌肉骤然收缩或过度牵拉所致。常发生在胸锁乳突肌、斜角肌群和斜方肌上部、头上肌、颈夹肌，以及韧带等。

颈椎滑膜嵌顿　暴力较大时亦可使颈椎后关节突张开，关节内负压使滑膜嵌入上、下关节突之间，造成颈椎滑膜嵌顿。

颈部软组织挫伤　头颈部被碰撞及器械打击所致。颈部软组织损伤后，局部组织出血、肿胀、刺激神经末梢，产生局部疼痛，颈肌痉挛，有时可出现向头部或背部放射性疼痛。

二、临床表现与诊断

有明显的受伤史。颈部疼痛，有时疼痛可向患侧头部、肩背部放射，颈部活动明显受限，出现颈部微前倾，头部向患侧歪斜，下颌偏向健侧，呈斜颈状。

检查：患侧肌肉微肿，多在斜方肌、肩胛提肌起止点，胸锁乳突肌肌腹部，有明显压痛，肌张力明显增高，可触及痉挛的肌肉呈条索状硬结。一般无神经根受压症状，故叩击头部不引起放射痛。

X线检查：颈椎骨质多无异常改变。可排除骨折及脱位，并可了解颈椎生理弧度和椎间隙有无改变。

三、鉴别诊断

（1）落枕　一般无急性受伤史，因睡眠不当或睡眠时外感风寒所致。

（2）颈椎骨折及脱位　有明显受伤史及损伤局部压痛；有脊髓或神经受压症状，重者出现高位截瘫；X线摄片、CT及MRI可鉴别。

（3）环椎向前半脱位　常为6～12岁儿童，多为自发性脱位，常并发于颈上段感染之后；头部僵硬于斜颈位，无压痛，无胸锁乳突肌痉挛；X线摄片可鉴别。

（4）颈椎病　中老年伏案工作者多见。多伴有上肢神经压迫症状和头痛、头晕等椎动脉供血不足症状。X线摄片可见颈椎生理弧度变直，椎体后缘骨质增生，椎间孔缩小，椎间隙变窄等。

（5）颈椎结核　多伴有低热、消瘦等结核症状。X线摄片可见有骨质破坏。

四、治疗

一般宜以舒理筋脉、行气活血、通络止痛为治则。治疗以手法、针刺和中药为主，配合功能锻炼、牵引等，一般多能取得良好效果。

（1）按摩治疗　患者坐位，术者一手扶住患者前额部，另一手在颈肩背区先作表面抚摩，然后在颈后伤筋和痉挛的斜方肌、头夹肌、颈夹肌、乳锁乳突肌等部位进行揉、捏、滚等手法以舒理筋肉。然后提拿肩井和项根部的筋肉，弹拨痉挛筋腱数次。指针阿是穴、肩井、天宗、风池、太阳、缺盆、合谷等穴。

（2）针灸　以手足太阳、阳明、督脉经穴为主，根据受损疼痛部位选取阿是穴、风池、外关、后溪等穴进行针刺，多用泻法；针后，可在痛点加灸，或在大椎、肩井、阿是穴处拔罐，或在痛性硬块处行刺络拔罐治疗。

（3）中药治疗　损伤瘀血凝滞疼痛者，内服制香片或活血止痛汤；时间较长者，服铁弹丸或活络丸。外贴活络膏。

（4）理疗　红外线、TDP局部照射；超短波、微波及热疗均有效果。

第三节　落枕

落枕是由于睡眠时体位不正，或枕头过高，或风受寒所致的急性颈项强痛的一种证候，又称失枕。其首见于《素问·骨空论》："失枕在肩横骨间。"本病多发于冬春两季，20岁以上的成年人发病较多。轻者4～7 d可自愈，但易反复发作。重者可绵延数周。

一、病因病理

姿势不正　本病可因睡卧之时，枕头过高或过低，或睡熟而长时间姿势不正，致使一侧筋肉处于过度牵拉扭转而致。

风寒所致　亦有身体素虚或颈部有慢性劳损隐患之人，睡卧当风受凉，风寒之邪侵袭局部而发。《诸病源候论·失枕候》曰："失枕，头项有风，在于筋脉间，因卧而气血越者，值风发动，故失枕。"《伤科补要·脱下颏》曰："夫人之筋，赖气血充养，寒则筋挛，热则筋纵，筋失营养，伸舒不利，感冒风寒，以患失颈，头不能转。使患人低坐，用按摩法频频揉摩，一手按其头，一手扳其下颏，缓缓伸舒，令其正直，服疏风养血汤可也。"

二、临床表现与诊断

患者有睡眠时颈部姿势不当，颈部肌肉牵拉受损史，或外感风寒史。晨起后感颈部酸胀疼痛不适，并牵掣头部昏晕胀痛，颈部强硬，活动受限。

检查可见患侧颈部肌肉（特别是胸锁乳突肌、斜方肌、菱形肌等）紧张，呈条索状硬块，有明显压痛。颈部前屈或向健侧旋转时，因牵拉受损肌肉而疼痛加重。

三、鉴别诊断

儿童发现有头颈部突然歪斜者，不可轻易诊断为落枕，应考虑是否有特发性寰枢椎半脱位或颈部其他疾患。

四、治疗

本病治疗以按摩治疗为主，配合针灸、中药、功能锻炼及理疗等，其疗效多很满意。

（1）按摩　患者坐位，术者以揉、揉捏、滚等手法在患者颈部和肩胛部肌肉自上而下进行按摩 3~5 min。同时交替指针风池、肩井、天宗等穴，然后提弹患侧肩部肌肉数次，并向左右前后旋转和摇摆数次。也可试用拔伸牵引或扳法，最后以抚摩结束。

（2）中药治疗　内服三七散、麻黄桂枝汤等。痛点外贴活络膏等。

（3）针刺治疗　取同侧后溪穴，直刺进针，得气后，不断捻转提插，并嘱患者主动旋转颈部 10~15 次，特别是不利侧。往往会收到奇效。

（4）理疗　在按摩或针刺后，局部可加用超短波、TDP、红外线或热敷等方法，以提高疗效。

第四节　颈椎间盘突出症

因颈椎间盘突出压迫颈脊神经或颈脊髓而引起症状者，称为颈椎间盘突出症。

一、病因病理

由于椎间盘由髓核、纤维环和软骨板构成，下部颈椎由于负重较大，活动较多，又与相对固定的胸椎相连，故易于劳损而发生退行性病变。纤维环发生退行性变后，其纤维首先肿胀变粗，继而发生玻璃变性，最后断裂。由于变性纤维环弹性减退不能承受椎间盘内的张力。当受到头颅屈伸中的重力作用、肌肉的牵拉以及外伤等影响时，纤维环向外膨出，髓核可经由破裂的纤维环裂隙向后外或后侧突出，压迫脊神经根或脊髓。也可见于颈椎的"挥鞭性损伤"等急性损伤中，颈椎脱位使椎间盘纤维环破裂而产生髓核的突出，颈椎在后侧韧带和肌肉作用下复位后髓核未同时复位而发病。

颈椎间盘的发病年龄多在 30 岁左右，老年人在外伤后也可发生。男女之比约为 2:1，发病率仅为腰椎间盘突出症的 1/10。以 $C_5 \sim C_6$ 与 $C_6 \sim C_7$ 椎间盘相对较多。临床上根据其向椎管内突出位置不同，可分为侧方型、旁中间型和中央型 3 种类型。

（1）侧方型　突出部位在后纵韧带的外侧，钩椎关节的内侧。突出的椎间盘压迫脊神经根而产生根性症状（图 9-6）。

（2）旁中央型　突出部位偏于一侧而介于脊神经根与脊髓之间。可以压迫两者而产生单侧脊及神经根症状（图 9-7）。

（3）中央型　突出部位在椎管中央，脊髓的正前方。可以压迫脊髓双侧的腹面而产生脊髓双侧的压迫症状（图 9-8）。

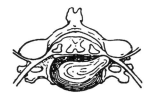　　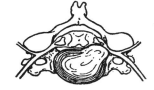　　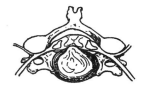

图 9-6　侧方型颈椎间盘突出　　图 9-7　旁中央型颈椎间盘突出　　图 9-8　中央型颈椎间盘突出

二、临床表现与诊断

颈椎间盘突出症可见于长期低头运动或工作的人群，如体操、排球、水球、跳水、自行车运动员，或打字员、财务人员、口腔科医生等；也可见于驾驶员等易受"挥鞭性损伤"的人群。

侧方型　由于颈脊神经受到刺激或压迫，轻者可出现麻木感，重者受累神经节段支配区可以出现剧烈放射性疼痛，并可因咳嗽而加重。颈部肌肉痉挛，活动受限，呈痛性斜颈。被动活动颈部或从头部向下作纵轴方向加压时，均可引起疼痛加重。受累神经节支配区有运动、感觉及反射的改变，相应支配肌肉可出现肌力减退和肌肉萎缩等现象。

旁中央型　突出的椎间盘可以压迫一侧脊神经和脊髓。因此，除有侧方型的症状体征外，尚可出现不同程度的单侧脊髓受压症状，即典型或不典型的 Brown-Sèquard 综合征以及 Horner 氏综合征等。

中央型　突出的椎间盘可以压迫脊髓两侧的腹面而产生脊髓双侧症状。出现不同程度的双侧锥体束征阳性及膝、踝反射亢进等，严重病例可有双下肢进行性硬瘫。

X 线检查：颈椎正位片提示，椎体边缘略增生。侧位片可见颈椎生理弯曲变直或消失。双斜位片显示，钩椎轻度增生或椎间隙变窄。

颈脊髓造影：对于脊髓有受压症状者，于椎间盘突出的相应节段平面显示充盈缺损，部分梗阻或完全梗阻阴影。

脑脊液动力试验：脊髓受累者，奎肯斯提特氏试验（Queckenstedt's test）可显示部分梗阻或完全梗阻，脑脊液蛋白定量可能升高。

CT 扫描或 MRI 检查：可见椎间盘脱出或突出，压迫神经根或脊髓，同时有定位诊断意义。

三、鉴别诊断

（1）颈椎病　神经根型、脊髓型、椎动脉型和交感神经型颈椎病一般起病较缓慢，多数无外伤史，年龄在 45～60 岁。常伴有头痛、头晕、上下肢麻木、单侧上肢肌肉萎缩，或有耳鸣等。X 线片显示常为多个椎体骨质增生。

（2）前斜角肌综合征　多见于女性，因臂丛下部受压机会较多，从而出现尺神经支配区麻木、刺痛，严重者出现肌力下降，手骨间肌、小鱼际肌萎缩，肢体末端可出现紫绀，手指关节不灵活等症状。

四、治疗

对神经根受压及脊髓受压较轻者，可采用休息、牵引、理疗、按摩手法、药物及医疗练功等方法治疗，大部分病例可获得较为满意的疗效。

（1）颈椎牵引　颈椎牵引通常采用颌枕布带牵引法。症状较轻者采用间断牵引，每日 1～2 次，每次 30～60 min。牵引重量自 3～4 kg 开始，逐渐增至 10 kg，不超过 15 kg。坐位牵引时头一般需前屈 10°～30°。症状严重者，可选用卧床牵引，重量 5～10 kg。

（2）按摩治疗　患者取坐位，术者立其身后。首先在局部表面外擦舒活酒后作数次较大范围的抚摩，然后以拇指和其余四指从上至下揉捏 3～5 min，以舒利筋肉，缓解痉挛疼痛。接着按揉风池、缺盆、肩井、天宗等穴各 30 s，用中等力量拿捏弹拨斜方肌、胸锁乳突肌，并从上至下推揉理顺颈椎两侧之筋肉，3～5 min。然后采用推顶法复位。助手双手握患者双肩，膝顶胸背部，术者一手托下颌，另一手扶按头枕部，两人持续对抗牵引 3～5 min。然后术者立于患侧，手臂抱住患者头部，用肘窝托其下颌，手掌固定对侧头顶，另一手拇指按住患部，在维持牵引下，拇指用力向椎间隙推、顶，头部后伸，使之还纳。手法结束后，作表面抚摩，放松肌肉。术后患者卧床休息，头须保持后伸位。

（3）药物治疗　内服铁弹丸，每次 6 g，每日 2 次；或内服抗骨质增生丸，每次 6 g，每日 2 次，两种药交替服用。外贴活络膏。也可内服维生素 E、维生素 B_1 增强疗效。布洛芬或消炎痛也可缓解、止痛。

（4）针灸治疗　针刺选用风池、肩井、天宗、肩髃、曲池、合谷、内关、外关等穴，间日 1 次，并可配合悬灸。

（5）理疗及封闭　可采用超短波、微波、超声波、直流电离子导入等理疗。曲安奈德 10～30 mg 加 2% 利多卡因 5 mL 深部痛点封闭。

（6）固定方法　可用围领固定 4～6 周。去除外固定后应积极进行颈部肌肉力量锻炼。

（7）手术治疗　经非手术治疗无效或脊髓受压严重者，可行前路椎间盘切除、椎体间植骨术；也可采用后路椎板切除减压术并同时摘除向侧方突出的椎间盘。前路手术较后路手术的效果更为满意。

第五节　颈椎病

颈椎病是颈椎间盘退行性变，颈椎骨质增生所致邻近组织（脊髓、神经根、椎动脉、交感神经等）受累而引起的一系列临床症状的总称，也可称为颈椎综合征。发病率随年龄的增加而增加，男性发病略高于女性。

一、病因病理

颈椎介于缺少活动的胸椎和具有一定重量的头颅之间，而且头部配有特殊的感觉器官（眼、耳等），要求颈椎有较大的活动度。因此颈椎容易发生劳损，是产生颈椎病的主要诱发原因。由于颈椎生理性前凸的存在和其下部为比较固定的胸椎，故其下部颈椎4~6为最易劳损部位。以颈椎间盘和椎体的退行性改变为主，涉及椎间关节、韧带、肌肉等组织结构的相应改变。

1. 颈椎间盘

（1）髓核 从30岁开始，水分减少，纤维网和黏液性基质逐渐为纤维组织和软骨细胞所代替，最后成为变薄的纤维软骨性实体，导致椎间隙变窄。

（2）纤维环 20岁以后纤维环停止发育，开始变性，表现为纤维变粗、透明变性，最后破裂。髓核向后外侧突出。膨出的椎间盘可钙化及骨化。

（3）软骨板 变性，逐渐变薄，甚至为髓核所侵蚀而发生缺损。其后果一是纤维环由于软骨板的破坏而失去附着，使椎体间连接的稳定性受损；二是软骨板半透膜的功能受损，使纤维环和髓核的营养来源受限，加速退变。

2. 椎体骨刺形成

Schmorl和Junhams（1932年）作了4253例脊椎的尸解，发现年龄在50岁以上的男性、60岁以上的女性约90%存在有椎体骨刺。其认为与椎间盘塌陷，脊柱稳定性下降，椎体异常活动刺激骨膜下新骨形成有关。

3. 椎间关节与钩椎关节

Lüschka关节边缘骨质增生，形成骨刺，从前方压迫颈神经根。椎间关节的关节囊早期肿胀充血，从后方刺激神经根（图9-9）；后期出现关节囊松弛，关节突关节稳定性下降以及关节边缘的骨质增生，均可使椎间孔变小。

4. 韧带

随着椎间盘向后膨出或突出，后纵韧带易发生退行性变，并向后膨出，压迫脊髓；黄韧带变性肥厚时，弹性减退，颈椎后伸时则出现皱褶向椎管突出，有时达到椎管矢径的30%，能压迫脊髓引起脊髓症状。

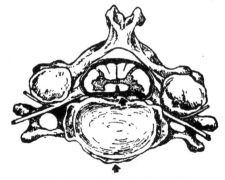

箭头示钩椎关节、小关节及椎体前后缘骨质增生

图9-9 颈椎椎体骨刺形成

二、分型与发病机制

1984年全国颈椎病专题座谈会上将颈椎病分为神经根型、椎动脉型、脊髓型、交感神经型、颈型和其他型。

1. 神经根型颈椎病

神经根型颈椎病是退行改变的椎间盘侧后方突出以及椎体、Lüschka关节和小关节的骨质增生刺激或压迫颈脊神经根而引起感觉、运动功能障碍，出现一系列的疼痛、麻木、活动受限和上肢无力为主的症候群。

2. 椎动脉型颈椎病

颈间盘退变，引起脊柱不稳，椎体及钩椎关节发生骨刺，进而使椎间孔变小。在颈部活动时，侧方突出的椎间盘、增生的骨刺可刺激或压迫同侧的椎动脉及其壁上的交感神经纤维，使椎动脉痉挛，血管腔变小，血流发生障碍，导致椎动脉供血不足，患者出现头痛、头晕等症状。如果双侧均有骨刺及突出的椎间盘，在颈部活动时，可使双侧椎动脉发生一时性完全阻塞，则患者可出现猝倒。若为血管硬化的老年人，则更易出现椎动脉型颈椎病。

3. 脊髓型颈椎病

退行性的颈间盘向后突出，椎体后缘骨刺，黄韧带肥厚，椎管狭窄，椎体滑移等原因对脊髓的直接压迫；或者由于对交感神经的刺激，导致脊髓血管痉挛等因素造成的脊髓变性甚至坏死，并由此引起以肢体功能障碍为特点的症状和体征。早期患者，脊髓发生功能性血循环障碍，减压后脊髓功能尚可恢复；若脊髓发生变性，无论手术与否，脊髓功能均难以恢复。

4. 交感神经型颈椎病

颈椎的退行性变造成的颈部交感神经受到直接的或间接的刺激，而出现眩晕、头痛、视力障碍、耳鸣等交感神经受刺激的临床症状和体征。实际上交感神经受刺激不是单独存在的，颈椎的退变、颈椎生理曲线的改变、小关节的错位、椎间不稳、钩椎关节及椎体的骨赘等造成的创伤性反应都可引起椎动脉、硬脊膜、后纵韧带、关节囊等部位交感神经末梢的刺激和压迫，通过脊髓或脑－脊髓反射而出现一系列的症状。

5. 颈型颈椎病

颈型颈椎病也称局部型颈椎病，是指具有头、颈、肩臂疼痛和相应压痛点，而 X 线片上没有明显的退行性改变。和神经根型颈椎病的主要区别在于没有手指患麻、肌肉萎缩等神经根刺激和压迫症状。各种劳损性因素导致颈肌痉挛、疲劳或肌力不协调，造成颈椎生理曲线改变，颈椎关节囊和韧带的松弛，颈椎小关节失稳和颈神经根背支及副神经等的刺激而发病。

6. 其他型颈椎病

由于颈椎通过血管和神经与全身其他器官密切联系，所以颈椎的病变亦可导致相关脏器的病变。颈椎病变可以造成视力障碍（颈性视力障碍），心前区疼痛，心律失常（颈性类冠心病征），血压异常（颈性血压异常），吞咽困难（颈性舌麻痹），头、面部疼痛（颈性三叉神经痛）等。

三、临床表现与诊断

本病主要根据临床症状、体征和 X 线摄片检查进行诊断。

（一）神经根型

约占颈椎病的 60% 以上，发病多为单侧，亦有双侧。

症状主要表现为颈肩部疼痛及沿神经根向上肢放射痛，手指麻木（表 9－1）。

表 9-1　颈神经根病变定位诊断表①

颈椎间隙	颈神经根	疼痛部位	主要感觉障碍部位	肌肉无力	反射改变
C_3、C_4	C_4	颈部、后枕部、枕大神经压痛	上颈部、头枕部	颈项肌	肱二头肌腱
C_4、C_5	C_5	颈、肩胛部、肩部、前胸、上臂外侧、前臂桡侧至腕部	上臂外侧、前臂桡侧	冈上肌、冈下肌、三角肌、肱二头肌、肱桡肌、喙肱肌、桡侧腕伸肌	肱二头肌腱、肱桡肌
C_5、C_6	C_6	颈、肩胛内上缘、前胸、肩、上臂外侧、前臂桡背侧、拇指、示指	前臂桡背侧、拇指、示指	肱二头肌、桡侧腕伸肌、旋后肌、旋前圆肌	肱二头肌腱
C_6、C_7	C_7	颈、肩胛内缘中部、前胸、肩、上臂外侧、前臂背侧、示指、中指	示指、中指	肱三头肌最为明显	肱三头肌腱、桡骨膜反射
C_7、T_1	C_8	颈、肩胛内缘内下缘、上臂内侧、前臂尺侧、环指、小指	小指、环指、偶有中指	手内在肌、屈指和尺侧腕屈肌	无或肱三头肌
T_1、T_2	T_1	肩胛、背、前胸、上臂和前臂内侧	前臂内侧	手内在肌	无或 Horner 征

　　检查时可见颈椎生理前凸减少、变直或后凸；颈部僵硬活动受限，以后伸及患侧屈受限为著，患侧颈椎棘突旁有压痛和放射痛，以颈 5~6 棘突旁为多见。

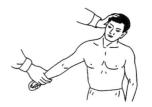

图 9-10　臂丛神经牵拉试验

　　臂丛神经牵拉试验：又称 Eaten 试验，患者坐位，术者一手扶患者头部，另一手握患者腕部，然后两手呈反方向推拉，若病人感手疼痛或麻木则为阳性（图 9-10）。本试验对诊断上、中、下三段神经根型颈椎病均有一定意义。若在牵拉的同时作患肢内旋动作，出现疼痛者为 Eaten 加强试验阳性。

　　推头压肩试验：术者一手扶患侧头，另一手置患侧肩部，两手向相反方向用力，做推头压肩动作，出现疼痛及麻木者为阳性。该试验主要用于诊断中、上段神经根型颈椎病或颈型颈椎病。C_5 以下的颈椎病此试验多不明显。

　　直臂抬高试验：患者坐位或站立位，手臂下垂，术者立于患者身后，一手扶其患肩，另一手握其腕部向外后方抬高手臂，若出现疼痛为阳性。本试验主要用于臂丛神经病变、C_5 以下的神经根型颈椎病。而 C_5 以上的颈椎病多为阴性。

　　椎间孔挤压试验（又称压头试验）：患者坐位，头偏向患侧稍后伸，术者双手于患者

　　① 该表引自张长江等《颈椎病的中医防治》。

头顶部向下按压，患者出现颈部疼痛并向手部放射则为试验阳性。当患者头处于侧偏后倾位出现阳性者为 Spurling's 压头试验阳性；患者头处于后伸位出现阳性者为 Jackson's 压头试验阳性。

颈引伸试验：也可称为颈椎间孔分离试验。对疑有颈脊神经根疼痛患者，令其端坐，术者双手分别托住患者下颌及枕部，逐步向上牵引（图9-11），若原有上肢麻木疼痛感减轻或消失为阳性，表明颈脊神经根在椎间孔内受到卡压，提示有椎间盘病变、椎间孔缩小使神经根受压等。

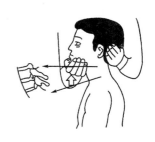

图9-11　颈引伸试验

头部叩击试验：又称"铁砧"试验。患者端坐位，术者将一手平放于患者的头顶部，掌心向下，另一手握拳叩击放在头顶上的手背，患者自觉颈部不适、疼痛或伴有上肢放射性疼痛、麻木者，即为阳性。

X 线检查：正侧斜位片常可见有骨质增生。

肌电图检查：通过记录上肢的肌电活动，判断神经根型颈椎病神经损伤节段和程度。

诊断要点：X 线摄片所见必须与临床表现一致，且应以临床表现为主要根据来确定病变部位。

（二）椎动脉型

为刺激或压迫椎动脉所致，在临床上并不少见，常发生在原有动脉硬化基础上，本型占 10%～15% 以上。

眩晕　常为主要症状。几乎每例患者均有轻重不一的眩晕感觉，多伴有复视、眼震、耳鸣、恶心呕吐等症状。症状每于头部取过伸位或转动到某一方位时出现，当头部脱离该方位时症状消失或者明显好转，是本病的一个重要特点。

猝倒　是本型颈椎病特有的症状。发作前多无预兆，患者肢体突然失去支持力而跌倒。症状的出现较症状的缓解为快，且发作时病人往往保持头脑清醒，猝倒以后还能慢慢爬起来再走。其发生的原因可能是脑干下部、颈髓上部的皮层脊髓束或网状结构缺血所致。

脑干症状　肢体麻木、感觉异常、持物落地，严重者可出现对侧肢体的轻偏瘫和对侧颅神经症状。

头痛　枕部跳痛，被认为是急性椎动脉供血不全的一个症状。有时可沿椎动脉的走行方向放射。

椎动脉扭曲试验：患者端坐，术者一手扶患者头顶，另一手扶其后颈部，使头向后仰并向左（右）侧旋转45°，约停15 s，若患者出现眩晕、视物模糊、恶心、呕吐者即为阳性。说明对侧椎动脉供血受阻，提示有椎动脉型颈椎病或椎动脉综合征。此试验对年龄大、头晕较重的患者，不要用力过猛，以防产生晕厥。

彩色多普勒检查：显示椎动脉狭窄及血流量减少。脑血流图显示椎动脉－基底动脉供血不足。

X 线摄片可见有骨质增生。椎动脉造影可见椎动脉迂曲、变细或受压等现象。

常与神经根型混合出现。

（三）脊髓型

本型占颈椎病的 10% ~ 15%，常见于中年 40 ~ 60 岁患者。起病方式多为慢性，亦有急性外伤后诱发者。下颈椎即 C_5、C_6 和 C_6、C_7 间隙约占 90%。由于对脊髓的压迫方向和程度不同，临床上可有脊髓单侧受压和双侧受压的两种表现。

脊髓双侧受压　表现为缓慢进行性双下肢麻木、发冷、疼痛，行走不稳，步态笨拙，双腿发抖、无力等。严重患者可波及到双侧上肢，出现双上肢无力、疼痛、麻木，持物落地。四肢肌张力增加，肌力下降，腱反射亢进，浅反射下降或消失，病理反射阳性。深浅感觉均障碍，往往有"胸腰束带"感。

脊髓单侧受压　可出现一侧的脊髓前角、椎体束和脊髓丘脑束损害的症状，即可出现典型和非典型的布朗－塞夸特（Brown-Sequard）综合征，表现为同侧运动麻痹和对侧感觉麻痹（即病变水平以下同侧肢体肌张力增加，肌力减弱，腱反射亢进，浅反射减弱，并出现病理反射；重者可引出髌阵挛或踝阵挛；对侧温度觉及痛觉障碍）。

检查：颈部活动正常或受限，椎间孔挤压试验、臂丛神经牵拉试验阴性。双侧或单侧下肢肌张力增高，膝反射、跟腱反射亢进。常见的病理反射为霍夫曼（Hoffmann）氏征、巴彬斯基（Babinski）氏征、髌阵挛、踝阵挛、卡达克（Chaddock）氏征、戈尔登（Gordon）氏征和奥贲汉姆（Oppenhiem）氏征阳性。

莱尔米特（Lhermitte）氏征：患者坐位或立位，屈颈低头，如出现沿肩背向下放射至腰腿的疼痛或麻木者即为阳性。

X 线摄片表现与前两型相仿。

椎管碘油造影可见横断梗阻或部分梗阻。CT 扫描或 MRI 可见脊椎管矢状径变小或脊髓受压、黄韧带肥厚等改变。ECT（核医学检查）：通过放射性核素显像，显示脑脊液回流受阻情况。脑脊液动力试验［即奎肯斯提特氏（Queckenstedt）试验］也可显示有部分或完全梗阻。

（四）交感神经型

本型约占颈椎病的 10%。本型单独发生者较少见，常与其他类型并发。

临床症状表现可分为交感神经兴奋症状和交感神经抑制症状两类。

交感神经兴奋症状：有头昏、头沉或偏头痛以及枕部或颈部疼痛；视物模糊、眼窝胀痛；心跳加快，心律异常，心前区疼痛和血压升高；肢体肿胀、发凉或多汗等。

交感神经抑制症状：头昏眼花，眼睑下垂，流泪，鼻塞，心动过缓，血压偏低，胃肠蠕动增加或嗳气，Horner 征（瞳孔缩小、睑裂变小或上睑下垂以及眼球内陷）阳性等。

X 线检查：颈椎生理弧弓消失或后突畸形，椎体上、下缘的后外侧有骨质增生。X 线摄片表现常常与临床症状不相吻合。

单纯交感型颈椎病较少见，在诊断上较为困难。一般根据上述植物神经功能紊乱的表现、颈椎活动和姿势对症状的影响、颈椎有退行性改变等，并排除其他类似疾病，即可作出初步诊断。必要时行星状神经节或颈上交感神经节以及高位硬膜外封闭，有助于诊断。

（五）颈型

主要表现为颈椎局部疼痛和颈部活动障碍；也可反射性地引起头、颈、肩部疼痛；通常无神经根、脊髓、椎动脉受压的症状。

颈椎 X 线摄片没有椎间隙狭窄等明显的退行性改变，但可以有颈椎生理曲线的改变，以及椎间不稳和轻度的增生等变化。

四、鉴别诊断

（一）神经根型颈椎病的鉴别诊断

神经根型颈椎病应与下列疾病相鉴别：

（1）胸廓出口综合征　由于臂丛神经、锁骨下动脉、锁骨下静脉在胸廓上口或胸小肌喙突止点区受压，可引起上肢麻木、疼痛。本征在锁骨上窝前斜角肌止点区有压痛，并可放射到手。此外 Adson 试验、肩过度外展外旋试验、压肩试验阳性，X 线片检查可发现第 7 颈椎横突过大或有颈肋存在等均可与神经根型颈椎病鉴别。

（2）肩关节周围炎　与颈椎病有相似症状，而且两种疾患亦可合并发生，应加以鉴别。肩周炎患者疼痛一般局限在肩周部，无前臂或手指的放射痛。压痛部位多位于肱二头肌短头缘突附着部、肱二头肌长头腱结节间沟部以及肩胛骨外侧缘小圆肌附着部等。同时，患侧肩关节运动常明显受限。而神经根型颈椎病有上肢放射痛及手指麻木感，压痛多位于颈椎关节突或棘突部，无明显肩关节受限。

（3）肌萎缩型脊髓侧索硬化症　本症患者一般先出现两手明显肌萎缩，后不能屈肘，不能抬肩，但无感觉障碍，神经传导速度正常；病情发展较快，肌萎缩从手发展到肘及肩，最后舌肌萎缩，发音不清。X 线摄片无异常。

（二）椎动脉型颈椎病的鉴别诊断

椎动脉型颈椎病应与下列疾病相鉴别：

（1）美尼尔氏（Meniere）综合征　是一种原因不明的内耳淋巴代谢障碍性疾病，以发作性眩晕、耳鸣、耳聋为主要临床表现，并有发作性及复发性特征。眩晕发作时常出现规律性水平性眼震，一般和体位、颈部活动无关，无颈椎病的体征和 X 线特征等可与颈椎病鉴别。

（2）位置性眩晕　本病与头部外伤、耳病、噪音性损伤及链霉素中毒等造成内耳椭圆囊的耳石变性有关。常见于 50~60 岁的女性，睁眼作体位试验可有位置性眼球震颤。眩晕具有周围性、位置性的特点。令患者采取可以诱发出眩晕的体位，一般为 3~6 s 出现眼震，此潜伏期具有特征性。无颈椎 X 线摄片的改变。

（3）神经官能症　患者常有头晕、头痛、失眠、记忆力减退等一系列大脑皮层功能减退的症状，主诉多而客观检查无明显体征，发病特点也非发作性和一过性，其症状的波动与情绪变化有密切关系。

（三）脊髓型颈椎病鉴别诊断

本型颈椎病应与下列疾病相鉴别：

（1）脊髓肿瘤　脊髓进行性受压，患者症状有增无减，从一肢体发展到四肢。感觉障碍和运动障碍同时出现，X 线平片可见椎间孔扩大，椎体或椎弓破坏，脊髓造影呈倒杯状阴影，脑脊液检查蛋白明显升高，常超过 130 mg/dL。

（2）脊髓空洞症　好发于青年人，脊髓颈膨大部有病变，痛温觉与触觉分离，尤以温度觉减退或消失更为突出，脊髓造影畅通。MRI 和 CT 有助于鉴别。

（3）颈椎后纵韧带骨化症　颈椎后纵韧带骨化后，椎管狭窄率超过 30% 可出现脊髓症状。颈椎 X 线侧位片多可清晰地显示患椎椎体后有密度较高的条状或结节状阴影。CT

和 MRI 可助鉴别。

（4）肌萎缩型脊髓侧索硬化症 患者先是上肢出现症状，由手发展到肘、肩，然后到对侧上肢，随后到下肢。检查可见手骨间肌萎缩，甚至不能握持东西，但无感觉障碍；下肢有肌痉挛和病理反射，脊髓造影通畅。X 线摄片无改变。

（四）交感型颈椎病鉴别诊断

本型颈椎病常应与下列疾病相鉴别：

（1）肢端动脉痉挛（雷诺 Raynaud 病） 本病是一种以对称性肢端发作性痉挛而致疼痛、麻木及皮肤先后苍白、发绀、潮红为主要表现的植物神经——血管性疾病。常见于青年女性，受累部位以手指为常见，偶见于足趾、外耳及鼻尖部。寒冷、疲劳和情绪激动常可诱发，入夏可缓解。其典型发作情况和颈椎 X 线摄片无改变等可与交感神经型颈椎病鉴别。

（2）耳内听动脉栓塞 患者突然发生耳鸣、耳聋及眩晕，症状严重且持续不减。

（3）冠状动脉供血不全 患者发作时，心前区疼痛剧烈，伴有胸闷气短，且只有一侧上肢或两侧上肢尺侧的反射性疼痛，而没有上肢其他节段性疼痛和知觉改变区。心电图多有异常，服用硝酸甘油酯类药物可缓解症状。

（4）神经官能症 患者临床症候繁多，但无神经根性的或脊髓受压体征，用药物治疗有一定疗效，需神经内科诊治，减除其精神上的压力，需多次反复检查以鉴别之。

五、治疗

以缓解症状为目的。

采用综合治疗方法，包括牵引、功能锻炼、按摩、理疗、药物等。治疗时一定要有针对性，因人而异。

（一）颈椎牵引

（1）颈椎牵引的作用 增大椎体间隙和椎间孔，解除神经根和脊髓所受的压迫和刺激，并使扭曲的椎动脉得以伸张；解除颈部肌肉痉挛，减少对椎间盘的压力，改善患处血液循环，有利于病变组织的修复和炎症的消退；使移位的椎间关节复位，缓冲椎间盘组织和骨赘向周缘外突所产生的压迫，有利于外突组织的还纳等。

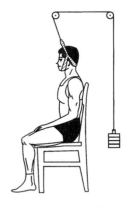

（2）牵引适应证 神经根型颈椎病；交感型颈椎病；椎动脉型颈椎病；早期脊髓型颈椎病，脊髓造影无梗阻或仅部分梗阻者。

（3）牵引方式 常采用坐位或仰卧位颌枕带牵引（图 9-12）。牵引时一般头部前倾 10°～30°，有时需用中立位或后伸位，或需调节牵引的角度使患者觉得舒适为宜。

图 9-12 坐位颈椎牵引

（4）牵引方法 持续牵引、间歇牵引、脉冲间歇牵引、悬吊牵引等。

（5）持续牵引 常取仰卧位，牵引重量不宜太重，一般自 3 kg 开始，逐日增加至 4～6 kg（根据病情变化和病人耐受程度而定），每牵引 2 h 可休息 10～15 min，在 24 h 中持续进行，待症状减轻后牵引重量和时间可相应减少。

（6）间隙牵引 常取坐位，牵引重量一般从 3～4 kg 开始，逐渐增至 6～10 kg，根据患者病情和体质决定，一般可按体重的 1/8～1/12 计算，每次牵引时间为 20～30 min，每日 1～2 次，2～3 周为 1 疗程，需要时，在间歇 1～3 周后，可重复牵引治疗。

（7）脉冲间歇牵引　需用特殊的电动牵引装置，牵引数秒、休息数秒，反复进行，每次 15～20 min，牵引重量可较间隙牵引法稍重一些，为 10～15 kg。

（8）悬吊牵引　使用坐位牵引架，病人站在坐凳上，套上颌枕带，使颈部尽量套舒适。然后术者转动摇柄，让病人全身悬空，以自身重量作牵引力。牵引时间为 30 s，连续牵 5～6 次，每次之间休息 1～2 min，每日一次。以后可每两周延长 30 s，30 d 为 1 疗程，疗程之间休息 1～2 周。

（9）牵引注意事项　必须掌握牵引力的方向、重量和牵引时间三大要素，以保证牵引的最佳治疗效果。牵引应在任何情况下不引起病人痛苦为好。牵引时出现头昏、恶心、呕吐、心慌、出冷汗等现象，应减轻重量或停止牵引并找寻原因。牵引结束后，可用颈部围领保护。

（二）按摩疗法

病人取坐位或俯卧位，使颈肌充分放松；在颈后由上而下直至肩胛区，先作表面抚摩，然后作揉、揉捏、滚法数次；用拇指拨颈部两侧肌肉，再以双手搓颈部及肩胛部数次，并叩击肩胛区；拇指指针刺激风池、天宗、肩井、风门、大椎等穴。双手掌分别托住其枕部和下颌部，用力向上牵引数次，轻稳地左右旋转扳动颈部各 1 次（图 9-13）；最后用揉捏和表面抚摩手法结束。每日治疗 1 次，每次约 15 min，手法不可过重，推拿以后以病人轻松舒适为宜。

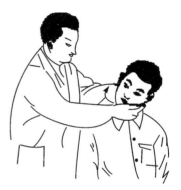

图 9-13　颈椎旋转扳法

脊髓型颈椎病采用按摩治疗易加重病情，应慎用。

（三）药物治疗

（1）中药　内服铁弹丸，每次 6 g，每日 2 次；或抗骨质增生丸，每次 6 g，每日 2 次，两种药交叉服用。外贴活络膏。

（2）西药　选用芬必得、阿司匹林、消炎痛、地巴唑、烟酸、丹参注射液、维生素 B_1、维生素 B_{12}、ATP、辅酶 A 等。

（四）针灸治疗

选用风池、肩井、天宗、肩髃、曲池、内关、外关、后溪、阿是穴等穴，间日 1 次，每次针 2～3 穴，并配合悬灸。

（五）理疗及封闭

（1）理疗　常用有直流电离子导入、超短波、短波、石蜡疗法、TDP 照射等。也可用软坚药水湿敷局部加红外线照射。

（2）痛点封闭　曲安奈德 10～30 mg 加 1% 利多卡因 2～6 mL，作局部封闭。

（六）功能锻炼

主要作用是通过颈肩及背部的肌肉锻炼增强其力量以保持颈椎的稳定性，恢复及增进颈椎的活动功能，防止颈椎关节的僵硬，改善颈部血液循环，解除肌肉痉挛，促进炎症消退，减轻疼痛，防止肌肉萎缩。

（1）徒手颈功锻炼　①左顾右盼；②前屈后伸；③颈椎侧弯；④健侧牵引；⑤夹背牵项；⑥抗阻后伸；⑦颈项环转。

（2）垫上运动　①两腿作前交叉盘坐，低头，用前额或头顶触及小腿 4～8 次。②坐在垫上，团身，双手抱住小腿向后滚动至颈部触垫，8～16 次。③垫上仰卧，用枕头垫于肩部，用头后脑尽量触及垫子 4～8 次。④仰卧垫上，作五点或三点支撑动作 4～8 次。两脚、两肘及头部支撑或双脚和头部支撑，抬起颈、胸、背和腰部。⑤仰卧垫上作肩肘倒立，即用头、颈和两肘支撑，两手张开，拇指向前叉腰，双脚和躯干向上垂直于垫子的动作。⑥有条件有能力的可在垫上作前、后滚翻。

注意事项：在进行功能锻炼前必须明确诊断，治疗要有针对性，因人而异；锻炼手法都应循序渐进，逐步增大幅度，且应在一定范围内，忌突然用力动作。颈椎病是典型的慢性病，治疗时要有耐心，并持之以恒；因颈椎病主要是长期埋头工作所致，因此，在日常生活中需注意头颈部的体位，不可长时间低头及头后伸；睡眠时枕头不宜太硬，高度应适中。

（七）手术治疗

经确诊后，有下列三种情况者可考虑手术治疗：①患颈椎病经系统的非手术疗法治疗无效者；②患者的脊髓压迫症状渐进性加重，影响工作和生活者；③症状突发，经确诊为颈椎病，并经短期非手术疗法治疗无效者。

方法可分为前路手术、前外侧路手术和后路手术三类，分别进行椎板切除减压、椎间盘切除、椎体间植骨、骨刺切除、椎动脉减压等。

（王　煜）

第十章　胸背部筋伤

第一节　胸背部的应用解剖生理

胸背部是躯干的最上部，胸背部的胸腔内包含着呼吸和循环系统的主要脏器。可分为胸壁、胸背部肌肉筋膜、胸膜腔和胸腔内脏器等部分。

一、胸壁

胸壁由骨性胸廓和软组织所构成。前者是由 12 个胸椎及椎间盘，12 对肋弓和胸骨所构成的骨架。后者为胸壁固有肌、神经、血管、淋巴等组织填充于肋骨之间。胸壁围成胸腔。

（一）骨性胸廓

胸廓上口是由胸骨柄上缘、第一对肋弓、第一胸椎体所组成的骨环，其后缘比前缘高出约 4 cm。上口较窄而坚固，为颈胸部的交通要道，对出入上口的气管、食管、大血管等重要组织给予保护。胸廓从上口渐向基底张开，下口广阔，被膈肌所封闭。此外，胸廓对膈肌外的肝、胃、脾、肾等腹腔器官也有保护作用。

肋骨共有 12 对，左右对称。上 7 对借肋软骨直接附着于胸骨称真肋，下 5 对称假肋，第 8～10 肋借第 7 肋软骨间接附着于胸骨，最下方 2 对肋骨的前缘游离，也称为浮肋。每根肋骨在切面上大致呈扁平状，在两层极薄的皮质骨中包裹着一层松质骨。

肋骨可分为体及前后两端。后端为肋头，其与相应的胸椎椎体相关节；肋头前方有一肋结节与相应胸椎横突相关节。肋头与结节间的狭窄部为肋骨颈。肋体前端上缘钝圆，下缘锐利，形成肋沟，容纳肋间神经和血管通过。

肋骨前连肋软骨，后有关节。肋骨本身又富有弹性，有一定的缓冲外力的作用。

胸骨分为胸骨柄、胸骨体和剑突。柄与体之间成一钝角，向前方突出，称胸骨角。由此角向外即第 2 肋软骨，可作为计算肋骨的标志。胸骨柄上缘叫颈静脉切迹或胸骨上切迹，其正中上方可摸到气管。

（二）胸壁软组织

与肋骨有关的肌肉有内、外肋间肌，两肌的起点方向相反。外肋间肌的方向是由后上向前下走行的。两肌分别作用于肋骨，对呼吸运动有密切关系。

肋间外肌在最外层，前部的纤维方向往前下内，如将手插于裤袋的方向，上缘附于上一肋骨的下缘，下缘附于下一肋骨的上缘。在肋软骨部分变为纤维膜，称肋间外韧带。肋间外肌受肋间神经（$T_{1\sim12}$）支配，收缩时能提肋骨，使胸廓增大，协助吸气。

肋间内肌在肋间外肌深面其纤维与肋间外肌垂直相交。上缘附于上一肋骨的下缘、沟底，下缘附于下一肋骨的上缘。受肋间神经（$T_{1\sim11}$）支配，收缩时能使肋骨下降，胸廓缩小，协助呼气。

肋间神经血管在胸后壁同位于肋沟内，其走行大致由上后外斜往下前内，至胸前壁肋间神经和血管分开，分别位于肋骨上、下缘，因此在胸后壁穿刺应从肋骨上缘刺入，在前壁应于肋间隙中间穿入。

二、胸背部肌肉

除肋间内、外肌外，胸部的肌肉主要有胸大肌、胸小肌、前锯肌。背部的肌肉可分3层：浅层上部为斜方肌、下部为背阔肌；中层为大、小菱形肌及肩胛提肌，上、下后锯肌；深层为竖脊肌。

三、胸膜腔

胸膜腔左右各一。胸膜有内外两层，内为脏胸膜包裹肺面，并深入叶间裂。外为壁胸膜，覆盖胸壁内面、膈和纵隔，在肺门处与脏层胸膜相连。两层胸膜之间形成一个完整而密闭的腔即为胸膜腔，是一个潜在性的空腔，含有极微量的浆液，可减少呼吸时两层胸膜的摩擦，起到润滑作用。壁胸膜与膈胸膜交接处形成一个锐角称为肋膈窦，是胸膜腔的最底部位。

四、胸腔内脏器

胸腔内的脏器主要有肺脏、心脏、主动脉、上下腔静脉、气管、神经丛等。

第二节　胸壁挫伤

当胸壁受到直接或间接暴力的撞击、牵拉、挤压，而这种暴力不足以使肋骨骨折时，则造成胸部的软组织挫伤。本病是一种常见的软组织损伤。

一、病因病理

本病主要由打击、跌挫、碰撞等直接暴力伤及胸壁软组织所致。轻者伤损筋肉和骨膜，以伤血为主，多为络脉受伤，瘀血凝滞作痛。若日久失治，易瘀血凝结，疼痛发硬；重者可致脏腑受损，气血俱伤。

二、临床表现与诊断

胸壁有明显受直接暴力打击受挫伤史。

伤处局部皮肤多青紫，皮下瘀斑，肿胀或血肿以及疼痛，痛有定处，咳嗽、深呼吸时疼痛加重，有时疼痛可沿肋间神经分布区放射或牵掣肩、背疼痛。局部检查有不同程度的肿胀，压痛明显。

胸廓挤压试验：术者用双手避开局部疼痛处，于前后或左右挤压胸廓时局部疼痛处症状未见加重时为阴性。此体征可以用于与肋骨骨折之鉴别。

三、鉴别诊断

本病应与肋骨骨折、肋软骨骨折以及胸骨柄体连接处骨折相鉴别。这些损伤除局部肿痛，有骨擦音外，胸廓挤压试验阳性。X 线摄片可助诊断。

四、治疗

（1）中药治疗　七厘散与三七散交替服用，也可采用伤科四物汤加玄胡、蒲黄、五灵脂等；肋间神经疼痛者加广木香、枳壳、旋复花、玄胡等；若骨膜损伤肿胀剧痛者加苏木、三棱、莪术等。胁肋损伤痛甚者宜用复元活血汤加蒲黄、五灵脂、枳壳等。局部外敷新伤药加减或新伤软膏。

（2）按摩治疗　损伤后 24～48 h 后可行按摩治疗。以舒活酒在胸背部作大面积抚摩后，顺肋间隙推揉 4～5 min。然后在患者背部以空掌适度拍击，同时令患者行深呼气，反复数次。再用两手掌在疼痛部位前后侧旋转揉按。手法轻重以患者能耐受为度，手法之后多能使患者疼痛减轻或消失。

（3）针刺治疗　可选用内关、大陵、合谷、章门、支沟、阳陵泉等。

（4）功能锻炼　嘱患者尽量下地行走活动，可作扩胸、肢体伸展运动，加强深呼吸，鼓励患者护胸咳嗽。

第三节　胸部进气伤

本病主要指胸腔内脏器官在强力负重或呼吸失调情况下导致的损伤。临床上一般多为单纯性内伤，少数与胸壁挫伤、肋骨骨折合并存在。

一、病因病理

主要因劳动或运动中呼吸运气不当，用力进气过度，引起气机壅滞失宣而致伤。以伤气为主，少数重者可致脏腑气血俱伤。当患者深吸气、强力抬举重物进气时，胸腔内压的突然升高，呼吸内的气体可突破肺泡、细支气管，使其破裂出血致伤。一般程度较轻。严重者，可致支气管等组织破裂，而发生纵隔气肿等。

二、临床表现与诊断

常有进气用力的受伤史。

主要表现为胸胁闷胀，痛无定处，胸内隐隐窜痛，或牵掣背部及小腹部疼痛。咳嗽或深呼吸疼痛加重等气滞症状。

检查：胸部听诊有呼吸音减弱及湿啰音。较重者可在伤后或次日见痰中带血或咯血，此为气血俱伤。

X 线检查一般无明显异常发现。

少数严重进气伤者，出现明显胸闷、胀痛、心烦、气紧、咯血不止或痰中带血等严重气血俱伤证候。检查时可发现张力性气胸体征。X 线检查可发现气胸或纵隔与皮下气肿等征象。

三、治疗

1. 中药治疗

（1）伤气为主症者，宜以疏利气机为主，辅以活血通络。方用三七散或柴胡疏肝散加木香、玄胡等。

（2）气血俱伤者，宜以活血散瘀，行气止痛为主。方用三七散和七厘散交替服用，或复元活血汤或柴胡疏肝散加当归、玄胡、木香。

（3）咯血不止发热者，选用伤科四物汤加三七粉、仙鹤草、蒲黄、生地、丹皮、黄芩、黄连、栀子、柴胡、连翘、甘草等。

（4）咯血气促严重脉象芤者，宜选用当归补血汤或十味参苏饮，并配合适量输血，以补充血容量。

2．针刺治疗

胸痛，选用内关、膻中、大陵、太渊、合谷等穴；胁肋痛，选用章门、支沟、阳陵泉、丘墟等穴。采用泻法，留针 10～15 min，并令患者作平缓呼吸等活动。

3．按摩治疗

患者坐位，指针点掐内关、膻中、大陵、太渊、肺俞、肝俞等穴，用强刺激；患者仰卧，术者双手顺肋间推理胸胁肋部，以宽胸舒气，最后在胸、胁背部用拍击、振动手法按摩以理气解郁散凝。

第四节　胸廓出口综合征

胸廓出口综合征系指臂丛神经和锁骨下动、静脉在左右第 1 肋骨所形成的胸廓出口部和胸小肌喙突附着处受压所引起的综合症状。由 Peet（1956 年）提出，包括过去被称为颈肋综合征、前斜角肌综合征、胸小肌综合征、肋锁综合征及肩过度外展综合征等。

胸廓出口，按其骨性结构而言，是由左右第 1 肋骨与其上方的锁骨交叉而构成。胸廓出口部有较多的肌肉，前、中斜角肌与第 1 肋骨形成斜角肌三角间隙，其间有臂丛神经和锁骨下动脉通过（图 10-1）。

臂丛神经由 C_5～C_8 神经和 T_1（有时 C_4 及 T_2 加入）神经根的前支组成；它在进入上臂的过程中，经过斜角肌三角间隙、锁

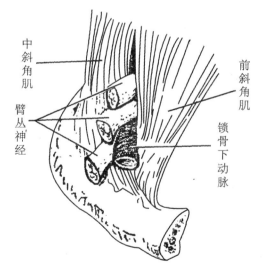

图 10-1　斜角肌三角间隙

骨后方的锁骨下肌及胸小肌后方；锁骨下动脉在胸锁关节后方穿出胸廓上口，经前、中斜角肌之间跨越第 1 肋骨，在锁骨后方成为腋动脉，再经胸小肌腱的后方进入上臂；腋静脉自胸小肌后方上行，在第 1 肋骨外缘成为锁骨下静脉，于前斜角肌的前方跨越第 1 肋骨，与颈静脉汇合后进入胸廓。

颈肋是一种发育性异常的结构，发生率约 0.6%，女性为男性的 1 倍，50% 发生于双侧。

一、病因病理

1. 先天性异常

如先天性颈肋、前斜角肌肥厚、第7颈椎横突过长等均可压迫臂丛神经与锁骨下动、静脉产生症状（图10-2）。

2. 外伤

锁骨与第1肋骨骨折愈合后产生大量骨痂或畸形愈合；喙突骨折畸形愈合或胸小肌增厚等均会使锁骨下动、静脉和臂丛神经受到挤压，产生症状。

3. 前斜角肌痉挛

在颈椎病等病变刺激支配前斜角肌的神经根时，产生前斜角肌痉挛，使斜角肌间隙狭窄而压迫神经、血管产生相应症状。

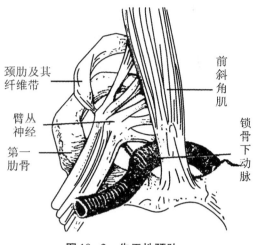

图10-2　先天性颈肋

4. 慢性损伤

可见于乒乓球、仰泳等运动员，或弯腰提物及抬举重物的工人。由于上臂过多外展活动使臂丛神经和血管在喙突下受到反复牵拉和摩擦引起损伤（图10-3）。又称为运动员过度外展综合征。

如乒乓球运动员正手挥臂大力抽杀练习过多；仰泳运动员划臂时反复上举，约在160°时用力后伸、向下划水的训练过于集中。由于运动员的动作以暴发式用力为主，血管有弹力，因而一逝而过的压力不易使血管受伤；而神经干则不然，即无弹力，又不能延伸，因而易受牵扯及磨损，其症状往往以神经损伤症状为主。抬举重物（如经常扛包）的工人则以血管受损症状为主。

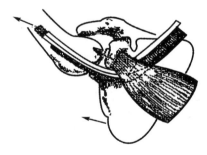

图10-3　肩外展时喙突与神经血管的关系

5. 肩部下垂

老年体弱患者颈肌缺乏锻炼，肌力不足，肩带的重力将其下拉，特别是在肩负重时，臂丛神经被向下牵引，将加重血管、神经的牵拉和挤压，产生臂丛神经和血管受压症状。

以上因素均可致胸廓出口处狭窄，神经和血管受压，而出现臂丛神经损伤及上肢血液循环障碍的临床表现。

锁骨下动脉和臂丛神经（尤其是以 C_8 与 T_1 神经根区）受卡压较为常见，因而患者多出现尺神经受损害症状。

二、临床表现与诊断

（一）临床表现

（1）神经症状　受累上肢常持续性疼痛，一般多在尺神经和正中神经支配区；有时患

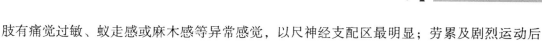

肢有痛觉过敏、蚁走感或麻木感等异常感觉，以尺神经支配区最明显；劳累及剧烈运动后症状加重。

（2）血管症状　患侧手苍白、发凉，脉搏减弱，并有缺血性疼痛，受凉或上肢下垂时疼痛加重。

（3）运动障碍　患肢在出现血管和神经症状同时常有疲劳感，握拳无力，持物易落；病程较长时，常见患侧手部骨间肌和小鱼际肌萎缩，患手精细协调动作不灵活，并有持物困难；少数患者可出现甲脆、皮肤干燥或裂痕等缺血性神经营养改变。

（二）诊断

（1）锁骨上凹检查　锁骨上凹触诊时，患侧常有压痛并放射至前臂尺侧；尺神经支配区有麻木、沉重感；局部可触及肥厚的斜角肌肌腱或骨性隆突；听诊时可有血管杂音，且伴有桡动脉搏动消失或减弱，说明锁骨下动脉受卡压。

（2）Adson 试验　亦可称斜角肌试验或深呼吸试验。患者坐位，双手置于膝上，检查者摸其患侧桡动脉脉搏（先双侧对比），嘱患者深吸气、头后伸，下颌转向患侧，若桡动脉搏动减弱或消失则为阳性；若同时在锁骨上凹部听到血管杂音，手部发凉并苍白，则表示斜角肌卡压锁骨下动脉；若在下颌转动前已有脉搏改变，应怀疑有颈肋。本试验对决定是否需手术治疗有重要意义，试验为阴性者手术疗效不佳。

（3）挺胸（肋锁）试验　检查者摸患侧桡动脉，嘱患者尽量将肩部移向后下方，如严格的立正姿势，锁骨随之向下移动，动脉可被挤压于第 1 肋骨和锁骨之间，桡动脉搏动减弱或消失为阳性。

（4）肩过度外展试验　患者正坐，患肢放松，检查者触扪患肢桡动脉（或在腋窝听腋动脉）。然后令病人将上肢伸直并外展，桡动脉搏动或腋动脉搏动音减弱或消失，受害神经的相应部位麻木感加重。如同时嘱病人头向患侧倾斜，患上肢外展到 135° 并尽量外旋，则以上症状更加明显者为阳性。

（5）提内耳氏（Tinel）征　叩击锁骨或喙突部时，有触电感冲动至受害神经所属指尖者为阳性。

（6）跛行试验（claudication test）　又称臂外展、外旋试验。两臂外展至 90° 并外旋，使手心向上，然后让患者尽可能快地作手的握拳和放松动作，几秒钟内出现患侧前臂疼痛、麻木或因疲劳不舒而使臂下落者为阳性。若双臂外展、外旋、握拳放松活动可达 1 min 以上者为阴性。

（7）X 线检查　常规摄上胸部正位片及颈椎正、侧位 X 线摄片。胸片以确定有无上肺部肿瘤；颈椎片以确定有无颈肋、C_7 横突过长、锁骨或第 1 肋骨畸形以及有无颈椎病等。X 线摄片显示有颈肋而无症状时，即便 Adson 试验阳性，也不需进行处理。

（8）尺神经传导速度（UNCV）检查　尺神经的电冲动传导速度减慢可表现尺神经受压。欧谢尔（Urschel）等认为，此种检查对胸廓出口综合征的诊断具有较大的可能性。正常的尺神经传导速度在胸廓出口部为 72 m/s，在肘部为 55 m/s，前臂为 59 m/s。患有胸廓出口综合征的人，其尺神经在胸廓出口部的传导速度下降为 32 ~ 65 m/s，平均下降为 53 m/s。一般认为尺神经传导速度低于 60 m/s，多需手术治疗，疗效良好者，尺神经速度可恢复正常。

（9）肌电图检查　检查肌肉在静止和收缩时的生物电变化，并将其放大、记录，有助于确定病变是在前角细胞、周围神经还是肌肉本身。

（10）血管造影　锁骨下动脉造影及锁骨下静脉造影能显示血管是否受到卡压或发生栓塞，并确定其部位，对治疗有指导意义，但不宜作为常规检查方法。

（11）血流图检查　血管受卡压或发生栓塞时，血流量、血流速度的改变反映在血流图上则有波形改变，可作为诊断本病的辅助。

（12）斜角肌阻滞试验　用1%普鲁卡因行斜角肌阻滞封闭后，若颈部活动范围增大，颈痛及枕痛减轻，臂外展、外旋90°时其症状减轻，则有助于确诊及选择治疗方法。症状减轻者，将斜角肌止点部分切断或作部分切除效果较好，否则手术疗效不佳。

诊断胸廓出口综合征时，应详细询问病史，了解患者工作的性质、手臂使用的姿势、症状出现的规律等。了解其头颈活动及头颈体位与症状出现的关系，有助于确诊。

三、鉴别诊断

（1）神经根型颈椎病　颈肩疼痛及手指麻木、疼痛，呈神经根性分布，颈部僵直，活动受限。X线摄片显示颈椎多有退行性改变。

（2）腕管综合征　疼痛多发生在夜间，手部正中神经支配区痛觉减退或消失；腕管压迫试验阳性；Phalen氏征阳性。

（3）脊髓空洞症　患侧手部肌肉萎缩，对冷热分辨不清或痛觉、温度觉消失而触觉良好，即所谓感觉分离现象。患者常在20～30岁发病。

（4）急性颈椎间盘突出症　多发生于青壮年人，多有明显外伤史，临床表现与神经根型颈椎病相似，但以发病较急、症状重为特征。CT和MRI检查可确诊。

（5）脊髓肿瘤　患者的神经压迫症状进行性加重，奎氏试验显示椎管有不同程度的梗阻，脑脊液检查蛋白多在100 g/L以上，颈脊髓造影显示倒杯状影像。

四、治疗

（1）消除病因　首先应针对其病因和职业特点，强调正确姿势的重要性，积极改变不良姿势，减少过多提举重物或肩过度外展、外旋的活动或运动，改进训练方法，避免颈肩部过劳。

（2）按摩治疗　以抚摩、摩擦、推、揉等手法，在患者颈、肩部筋肉疼痛部位按摩。在前斜角肌等痉挛、肥厚筋肉附着处用弹拨、推揉等手法，以理筋解痉；提拿两侧肩颈、项根部筋肉；指针风池、天宗、天柱、小海等穴，以通络止痛；属颈椎病致前斜角肌痉挛发病者，其手法同颈椎病。

（3）针灸治疗　可选用阿是穴（注意避开神经和血管）、风池、肩井、肩髃、曲池、内关、阳陵泉等穴，平补平泻手法。

（4）中药治疗　以疼痛为主者，宜舒经通络、温经止痛，方用蠲痹汤加减；肢体发绀、发凉、无力、汗出为主属气血亏损、气滞血瘀者，宜补气养血、活血行气，用补阳还五汤、桃红四物汤或当归四逆汤加减。局部软坚药水湿敷加红外线照射。

（5）理疗和局部封闭　可采用超声波、超短波、热敷等理疗。局部封闭可用1%利多卡因5～10 mL注射。

（6）功能锻炼　在避免损伤体位情况下，加强颈肩部肌肉的功能锻炼，以增强肌力，避免肩下垂，从而恢复正常锁肋间隙，减少或消除其对神经血管的压迫。

（7）手术疗法 手术疗法适用于病程较长、症状较重、保守治疗无效且尺神经传导速度小于 60 m/s 者。可选用前斜角肌切断术、颈肋切除术、第 1 肋骨切除术等方法。

第五节 胸大肌拉伤

胸大肌拉伤常见于体力劳动者或以上肢运动为主的运动项目，如体操、投掷、举重等。胸大肌的功能：近侧支撑时，使上臂屈曲、内收和内旋；远侧支撑时，能上提躯干或保持躯干不至下落。

一、病因病理

多由肌肉的猛烈收缩或过度的牵拉引起。如体操运动员在吊环上作十字支撑时，忽然下落；投标枪时挥臂动做过猛；推举杠铃过猛；作引体向上时用力不当等，均可造成胸大肌不同程度的拉伤。重者可致胸大肌断裂。

二、临床表现与诊断

（1）胸大肌拉伤 有明显的受伤史。伤后局部疼痛，无明显的肿胀及固定压痛点。扩胸、咳嗽或吸气时，疼痛加重。

（2）胸大肌锁骨部抗阻试验 患者伤侧上臂外展、外旋，屈肘；术者一手握肘尺侧用力向外扳，同时嘱患者抗阻力内收、内旋上肢。此时锁骨部发生疼痛者为阳性（图 10-4）。

（3）胸大肌胸肋部抗阻试验 患者伤侧臂下垂，轻度外旋；术者双手握前臂远端向外扳，同时嘱患者用力内收、内旋上肢，出现疼痛者，为阳性（图 10-5）。

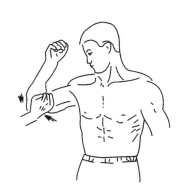

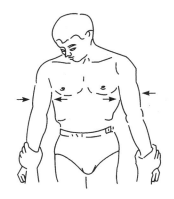

图 10-4 胸大肌锁骨部抗阻试验　　　　图 10-5 胸大肌胸肋部抗阻试验

（4）胸大肌断裂 有明显外伤史，可听见撕裂声或感觉有撕裂感。伤后疼痛剧烈，伤侧腋前部较健侧凹陷，有皮下瘀斑，压痛明显。肩活动受限，内收、内旋力弱。双臂侧平举再抗阻内收时，畸形更加明显。

三、治疗

（1）胸大肌拉伤　外敷新伤药，肿痛减轻后外敷旧伤药；内服七厘散和制香片。按摩用舒活酒外擦，以抚摩、摩擦、揉等手法为主。揉法应用掌心，紧贴胸壁施行，但不宜过重。然后以拇食二指提弹胸大肌外下缘。

（2）胸大肌断裂　宜早期手术缝合。

第六节　菱形肌损伤

菱形肌位于斜方肌深面，起于 $C_{6\sim7}$ 及 $T_{1\sim4}$ 棘突，肌纤维移行向下外方，止于肩胛脊柱缘。其功能是收缩时拉肩胛骨向上内方的脊柱靠拢，并与肩胛提肌共同作用使肩胛骨旋转。

一、病因病理

突然的猛烈耸肩或上肢负重过大，使菱形肌肌纤维过度强烈收缩，导致菱形肌损伤。如体操运动员在完成吊环等动作时易发生此种损伤；掷铅球的运动员出手暴力过大，肩胛骨外旋，致菱形肌拉伤；日常生活中，肩部长期反复挑、背或提重物，使菱形肌反复受到外力牵拉，产生微小损伤。

二、临床表现与诊断

（1）受伤史　有肩部猛烈耸肩及旋肩的急性受伤史或长期肩挑、背重物的过劳史。

（2）疼痛　肩背部胀痛，并可牵扯到颈部，手不能高举后伸及颈部后伸受限。

（3）压痛　在肩胛骨脊柱缘内侧有深在压痛，并可触及肌肉痉挛、肿胀的"条索"状硬结。

（4）耸肩试验、挺胸试验和挺胸抗阻试验时，菱形肌部疼痛为阳性。

（5）局部封闭后疼痛消失。

三、治疗

可参照胸大肌损伤的治疗方法。痛点封闭有较好效果。

第七节　肋椎关节损伤

肋椎关节是指肋骨与脊椎相连的部位，由肋骨小头关节和肋横突关节构成，两者在生理机能上是联合关节。肋颈围绕贯穿肋结节与肋骨小头中点的运动轴旋转，使肋骨出现升、降运动，以参与呼吸运动。

临床上常因闪挫致伤，称为岔气，常与棘突痛或棘间韧带等损伤混淆，多见于年轻人，为一种常见的背部伤病。

一、病因病理

多数在劳动或运动中，因胸廓突然扭转或体位不正用力或胸壁受挤挫等暴力传达到肋椎关节而致伤。如球类、摔跤、柔道运动员作前后滚翻运动时，用力不慎或姿势不当（图10-6）。少数因站立或睡眠姿势不当，也能导致关节扭错而发病。多见于上胸段关节受损。肋椎关节错缝和关节韧带受损或滑膜嵌顿；多刺激肋间神经产生向胸壁放射痛。重者可致关节韧带撕裂，发生半脱位。

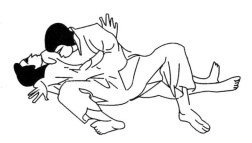

图10-6　柔道比赛致肋椎关节损伤

二、临床表现与诊断

（1）受伤史　多有突然扭闪或胸廓受挤压挫伤的损伤史。

（2）疼痛　伤后突然发生背脊部疼痛，不敢深呼吸，咳嗽伴有肋间神经痛或胸壁窜痛。

（3）检查　见患侧棘突旁肋椎关节处轻度肿胀，压痛明显；深呼吸和胸廓旋转活动时疼痛加重。

（4）X线检查　无明显异常征象。

三、治疗

本病因是关节错缝，筋络受损，气血凝滞作痛。故治疗宜以手法为主，辅以药物等，以达关节归位，气机通利目的。

1．按摩

患者俯卧位，术者在背脊部采用抚摩、推、揉等手法，以舒理背脊肌肉；指针风门、膈俞、肝俞、阳陵泉等穴。然后采用扳法复位。

扳法一：术者一手掌根按压住患椎棘突旁，另一手扣住患侧肩部，作肩部向后上的扳法。一般可听到伤部关节归位的弹响声。要求术者双手顶扳密切配合，在患者呼气之末的瞬间猛然施法，可反复1～2次。

扳法二：患者坐位，双上肢举臂手扶枕部。术者立其后侧，一手掌根顶、推住患椎棘突旁压痛区下部，另一手从患者腋下伸出，用肘钩住患肩、臂部，作患侧肩臂向后上方向的猛然扳拉手法，可听到受累关节活动声响。要求术者双手顶推扳拉密切配合，猛然施法。

术后用推揉脊旁筋肉，最后在伤部拍击、振动等以通利气血。

2．中药治疗

行气活血、通络止痛。选用三七散或伤科四物汤加苏木、青皮、柴胡、白芷等。局部外贴活络膏加三香粉（檀香、木香、麝香）。

（王　煜）

第十一章　腰骶部软组织损伤

第一节　腰骶脊柱部的应用解剖生理

腰骶部是指躯干背部的下部，是由腰椎（5个）、骶椎（5个）和尾椎（4~5个）及两侧髂骨形成的骨性支架。至成年，5个骶椎愈合成1个骶骨，4~5个尾椎愈合成1个尾骨。

一、腰骶部的骨性结构

（一）腰椎的结构

腰椎是由1个椎体、2个椎弓根、2个椎板、2个横突、2个上关节突、2个下关节突和1个棘突构成（图11-1）。椎体粗壮为椎骨中的较大者，横断面呈横位肾形。椎体前缘高度自 $L_{1~5}$ 逐渐递增，而后缘高度逐渐递减，以适应脊柱腰骶生理曲度的需要。椎板的高度低于椎体，上下两椎骨的椎板间留有间隙，腰椎穿刺即经此间隙穿入椎管。

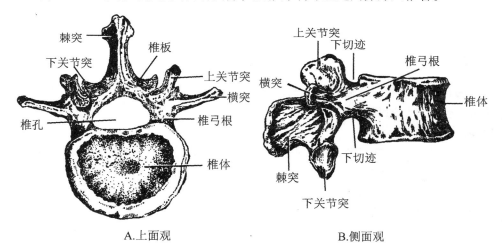

A.上面观　　　　　　　　　　　B.侧面观

图11-1　腰椎骨

腰椎关节突关节面几乎呈矢状面，其排列则一内一外，上关节突在外，下关节突在内。由此，椎间关节的方向呈矢状位，以利于腰椎的屈伸运动，但向下逐渐呈斜位，至 L_5 几乎呈冠状位。腰椎关节突的关节面倾斜度变化较大，两侧常不对称。若一个或多个关节突一侧或两侧的关节面不对称，呈斜形或扭转时，容易使韧带遭受损伤，引起腰痛。关节突可以增大、内聚，在后外侧突向椎管，或向前倾而使侧隐窝狭窄。

腰椎横突较细长，以第3腰椎为最长，第2腰椎和第5腰椎次之。因而第3腰椎横突所承受的腰肌牵拉力最大，常为腰痛的部位之一。

棘突短而宽，呈板状，几乎水平地伸向后方。

（二）骶骨的结构

骶骨由 5 个骶椎愈合而成，呈三角形（图 11-2），底向上，其中央部有一粗涩面，供椎间盘与第 5 腰椎相接，粗涩面前缘向前凸出为骶骨岬；尖向下，与尾骨相接。骶骨前面平滑而凹陷，有 4 条横线为 5 个骶椎愈合的痕迹，各线的两端均有 1 孔，称为骶前孔，借椎间孔与骶管相通，有骶神经的前支及血管通过。背面凸隆，在正中线上有 3～4 个结节连结而成的纵形隆起，称为骶正中嵴，为棘突愈合的遗迹。其外侧有一列不太明显的粗线，称为骶中间嵴，为关节突愈合的遗迹。骶中间嵴的外侧有 4 个大孔，称为骶后孔，与骶前孔相对，亦借椎间孔与骶管相通，有骶神经的后支入血管通过。骶后孔两外侧，有 4 个隆起形成的断续粗线，称为骶外侧嵴，为横突愈合的遗迹。骶正中嵴、骶中间嵴、骶外侧嵴均有肌肉及韧带附着。

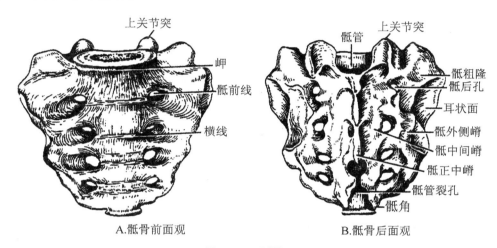

A.骶骨前面观

B.骶骨后面观

图 11-2　骶骨

骶骨在发生上常有缺损，两侧椎弓板在后正中部不愈合，形成骶骨裂。骶骨裂可能很小，只是 1 个缝隙，发生于正中或偏一侧，棘突仅与一侧椎弓板相连。骶椎裂常是引起腰痛的原因，这种缺损能使韧带的附着变得软弱和不稳定，同时由于该部负重和活动不平衡易使韧带、肌肉、关节囊和关节面发生劳损。

骶骨两侧的上部宽厚，有耳状面与髂骨的耳状面构成骶髂关节。

（三）尾骨的结构

尾骨由 4～5 个骶椎愈合而成。尾骨的上面借 1 个小软骨盘与骶骨尖相接。在第 1、2 节尾椎间常有一个发育不全的纤维软骨盘，此处可活动。其他尾椎则完全融合在一起。随年龄的增长，所有的尾椎均可融合，也可与骶骨融合。

二、腰骶部脊柱的连结

腰部的各椎骨由韧带、椎间盘和椎间关节紧密相连，使脊柱既具有一定的稳固性，也具有一定的灵活性。

（一）韧带

各椎骨之间由韧带连接（图 11-3），脊柱韧带众多，长短不一，具有强大的韧力。

（1）前纵韧带　位于椎体的前面，包绕椎体前方之大部，与椎体密切相贴，但与椎间软骨接触不甚紧密。前纵韧带强度较大，可承受 150 kg 以上的拉力，能阻止脊柱过伸。

（2）后纵韧带　位于椎体后面，与椎间软骨紧密相连，但与椎体连接不紧，两侧未将纤维环完全覆盖；后纵韧带上窄下宽，呈扇形，两侧较中央部为弱，且强度上不如前纵韧带。在压力作用下髓核可自韧带之侧方向椎管前外侧突出。

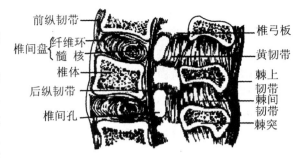

图 11-3　腰部脊柱的连接

（3）黄韧带　是连接各椎板之间的韧带，富有弹性，由弹性结缔组织构成，呈淡黄色，左、右各 1 个；起于上位椎板的前下方，止于下位椎板的上缘，外侧止于关节突。

黄韧带有限制脊柱过度前屈以及维持身体直立姿势的作用。具 Spurling 报道，腰部黄韧带正常厚度为 2～4 mm。连续的外伤是引起黄韧带肥厚的主要原因，甚者可达 8～16 mm。这种肥厚可引椎管狭窄症及神经根压迫症状。

（4）棘间、棘上和横突间韧带　棘间韧带位于相邻的棘突之间；棘上韧带起自第 7 颈椎，向上与项韧带移行，向下沿椎骨的棘突尖部止于骶正中嵴；横突间韧带连于相邻两椎骨的横突之间。均有加强脊柱稳定性的作用。

（二）椎间盘

椎间盘是由 3 个组织构成的软骨盘，其外围有同心环绕的强韧结缔组织和纤维软骨所构成的纤维环，内有半液态状中心称为髓核；其上、下面各有一薄层软骨板，系由透明软骨所构成。透明软骨板与上、下椎体紧密相连。

椎间盘前方和侧方的纤维环最厚最强韧，与坚强的前纵韧带紧密附着。后方的纤维环最薄弱，较疏松地与薄弱的后纵韧带附着。后纵韧带在椎管腔前壁的两旁尤为薄弱。

髓核组织在幼年时较软，呈半液体状态或胶冻样，随着年龄的增长，其水分逐渐减少（据研究，椎间盘的含水量出生时为 88%，在 18 岁时为 80%，到 77 岁时只为 69%），纤维细胞、软骨细胞和无定型物质逐渐增加；以后髓核变成颗粒状和脆弱易碎的退行性组织。除在胎儿时期外，椎间盘无血管供应，其营养主要依赖椎体血管和组织液渗透。当椎体因病变而破坏时，椎间盘不易被吸收消失。

椎间盘其功能上相当于一个关节，为微动关节，使脊椎之间能活动。椎间盘弹性很强，可被压缩和伸展，与气垫相仿，可吸收由各种原因而在体内产生的震力，可因压缩力不匀而向前、后、左、右倾斜。腰前屈时，椎间盘前方承重，髓核后移；腰后伸时，椎间盘后方承重，髓核前移。因此，在运动或日常生活劳动中，椎间盘始终承受不匀的压力和不断地受到挤压和牵拉。

（三）椎间关节（关节突间关节）

由上、下位椎骨的上、下关节突的关节面构成，关节面覆盖一层透明软骨，关节囊较松，借薄弱的纤维束而加强。当脊柱向前、后及侧方弯曲时，椎间关节可有微小活动。

椎间关节参与脊柱的活动，如有破坏，可引起局部不稳和疼痛。

三、腰骶部肌肉和筋膜

分布于腰骶部的肌肉按其解剖位置和功能可分为背侧组、外侧组和前侧组。背侧组有背阔肌、下后锯肌、竖脊肌（包括髂肋肌、最长肌、棘肌）、横突棘肌。竖脊肌位于躯干背面，从骶骨到枕骨，纵列于棘突的两侧，是强大的脊柱背伸肌。外侧组有腰方肌、腰大肌、腰小肌等。腰方肌位于腰椎外侧，在第12肋骨与髂嵴之间，有使脊柱侧弯的作用；腰大肌位于腰方肌的前面，胸12和腰部椎体的两侧，有使腰屈曲和侧屈的作用。前侧组有腹内斜肌、腹外斜肌和腹直肌，具有屈腰的作用。

腰背筋膜分为前、中、后3层。前层覆盖于腰方肌的前面；中层位于骶棘肌与腰方肌之间，附丽于腰椎横突、髂嵴与第12肋之间；后层向上与项部深筋膜相连接，向下附着于骶外侧嵴，内侧附于腰椎棘突和棘间韧带。前、中、后3层在骶棘肌的外侧缘相融合，成为较厚的腰背筋膜，并向腹侧形成腹横筋膜。

第二节　急性腰扭伤

由于腰部用力超过腰部软组织（肌肉、筋膜、韧带等）的生理负荷量所造成程度不同的纤维断裂或小关节微动错缝，称为急性腰扭伤。在祖国医学中属于"闪腰"、"岔气"的范畴。多发生于运动员、演员、体育爱好者和体力劳动者。

一、病因病理

本病主要是由于腰部突然受扭闪、牵拉等间接外力而致伤。

1. 身体负荷过重

身体负重过大，超过所能承受的范围，可发生腰部肌肉和筋膜的撕裂伤。如举重运动中，当举起杠铃后，若重量过大，运动员腰背部肌力不足，不能保持身体平衡，重心不稳发生扭闪；武术运动的旋风腿，跳起后身体扭转过猛等均能导致腰部急性扭伤。

2. 动作姿势不正确

在训练和体力劳动中，动作（姿势）不正确，也是致伤的常见原因。如搬运重物或举重的提铃动作不正确（图11-4），即直腿弯腰搬物或提杠铃，阻力臂增长，重力全部落在腰骶部，从而容易使肌肉和筋膜发生撕裂伤。

3. 腰部过伸或过屈

腰部的过伸或过屈活动，超越了脊柱的功能范围，可导致棘间韧带损伤或棘突骨膜炎。如举重的过度挺腹塌腰、挺身式跳远腾空、跳水时下肢过分后伸、体操的练"桥"、艺术体操的"鹿结环跳"等过伸动作，使棘突之

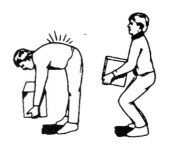

图11-4　搬运重物姿势不正确

间发生彼此挤压撞击，导致其间的肌肉和韧带损伤。或者如跳远腾空落地和背越式跳高过杆后收腹过猛等，使脊柱过度前屈的动作，均可使棘上韧带或肌肉过度牵扯发生撕裂伤。

急性腰扭伤可为腰骶、骶髂关节的错缝和韧带撕裂，棘上和棘间韧带撕裂及棘突骨膜炎，腰椎后关节滑膜嵌顿，竖脊肌、腰方肌、腰大肌以及腰臀筋膜等撕裂等。受伤组织可

为一种，也可同时多种组织受损。

二、临床表现与诊断

可有明显的受伤史，严重受伤时有撕裂感。伤后腰部有不同程度的肿胀、疼痛和皮下瘀斑。轻者双手叉腰缓行，重者需他人搀扶行走。咳嗽、喷嚏时疼痛加重，部分病人可向腹股沟和股后部放射。

检查：脊柱生理弯曲度改变，可出现侧弯，腰曲减小或消失。腰部活动障碍和肌肉痉挛，筋膜僵硬。

压痛：伤处压痛明显，并因其受损部位不同而异。竖脊肌、腰方肌、腰臀筋膜、棘上和棘间韧带以及骶髂关节等损伤因其组织位于体表，压痛多表浅，局部出现轻度肿胀，可触及硬块或条索样物。腰骶关节、椎间小关节和腰大肌等损伤因部位深里，其压痛较深而不明显。

1. 腰部肌肉拉伤

（1）竖脊肌和腰方肌拉伤　在弯腰和侧屈时疼痛，脊柱两旁可触及发硬痉挛的肌肉，且有明确的压痛点，以第3腰椎横突压痛最为明显。

抗阻伸脊柱运动试验：患者俯卧位，可在腹下垫一枕头，术者用一前臂下压固定患者骨盆，患者双上肢及肩部离开检查床，使之与伸展躯干无关。令患者向后伸腰，尽量使胸廓离开床面。同时，术者另一手在背部向下对抗性加压，患者感腰部疼痛者为阳性。

（2）腰大肌拉伤　在伸腰和直腿屈髋时腰部疼痛，腰部无明显压痛点。

髂腰肌抗阻屈髋试验：患者仰卧位，健肢伸直，术者用一前臂穿过患肢小腿后方将其托起，并将手置于患肢大腿下端前面，使患肢屈膝屈髋，大腿与躯干夹角略小于90°。然后令患者做屈髋动作的同时给予适当的阻力，患者感腰部疼痛者为阳性。

2. 腰椎后关节滑膜嵌顿

伤后腰部发生难以忍受的剧烈疼痛，腰部后凸不敢伸直（图11-5）。棘突和棘突旁有较深在的压痛；可触及患椎棘突偏歪，但棘突间隙无改变。腰部呈僵直屈曲状，患者拒绝作伸腰试验。多无神经根刺激症状。

3. 棘上和棘间韧带损伤

过伸、过屈脊柱都可感疼痛，而侧屈时疼痛不明显；在腰背部中线棘突和棘间隙压痛明显；抗阻伸、屈腰试验一般为阴性。

4. 腰肌筋膜撕裂伤

（1）伤部按压活动试验　先让患者活动腰部，如某一动作引起疼痛或疼痛加重，记住这一动作。然后检查者用手掌按压伤部，令患者重复前一动作，不出现疼痛为阳性。这是诊断筋膜破裂的较为可靠的方法。

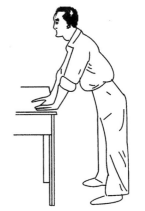

图11-5　腰椎后关节滑膜嵌顿姿势

（2）直腿抬高试验　一般在急性腰扭伤中均会受到不同程度的影响，大部分患者可出现腰痛。但直腿抬高加强试验应为阴性。

（3）X线摄片　一般无临床诊断意义。若片中显示有脊柱骨、关节的改变，应结合病史、临床症状和体征仔细检查、分析，方可确诊。

三、治疗

以舒筋活血、行气通络、滑利关节为治则。采用按摩手法或针刺与药物并重的治疗方法，多能收到较为满意的效果。关节扭错伤和滑膜嵌顿伤，一般在手法复位后腰痛即可明显缓解或消失。

1. 按摩治疗

按摩对腰扭伤效果较好。患者俯卧位，脚下垫枕，使腰部放松，以舒活酒擦摩，用掌根作揉、推压以及按压等手法，力量逐渐由轻到重。然后在压痛部位进行分筋、理筋、按压、叩打，以及指针阿是穴、环跳、委中、肾俞等穴。

属关节错缝或滑膜嵌伤，在施行理筋指针等按摩手法后，须配合扳法或旋转等复位手法，使错缝关节归位或解除嵌顿，以达到滑利关节，舒通经络气血之目的。复位手法可选用：

（1）坐位旋转复位　患者端坐于方凳上，两足分开与肩等宽。以患侧是右侧为例，助手面对患者，两腿挟持固定患者左腿。术者立于患者身后，右手经患者腋下绕至颈部，左拇指顶推偏歪的腰椎棘突右侧，右手压患者颈部，使其腰部前屈60°～90°，再向右旋转。左拇指同时发力向左顶推，可闻及或感觉椎体轻微错动弹响。

（2）俯卧搬腿法　患者俯卧，术者一手按压于腰部痛点，另一手掌托住患肢大腿前下方，向后向上至一定角度时，双手交错用力常可闻及"咔嚓"弹响声。

（3）侧卧斜搬法　患者侧卧位，患侧在上，髋、膝关节屈曲，健侧髋、膝关节伸直。术者立于患者前侧或背侧，一手置于肩部，另一手置于臀部，先使上身和臀部作反向旋转，当活动到最大限度时，术者两手相对用力，作一稳定推扳动作。此时常可听到清脆的弹响声。

手法施用后，再以推揉、按压、摇晃脊柱等手法按摩数次，再施以扶墙下蹲法后结束治疗。

（4）扶墙下蹲法　按摩后嘱患者面对墙站立，双手伸直上举扶墙，双脚分开同肩宽。术者站于患者身后，双拇指顶住腰眼（第3腰椎与第4腰椎棘突间旁开4寸）穴，嘱患者扶墙蹲下，再起立，如此3蹲3起。

2. 卧床休息

急性疼痛期应卧床休息，腰部垫一薄枕以便放松腰肌。也可与俯卧位相间交替，避免使受伤组织再受任何牵扯，以利修复。轻度扭伤需休息2～3 d，较重扭伤需休息1周左右。

3. 针刺治疗

取阿是穴、肾俞、腰阳关、环跳、委中、次髎等穴，针刺手法用泻法或平补平泻。特别是阿是穴（找准肌肉痉挛或痛点）采用直刺，得气后留针30 min，有非常满意疗效。

4. 药物治疗

损伤初期因瘀血凝滞、气机不畅，宜行气活，化瘀止痛为治则。内服三七散、和营止痛汤加减等，局部外敷新伤药或消肿止痛类膏药。后期宜舒筋活络，补肝肾，强筋骨，内服强筋丸、虎潜丸，局部外贴活络膏等。

5. 其他疗法

火罐疗法、理疗及局部封闭均有较好疗效。

6. 功能锻炼

急性腰扭伤后，一般应卧床休息至疼痛减轻。然后，逐渐开始进行肌肉锻炼。仰卧，踝背伸、直膝举腿（屈髋）内收；仰卧，屈膝"拱桥"（将腰臀部抬起）；仰卧，踝跖屈，腰腿后伸引体向上；仰卧，抱膝压腹和站立位左右旋腰；俯卧，双手扶头后，腹部垫枕，伸腰练习（注意不要过伸腰部）等。

受伤两周左右可开始参加非对抗性的一般体育活动和较轻的体力劳动，但应当是在无痛情况下进行活动或者活动以后不使疼痛加重。损伤组织通常需要3~4周方能愈合，应该使损伤组织完全愈合后才参加正规训练或重体力劳动。

7. 预防

加强腰背肌力量练习，负重练习效果更好，充分做好准备活动，经常对腰部进行自我按摩，担抬重物时应屈腿直腰再起立，以避免腰部肌肉筋膜损伤。

第三节　慢性腰肌劳损

慢性腰肌劳损系指腰部肌肉及筋膜与韧带经常、反复地受到牵扯或持续处于紧张状态，使其组织结构产生微细变化，并逐渐积累形成的慢性损伤；或急性腰扭伤后未获得及时有效的治疗而转为慢性者。

一、病因病理

常见原因为腰部长期过度负重或长期腰部姿势不良，使腰部肌肉、筋膜和韧带持久地处于紧张姿态。

如建筑工人长时间弯腰作业；划艇运动中单腿跪姿侧身划桨；自行车运动中的持续弯腰；射箭和射击运动中的经常脊柱侧弯；击剑运动中半蹲侧身的基本实战姿势；曲棍球运动中弯腰、屈膝的基本姿势；艺术体操"侧控腿"等。这种长期积累性劳损，导致肌肉韧带组织缺血、代谢障碍以及组织慢性撕裂，出现炎症反应，以致腰痛持久难愈。

急性腰部软组织损伤，因诊治失当、迁延日久或反复损伤，成为宿疾，不能使受损组织正常修复而发生筋肉粘连变性等改变。

腰肌劳损可分为腰肌筋膜劳损、棘上韧带劳损、第3腰椎横突综合征等。

（1）腰肌筋膜劳损　是指腰部肌肉、筋膜的慢性劳累性损伤。最常见的原因是腰部肌肉筋膜急性损伤以后，没有及时治疗，或治疗不当与不彻底，使其损伤的肌肉筋膜撕裂出血，血肿吸收不好，渗出物纤维化，使肌肉筋膜粘连所致；腰部活动过多，负荷过重，长期弯腰工作，风寒湿侵袭以及腰椎先天畸形等也可引起。损伤后在筋膜及附近组织内可见无菌性炎症或变性等病理改变。

（2）棘上韧带劳损　称为棘上韧带劳损或棘上韧带炎。主要原因是腰部经常过度前屈，韧带反复受到牵张而发生疲劳性损伤。病变部位可见局部有出血、渗液。显微镜下可看到淋巴细胞浸润、小血管壁增厚、软组织内纤维变性及钙盐沉着等。

（3）第3腰椎横突综合征　第3腰椎横突综合征是以第3腰椎横突部位明显压痛为特征的慢性腰痛，第3腰椎位于腰部各脊椎的中心，活动度较大，两侧横突亦较粗较长。横突上有腰大肌和腰方肌的起点，并有腹横肌、背阔肌的深部筋膜附于其上。腰部和腹部肌肉强力收缩时，此处受力最大，易自附着点撕裂致伤。如长期过度牵拉该区，便可形成末端病变。肌肉损伤后产生无菌性炎性肿胀、充血、液体渗出等病理变化，以后可发生骨膜、纤维组织，纤维软骨等的增生，也可使邻近的神经纤维受到刺激，日久神经纤维可发生变性，因此即产生第 3 腰椎横突综合征，亦称第 3 腰椎横突炎。

二、临床表现与诊断

主要症状是腰腿痛。疼痛的性质是酸痛和钝痛，可向下牵涉到臀部、大腿后外侧，一般向下不超过膝关节。工作劳累后和天阴下雨痛甚，久站久坐腰部发胀，常需变换体位。

压痛点多在第 5 腰椎和第 1 骶椎之间、髂嵴后 1/4 和竖脊肌于骶骨附着处、第 3 腰椎横突部、棘突尖棘上韧带止点或棘间韧带处。有时压迫第 3 腰椎横突尖部可引起同侧下肢放射疼痛，但其范围多不过膝。

直腿抬高试验一般多为阴性，个别病例也可出现阳性体征，但加强试验为阴性。以 1% 利多卡因局部封闭，疼痛可明显减轻或消失。

X 线检查：X 线摄片多无明显异常发现。有的患侧有轻度脊柱侧弯，生理前曲减少或消失，第 3 腰横突过长或左右横突不对称，先天性第 5 腰椎骶化、骶椎腰化、隐性脊柱裂等变化。

三、鉴别诊断

本病应与腰椎间盘突出症和腰椎椎管狭窄症鉴别。

（1）腰椎间盘突出症　腰痛常伴下肢放射性疼痛，有时腿痛重于腰痛，有神经根受压症状。直腿抬高试验和加强试验均为阳性。X 线摄片可见椎间隙变窄；CT 或 MRI 摄片可见有椎间盘膨出或突出。

（2）腰椎椎管狭窄症　其主症为间歇性跛行，行走活动时下肢痛麻无力，下蹲或卧床休息后痛、麻感缓解或消失，一般腰部活动、直腿抬高试验等检查多为正常。CT 和 MRI 检查有助于确诊。

四、治疗

首先应努力去除劳损的病因，加强预防措施，因其病因复杂，须仔细审因辨证，积极地给予正确治疗。多采用按摩手法、针灸、药物和功能锻炼等综合治疗，可取得良好的效果。

1．按摩疗法

从背部至臀部先作大面积抚摩，再由上而下在脊柱两旁作推、揉、按压、搓、滚等手法，力量由轻到重，再用双拇指指针刺激阿是穴、腰眼、肾俞、八髎、环跳、委中、昆仑等穴。以掌根按揉第 2、3 腰椎旁，并从上而下用手掌施行擦法，直到皮肤发热；还可在压痛点和硬结处用拇指作弹拨等强刺激；然后，作侧卧斜扳法或屈腿、屈腰法扳腰；最后以抚摩结束。

2．牵引

牵引可消除肌肉痉挛和局部组织的粘连。一般可采用卧位电动机械牵引和自体倒悬垂直牵引等方法。特别是电脑程控电动机械牵引，其牵引重量、持续时间和间隙时间均可根据患者情况预先设制。对放松腰部肌肉有较好效果。

3．针灸及拔罐

取穴同急性损伤，手法宜平补、平泻或补，在腰臀部穴位针后宜加艾灸或拔罐等治疗。面积大者，拔罐可采用走罐，用舒活酒作介质，以闪火法在痛点定罐后，再上下走动火罐数次再抽罐，反复 5～10 次，再定罐 5～10 min。

4．中药治疗

伤损属筋脉不舒致者，治宜活血行气、舒筋活络为主。选用强筋丸、三七散或舒筋活血汤加川芎、穿山甲等。兼风寒湿外感腰痛者，治宜活血通络、祛风散寒、除湿为主。风胜者用独活寄生汤加减；寒重者用麻桂温经汤加减；湿重者用术桂散加减。肝肾虚弱者，治宜补益肝肾、强筋壮骨为主。兼阳虚症候者，选用右归丸、玉带丸等；兼阴虚症候者，选用六味地黄丸、左归丸、虎潜丸等。兼骨质增生者，可配服抗骨质增生丸。

外贴活络膏等。外用 2 号加 3 号熏洗药熏洗。

5．封闭治疗

采用 1% 利多卡因 5～10 mL 加曲安奈德 10～30 mg 作痛点封闭或第 3 腰椎横突尖部附近软组织封闭有较好效果。

6．功能锻炼

加强腰、腹肌肌力和伸展性的锻炼，对增强肌肉弹性和耐力，提高脊柱的稳定性、灵活性，松解局部组织的粘连都是有益的。

竖脊肌为维持直立姿势、对抗重力的主要肌群，其在腰肌劳损的恢复训练中的地位无疑是十分重要的。但拮抗肌腹肌的作用也不容忽视，只有腹肌与竖脊肌保持适当平衡才能维持良好姿势及保持腰椎的稳定。强有力的腹肌能提高腹内压，矫正腰椎过度前凸及骨盆的骶骨过度前倾，提高下腰椎的稳定性。

有研究表明提起重物时腹肌的有力收缩使腹内压增高，产生抗垂直压缩的作用，可以降低需要的竖脊肌收缩强度，从而使脊柱的纵向应力负荷量降低 15%～30%。因此，腰肌劳损的肌力和伸展性的锻炼应与腹肌的锻炼协调进行。

第四节　腰椎间盘突出症

腰椎间盘突出，是一个形态学或影像学的描述术语，即腰椎间盘超出其正常解剖范围。腰椎间盘突出症主要系指腰部椎间盘的纤维环破裂和髓核组织的突出，刺激或压迫腰脊神经根、血管等周围软组织而引起的一系列症状和体征，又可称腰椎纤维环破裂症或腰椎髓核脱出症。本病多见于青壮年，20～40 岁占 80%，男性多于女性。

下腰部的椎间盘突出率为 98%，以发生于 L_{4-5} 之间的椎间盘较多，占 60%。脊柱两椎体间有间盘，相邻两个椎骨组成一个功能单位，称为活动节段。

整个脊柱共有 23 个椎间盘，它们的总厚度约占脊柱长度的 1/5～1/4。椎体及椎间盘与前、后纵韧带，椎板及小关节，棘上和棘间韧带，黄韧带及有关肌肉组成比较稳定的腰部。当上述的任何结构遭到破坏，则会引起下腰部不稳，患者会随之出现腰痛。

椎间盘是由 3 个组织构成的软骨盘，其外围有同心环绕的强韧结缔组织和纤维软骨所

构成的纤维环（图11-6），内有半液态状中心称为
髓核，其上、下面各有一薄层软骨板，系由透明软
骨所构成。

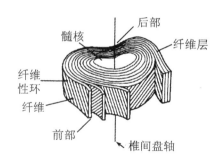

图11-6 椎间盘纤维环

髓核组织在幼年时较软，呈半液体状态或胶冻
样，随着年龄的增长，其水分逐渐减少。据研究，
椎间盘的含水量出生时为88%，在18岁时为80%，
到77岁时只为69%。纤维细胞、软骨细胞和无定型
物质逐渐增加；以后髓核变成颗粒状和脆弱易碎的
退行性组织。

Inoue证明椎间盘之软骨板与椎体软骨下骨无纤维连接，故对剪切伤力的抵抗力较脆
弱。同时Inoue也证实外2/3纤维环的胶原纤维牢固地附于椎体。椎间盘前方和侧方的纤
维环最厚最强韧，与坚强的前纵韧带紧密附着。后方的纤维环最薄弱，较疏松地与薄弱的
后纵韧带附着。后纵韧带在椎管腔前壁的两旁尤为薄弱。

椎间盘其功能上相当于一个关节，为微动关节，使脊椎之间能活动。椎间盘弹性很
强，可被压缩和伸展，与气垫相仿，可吸收由各种原因而在体内产生的震力，可因压缩力
不匀而向前、后、左、右倾斜。髓核在外力情况下，起吸收振荡的作用。在压力作用下髓
核不能压缩，但能变形，将力传送到纤维环各部分，使纤维略延长或改变各层纤维的方向
而分散压力。

腰前屈时，椎间盘前方承重，髓核后移；腰后伸时，椎间盘后方承重，髓核前移。因
此，在运动或日常生活劳动中，椎间盘始终承受不匀的压力和不断地受到挤压和牵拉。

Nachenson（1981年）以$L_{3~4}$的间盘为例，认为人体仰卧位与站立位相比，可减少椎
间盘内压力50%~60%；若无支持的坐位，椎间盘内压力比站立位的压力增大40%；这
是久坐的汽车司机较晚发生腰椎间盘突出症的原因。人弯腰40°时椎间盘内压力比站立位
增大100%；若前弯加旋转时，其压力比站立时增大400%（见表11-1）。

多数学者认为，经常或突然前屈并旋转是引起腰椎间盘突出症的主要因素。

表11-1 不同位置时$L_{3~4}$椎间盘内压

体 位	椎间盘内压力/N
仰卧位	250
仰卧加骨盆牵引	0
坐位	700
放松站立位	500
咳嗽	600
前屈20°	600
前屈40°	1 000
前屈手拿10 kg重物	1 900

除在胎儿时期外，椎间盘无血管供应，其营养主要依赖椎体血管和组织液渗透。髓核
及纤维环所需的营养，靠通过纤维环四周小血管及椎体内血管通过软骨板渗透而来的淋巴
液。在脊柱活动时，血管内容物被压挤出椎间盘；在脊柱不动时，椎间盘内压力减少，血
管内容物通过分子扩散形式进入椎间盘。活动和负重促进这种弥散过程；人每行走一步，

可增加 10%～30% 的交换量。而后融合的椎间盘内水含量由正常的 80% 下降到 65%，新陈代谢功能降低，可引起椎间盘退行性变。当椎体因病变而破坏时，椎间盘不易被吸收消失。

神经根与椎间盘的关系：在腰椎的神经根恰行走于椎弓根的下方，椎间盘的上方；每个神经根跨过其相应椎体上方的椎间盘而不越过椎体下方的椎间盘。在椎间孔水平，有神经根的背根神经节，至神经节的远侧时发出 3 根分支：前支最重要，支配神经管腹侧组织；窦椎神经为很小的神经纤维，支配椎体、椎间盘后面及后纵韧带；背支支配神经管背侧肌肉皮肤及小关节突关节（图 11-7）。

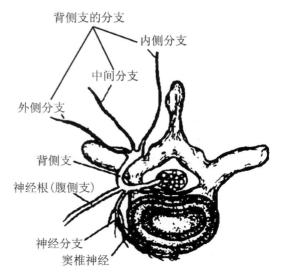

图 11-7　神经根与椎间盘的关系

一、病因病理

（一）病因

在椎间盘发生退行性变的基础上，当腰椎间盘突然或连续受到不平衡外力作用时，均可能使椎间盘的纤维环破裂，导致髓核发生突出。

椎间盘因年龄增长、组织水分减少、失去弹性、椎间隙变窄、周围韧带松弛等一系列退行性改变，是造成椎间盘纤维环容易破裂的内因。急性或慢性损伤为发生椎间盘突出的外因。

最常见的原因是在姿势不当或准备欠充分的情况下搬动或抬举重物，或长时间弯腰后猛然伸腰等。甚至由于腰部的轻微扭动，如弯腰洗脸时、打喷嚏或咳嗽后，也可导致腰椎间盘突出症的发生。在体育运动中多见于举重、跨栏、投掷、体操、技巧和艺术体操运动员。

由于椎间盘退变内因是发病的重要因素，故有些患者在无明显诱因下发病。腰骶部是腰部活动的枢纽，承受的挤压和扭转应力很大，故下腰部（$L_{4\sim5}$，$L_5\sim S_1$）的椎间盘容易发生变性破裂。一般髓核多向后外侧突出而引起单侧坐骨神经痛。

（二）椎间盘和脊柱退变理论

Kirkaldy-Willis（1983）等通过临床观察和解剖分析研究了脊柱退变的自然过程，提出了脊柱退变理论，认为目前所有治疗方法均为缓解症状，而非治愈。

脊柱的退变过程可根据相对不同的表现划分为 3 个阶段：

第一阶段　功能障碍期，发生在 15～45 岁，其特点为椎间盘纤维环周围放射状撕裂及小关节局限性滑膜炎。

第二阶段　不稳定期，见于 35～70 岁的病人，纤维环内部撕裂，进行性吸收，小关节退变伴有关节囊松弛、半脱位和关节面破坏。

第三阶段　稳定期，发生在 60 岁以上的病人，脊柱又具有稳定性，骨赘过度增生、

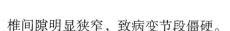

椎间隙明显狭窄，致病变节段僵硬。

（三）腰椎间盘突出分型

1. 依椎间盘突出的位置分型

（1）单侧型　这一型患者占绝大多数。腰椎间盘向后外侧突出，产生同侧坐骨神经压迫症状。

（2）双侧型　髓核自后纵韧带两侧突出，才开始时，患者双下肢交替出现症状，后来发展为两侧肢体均有症状但无马尾神经受压症状。

（3）中央型　突出物在中央，直接压迫马尾神经，患者出现大、小便异常及鞍区麻痹。

2. 依椎间盘突出的程度分型

（1）膨出　纤维环内部破裂，外层因为髓核压力而凸起，常呈半球形孤立凸起于椎间盘的后外侧，居神经根外前方或内下方。亦可称为凸起型。

（2）突出　纤维环全层破裂，或几乎全层破裂。已纤维化的髓核或破碎的纤维环，甚至部分软骨板向后移入椎管。亦可称为破裂型。

（3）脱出　突出物已离开空洞移到椎管中，甚至破入硬膜囊内，压迫硬膜或刺激神经根。亦可称为游离型。

（四）腰椎间盘突出症疼痛产生的机理

有关腰椎间盘突出症产生腰腿痛的机理，主要有 3 种学说。

（1）机械受压学说　多数学者认为，突出髓核及纤维环机械压迫神经根是引起腰背痛、坐骨神经痛的主要原因。亦有认为受累神经被过度牵伸所致。

（2）化学神经根炎学说　Murphy 等认为，正常神经受压时并无疼痛发生，只有炎症神经受压时才引起疼痛。破裂椎间盘髓核液里的糖蛋白和 β 蛋白以及"H"组织胺等对神经根的刺激，使后者产生化学性神经炎，导致疼痛的产生。

（3）自家免疫学说　Gertzbein 等认为，髓核是无血管的封闭结构组织，故在正常情况下被排除在机体免疫机制之外。但在破裂椎间盘中的髓核在修复过程中，由于新生血管的长入，髓核与机体免疫机制发生密切接触，髓核基质中的糖蛋白和 β 蛋白作为抗原将刺激机体免疫系统产生免疫反应。免疫反应则刺激神经根产生疼痛。

大多数研究表明，椎间盘突出后产生放射性神经根疼痛至少有两个因素，缺一不可：①要有椎间盘破裂，产生化学物质，使神经根发炎或敏感；②加压于神经根，其中可能有缺血因素。

（五）腰椎间盘突出发生水平

腰椎间盘突出多发生在 $L_{4\sim5}$ 和 $L_5\sim S_1$ 之间，它以刺激 L_5 或 S_1 神经根即坐骨神经为主；多数是单发，也有多发；$L_{3\sim4}$ 椎间盘突出较少见，它以刺激 L_4 神经根为主，出现股神经症状（表 11-2）。

表 11-2　腰椎间盘突出水平

作者	O'connel	Arnstrong	周人厚	胡有谷等
例数	500	1000	763	224
$L_5 \sim S_1$	49.6%	46.8%	36.6%	39.7%
$L_{4\sim5}$	39.6%	40.4%	54.9%	59.0%
$L_{1,2,3}$	1.6%	2.1%	1.3%	3.5%
双突出	9.2%	10.7%	7.2%	0.9%

二、临床表现与诊断

（一）病史

在腰椎间盘突出症的患者中，有一半以上曾有不同程度的腰部慢性损伤史，如从事重体力劳动，经常做弯腰工作，亦有在过去曾经抬重物或腰部扭转等一类损伤的历史。有相当多的患者在本病发生之前的一段较长时间内，就存在着因椎间盘退行性改变而引起的非特异性症状。如轻微外伤即诱发急性腰痛；腰痛反复发作；反复发作的急性腰痛转成慢性持续性腰痛等。

（二）主要症状

腰痛和坐骨神经痛是腰椎间盘突出症两个最主要的症状。

（1）腰痛　腰椎间盘突出症的患者绝大部分都有腰痛，主要在下腰部或腰骶部。腰痛既可出现在腿痛之前，亦可在腿痛出现同时或之后。发生腰痛的原因主要是因为椎间盘突出时，刺激了外层纤维环及后纵韧带中的椎窦神经纤维。如果椎间盘突出较大时，刺激硬膜产生硬膜痛。

（2）坐骨神经痛　坐骨神经痛多逐渐发生，开始疼痛为钝痛逐渐加重，疼痛多呈放射痛，由臀部、大腿后外侧、小腿外侧至跟部或足背。少数患者可出现由下而上放射痛，先由足、小腿外侧、大腿后外侧至臀部。咳嗽、打喷嚏、大小便引起腹压增加时，皆可使腿痛加重。

（三）临床检查

（1）压痛　在病变腰椎间隙棘突间和棘突旁常有压痛点；若让患者后伸并向患侧侧弯上身，挤压棘突旁 1 cm 处，多可引起至足跟的放射性疼痛；叩打下腰正中区，也可引起放射痛。压痛点对腰椎间盘突出部位常有定位的意义。

（2）脊柱生理弧度改变　肩上型侧弯：若突出椎间盘在神经外侧（肩上型），患者脊柱向健侧侧弯时无疼痛，若向患侧侧弯则疼痛放射到小腿。腋下型侧弯：若突出椎间盘在神经根内侧（腋下型），患者向健侧侧弯则有放射性疼痛，若向患侧侧弯则无疼痛（图 11-8）。

假如突出椎间盘顶起神经根，或两者之间已有粘连，则无论向患侧侧弯或向健侧侧弯都疼痛。此外，患侧臀肌多松弛萎缩，健侧臀肌可有痉挛。

（四）特殊检查

（1）直腿抬高试验（Lasègue 征）　患者仰卧，双下肢放平，先抬高健侧，正常时，腰骶神经根可有 4 mm 的滑动范围，故抬高到 70° 不致使其紧张；再抬患腿，病变严重者仅抬高5°～10°即出现腰痛及小腿外侧、足背、跟部放射性疼痛；一般认为，抬高在50°以内且有疼痛者则为阳性。说明有坐骨神经痛及腰椎间盘突出症。

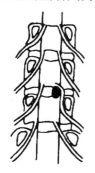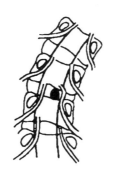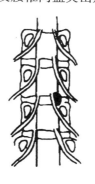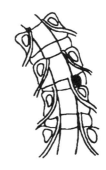

A.椎间盘突出在　　B.神经根所受压力可因脊　　C.椎间盘突出在　　D.神经根所受压力可因脊
　神经根内侧时　　　柱侧凸突向健侧而缓解　　　神经根外侧时　　　柱侧凸突向患侧而缓解

图11-8　姿势性脊柱侧曲与缓解神经根所受压力的关系

1880年南斯拉夫医生 Lazarevic 和1881年法国医生 Frost，分别独自介绍用直腿抬高试验检查坐骨神经痛病人。而 Frost 在描述这个试验时，把其归功于他的老师 Lasègue。故后来许多文献，将直腿抬高试验称为 Lasègue 征。

（2）直腿抬高加强试验（Bragard 征）　患者仰卧，检查者将患肢直腿抬高到出现疼痛及窜麻感时，将腿稍稍放低一点，症状消失。这时如果将足背伸，症状又重新出现，则为阳性。说明有坐骨神经痛及腰椎间盘突出症。此试验可帮助鉴别下肢抬高试验是由于神经还是肌肉因素所致的。

（3）健肢直腿抬高试验　患者仰卧，当健肢直腿抬高时，患肢出现坐骨神经痛者为阳性。此试验的机制是由于直腿抬高健肢时，健侧神经根袖牵拉硬膜囊向远端移动，从而使患侧神经根向下移动，使腋下型椎间盘突出压迫神经根而产生疼痛。肩上型突出本试验为阴性（图11-9）。

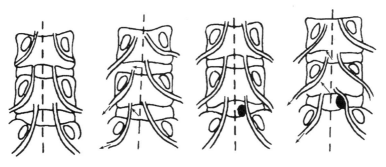

A.正常情况　　B.左侧直腿抬高时，　　C.当右侧椎间盘突　　D.左侧直腿抬高
　　　　　　　　对侧神经根离开椎　　　出在神经根内侧时　　　试验可增加该神
　　　　　　　　间孔而移向中线　　　　　　　　　　　　　　经根所受之压力

图11-9　健肢直腿抬高试验对患肢的影响

（4）仰卧挺腹试验　患者仰卧，作抬臀挺腹的动作，使臀部、背部离开床面，出现患肢放射痛即为阳性。或挺腹的姿势下作咳嗽动作，或术者用手压迫患者的腹部或两侧颈静脉引起了腿部放射痛则皆为阳性（图11-10）。直腿抬高试验在腰椎间盘突出症的患者多

为阳性，但一些柔韧性较好的患者，如演员和运动员，直腿抬高到90°时，往往仍不受限且无疼痛，此时，可用本仰卧挺腹试验加以鉴别。肌源性疾患仰卧挺腹试验时无腿部放射痛。

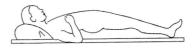

图11-10　仰卧挺腹试验

（5）胸腹垫枕试验　患者俯卧位，胸部垫一软枕，使腰段脊柱呈过伸位。术者用拇指在患椎旁下压，可出现局部压痛，并伴向臀部及下肢部放射痛或刺麻感；然后将枕头下移置于腹部，作相同方法和力量的压痛检查，若腰、臀、腿痛麻明显减轻或消失为阳性。

（6）Lindner 征（屈颈试验）　患者取坐位或半坐位，两下肢伸直，此时坐骨神经已处于一定紧张状态，然后向前屈颈，引起了患侧下肢放射痛即为阳性。屈颈时，牵扯了椎管内硬脊膜和脊髓而刺激了神经根（图11-11）。

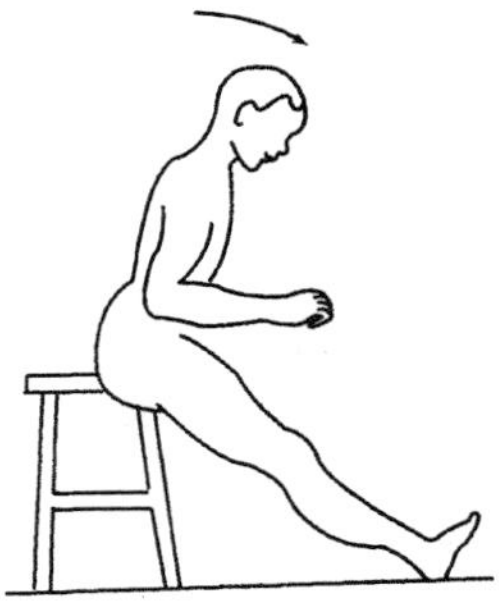

图11-11　Lindner 征

（7）腘神经压迫试验　患者仰卧，将患侧髋、膝关节皆屈曲到90°，然后逐渐伸直膝关节直到出现坐骨神经痛为止。此时将膝关节稍屈曲，坐骨神经痛则消失，以手指压迫股二头肌腱内侧的腘神经，如出现腰至下肢的放射痛即为阳性（图11-12）。

（8）股神经牵拉试验　患者俯卧，患腿膝关节屈曲90°，术者将小腿上提，出现大腿前面疼痛即为阳性。在 $L_{2\sim3}$、$L_{3\sim4}$ 椎间盘突出症时，本试验为阳性；而 $L_{4\sim5}$、$L_5 \sim S_1$ 椎间盘突出症时，本试验为阴性。

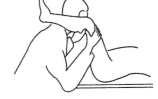

图11-12　腘神经压迫试验

（9）Naffziger 征（颈静脉压迫试验）　患者站位、坐位或卧位，压迫颈静脉时引起患肢疼痛，有时麻感较疼痛感为著。患者疼痛或麻木感可由上往下发展，也可由下往上出现；体位不同，此征感觉可不一样，以站位症状最明显；本征在腰椎间盘突出症的阳性率约为72%，但阴性不能否定腰椎间盘突出症。

（五）感觉、反射及肌张力检查

（1）受累神经根支配区感觉、运动和反射的改变（表11-3）。

表11-3　受累神经根支配区感觉、运动和反射的改变

椎间盘突出	神经根压迫	感觉损害	肌力减弱	反射异常
$L_{3\sim4}$	L_4	大腿后外、膝前、小腿内侧	股四头肌（可能）髋内收肌（可能）	膝反射胫前肌肌腱（可能）
$L_{4\sim5}$	L_5	小腿前外、**姆**趾、足背面	臀中肌、**姆**长伸肌、趾长伸肌、趾短伸肌	通常无异常，偶尔胫后肌反射异常（难引出）
$L_5 \sim S_1$	S_1	外踝、足外侧、足跟、第4趾、第5足间蹼	臀大肌、腓骨长、短肌、小腿三头肌	跟腱反射

（2）神经系统定位检查　根据美国脊髓损伤研究会和国际截瘫协会1990年推荐的关键感觉区和关键肌定位（表11-4）。

表 11－4　神经根关键感觉区和关键肌检查

神经根	关键感觉区	关键肌检查
L_2	大腿前中部	髂腰肌（屈髋）
L_3	股骨内髁	股四头肌（伸膝）
L_4	内踝	胫前肌（足背伸）
L_5	第2跖骨颈背侧	姆长伸肌（伸姆趾趾间关节）
S_1	足跟外侧	小腿三头肌（足跖屈）
S_2	腘窝中点	
S_3	坐骨结节	
S_4、S_5	肛周	

（六）影像学检查

1. 腰椎平片检查

腰椎 X 平片可见到髓核突出的椎间隙变窄或前窄后宽，髓核压迹后移等现象，结合临床症状和体征有一定诊断意义。同时，可排除骨病引起的腰骶神经痛，如结核、肿瘤等。

2. 造影检查

当其他检查方法仍不能明确诊断而又必需时，才考虑进行造影检查。常用的造影方法主要有髓核造影、脊髓造影、硬膜外造影、椎静脉造影等。

（1）髓核造影　将造影剂注射到椎间盘内，观察髓核的形态，可有效地显示椎间盘突出的具体情况，但难度较大。

（2）蛛网膜下腔造影　又称脊髓造影或椎管造影。是将造影剂注入蛛网膜下腔，使椎管和脊髓显影，以显示椎管内病变的一种影像检查。本法能较准确地反映硬脊膜受压程度和受压部位，以及椎间盘突出部位和程度。

（3）硬脊膜外造影　将水溶性碘造影剂注入硬膜外腔，可显示硬脊膜外腔轮廓，即椎间盘后缘轮廓和神经根的走向以及血管的分布情况等。

（4）静脉造影　有两种方法。一是椎管内静脉造影术，用骨髓针穿刺到棘突松质骨内，快速注入的水溶对比剂即时转入静脉系统，快速摄 X 线片。其确诊率为86％；另一是上行腰静脉造影术，由股静脉插管入上行腰静脉，快速注入水溶对比剂，快速摄 X 线片，显示椎管内前内椎静脉受压情况，其确诊率为91％。

3. CT 检查

CT 可直接显示腰椎间盘突出及钙化、"真空"等明显的退行性改变，对突出的程度有较好的估计（图 11－13），但对椎间盘早期退变及椎间盘突出的某些细节的观察不如 MRI。

4. MRI 检查

MRI 是诊断腰椎间盘突出的有效手段，其能非常清晰地观察椎体、髓核和纤维环以及其他附件，因而可直接看到椎间盘突出及其继发征象，可明确地做出定位和定性诊断。若结合上下髓核对比甚至可作出髓核退变程度的定量分析。近年来，在国内大、中城市已逐渐成为诊断腰椎间盘突出症常规方法。

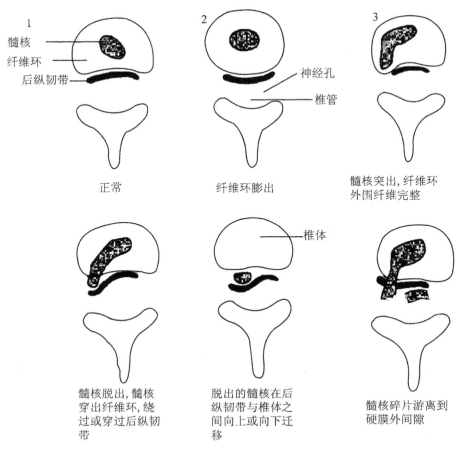

图 11-13　椎间盘突出的 CT 表示

（七）肌电图检查

采用肌电图检查可观察并记录肌肉在静止状态、主动收缩和刺激周围神经时的电活动，同时也可用其测量周围神经的传导速度，有助于对神经肌肉疾患和周围神经损伤的诊断及疗效的判定，亦有助于上神经或下神经元病变的鉴别诊断。在腰椎间盘突出症中，一般常规检查胫骨前肌（$L_{4,5}$）、腓骨长肌（L_5、S_1）、腓肠肌（L_5、S_1），也可检查股四头肌（$L_{3,4}$）、踇长伸肌或趾长伸肌（$L_4 \sim S_1$）。

三、鉴别诊断

（1）腰椎结核和骶髂关节结核　有一部分患者有坐骨神经症状，易于与腰椎间盘突出症相混淆。结核患者血沉高，脓肿及 X 线摄片上有明显骨破坏是其鉴别要点。

（2）腰椎椎管狭窄症　患者主要是腰痛、腿痛和间隙性跛行。常无明显体征，因在卧床检查往往已缓解。症状和体征之间的差异是其特点之一。X 线摄片、脊髓造影、CT 和 MRI 检查可确诊。

（3）腰骶部或骶髂关节韧带急性扭伤　早期不易鉴别，分别查腰骶肌肉紧张或进行骨盆分离试验可鉴别。患者常无坐骨神经痛。

（4）腰椎骨质增生　起病缓，病程长，腰部痛点不集中，直腿抬高试验阴性，下肢无感觉异常和反射变化。

（5）马尾肿瘤 与腰椎间盘突出症中央型相比发病较慢，但继续恶化，脊柱无侧凸，无下腰椎活动限制。脑脊液检查有蛋白增高（正常时在 400 mg/L 以下，有肿物梗阻者在 1 000 mg/L 以上）。脊髓造影、CT 和 MRI 可确诊。

（6）梨状肌综合征 压痛点在梨状肌表面投影区，无腰痛，梨状肌紧张试验阳性。梨状肌局部封闭，疼痛立即解除。

四、治疗

（一）卧硬板床休息

诊断一旦确立，患者应卧床休息，以减轻体重之压力和活动所产生的扭转、研磨力对破裂腰椎间盘产生的挤压，有利于椎间盘突出组织的还纳和炎症反应的消退。临床实践证明，大多数具有腰腿痛症状特别是腰椎间盘膨出的患者，卧床休息可使疼痛症状明显缓解或逐步消失。通常严格卧床 3～6 周，于症状缓解后可在腰围保护下逐渐站立、坐起或下床活动。

（二）牵引疗法

牵引可缓解肌肉的痉挛，拉大腰椎间隙，使后纵韧带拉紧，以利髓核不同程度的还纳以及改变与神经根相对位置关系。Levernienx（1960 年）将造影剂注入实验标本椎间盘内然后行牵引，一般有骨盆牵引带牵引、悬垂牵引、机械牵引几种方法。牵引时和牵引后椎间隙摄片发现，当椎间盘破裂时造影剂从椎间盘前方流向后方，甚至流至椎管内，当椎间隙变大，造影剂流向中央部位，去除牵引后，部分造影剂滞留于中央部位。

此外，牵引使患者脊柱制动，减少运动刺激，有利于病变椎间关节和周围韧带、肌肉及神经根等组织的充血水肿消退和吸收。

（1）手法牵引法 患者俯卧或仰卧，双手握住治疗床头以固定上身，同时助手将患者肩部紧紧固定，术者双手握住患者的踝部，身体后靠对躯干施加牵引，持续 10～20 min。取俯卧位患者，试着将脊柱后伸。此种牵引对滑膜嵌顿或小的髓核膨出往往有效。

（2）骨盆牵引法 患者取仰卧位，以骨盆牵引带固定后，每侧各用 10～15 kg 作牵引。每次 30 min 左右，每天 1～2 次。牵引前可将床脚垫高 20 cm，使头低脚高，可借体重作为反牵引力。

骨盆牵引法是治疗腰椎间盘突出症的一个常用方法，可与卧床休息同时进行。一个疗程 3 周左右，每疗程间隔 1 周，疗效较满意。

（3）悬吊牵引法 患者先用特制腰围捆于腰部，将腰带悬挂在横木双杠上，身体悬空，利用腰带以下自身重力牵引，使椎间隙拉大。如同时作前后摆动或左右旋转，则牵引力更强，治疗效果更佳。

（4）机械牵引 常用全电脑控制电动间歇牵引床，由全电脑控制主机、牵引床、固定带、牵引棒、可升降搁脚凳等部件组成。其中全电脑控制的主机可对最大牵引力、最小牵引力、持续牵引时间、持续放松时间、牵引力递增方式等参数进行编程后的自动控制。患者仰卧于牵引床上，屈髋、屈膝将双脚放于搁脚凳上，胸部及骨盆分别用固定带固定，通过牵引棒、牵引绳将骨盆固定带与主机连接。开动主机，即可按预先编制的程序进行间歇牵引或持续牵引。这是目前常用而有效的牵引方法。

（5）注意事项　腰部牵引时，必须根据病情特点，选用合适的牵引方法。若牵引引起疼痛加剧、呼吸紧迫，或发生心慌、面色苍白、恶心、呕吐等不良反应，应立即停止牵引。由于骨盆牵引带牵引及机械牵引法牵引时，头部位置较低，故对高血压患者应慎用。

（三）按摩疗法

一般按摩手法是病人俯卧床上，肌肉放松，先在腰背、臀部、腿部进行大面积的抚摩、揉和搓法；然后顺脊柱和竖脊肌由上而下作揉、推压、按压，环跳、委中、昆仑等穴位作指针刺激，最后以表面抚摩结束。按摩能解除肌肉痉挛、减轻疼痛，为手法复位、髓核还纳创造有利条件。髓核还纳整复手法可采用牵引抖动法、仰卧旋腰法、侧卧旋腰法、俯卧位旋转法、坐位旋腰法等。

（1）牵引抖动法　患者俯卧，双手抓紧床缘。术者站立于床上，双手分别紧握患者双踝，用力牵引并使身体离开床面，然后连续上下抖动 30~50 次。

（2）仰卧旋腰法　患者仰卧，术者一手压住患者一侧肩部，另一手扶同侧膝部使其大腿尽量屈向对侧胸部，使腰部旋转，然后以同法旋于另一侧。可反复 2~3 次。

（3）侧卧旋腰法　患者侧卧，上面的腿屈曲放松，下面的腿自然伸直。术者一手按住臀部，另一手置肩部前侧，两手同时用力，推臀部向前，拉肩部向后，使腰部旋转。然后再以同法施于对侧。

（4）俯卧位旋转法　患者俯卧位，两腿稍分开。术者以双拇指触诊摸清偏歪的棘突，若为右偏，则术者站立于患者的右侧，左臂从患者右大腿后面伸进，将右腿抱起过伸膝、髋，以患椎为支点旋转大腿。右手拇指借大腿摇转牵引之力，将偏向右侧的棘突拨正。

（5）坐位旋腰法　患者端坐于方凳上，两脚分开同肩宽。术者正坐于患者之后，首先用双拇指触诊法查清棘突偏歪，若为棘突右侧偏歪，即以右手自患者右腋下伸向前，掌部压于颈后，拇指向下，余四指扶持左颈部（患者稍低头），同时嘱患者双脚踏地，臀部坐正不能移动。助手面对患者站立，两腿夹住患者左大腿，双手压住大腿根部，以保持患者的正坐姿势。此时术者用左拇指扣住偏向右侧之棘突，用右手拉患者颈部使身体前屈（60°~70°），并继续向右侧弯（大于 45°），在最大侧弯位，术者使用右上肢的力量，使患者躯干向后侧旋转，同时左手拇指顺向向左上顶推棘突，往往伴随"喀啪"一声，即告成功。之后，双手拇指从上至下顺次压一下棘突，检查偏歪棘突是否已拨正，上下棘突间是否已等宽。

（6）注意事项　在手法整复 1 周后，可积极进行腰背肌功能锻炼，以增强肌力和脊柱稳定性，巩固疗效。但注意锻炼时间、量均应逐渐增加。

在手法整复治疗时，凡有中央型突出的患者，骨质增生明显、突出物有钙化的患者以及反复发作或手法无效者应禁用或慎用。手法使用后，患者要卧床休息 2~3 d，并使用腰围固定腰部。患者经治疗症状、体征基本消失后，3 个月内除进行腰背伸肌锻炼外，应避免从事弯腰及负重的体力劳动，防止复发。

（四）药物治疗

根据临床表现和发病特点，运用中医辨证诊治的理论，对腰椎间盘突出症可分为 4 个基本证型进行中药治疗。

（1）新伤气血淤滞型　此型多见。多因急性外伤而发作，受伤时即感腰间疼痛，继而加剧，腰腿串麻痛，其痛如锥，痛有定处。脉弦或涩，舌质暗紫。治宜活血化瘀，舒筋活络为主，佐以补肾壮腰。方以复元活血汤加减：桃仁、红花、当归、穿山甲、大黄、瓜蒌根、柴胡、甘草、青皮、土鳖、杜仲、牛膝、独活等。

（2）血虚痹阻经络型　此型较少。多有遭受寒湿史或寒湿诱因。患者素体营血虚弱，腰腿串麻痛时兼感酸软无力。脉沉细或迟细，舌淡苔白。治宜温阳补血，散寒通络。方以五灵二香丸或阳和汤加减：熟地、鹿角胶、麻黄、肉桂、干姜、白芥子、甘草、鸡血藤、续断、独活、细辛、防己。如腰腿串麻时兼腰膝疼痛，日久体虚，脉细而弱，舌淡苔白，也可用独活寄生汤加减。

（3）劳损肾阳亏虚型　此型患者多年高体弱，或有劳伤过度史。腰腿串麻痛虽属不重，但形寒体缩，面色晄白。治宜温补肾阳，养血通络。方以右归饮合活络效灵丹加减：熟地、山茱萸、炒山药、枸杞子、炙甘草、肉桂、附子、杜仲、当归、乳香、没药、鸡血藤、地龙。

（4）腰椎退变腰痛型　此型患者，神经根受压已经得到解除。除腰痛外，腰椎间盘突出症的体征已不明显或不典型，属恢复功能时期。治宜补肾充髓健骨，舒筋活络止痛。方药组成：熟地、淫羊藿、肉苁蓉、鹿衔草、骨碎补、鸡血藤、木瓜、莱菔子等。

（五）针灸治疗

$L_{3,4}$椎间盘突出取$L_{3,4}$夹脊穴、至室、大肠俞、承扶、委中穴；$L_{4,5}$椎间盘突出取$L_{4,5}$夹脊穴、肾俞、大肠俞、秩边、飞扬穴；L_5、S_1椎间盘突出取L_5夹脊穴、肾俞、大肠俞、秩边、至阴穴。均留针 5~10 min，10~15 次为 1 疗程。

（六）封闭疗法

（1）痛点封闭疗法　适用于腰部和下肢有明确局限性压痛的腰椎间盘突出症病例。正确的注射部位应有明确的压痛，常见于棘突间、棘突旁、臀部坐骨神经出口、腘窝等处。注射药物常用①2% 利多卡因 2~10 mL；②曲安奈德 10~30 mg 加 2% 利多卡因 2~4 mL。

（2）硬膜外封闭疗法　将药物注入腰部硬膜外腔对神经根及局部疏松结缔组织起到镇痛、消炎、去除水肿和防止粘连等。其方法为：患者取侧卧位，患肢在下，常规皮肤消毒和局麻后进行穿刺，平面多在$L_{2,3}$、$L_{3,4}$间隙，一般为腰椎间盘突出临床定位上两个间隙。穿刺中若碰到椎骨则略为调整方向再进针，穿过黄韧带即有一穿透感，凭穿过黄韧带的感觉、负压及抽吸无脑脊液等证实为硬膜外腔后，即可缓慢将药物注入。常用药物有①醋酸强的松龙 75 mg 加 2% 利多卡因 10 mL；②曲安奈德 20 mg 加 2% 利多卡因 10 mL；③氟美松 10 mg、1% 普鲁卡因 5 mL、维生素 B_{12}250 μg、维生素 $B_1$100 mg 加生理盐水 15 mL。每周注射 1 次，3 次为 1 疗程。一般注射 1~3 次即有明显效果。少数病例需进行第 2 疗程治疗，但两个疗程应间隔 4 周。

（3）椎间孔神经根封闭　通过对突出椎间盘压迫的神经根进行局部阻滞以止痛，亦可用于诊断和治疗。方法为：患者俯卧，常规消毒铺巾。L_5 神经封闭时，进针点在 L_5 横突水平，距中线 6 cm 处。局麻后以 20 号腰穿针与中线呈 45°角进针，触及 L_5 横突后调整方向自其下缘进入 L_5、S_1 椎间孔。遇疼痛处回吸无液体时可注入曲安奈德 10 mg 加 2% 利多卡因 5 mL。

（七）髓核溶解疗法

髓核溶解疗法将木瓜凝乳蛋白酶（chymopapain）或胶原蛋白酶（collegenase）等髓核

溶解剂注入椎间盘内以溶解病变的髓核组织促其纤维化或吸收以缩小体积，消除对神经根的压迫。自 Smith 于 1964 年首先报告用木瓜凝乳蛋白酶治疗 10 例临床诊断为腰椎间盘突出症的病例以来，得到较为广泛的应用。据报道可减少手术病例的 3/4，近期优良率 70%以上。

具体方法：患者左侧卧位，用 15 cm 长 18 号细针做穿刺用。距中线右侧 10 cm，平 $L_4 \sim L_5$ 或 $L_5 \sim S_1$ 间隙，与躯干矢状面呈 50°～60°角进针（图 11-14）。当针尖触到纤维环时，可有沙砾样感觉，针通过纤维环进入椎间盘内，摄腰椎正、侧位片，以确定进针的确切位置。理想的针尖位置应在椎弓根中线的最内侧。然后用 Conray-60 1～2 mL 或 60% Renografin 1 mL 作椎间盘造影，以确定病变的椎间盘部位和破裂形态。在病变的椎间隙缓慢注入木瓜凝乳蛋白酶 2 000

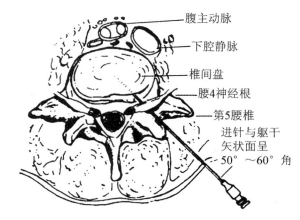

图 11-14　髓核溶解疗法进针方法

腹主动脉
下腔静脉
椎间盘
腰4神经根
第5腰椎
进针与躯干矢状面呈 50°～60°角

U，时间应在 3 min 以上。椎间盘造影时，若显示两侧椎间隙异常，可注射两个椎间隙，最大剂量为 10 000 U，分散注入多个椎间隙。然后需留针 5 min 再将针拔出。如果穿刺进针不能通过侧方途径进入椎间隙，则应终止注射疗法，改用其他治疗方法。

注射完成后应即刻平卧观察有无副作用以及过敏反应等。术后用强的松 10 mg 4 d。术后第 2 天可下地活动，1～6 周后可从事轻工作，3 个月后可从事重体力劳动。本品有抗原性，可产生过敏反应，接触神经可产生灼性疼痛，在使用时应加以注意。

（八）手术疗法

1. 常规手术方法

（1）手术适应证　①疼痛严重，经各种非手术治疗无效者；②经常复发，患者长期痛苦，影响日常工作、生活者；③中央型椎间盘突出马尾神经压迫症状严重，有括约肌功能紊乱者；④神经根粘连，表现为严重持久麻木或感觉异常者。

（2）麻醉方式和手术体位　在腰麻或局麻下都可满意地进行手术。手术体位一般有 5 种即侧卧位、俯卧位、仰卧位、侧卧腰过伸位、胸膝卧位，每种体位均有手术方式不同的适用范围。通常以侧卧位最为常用，患侧在上。因这种体位，患者比较舒适，且在手术台上可能改变角度，对取出椎间盘组织比较方便。

（3）手术方法　根据情况常可选择单纯黄韧带切除椎间盘摘除术、半椎板切除椎间盘摘除术、全椎板切除椎间盘摘除术以及前路椎间盘切除术等方法。

（4）手术并发症　据文献报道手术合并症有椎间盘感染、椎管硬膜外血管损伤、神经根损伤、术后硬膜外粘连、脊膜假性囊肿以及脏器损伤等。

2. 有限手术

腰椎间盘突出症的有限手术，是以减少常规手术方法所致的创伤，用药物、机械取和激光等方法，集中处理退变突出的髓核组织，而不涉及纤维环和软骨终板，以达到减轻对神经根压迫，而使腰椎间盘突出所致症状消失的目的。可分为经皮腰椎间盘切除术

（PLD）、自动经皮腰椎间盘摘除术（APLD）和经皮椎间盘激光髓核切除术（PILD）等。

3．其他手术方法

近10年来随着椎间盘镜的出现，国内外已逐渐采用椎间盘镜手术系统（MED）来治疗椎间盘突出症，以及开展椎间盘镜下人工椎间盘置换术或人工髓核置换术。

第五节　腰椎椎管狭窄症

任何原因引起椎管的、神经根管的及椎间孔的骨性和纤维性狭窄，导致神经根和（或）马尾神经受压而出现一系列临床症状，统称为腰椎椎管狭窄症。

早在1803年，Portal首先发现椎管受挤压的原因是由于椎管径变窄所造成；1900年，Sachs和Fraenke最先提到椎管狭窄，并首次对腰骶部疼痛的病人切除增厚椎板，施行椎管狭窄减压术获得治愈；Bailey和Casamajor（1911年）及Elsberg（1913年）详细描述了类似的症状、病理所见和术后缓解的情况。1954年，Veriest介绍了中年和老年椎管狭窄患者的典型表现：站立和行走能够引起腰痛和下肢痛，腰部过伸时能够加重，具有间歇性这一特征；并认为先天性椎管狭窄是致病因素，可使继发性退行性变进一步加重椎管狭窄而引发症状。为此，他提出了"发育性椎管狭窄症"的命名。

1978年，Helfat通过对130例腰椎管狭窄症的病因分析，认为单纯"发育"因素引起症状者极为罕见，多数是由于发育和退变混合因素。

我国20世纪70年代中期才对椎管狭窄症普遍重视，但对"椎管狭窄症"的定义意见分歧较大。

1982年5月，全国首届脊柱疾患专题学术会议对腰椎管狭窄症定义为"腰椎管腔因某些原因发生骨性纤维性结构异常，导致一个平面或多个平面的一处或多处管腔变窄，压迫马尾或神经根引起的症状"，同时提出"退行性变是此症的主要发病原因，先天性发育性原因则少见"。随着CT、MRI等诊断技术的发展，人们对腰椎管狭窄症的认识更加深入。然而，有关本症的概念、分类仍然存在着诸多的争议，一直持续至今。

腰椎管　第1至第5腰椎借助椎间盘、关节囊以及不同的韧带连接起来。各节腰椎的椎孔连接而成腰椎管。

在临床上，椎管被人为地分为中央管和神经根管（根管）两部分。

中央管在椎弓根水平：中央管的两侧面为椎弓根；前面为椎体后面后纵韧带；后面为椎板头侧和上关节突的内侧面。

中央管在两个椎弓根之间水平：中央管后面为黄韧带；前面为椎体、椎间盘及后纵韧带；两侧椎间孔构成其假想的侧壁。

椎管侧隐窝　侧隐窝是椎管两侧的延伸部，其外界是椎弓根内壁；后方是上关节突前壁、黄韧带外侧部及相应椎板上缘；前方是椎体后缘的外侧部分及相应的椎间盘；内侧为开放区，与硬膜及硬膜外脂肪、血丛相邻。侧隐窝内有从硬膜囊内穿出的神经根通过，并向外进入椎间孔。腰椎有无侧隐窝及侧隐窝的深浅，与椎管的形态有关：L_1椎孔以椭圆形为主，基本无侧隐窝；L_2、L_3椎孔以三角形为主，大部有不明显的侧隐窝；L_4、L_5椎孔以三叶草形为主，大部有明显的侧隐窝（图11-15）。

神经根管　神经根管是一种类似于腹股沟管的人们假想的管道，实际上它是位于中央管两方的间隙。起自神经根出离硬脊膜囊的起始部，止于神经根出离椎间孔的部位。有学者称之为神经根通道。根管全程可分为两段，即椎管内和椎间孔内各一段。

刘广杰（1982 年）根据尸体测量和腰椎椎管狭窄症手术中的观察指出：纤维环、后纵韧带、后关节囊和黄韧带是构成椎管壁的重要组成部分，整个管道由骨和纤维组织有机相连，中间通过马尾神经和腰骶神经，凡构成管道任何部位结构狭窄引起神经症状者，均应属于椎管狭窄症的范畴。

目前认为椎管狭窄包括各种形式的椎管、神经根管及椎间孔的狭窄。实际上椎管狭窄症已成为各种原因引起的椎管容积变小，压迫其中的马尾及神经根所出现的临床综合征。

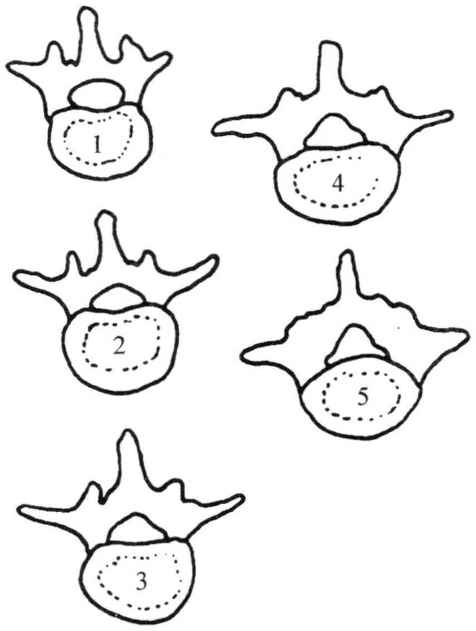

图 11-15　腰椎椎孔形态

一、病因病理

由于本征病因复杂，概念也不甚清楚，许多问题尚未取得一致的意见。Arnoldi（1976 年）对椎管狭窄症分为先天性（或发育性）及获得性两大类，被称为国际分类法。

1. 先天性—发育性椎管狭窄症

先天性椎管狭窄症系早期发育不良的结果，椎管前后径及横径呈均匀一致性的狭窄，椎管容量减少。病理主要为软骨发育不良及畸形性骨炎的特征，椎管造影其前后径小于 14 mm，平均为 10 mm 左右。Paine 认为腰椎管横径小于 20 mm、矢径小于 15 mm 者应考虑为椎管狭窄。

2. 获得性椎管狭窄症

可分为退变性型、混合型、崩裂性滑脱型、医源性型、创伤晚期改变型、其他型。

（1）退变性型　包括中心管狭窄、侧方狭窄（侧隐窝狭窄）和退变性脊柱滑脱。本型椎管狭窄呈节段性，伴有脊柱的骨性关节炎。棘突的长度及宽度增加，棘突基底部突向椎管，椎板呈不规则隆起增厚，黄韧带增厚。小关节突从后外侧突向椎管，使椎管呈"三叶"状，这是引起马尾神经压迫的主要原因；或向腹侧突出，造成侧隐窝狭窄。严重的退行性变导致椎体滑移，使椎管前后径减小。

（2）混合型　先天性或发育性或退变性及椎间盘突出三者中任何两种混合存在，导致狭窄。

（3）崩裂性滑脱型　脊柱滑移导致椎管狭窄。峡部不连的缺损，使该处产生过多的纤维软骨，压迫侧隐窝处的神经根。腰 5 在骶椎上向前滑移，造成该处腰骶管狭窄，导致腰 5 神经根受压。

（4）医源性型　见于椎板切除术、脊柱融合术及髓核溶解术后。手术创伤增加了黄韧带肥厚和椎板增厚的变化，如术后的骨质增生与髓核溶解素注射所造成的瘢痕增生粘连等。不合理的植骨融合也可使椎管变小造成马尾神经受压。本型多数呈进行性改变。

（5）创伤晚期改变型　脊柱外伤骨折后，如压缩骨折与骨折脱位，椎管结构发生变异，其晚期退行性变加重了椎管狭窄的程度。

（6）其他型　畸形性骨炎（Pagets 病）有脊椎变形，椎管可缩小，可以降钙素治疗；氟中毒氟骨症也可使椎体增生畸形，韧带、关节囊等钙化或骨化，造成椎管狭窄。

本病属中医"腰腿痛"范畴。中医认为本病发生的主要内因是先天肾气不足，后天肾气虚衰，以及劳役伤肾等。而反复外伤、慢性劳损和风寒湿邪的侵袭则为其常见外因。其主要病理机制是肾虚不固，邪阻经络，气滞血瘀，营卫不和，以致腰腿筋脉痹阻而产生疼痛。

二、临床表现与诊断

本症发病率约占腰神经根病变的 5%，好发部位为 $L_{4~5}$、其次为 $L_5 \sim S_1$、$L_{3~4}$、$L_{2~3}$ 等。

1. 症状

腰椎椎管狭窄症主诉症状较多，也很不典型。主要症状是腰痛、腿痛和马尾神经性间歇性跛行。

腰痛　腰痛部位在下腰部及骶部，呈慢性过程，可为持续性或持续性疼痛的急性发作；站立行走时加重，坐位或侧卧屈髋时减轻；腰前屈不受限制，后伸活动往往受限。

腿痛　腿痛为腰骶神经根受压，较椎间盘突出者轻，常累及两侧，且咳嗽时常不加重；臀部及下肢后侧麻痛无力，类似坐骨神经痛，也有可能为股神经疼痛，少数患者表现为整个下肢麻痛。

间歇性跛行　表现为步行时腿痛或伴有感觉异常、运动无力，行走数十米到数百米疼痛加重，休息后好转，骑自行车则无妨碍。一般认为马尾神经间歇性跛行可作为诊断腰椎椎管狭窄症的重要依据。

腰椎椎管狭窄症产生间隙性跛行的机理迄今有两种比较公认的解释，即硬膜囊和黄韧带的压迫和神经根缺血状态的加剧。站立或行走时腰前凸增大，硬膜囊和黄韧带松弛、打褶，加重神经根所受压迫。Breig 曾在尸体上观察到伸腰时腰椎椎管可缩短 2.2 mm，此时神经组织相应缩短变粗，但椎管壁的黄韧带则松弛前凸，椎间盘膨隆后凸，椎管造影剂在后伸位不易通过，经弯腰即可解除。站立或行走运动增加了神经根对血液的需求，而腰前凸增大会使椎管狭窄而减少血液供应，阻碍静脉回流而加剧神经根的缺血状态。Blau 等曾用电刺激实验动物后肢肌肉，可见到相应神经根变粗，在椎管狭窄病人步行时可引起相似反应，使神经障碍走路无力，稍停后即可改善。

2. 体征

本症患者常无明显的阳性体征，原因是患者体检时取卧位，症状多已缓解或消失。患者常取腰部略向前屈的姿势，后伸腰部时症状加重。直腿抬高试验阳性出现较少，常为双侧性，或一侧轻一侧重。感觉和运动障碍多为 L_5 和 S_1 神经根支配区，触觉或痛觉减退可发生于一侧或两侧下肢。跟腱反射减弱或消失者较多见。

约 1/3 患者有括约肌功能障碍，表现为排尿困难，有便意感等，少数患者有性功能障碍（阳痿），甚至发生马尾瘫。

3．影像学检查

（1）X线平片检查　正位片：椎间关节向中线偏移，关节突肥大，下关节突间距小，椎板间隙狭窄；侧位片：椎体后缘有骨嵴凸起，椎间关节肥大，椎弓根短，椎间孔前后径变小，关节突肥大、硬化等；斜位片：除真性椎体滑脱外，其余关节突之间无明显缺损。

许多学者测定腰椎椎管正中矢状径：小于 15 mm 为不正常；小于 12 mm 为狭窄，将 10 mm 以下定为绝对狭窄，10～12 mm 为相对狭窄。

Jones 等用椎管横径、矢状（前后）径乘积与椎体横径、矢状径乘积之比值来作 X 线平片腰椎椎管大小的测定，比值在 1:4.5 以上即为椎管狭窄。

（2）CT扫描　椎管前后径小于 15 mm 为不正常，12 mm 以下则可诊断为椎管狭窄；有向后延伸的骨刺；椎板的上下关节突增生肥大，可使椎管断面变为三叶形；黄韧带肥厚，腰椎黄韧带正常厚度在 5 mm 以下；腰椎间盘突出压迫脊髓神经；椎体向前滑脱，多见于椎板峡部裂，但轻度滑脱是继发于椎间盘和韧带的退行性变；侧隐窝狭窄，椎弓根上缘处的侧隐窝的前后径若小于或等于 2 mm 肯定压迫神经，2～3 mm 为可疑狭窄，大于 5 mm 则可排除侧隐窝狭窄。发育性狭窄常发生在 L_2、L_3、L_4水平；退行性椎管狭窄则发生在 L_4、L_5 及 S_1水平。

（3）脊髓造影　脊髓造影对判断椎管狭窄有决定性意义。正位片：全梗阻时多呈梳状中断，并可出现须根状负影，也可呈尖端中断。不完全性者可出现蜂窝状狭窄，狭窄水平在关节突或椎间盘水平上。侧位片：可因椎体后缘增生而出现前方缺损，或小关节黄韧带增生而呈后方缺损或前后皆缺损。

（4）MRI检查　MRI 可提供椎管的矢状面、冠状面及轴位横断面的影像。在腰椎管狭窄症的诊断方面，因不能提供精确的定位与清晰的图像，故其价值不大。但在鉴别诊断方面，它可清晰地显示椎管内的肿瘤、血肿、椎骨的感染或其他破坏性病变的范围。

由于任何一种影像学检查都可能出现假阳性或假阴性，因此必须以临床表现为根据才能作出正确诊断。

三、鉴别诊断

（1）腰椎间盘突出症　多见于青壮年，常有外伤史，起病较急，一般为单个神经根受压，其根性症状典型，腰腿痛剧烈，直腿抬高试验等神经体征检查多强阳性。X 线摄片显示无椎管狭窄改变等。腰椎椎管狭窄症多见于 40 岁以上中年人，起病缓慢，主要症状是腰痛、腿痛和间歇性跛行。症状和体征常不一致，X 线摄片、CT 和 MRI 有助于鉴别。

（2）血栓闭塞性脉管炎　本病属缓慢性进行性动脉、静脉同时受累的全身性疾病，表现为下肢麻木、酸胀、疼痛和间歇性跛行，易与腰椎椎管狭窄症混淆。但前者可见足背动脉和胫后动脉搏动减弱或消失，后期可产生肢体的远端溃疡或坏死。而后者的足背和胫后动脉搏动是良好的，不会发生坏死。

四、治疗

一般认为对症状较轻、无特殊体征、脊髓造影根据不足或临床表现虽很典型，但脊髓造影仅显示中度狭窄及另有精神因素者，均可采取非手术治疗。通过手法按摩、针灸、药物、牵引、功能锻炼等综合治疗，大部分患者能取得较好疗效。

（1）卧床休息　急性期应卧床休息，一般 2～3 周。症状严重者可采用屈曲型石膏背心或支架固定，减少腰骶部后伸。

（2）按摩治疗　可以舒筋活络，疏散瘀血，松解粘连，使症状得以缓解或消失。手法的选用原则上与慢性腰部劳损相同，只是在俯卧位扳腿法不宜施用。根据患者症状和类型，可适当配合施用屈腰摇晃法、按压抖动法、屈伸蹬腿法等治疗（参见腰椎间盘突出症）。

（3）牵引　可在密切观察下，作骨盆或重力牵引，可扩大椎管容积。

（4）运动疗法　在病情缓解后应加强腰腹肌锻炼。要求动作幅度由小到大，缓慢轻柔，不宜作剧烈活动和腰部过伸动作，活动量以不使腰脊过于劳累为度。

（5）中药治疗　本病主要由于肾气亏虚，真阴不足，劳损久伤；或外邪侵袭，以致风寒湿邪瘀积不散所致。肾气亏虚者治宜补肾益精；复感风寒湿三邪者治宜祛邪通络，兼益养血。

①肾气亏虚型　偏于肾阳虚者治宜温补肾阳，可用右归丸或补肾壮阳汤加减；偏于肾阴虚者治宜滋补肾阴，可用左归丸、大补阴丸。

②外邪侵袭型　属寒湿腰痛者治宜祛寒除湿，温经通络。风湿盛者以独活寄生汤为主；寒邪重者以麻桂温经汤为主；湿邪偏重者以加味术附汤为主。属湿热腰痛者治宜清热化湿，用加味二妙汤为主。

（6）局部封闭　可进行硬脊膜外封闭，能松解粘连，缓解症状。可用曲安奈德 10 mg 加 1% 利多卡因 10～20 mL，每周 1 次，3 次为 1 疗程。

（7）针灸治疗　取肾俞、志室、气海俞、命门、腰阳关等，每日或隔日 1 次，10 次为 1 疗程。

（8）理疗　超短波或中药直流电离子局部透入。

（9）手术疗法　手术指征：①活动及日常生活中疼痛不能忍受，经保守治疗无效者；②跛行加重及站立时间缩短者；③有括约肌功能障碍和神经机能有明显缺损者。

手术方式：减压术、减压加融合术、脊柱融合术 3 类。其中减压术是常用的手术方式。手术减压要彻底、准确。当减压范围较广（全椎板切除加椎间盘切除、椎板切除加小关节大部分切除，或小关节大部分切除加椎间盘切除），或术前已经确定脊柱不稳定时，应在减压同时做脊柱融合术。

第六节　腰椎退行性滑脱

腰椎退行性滑脱又称假性腰椎滑脱（pseudo spondylolisthesis）。滑脱可以向后、向前及向侧方移位，其中最常见的是前滑脱。1930 年，Junghanns 首先报道，为区别于崩裂滑脱，特命名为假性滑脱。1955 年，Newmans 认识到小关节退变是本病的真正病因，则始命名为退行性滑脱（degenerative spondytolisthesis）。

一、病因病理

关于本症的病因，目前意见尚不一致，一般认为可能与下列因素有关。

（1）椎弓水平化及椎间关节水平化　Junghanns 认为椎弓水平化及椎间关节水平化这

种发育异常和解剖结构的缺陷是形成退行性滑脱的主要因素。日本人山本测量滑脱者的椎弓角（腰椎侧位片，上、下关节突起点部连线与椎体前、后缘中点连线的交角，图11-16），在对照组自腰1至腰5从115°～120°逐渐增加，但在滑脱组腰4明显增大至125°，而腰5反而减少；椎间关节倾斜角（在腰椎40°斜位片，椎体前后缘中点连线与关节间隙延长线的交角，图11-17），对照组自腰1至腰5从95°～105°逐渐增大，而滑脱组则腰4明显变平，自105°～115°。由于椎弓角变平，使前滑力加大，如此时亦有椎间盘变性，则可促进其前滑脱，但椎间盘变性多是第二位的。

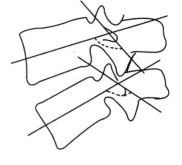

图11-16　椎弓角

（2）腰椎失稳　多数学者认为腰4是腰椎中最活动的椎骨，而腰骶关节则具有较大的稳定性。因为腰5与骶1关节突关节为冠状位，而腰4与腰5之间为斜位，且腰4横突最短。并为腰前突之弓顶，该处韧带较弱。腰4的活动范围最大，腰5次之，加之这类患者常伴有腰椎骶化或骶椎腰化，故腰4、腰5之间发病率最高。

（3）腰4椎异常负荷　腰4负荷增加与腰5椎体形态及腰骶角大小有关。正常人的腰骶角平均为130°，腰5椎体指数（图11-18）为90，退变滑脱时两者均增加，使腰椎前突增大。腰4受到异常负荷，其后关节突退变加重，椎间盘及韧带的稳定功能减弱，以致椎体滑脱。

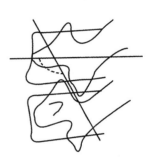

图11-17　椎间关节倾斜角

（4）其他因素　有人认为本病好发于女性，与女性怀孕、生产及月经期内分泌改变使韧带松弛有关。绝经期后骨质疏松易致小关节的退变使腰椎失稳；此外，过度劳累及髋关节病变都将增加腰椎负荷而诱发腰椎滑脱。小关节退变后，关节软骨剥离，软骨下骨裸露并受到破坏。腰4小关节突前面磨损，致腰4前滑。滑脱使椎管扭曲变小及黄韧带增生，可导致椎管狭

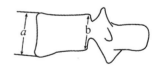

图11-18　腰椎指数 = b/a

窄，滑脱程度一般在30%以内，平均为14%左右。但滑脱程度与临床表现不一定成比例。晚期滑脱水平的椎间隙变狭，相邻椎骨终板硬化，边缘增生。

二、临床表现与诊断

本症多在60岁左右发病，以女性多见。发病部位以腰4、腰5最常见，约占80%；其次为腰5、骶1节段。主要症状为腰痛，可伴有神经根受压征。

（1）症状　主要症状为腰痛，有时伴有臀和腿部疼痛，其性质为酸痛、牵拉痛、麻木或烧灼感，与天气变化无关，常呈间歇性发作。病程可长达数年至数十年。约25%的患者疼痛可达小腿及足，走路无力。少数可有会阴部麻木、小便贮留或失禁。间歇性跛行较为少见，但发生时需坐卧片刻后始缓解。

（2）检查　腰背部无明显畸形，有的患者可有腰椎生理前突增大，腰椎活动时后伸受限，腰部屈曲范围增大。皮肤感觉、腱反射、肌力变化与受累的神经相对应。坐骨神经受

压时，直腿抬高试验可为阳性。偶有鞍区麻痹和括约肌功能障碍。

（3）X线检查　可发现病变椎体向前或向后移位，但滑脱很少超过Ⅱ度。可伴有骨质硬化及骨赘形成，无椎弓根的峡部裂。

本病诊断以X线摄片为主，结合临床症状和体征。有些患者虽然X线征上有滑脱，但不一定有症状，诊断时应加以注意。

三、治疗

仅有X线摄片表现而无症状的退行性滑脱不需要任何治疗。大多数患者经非手术疗法都可使症状得到不同程度的改善。

（1）手法治疗　患者俯卧，两下肢伸直。术者用两手掌或鱼际自上而下地反复揉、推椎旁竖脊肌，直至骶骨背面或股骨大转子附近，并以两拇指分别点按两侧志室和腰眼穴。然后助手拉住患者腋下，术者握住患者两踝，沿纵轴方向进行对抗牵引2~5 min。之后进行复位手法：向后半脱位者，取俯卧位，做腰部后伸扳法；向前半脱位者，取俯卧位，先牵引患肢，再以屈髋、屈膝下压法复位。手法治疗时宜刚柔相济，和缓轻快，稳妥适度，切忌强力按压以免扭伤腰部，造成严重损害。

（2）中药治疗　可内服活血通络药，以补益肝肾为主，如复元活血汤加减，六味地黄汤加减。

（3）小针刀疗法　局部如有明确压痛点，可采用小针刀进行剥离、松解，有较好效果。

（4）功能锻炼　患者平时应坚持腰背肌功能锻炼，以加强腰椎的稳定性。同时注意休息，使用腰围以控制进一步滑脱。患者平卧，背部以上和大腿以下垫高，使腰臀部悬空，同时保持躯干平直，腰椎前滑者在上腹部放1个1~3 kg沙袋，后滑者在下腹部放置沙袋，每次维持5~10 min，每天锻炼3次，对腰椎复位有一定帮助。

（5）其他疗法　针灸、理疗、腰椎牵引等对本病有一定疗效。

（6）手术疗法　经非手术治疗无效、症状反复且持续加重，有明显的神经根症状或马尾神经症状者，可采用手术治疗。常用的有椎板切除减压术和脊柱融合术。

第七节　腰臀部肌肉筋膜炎

腰臀部肌肉筋膜炎又称为腰肌纤维组织炎、腰臀筋疼痛症候群、肌肉风湿症等，是一种肌肉和筋膜因无菌性炎症而产生粘连，并有激痛点形成的综合征。因腰臀部有丰富的白色纤维组织，如筋膜、肌膜、韧带、肌腱、骨膜等，故易患本病。本病属中医的"痹证"范畴。

一、病因病理

多数学者认为本综合征的病因很多，其确切原因尚不十分清楚，但根据临床观察表现其常与下列因素有关。

1. 损伤

肌肉筋膜组织的急性损伤治疗不彻底，或反复轻微小损伤的不断积累，导致组织的水肿和粘连，形成激痛点。

2. 肌肉痉挛

肌肉痉挛时，局部缺血，肌肉内产生大量的有害代谢物质，刺激神经感受器而引起疼痛。当长时间大力劳动或运动，或因情绪激动而肌肉痉挛过久，处理不当，则有害代谢产物不能全部清除，刺激肌肉产生无菌性炎症，导致粘连，形成激痛点。

3. 风寒湿

人疲劳后，受到风寒湿的影响，例如睡潮湿地、受凉风吹等，温度突降，体表血管收缩，深部血管反射性扩张，血管扩张伴有液体渗出。若受风寒湿的时间较久，或者反复发生又未妥善处理，则渗出液积聚而形成粘连。一般常称之为"风湿"。患者常对气候改变敏感。有人认为是大气压改变导致组织内恒定环境的破坏，引起已有病变的组织疼痛。

4. 感染

感染与肌筋膜综合征的关系尚无定论，由于已知风湿病与 β 溶血性链球菌感染所产生的免疫性反应有关，故有人认为肌筋膜综合征也可能是身体存在性感染灶的后果。通过感染灶的毒素扩散或免疫反应，使腰臀部的一些组织产生疼痛。由于许多人都有扁桃体炎或龋齿，因而两者关系很难作定论。

病理检查所见，神经附近的肌肉色泽暗红，肌肉周围组织中血管怒张，有小圆细胞浸润，内皮细胞肿胀，呈慢性炎症改变。筋膜裂隙内的脂肪组织水肿，被绞窄，周围相应神经、血管和脂肪疝受刺激、压迫、牵拉产生疼痛。

激痛点形成的机制尚不清楚，激痛点处有筋结或筋束，是病变的位置。但有筋结或筋束并不一定有激痛点，经治疗后激痛点消失，筋结和筋束仍可以长期存在，但在受到刺激后，又可复发。筋结或筋束内积存了原来的炎性产物，一般情况下，由于局部缺血，这些炎性产物局限在纤维组织内，不起作用。只有受到外界因素的影响，如压迫、牵拉、温度变化等，再次引起无菌性炎症时，这些物质被释放出，刺激了神经感受器，才再次表现出激痛点的特征。

中医认为本病多因风寒湿邪侵袭人体所致。如久居潮湿之地，涉水冒雨；气候冷热交错，造成人体腠理开合不利，卫外不固，风寒湿邪乘虚而入，袭人腰部经络，留于筋膜，局部气血痹阻而为痹痛。由于感邪偏盛不同，临床表现各有特点。风邪偏盛者痹痛呈游走性，寒邪偏盛者疼痛剧烈，湿邪偏盛者多麻木重着。

二、临床表现与诊断

多见于成年人和老年人，病前可有受伤、劳累、风寒湿或动作不协调史。主要症状是腰臀部疼痛，性质常为隐痛、酸痛或胀痛，与天气变化有关，每逢阴雨天气加重，局部畏寒，受凉后腰痛加重，得暖缓解。有时疼痛部位走窜不定，也可向臀部及大腿部放射，但不过膝关节。

检查时腰部无明显畸形，腰肌轻度萎缩。常位于腰方肌外缘、髂嵴后部、臀大肌起点，在横突尖部等处有压痛点，重压有酸痛感。臀部痛点可反射到坐骨神经区域。局部可找到局限性激痛点和痉挛肌肉，有时可扪到较硬的筋结或条索状筋束。腰部活动范围多属正常。

化验检查多正常，有时抗"O"或血沉增高。

X线检查多无异常发现。

三、鉴别诊断

本症常应与腰椎间盘突出症相鉴别。以利多卡因作压痛点局部封闭后疼痛减轻或消失者，表示腰臀部肌筋膜炎为原发病变。若腰臀疼痛减轻或消失而腿痛无改变者则为神经根病变所致，常为腰椎间盘突出症的症状之一。

四、治疗

1. 手法治疗

患者俯卧位，胸部垫枕，两手置于身体两侧，腰部肌肉放松。术者在抚摩后，以两拇指指腹按揉腰背部膀胱经的主要腧穴。然后以揉、滚、推等手法作用于腰部两侧肌肉，自上而下，反复按摩2~3 min。再以两拇指相对，按于条索状结节或筋束（激痛点）上，稍按压，作左右拨动。如突起明显，可用手指将筋捏住提起、放下，反复数次。最后以轻揉和抚摩结束。必要时可加用斜扳、抖动、摇晃等手法。

2. 激痛点封闭

1%利多卡因4~10 mL加曲安奈德10~30 mg，在激痛点作封闭。视病变位置之深浅和肌肉多少确定药物用量大小，如粘连多、硬节大者，可加用透明质酸酶1 000~1 500 U。效果不佳时，5~7 d可重复注射，一般以不超过3~5次为宜。

3. 针灸

可选用阿是穴、肾俞、大肠俞、殷门、环跳、委中等穴位。

4. 药物治疗

（1）内服药　中药治则宜温经散寒，祛风除湿。方以蠲痹汤加减。西药可用抗风湿类药物，如保泰松、吲哚美辛、布洛芬等。应严格控制使用激素类药物。

（2）外用药　外贴活络膏、狗皮膏，2号熏洗药加3号熏洗药熏洗。

（3）理疗　可采用直流电离子导入法、超声波、超短波、蜡疗、红外线照射、火罐等方法。

（4）手术疗法　如非手术疗法无效，可采用小针刀作局部松解术或施行受累肌肉松解术或筋结切除术。

第八节　运动性椎骨骨骺炎

运动性椎骨骨骺炎指以腰椎椎体环状骨骺炎为主的慢性损伤，多见于对腰部柔软性要求较高的运动项目中的少年运动员和演员，如体操、艺术体操、跳水、武术运动员和舞蹈、杂技演员等。

环状骨骺是椎体的次级骨化中心，位于椎体的上下缘，前部较厚，属于牵拉骨骺，其功能是完善椎体的形态，但不参与椎体的纵向生长，它实际为软骨环，独立骨化，有时在周围骨化不完全。环状骨骺于 10～12 岁出现，到 18～20 岁闭合。

一、病因病理

本病常因脊柱长期反复过伸活动所致。少年时期髓核水分较多，强性和活动性大，在专项练习或腰部柔韧性训练中，如体操中的"下腰"、"小翻"，艺术体操的"踹燕"、"结环跳"等动作都使脊柱过伸。此时，髓核被挤向椎体前部，因为受到前纵韧带的阻挡，产生对环状骨骺的挤压。反复或持久的挤压，导致环状骨骺的变性或将髓核挤入骺板使环状软骨分离。

常累及数个椎体，好发于胸腰椎，受累环状骨骺出现不规则的吸收破坏、增生或钙化等。

二、临床表现与诊断

多见于体操、艺术体操等运动项目少年运动员。常见症状为腰背隐痛或僵硬感，在大量的腰部"下腰"等练习后加剧。常无明显异常体征，但可见腰背肌肉较硬。少数患者在胸腰段脊柱有轻度的后凸畸形。受累脊柱棘突或椎体旁亦可有压痛。

X 线摄片检查可见一个或多个椎体前上下缘有破坏、吸收和缺损。按照片其表现可分为 3 期：第一期（吸收期），表现为骨的破坏、吸收和缺损；第二期（修复期），在发病 2～3 年后，椎体的缺损处出现钙化和骨化，密度不均，少数病例可恢复正常形态；第三期（静止期），病变发展停止，未修复者留有不同程度的畸形，亦可形成严重的骨性畸形。

三、治疗

本病应早期预防，其要点是体操、艺术体操、跳水等项目的少年运动员加强脊柱胸段、肩和髋的柔韧性训练，以减少过伸时腰部负担。在作腰部柔韧性练习时要加强腹肌和背肌的力量练习。由于本病的腰部症状与 X 线表现无明显的关系，因此大多可保持正常的训练。必要时参照慢性腰肌劳损的方法进行治疗，以缓解症状。对个别 X 线摄片骨质吸收较多，疼痛较重并有可能发生畸形者，可应用支架保护，时间为 3 月。

第九节　骶髂关节损伤

骶髂关节由骶骨和髂的耳状关节面相贴构成。关节面由纤维软骨构成，凹凸不平，但在组成关节时彼此凹凸相嵌，紧密相贴，使关节趋于稳定。关节间隙狭窄，被关节囊紧紧包裹。周围有坚强的韧带加固，以增大它的稳定性。韧带中起主要作用的是位于关节后上方由骶骨粗隆到髂骨粗隆的骶髂骨间韧带。这是人体上最坚强的韧带，对骨盆支撑躯干起着重要的作用。此外，还有起自骶骨和尾骨外侧缘，分别止于坐骨结节和坐骨棘的骶结节韧带和骶棘韧带。此二韧带将坐骨大切迹和坐骨小切迹围成坐骨大孔和坐骨小孔，其孔内有神经血管通过。因此，当骶髂关节及其加回关节的韧带遭到损伤时，常可累及孔内的血管和神经，使其发生病变。骶髂关节是微动关节，仅可作轻微的上下及前后活动。在前后活动时，伴随关节的旋转运动。

一、病因病理

骶髂关节比较坚强和稳定，非强大外力不易发生损伤。其病因多为直接暴力传达或间接暴力扭转所致。在体育运动或体力劳动中，骶部臀部遭到由前向后或由后向前的旋转暴力，如篮球、足球、手球运动的相互冲撞，或体操运动员从器械上跌下或滑倒时单侧臀部着地或单侧臀部、足部受到由下而上的传导暴力；跳高、跳远时单足触地，均可能产生单侧的骶髂关节韧带扭伤或半脱位。

青春期后的女性由于激素的影响，关节韧带松弛，骶髂关节活动范围增加，稳定性变小，更易导致损伤。

二、临床表现与诊断

1. 临床表现

患者常以腰骶部的疼痛为主诉前来就医。多数患者在受伤以后由于症状不重未来就医，或者在治疗过程中医生未能给予恰当的处治，均能使其形成慢性的发病过程。患者感下腰部疼痛，特别是站立、行走、腰部过伸或骨盆扭转时疼痛加重。行走时患侧不敢着力，下蹲与弯腰受限。坐位时，以健侧臀部负重，平卧困难。

2. 诊断

检查时，患侧骶髂关节部有明显压痛，在骶骨部有深叩痛。

（1）压骶提腿试验　患者俯卧，术者一手压于骶骨部，另一手握住患侧踝或托住膝部向上提，使髋关节后过度后伸，骶髂关节疼痛者为阳性。

（2）床边试验　又称盖氏（Gaenslen）试验。患者仰卧于床边，使患侧下肢悬空，健侧膝髋屈曲并由患者两手抱住。术者一手按压健侧膝部以固定骨盆，另一手按压悬于床缘的大腿，使其过度后伸。这时骶髂关节出现疼痛者为阳性（图11-19）。

（3）骨盆旋转试验　患者坐位，术者立于患者对面，用两下肢紧夹患者的双膝稳定骨盆，再用两手分别扶住患者的两肩，将躯干左右旋转，若骶髂关节出现疼痛即为阳性（图11-20），提示骶髂关节有病变。

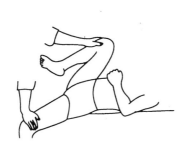
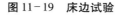

图11-19　床边试验

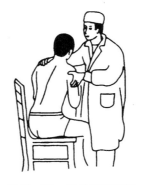

图11-20　骨盆旋转试验

（4）骶髂关节定位试验　患者仰卧位，术者右手抱住患者双膝关节后方，使髋关节屈曲至90°位，嘱患者肌肉放松，小腿自然下垂放于检查者右臂上。然后术者左手压住膝部，使骨盆紧贴检查台，然后以双大腿为杠杆，将骨盆向左和向右挤压。一侧受挤压，对侧被拉开。骶髂关节损伤时，向患侧挤压时疼痛较轻，而向对侧挤压时因患侧被拉开而疼痛剧烈（图11-21）。

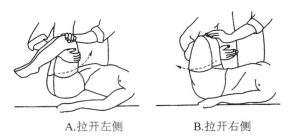

A.拉开左侧   B.拉开右侧

图11-21　骶髂关节定位试验

（5）此外，"4字试验"、骨盆分离与挤压试验均可为阳性。

（6）X线检查　骶髂关节半脱位患者，两侧骶髂关节正位片对比并无明显变异。但斜位片可显示患侧高低不平的关节面排列紊乱，从而显示关节间隙比健侧加宽。慢性患者常有骨关节炎改变，即骨质密度加大，关节间隙模糊或骨质增生等。

三、治疗

（1）手法复位　手法复位要在尽可能放松肌肉的情况下进行。向后半脱位者，取俯卧位，作腰后伸扳法；向前半脱位者，取俯卧位，先牵引患肢，再以屈髋、屈膝下压法复位；而向内上方半脱位者，取俯卧位，一助手用手掌顶健侧坐骨结节向上，另一助手握伤侧踝部向下牵引，同时术者双手用力推患侧髂嵴向下，有时可听到复位的响声，然后术者双手重叠按压患侧骶髂关节数次即可复位。复位后症状和体征多能迅速消失。整复后应卧床2~3周，并加强腰背肌功能锻炼。

（2）中药治疗　内服七厘散，每次3 g，每日3次。外敷新伤药水加红外线照射，每日1次。症状减轻后，内服强筋丸，每次6 g，每日3次。局部贴活络膏。

（3）局部封闭　1%~2%利多卡因4~10 mL，加透明质酸酶1 500 U局部封闭治疗，有促进韧带修复、增大骶髂关节稳定性的作用。

第十节　骶尾部挫伤

骶尾部挫伤系跌倒时臀部着地直接暴力造成尾骨闭合性损伤，预后一般良好。

一、病因病理

本病多为直接暴力所致，如高处坠落、滑倒或坐空致臀着地，造成骶尾部的软组织挫伤（尾骨周围韧带）或尾骨骨膜损伤。骶尾部挫伤愈合后，部分患者留有骶尾痛。其原因被认为是由于骶尾部软组织损伤后，组织出血、水肿，尾骨周围的神经末梢受刺激，产生疼痛。而骨盆内肛提肌、尾骨肌、肛门括约肌痉挛牵拉尾骨，使骶尾关节长期处于向前屈曲的紧张状态，亦导致疼痛加重。

二、临床表现与诊断

多有明显的摔倒后猛烈坐地或尾部受撞击的外伤史，受伤后立即感到骶尾部疼痛，坐硬凳时疼痛加剧，由坐位站起时疼痛明显。患者常采取半侧臀部坐位，行走时疼痛不会加剧。

检查时局部多无明显肿胀，尾椎尖部压痛明显。肛门指检可触及疼痛部位。

X 线摄片检查可排除骨折、脱位或其他骨病。

三、治疗

1. 手法治疗

患者侧卧位，髋、膝关节屈曲。术者右手戴手套，示指涂上凡士林后伸入肛门，按摩尾骨两侧，以缓解两侧肌肉痉挛，改善局部血液循环。按摩手法宜轻柔，逐步加重按摩力量。

2. 中药治疗

（1）内服药　治宜行气活血、祛瘀止痛为主，方用桃红四物汤加减，或内服制香片等。

（2）外用药　1 号加 3 号熏洗药熏洗局部。

3. 封闭治疗

1% 利多卡因 4～10 mL 加曲安奈德 10～30 mg 注射于骶尾骨关节或尾骨周围压痛点，有较好的效果。

4. 功能锻炼

加强臀部肌肉锻炼，特别是提肛练习，有助于恢复。

第十一节　耻骨联合损伤

耻骨联合损伤又称为耻骨联合骨软骨炎，为耻骨联合部因劳损或外伤因素引起的一种非化脓性伤病。多见于足球、跨栏、击剑、体操、艺术体操、举重、竞走等运动员，分娩妇女及骨盆内手术等患者。

耻骨联合为一半关节，由两侧的耻骨体构成，关节面上覆以透明软骨，其间为一较厚的纤维软骨。在纤维软骨的上部有一甚小的关节腔，但一直到 9 岁时始出现，在女性较大。关节的周围有前、后、上、下四韧带，各韧带皆甚弱，真正具有连接作用者为关节内的纤维软骨盘，与椎间纤维软骨盘相似，唯有一甚小的滑膜腔，而无髓核。

耻骨上、下支有长收肌、闭孔外肌、肛提肌、闭孔内肌、股薄肌、腹直肌等肌肉附着。

一、病因病理

耻骨联合是两侧耻骨以纤维软骨连接而成，韧带较少，主要为肌肉附着，是骨盆环易受到各种应力影响的部位之一。当在髋部活动幅度过大或过多时，易在耻骨联合部产生牵拉、旋转等应力性损伤，或因耻骨肌、内收肌群、腹肌及股薄肌等在耻骨附着处的反复牵拉致劳损。

少数妇女在妊娠期或分娩时，由于受激素的影响，骨盆关节韧带松弛，以适应胎儿发育和分娩的需要。因此在耻骨联合部或骶髂关节区易受到妊娠或分娩体位的改变，造成应力性损伤或扭错伤。

耻骨联合损伤后，可发生局部瘀血、软骨缺血变性、软骨下骨增生等改变，而在肌肉附着处则多出现肌腱末端病的改变。

二、临床表现与诊断

患者感耻骨联合和耻骨支部位疼痛，疼痛多沿内收肌及臀、腹、会阴等部放散，久坐后起立或久立后坐下或分腿时，都可使疼痛加重。运动员多在作专项动作时发生疼痛。

检查时在腹直肌、内收肌、股薄肌等附着处和耻骨联合部有敏锐压痛点。骨盆分离试验、"4"字试验、大腿内收抗阻试验或单腿直立作患侧展收摆腿动作时，多出现疼痛。

X线检查：早期多无异常改变，晚期可见耻骨联合间隙增宽，骨质吸收或脱钙，边缘粗糙不平，耻骨体肥大、囊性变等。

三、治疗

（1）手法治疗　先以推、揉、捏、搓等手法，对大腿内侧肌肉进行松解按摩，然后用拇指在压痛点区行揉、弹拨、推压、掐等手法，以行气血、通络止痛。

（2）针灸　取阿是穴、曲骨、阴廉、维道、阳陵泉、太冲等穴。

（3）中药治疗　初期宜舒筋活血、行气通络，选用制香片或桃红四物汤加减。后期宜强筋壮骨、调补气血，选用强筋丸、正骨紫金丹等。

（4）局部封闭　1%~2%利多卡因2~4 mL加曲安奈德10~30 mg局部痛点封闭有较好效果。

（5）功能锻炼　可作双膝夹枕内收肌静力收缩练习，双髋膝屈曲抗阻性练习等活动，避免引起耻骨联合分离和扭错的活动。

（王　煜）

第十二章　周围神经损伤

周围神经（peripheral nerve，PN）是指从脑和脊髓发出的神经根、神经丛、神经干及神经末梢，周围神经遍及全身皮肤、黏膜、肌肉、骨关节、血管及内脏，按其功能及在中枢的起始部位，分为脑神经和脊神经；按分布的对象不同，又分为躯体神经和内脏神经。周围躯体神经由运动纤维、感觉纤维和自由神经纤维组成混合神经，传递中枢神经和躯体各组织间信号。周围神经损伤（Peripheral nerve injury，PNI）是周围神经因某些因素引起的损伤及缺血，造成神经传导功能障碍、神经轴索中断或神经断裂而导致躯干或四肢感觉、运动及交感神经功能障碍的一种临床病症。上肢神经损伤多于下肢神经损伤，占四肢神经损伤的 60% ~70%，周围神经损伤常合并骨、关节、血管、肌腱等损伤，严重影响肢体功能，治疗周围神经损伤的功能丧失，重点在于神经损伤初期的处理和晚期功能重建及康复。

第一节　概述

周围神经是人体十分重要的组织，其显微结构包括神经元、神经干。神经元是神经系统的最基本结构，包括神经细胞突起及神经终末。神经细胞突起构成神经纤维，连接终末器官，接受末梢的刺激作向心传导（向心纤维），并将神经细胞冲动作离心传导（离心纤维）。运动神经细胞位于脊髓的前角，感觉细胞位于髓旁的神经节。

神经干由神经纤维、支持组织及营养血管组成。神经干无细胞，而是神经纤维束。神经细胞的突起形成神经纤维的轴索，轴索内含有原纤维（fibril）。轴索外包绕一层髓磷质称为髓鞘，髓鞘包绕在传导兴奋的轴突之外，有绝缘作用。其外层由雪旺氏（Schwann's）细胞包绕成被膜，称雪旺氏鞘。两个雪旺氏鞘相交处的髓鞘相对稀疏，称为节间隙或郎飞氏结（Node of Ranvier）。运动、感觉纤维均为有鞘纤维。交感神经纤维在轴索外无髓磷质鞘，直接被 Schwann's 鞘包绕，称无髓鞘纤维。神经纤维的粗细不同传导速度不同，一般来说，粗纤维传导速度快（60~120 m/s），细纤维传导速度较慢（0.3~1.5 m/s）。

神经干的支持组织有神经外膜（epineurium）、神经束膜（perineurium）、神经内膜（endoneurium）。神经外膜位于神经干的最外层，外膜上有些纵形弹力纤维，可使神经干经常保持在纤曲状态，以利缓冲外力牵拉和关节屈伸活动。神经束膜由神经外膜的结缔组织向神经干内延伸，形成许多间隔和鞘，并包绕神经束而形成神经束膜。神经束内包括有运动、感觉及交感神经纤维。神经内膜，由神经束膜的结缔组织向束内延伸，分隔并包绕神经纤维（图 12-1）。神经干承受张力的主要部位是神经束膜及外膜。神经纤维在束间穿插、移位、丛状交织使其呈现纵向"波浪状"排列。当神经损伤发生退变时，神经内膜所形成的微形管依然存在，以保持神经再生的通道。脊神经根的束间结缔组织少，如臂丛受牵拉时，神经根易受损伤。神经外膜及束膜内结缔组织较为疏松，阻力很小，在其中注入刺激性药物造成的神经损伤范围往往较大。

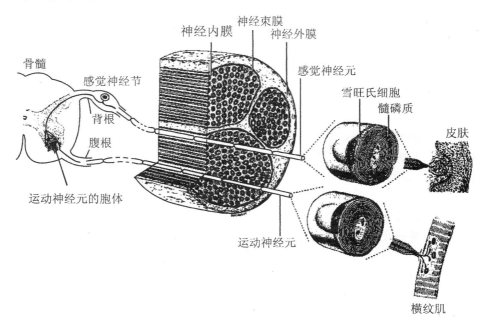

图 12-1　周围神经结构示意图

神经干的营养血管从神经系膜（mesoneurium）分主枝和分枝进入，主枝沿神经干表面纵轴行进，分枝分布在束间及束内。神经外膜、束膜和内膜内的纵向血供相当丰富，允许行一定长度的手术游离，而不会完全阻断其血供，侧支循环切断后再生也较快。神经的血液供应丰富，对缺血的耐受性较肌肉强，在肢体发生缺血性损伤时，神经损伤较肌肉轻，神经缺血可导致神经束间瘢痕形成。

一、病因病理

（一）常见损伤因素及其损伤机制

周围神经损伤可由代谢性疾病、胶原病、肿瘤、内或外源性毒素以及热、化学或机械性创伤引起，最常见的损伤原因多为机械性因素，如切割伤、牵拉伤、压迫伤等。本章仅论述机械性创伤引起的周围神经损伤。

周围神经的原发性损伤源于导致骨关节损伤的同一创伤，或是由移位的骨片、牵拉或手法整复引起，而不是初始的外伤暴力。继发性神经损伤则多因感染、瘢痕、骨痂或血管并发症等。

切割伤是由锐利器物所致，可造成神经完全离断或不完全离断，这种损伤只要形成功能障碍，都应早期进行修复。

虽然周围神经的张力强度（tensile strength）较大，具有可牵伸的特性，但弹性较小，过度的牵拉容易造成神经内损伤。张力大小和速度决定了对神经功能的影响。急性牵张达到一定程度时，可出现神经传导功能阻滞，而进一步牵拉则造成神经形态学改变，直至轴突和束膜变性或断裂。如手术中或骨折脱位整复过程中的过度牵拉、产伤、运动员肩过度外展综合征等。对于轻度牵拉损伤多可自行恢复，但对较重的周围神经支持组织损伤或神经断伤者，因其损伤多较广泛，一般不易早期修复，二期修复也较困难。

神经压迫产生轴索内正向和逆向的轴浆运输障碍，胞体破坏，从而导致神经功能障碍。同时，神经压迫也是一机械性缺血过程，神经内水肿压力升高，由此导致神经束内血流变化。继之产生组织学改变，内、外膜髓鞘变薄，髓鞘球体形成，吞噬细胞内有髓鞘的残骸、碎片等。神经压迫伤常见的如止血带麻痹、骨折脱位后外固定物过紧、肘部外伤后尺神经受压等。闭合性神经压迫损伤如能及时解除压迫因素，症状多可自行缓解。

其他引起周围神经损伤的原因还有枪弹伤、电流击伤、放射线损伤、神经内或神经附近的药物注射等。

临床实践中，很多周围神经损伤，不是单一原因所致，而是多种因素综合作用的结果。如在体育运动中，运动员的肩过度外展综合征，既有神经的过度牵拉，还有喙突和胸小肌的磨损和压迫；再如自行车运动员的腓总神经损伤，可因臀部坐骨神经受压迫，也可由于在骑车时膝踝关节长时间的用力屈伸动作，使腓总神经绕过腓骨头时被牵拉、压迫和磨损所致。

医源性周围神经损伤也是值得重视的问题。其原因大致为手术误伤，如肌腱转移和韧带重建等，误将神经剪断、术中牵拉过度、术中误扎神经、神经与肌腱错接、骨折整复及小夹板固定不当、止血带连续使用时间过长以及药物注射引起神经损伤等。

（二）周围神经卡压综合征

周围神经在其行径中，经过某些骨－纤维隧道，或跨越腱膜、穿过筋膜处，其活动空间均受到明显限制。当这些隧道、腱膜、筋膜由于各种原因狭窄、增生、肥厚、粘连等均可使该处的神经被挤压，日久可引起神经传导功能障碍，严重者可造成永久性神经功能障碍。这种周围神经损伤，临床并不少见，称之为神经卡压综合征。根据受压神经的部位不同，组成纤维成分不同，其功能障碍表现各异，有的为单纯感觉障碍，如股外侧皮神经卡压综合征；有的为单纯运动障碍，如前臂旋后肌卡压综合征；也有的同时有感觉、运动障碍，如腕管综合征等（图12-2）。

（三）变性与再生

神经断裂后，其近、远端神经纤维将发生退性变（华勒氏退性变 Wallerian degeneration）。3 d内，远端轴索的形态发生明显改变，轴索及雪旺氏细胞呈截断变，分解碎裂。1周时间，病变部位吞噬细胞增生，同时雪旺氏细胞大量增多，增充以前由轴索和髓鞘所占据的区域，2～4周基本完成轴索碎片清理。近端离伤最近的一个或多个郎飞氏结亦发生变性，在组织学上与远端完全相同。

神经断伤，神经元胞体的改变称为轴索反应，如尼氏体溶解或消失、胞浆肿胀及细胞核偏移。4～6周后出现细胞死亡或开始恢复的迹象，水肿开始消退，细胞核移回中央，尼氏体开始再聚集。神经元胞体的改变与神经元类型有关，损伤部位越接近胞体越明显。

伤后1周，近端轴索长出许多再生的支芽，如神经两断端连接，再生的支芽中仅有一支能长入远端的雪旺氏鞘的空管中，并以2～4 mm/d的速度向远端生长，直至终末器官，恢复其功能，其余的支芽则萎缩消失。而且雪旺氏细胞逐渐围绕轴索形成再生的髓鞘。如神经两断端不连接，近端再生的神经元纤维组织，迂曲呈球状膨大，称为假性神经瘤，或远端只有雪旺氏细胞增殖结聚，也称为假性神经瘤。周围神经内含有感觉神经和运动神经纤维，两者在神经内相互交叉，修复神经时需准确对合，分别长入相应的远端才能发挥功

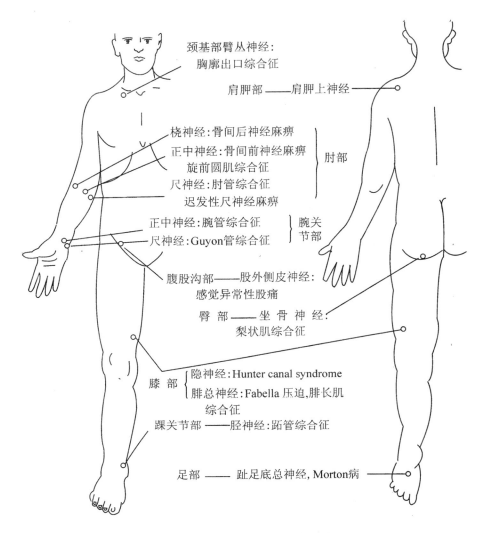

颈基部臂丛神经:
　　胸廓出口综合征

肩胛部——肩胛上神经

桡神经:骨间后神经麻痹
正中神经:骨间前神经麻痹
　　旋前圆肌综合征　　　　　　肘部
尺神经:肘管综合征
　　迟发性尺神经麻痹

正中神经:腕管综合征　　腕关
尺神经:Guyon管综合征　节部

腹股沟部——股外侧皮神经:
　　感觉异常性股痛

臀　部——坐　骨　神　经:
　　梨状肌综合征

膝　部　隐神经:Hunter canal syndrome
　　　　腓总神经:Fabella 压迫,腓长肌
　　　　　综合征
踝关节部——胫神经:跖管综合征

足部——趾足底总神经,Morton病

图 12-2　各种部位的卡压性神经障碍

能。近年来研究证明,伤后神经远端分泌释放一些神经活性物质,可吸引、引导近端再生的神经纤维定向生长。

　　神经断伤,其终末器官肌纤维和感觉小体发生萎缩,久后运动终板也同时变性消失,而影响功能恢复。近年来研究证明,将运动神经植入失神经的肌肉内,可通过再生的运动终板而重建新的神经肌肉连接,恢复其功能。感觉神经亦可植入皮下而恢复功能。

　　神经修复,要经过变性、再生、穿越吻合瘢痕及终末器官生长成熟等过程,退变所需时间在感觉和运动神经之间略有差异,和神经纤维的粗细及髓鞘厚薄也有关。不破坏神经内膜和雪旺氏鞘的轻度损伤可有较好或可接受的解剖结构的再生,相反,广泛的神经损伤伴有整条神经离断,神经末端大范围分离以及再生纤维被瘢痕组织阻断,则很少或根本无功能恢复。影响神经再生的几个主要因素有年龄、神经断端之间的缺损、神经损伤到修复的间隔时间、损伤平面、神经断端的条件、治疗技术及经验。

二、分类

（一）Seddon 分类

Seddon（1943 年）根据神经结构损伤的程度及神经损伤后的病理变化，将其分为 3 类。

（1）神经功能传导障碍（neuropraxia） 由轻度外伤、压迫或牵拉等原因引起的局限性缺血性脱髓鞘，肉眼和镜下观察中均无明显解剖形态上的改变，运动障碍明显，有感觉迟钝等不完全的感觉丧失。又称神经失用（生理性阻断），为神经暂时失去传导功能，这可能与运动纤维较粗容易受累有关。亦可无明显外伤史，其症状可持续数小时、数天或数月，以后可逐渐自行恢复其传导功能，多于伤后 4～6 周恢复。如止血带麻痹和枪弹伤中高速弹片从神经附近通过时，常可发生神经的传导功能障碍。

（2）神经轴索中断（axonotmesis） 伤部神经轴索失去连续性，伤部以远的神经纤维及髓鞘发生华勒氏退行性变，但周围神经的支持组织，如雪旺氏鞘和各层神经膜仍保持完整。如能及时解除致伤原因，断裂的轴索可沿原通道长入末梢，可获得神经自行再生和满意的功能恢复，一般不需手术治疗，但有时需作神经松解，以利神经纤维的再生。此类损伤多为神经遭受挤压或钝性物打击所引起感觉与肌肉麻痹。常合并于肱骨投掷骨折、肩关节脱位、石膏压迫等。在有些损伤中神经轴索中断和神经断裂在早期很难鉴别，如闭合性骨折合并神经损伤，需要密切观察一定时间内有无逐渐恢复现象，以便尽早明确诊断，并采取相应的措施。

（3）神经断裂（neuratomesis） 神经轴突髓鞘和神经内膜管解剖性断裂，或外观虽保持完整的连续性，而神经内有瘢痕间隔，阻挡了神经纤维往远端自然生长。多为切割、过度牵拉、神经干内或其附近注射有害药物以及缺血等原因所引起。神经断裂不能自发恢复功能，需手术修补或移植，为轴索生长创造条件，才有恢复神经功能的可能。

（二）Sunderland 分类

Sunderland（1951 年）按神经损伤程度顺次分为 5 度。每一度神经损伤显示较大解剖损害，其预后有相应的改变。

（1）第 I 度神经损伤 从生理学上在损伤部位沿着轴束的传导中断，神经传导功能障碍，有不同程度的功能丧失，但轴索并没有真正地断裂，亦没有发生华勒氏变性。通常运动纤维比感觉纤维对损伤敏感，大的有髓纤维比细小或无髓的纤维对损伤敏感。运动和感觉纤维功能通常按如下顺序相继消失：运动功能、本体感觉、触觉、温度觉和痛觉，而恢复则按相反顺序。在 I 度损伤中，损伤的上部和下部均有传导，但不越过损伤区。由于轴索连续性的存在，引起传导障碍的各种改变均为完全可逆性的，因此在数天到数月内可期望有完全的自发性功能恢复。

（2）第 II 度神经损伤 轴索中断伤，损伤的远端华勒氏变性，近端以上一个节段退行性变。但神经内膜管和雪旺氏细胞鞘仍保持其完整性，轴索可在其原有的神经内膜管内再生并长回其原来的靶器官。在 II 度损伤中，可导致运动、感觉和交感神经功能的完全丧失。损伤后的即刻，远端节段能被电激活，然而损伤远端的传导在损伤后 24～72 h 内缺失。肌肉内纤颤电位和其他的失神经支配的 EMG 信号非常明显，且失神经支配肌肉开始萎缩。损伤与开始恢复的间隔时间受损伤的严重性和损伤水平的影响。在神经再生过程中，可沿着神经的解剖通路借助 Tinel 征，追踪神经再生的进展速度。通常在一段较长时间后，可达到较满意的功能恢复。

（3）第Ⅲ度神经损伤　神经轴索、雪旺氏细胞鞘和神经内膜管的连续性丧失。神经内部结构被破坏，但神经束膜保持完整。神经束内损伤可以包括出血、水肿和缺血，也可发生纤维变性。后者将严重阻滞轴突在损伤区域的再生和延长。如果轴突于靠近脊神经根的近端水平损伤，脊髓内神经胞体的变性可导致轴突消失。Ⅲ度损伤可引起受损神经支配区域内运动和感觉功能的完全丧失。功能恢复的开始要比Ⅱ度损伤晚较长的时间。其损伤结果取决于轴索的消失与否、神经束内纤维变性的范围和严重程度。由于缺乏神经内膜管的连续性，轴突生长可能失去方向而重新去支配不正确的靶器官。发生不正确重新支配取决于受损神经束内纤维的位置。如果神经束内的神经纤维组成来自功能上无联系的靶器官，特别是如果运动和感觉纤维相混合，再支配时常失去方向和不正确，导致功能恢复不佳。通常损伤越靠近近端，功能恢复的预后越差。Tinel 征可用作指示神经功能恢复指标，但准确性较小。

（4）第Ⅳ度神经损伤　神经束与神经内膜均受损害，但可保留部分神经外膜及神经束膜，以致不会发生整个神经干完全断裂。在第Ⅳ度损伤中华勒氏退行性变较为严重。在神经元胞体变性和轴突消失的发生率更高。轴突的再生因为广泛的神经内瘢痕和神经束结构的完全损害而变得复杂。神经轴索轴芽在再生过程中经常通过神经束膜和外膜缺损部穿出，并移行于周围组织中。非手术治疗不能取得满意的功能恢复。

（5）第Ⅴ度神经损伤　神经干连续性丧失。通常神经断端保持分离，不同数量的瘢痕组织可于断端间形成。近端常形成神经瘤，远端发生华勒氏退行性变。虽然一些轴突内再生并沿远处断端生长，但其功能恢复的机会非常小，原因是再生并穿越损伤区的轴突数目非常少，发生的重新支配也常常不正确。这种类型的损伤需要外科神经修复。

三、临床表现与诊断

神经损伤后，表现出程度不同的运动、感觉和自主神经功能障碍，通过功能检查，可作出定性诊断。神经电生理学检查等辅助手段，为神经损伤的病变性质及其损伤程度提供较为客观的评定。

（一）临床表现

周围神经损伤的临床表现限定在某末梢神经的支配区内，表现为该神经的皮肤支配区感觉改变、肌肉支配区的运动改变。周围神经损伤后需仔细检查并记录残余功能和各个神经功能障碍。

1. 感觉障碍

大多数患者发病早期以局部麻木为主要症状，或者诉说局部感觉异常，也有少数患者表现为感觉过敏、烧灼感、蚁行感或感觉迟钝（图12-3）。

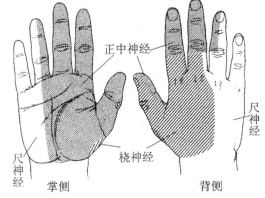

图12-3　手部皮肤感觉神经分布区

麻木首先在四肢末端的手指和足趾出现，也常常伴有自发性疼痛，这种感觉上的不同和差异应该作更详细的检查，并加以纪录。

感觉功能检查包括痛觉、触觉、温度觉及实体感觉等。一般用针刺检查痛觉，用棉花或软毛刷检查皮肤触觉，用拾物试验检查手的感觉及运动的综合功能等，检查温度觉分别用冷和热刺激。由于感觉神经相互交叉、重叠支配，实际感觉完全消失的范围很小，称为该神经的绝对支配区或自主支配区，如正中神经的绝对支配区为示、中指远节，尺神经为小指。主要检查神经绝对支配区的触觉、痛觉、两点辨别觉（2PD）、振动觉及温度觉（表12-1）。

表12-1 周围神经损伤后感觉评定-BMRC法（英国医学研究会制定）

分级	内 容	S_2PD/mm	M_2PD/mm
S_0	绝对支配区感觉丧失		
S_1	绝对支配区深部皮肤痛觉恢复		
S_2	绝对支配区一定程度的浅表痛觉和触觉恢复		
S_3	绝对支配区全部浅表痛觉和触觉恢复，感觉过敏消失	>15	>8
S_3^+	在 S_3 的基础上，有一些两点辨别觉的恢复	6 ~ 15	4 ~ 8
S_4	完全恢复	2 ~ 5	2 ~ 3

注：S_2PD 和 M_2PD 分别为静态两点辨别觉和动态两点辨别觉。

两点辨别觉直接关系到手的功能和物体识别。常用两点辨别觉检查手指的感觉障碍及恢复情况。用分规双脚尖沿手指纵轴轻刺皮肤，让病人闭眼识别双或单脚刺激，分规双脚尖的距离从10 cm开始，逐步缩小或扩大。若能感到有刺激而不能分辨单双时，可加大距离，直到能分辨为止，反之，可缩短距离。正常手指末节指腹的辨别能力为3 ~ 5 mm，中节为3 ~ 6 mm，近节为4 ~ 7 mm，指蹼至远侧掌纹区为5 ~ 8 mm，手掌其他部位为6 ~ 10 mm。

2. 运动障碍

运动神经纤维的障碍表现为该神经支配肌肉的乏力感、肌张力和肌力低下、肌肉萎缩。

神经损伤后所支配的肌肉即麻痹，数周后肌萎缩，肢体畸形如垂腕、垂指、垂足等，随之运动功能部分或全部丧失。运动障碍远远晚于感觉障碍且发展较缓慢，丧失的功能可被其他肌肉代偿。因此急性损伤患者主诉中很少出现运动障碍的情况。由于手掌肌和足底肌往往出现交错重叠的神经支配，因此较为准确的肌力检查不仅是观察动作，更重要的是判断受检肌腱的运动或肌腹的收缩。

捏力仪、握力计的使用以及对肌肉耐力、运动速度和各个肌肉功能的评价可提供肌肉恢复的客观指标。Lovett法和BMRC法是常用的肌肉功能评定方法（表12-2和表12-3）。Lovett法对单块肌肉评价较准确，而BMRC法对支配近、远侧肌肉的单根神经运动功能评价准确。如前臂的中下段及腕部的尺神经、正中神经损伤用Lovett法评定，前臂上段和其他神经用BMRC法评定为好。

表 12-2　Lovett 运动功能评价标准

分　级	恢复程度/%	内　容
0	0	无肌肉收缩
1	10	肌肉有轻微收缩，但无关节活动
2	25	无地心引力完成全幅活动
3	50	抗地心引力完成全幅活动
4	75	能抗一定阻力完成全幅活动
5	100	能抗强阻力完成全幅活动

表 12-3　BMRC 运动功能评价标准（英国医学研究会制定）

分级	内　容
M_0	无肌肉收缩
M_1	近侧肌肉恢复收缩功能
M_2	近侧和远侧肌肉恢复收缩功能
M_3	所有重要肌肉都能抗阻力活动关节
M_4	所有协调运动或自由运动均能完成
M_5	完全恢复

3. 自主神经障碍

自主神经（植物神经）障碍即指神经营养性改变，以手、足最明显。周围神经断裂会引起感觉缺失区皮肤无汗、立毛反应消失以及血管舒缩麻痹。如是不全损伤特别是伴有灼性神经痛时，可有过度出汗。完全损伤时发生血管扩张，受累区开始时局部皮肤较肢体其他部位皮温增高而潮红。晚期血管收缩，皮肤变薄、苍凉，甚或形成溃疡而不易愈合。指甲变形，起峰或脆变，甚至脱落。汗腺功能检查对神经损伤的诊断和神经功能恢复的判断有重要意义，常用的方法有碘—淀粉试验和茚三酮试验。

周围神经损伤后常发生骨质疏松，在神经不全损伤伴有疼痛时可能更为明显。由于关节周围结构的纤维化也可以发生部分关节僵直，这些变化和废用性萎缩相似，但更严重。

周围神经损伤后出现以肢体疼痛、肿胀、僵硬、皮肝变色、多汗和骨质疏松为特点的一组临床表现，称为反射性交感神经营养不良，由交感神经系统异常和延长反应所引起。大约有3%的主要神经损伤后发生此并发症。

4. 疼痛

自发疼痛是周围神经损伤的常见症状，通常出现在伤后 1 周内，表现为不同程度的刺痛、烧灼性疼痛和痛觉过敏，并可因情绪刺激或周围环境的变化而加重。如在安静时疼痛，四肢活动或者姿势改变时，症状会加重，有时却会减轻。

5. Tinel 征

即神经干叩击试验。按压或叩击神经干，局部出现短暂的针刺样疼痛，并有麻痛感向该神经支配区放射或自觉症状加剧，为阳性。在神经卡压综合征中，叩痛点常称为卡压点

（entrapment point）。由于新生感觉纤维有叩击痛，因此 Tinel 征也可用以判断神经再生情况，即从神经修复处向远端沿神经干叩击，阳性则是神经恢复的表现，但只能作为判断再生神经的参考因素，不能定量。

（二）神经电生理检查方法

电生理检查对周围神经的完全与不完全损伤具有较高的诊断价值，尤其对于判断神经损伤的部位和程度以及帮助观察损伤神经再生及恢复情况有重要价值。神经电生理监测技术包括分析运动单位功能状况的针电极肌电图（EMG）和评价神经兴奋、传导状况的神经传导速度测定（NCS）等。

EMG 是临床诊断及判断预后最经典也最实用的方法，神经完全损伤后 EMG 监测可见失神经电位（正尖波和纤颤波）、运动单位电位消失，复合肌肉动作电位（CMAP）和感觉神经动作电位（SNAP）消失，运动或感觉神经传导速度（NCV）亦消失。神经不完全损伤后，EMG 监测可见失神经电位、运动单位电位存在而募集反应减弱，CMAP 和 SNAP 存在但潜伏期较长，波幅降低，NCV 减慢。随着神经再生，失神经电位逐渐减少以致消失，出现新生电位、募集反应增加，NCV 逐渐恢复。肌电图仅表明肌肉是否有神经支配，并不能确定神经损伤平面。损伤后立即作肌电图检查，对于证实残余神经支配或肌肉随意收缩时残存或保留的运动单位电位是有价值的。伤后 3~4 周进行肌电图检查有利于判断损伤平面和确定肌肉失神经支配的范围。

神经传导功能检查，是用电极刺激周围神经浅表的皮肤引发该神经支配的一条或几条肌肉的反应，可通过肌电图测量。周围神经切断后立即刺激损伤平面的一端，仍可引起一个基本正常的肌电反应。这个反应可以持续 18~72 h 或直到华勒氏变性使退变神经不再能传导信号为止。3 天后反应消失是神经损伤严重的最早证据，不再考虑为神经失用或 I 型神经损伤。在神经走行的一个特定点上发现神经传导时间变慢，常可以证实神经卡压的临床诊断，而非其他损伤。这对于尺神经在肱骨髁平面和正中神经在腕管内的卡压有特别重要的价值。

在神经损伤后的康复评定中常使用的电生理学方法还有直流感应电测定、强度—时间曲线（I/t 曲线）检查等方法。此外，B 超、热像仪、组织内微循环检测仪（如激光多普勒测定仪）已开始逐步在临床开展。

四、治疗

周围神经损伤的治疗，应中西医结合，对诊断明确具有手术指征的，宜先手术修复，术后结合中医中药的方法，局部或全身用药，制定整体康复方案，才能取得满意的疗效。

（一）治疗原则

神经损伤后的总体治疗原则是尽可能早地恢复神经的连续性。

大部分闭合性神经损伤属于神经传导功能障碍和神经轴索断裂，多能自行恢复。对此损伤，需观察一定时间，如仍无神经功能恢复表现，或已恢复部分功能，但停留在一定水平后不再有进展，或主要功能无恢复或恢复不良者，则应手术探查。观察时间一般不超过3 月，最好每月作一次电生理检测，如连续两次无进步则不必再等待。观察期间应进行必要的药物和物理治疗及适当的功能锻炼，一方面在于加强局部血液循环，促进局部渗出物吸收，消除神经水肿，改善神经肌肉营养，刺激神经再生能力，同时，为加速神经和肌肉功能恢复创造条件；另一方面在于松解粘连，软化瘢痕，防止挛缩和畸形。

手术的目的第一是探查压迫的原因；第二是解除压迫因素；第三是神经剥离减压。如果确诊为神经断裂应早期缝合。如果已作神经移植手术的病例神经生长停留在第 2 个缝合口时间超过 1 月，不长入远端者亦可考虑再次手术探查松解。有的神经瘤形成或灼痛者，也应早期手术。如果神经末端在检查时 Tinel 征位置持久不向下移，即应考虑手术修补。手术治疗后，至少固定 3 周，同时将瘫痪的肌肉放在松弛位置，并配合理疗和康复训练。

开放性损伤如切割伤等，有条件的应一期进行神经缝合。碾压伤和撕脱伤致神经缺损可行二期神经修复。火器伤或受高速震荡，神经损伤范围和程度不易确定，不宜行一期处理。

（二）手术方法

手术治疗包括神经缝合、移植、松解、移位及植入术等。

神经缝合术是将神经两断端缝合，适用于神经切割伤的一期缝合和未经缝合的神经断伤，切除两断端的瘢痕后，在无张力下缝合，是治疗神经轴索中断、神经断裂的有效方法，外膜缝合、束膜及外膜束膜缝合是其经典术式。神经束在走行过程中不断进行着复杂的编排组合，并有一定规律，即神经干近侧多为混合神经束，与远侧功能束分开，故多数学者主张，肢体近端的神经断伤采用外膜缝合，肢体远端则可采用束膜缝合。混合神经中，如运动与感觉纤维交叉生长，在功能上是无效的，混合神经吻合的效果较单纯感觉或运动神经差，如尺神经吻合一般不如桡神经吻合效果好，因桡神经中感觉纤维所占比例很小。

周围神经缺损的修复是一难题，直接缝合端的张力太大，易致手术失败，现采用断端延长或移植修复术。神经受牵拉、压迫、慢性磨损，使神经与周围组织粘连或神经内瘢痕形成，需行松解减压术。

此外，神经近端损伤无法进行修复者，采用功能不重要神经，将其切断，其近端移位到功能重要的损伤神经远端，以恢复肢体的重要功能。神经远端在其进入肌肉处损伤，无法进行缝接时，可将神经近端分成若干神经束，分别植入肌组织内，可通过再生新的运动终板或重新长入原运动终板，恢复部分肌肉功能。亦可将感觉神经近端植入皮下而恢复皮肤感觉功能。

（三）物理疗法

超短波，红外线，电光浴，磁疗等，能改善局部血循环，促进渗出物吸收，消除神经水肿，改善神经肌肉营养，刺激神经再生能力，常应用于保守治疗及神经修补术后。电针、按摩、电刺激等疗法，同时配合红外线疗法、蜡疗法等能加速神经和肌肉功能恢复，保持肌肉质量以迎接神经再支配，常应用于周围神经损伤后的肌肉瘫痪。音频电疗、直流电碘离子导入、超声药物透入、红外线照射、蜡疗等法可松解粘连，软化瘢痕，防止挛缩和畸形。对有麻木、疼痛等异常感觉者可采用（电）按摩、针灸、直流电离子导入、低频电疗等方法（表 12-4）。

闭合性损伤的疼痛减轻及创伤愈合后，应当开始受累肢体各关节的早期活动。如病情需要，在不影响神经、肌腱修复的前提下，开始轻度的被动活动。肢体所有关节要保持柔软，防止软组织挛缩。锻炼有助于肢体的软组织保持良好的生理状态，当神经再生时，康复更顺利。周围神经损伤的肢体不能长期固定，可间断使用静力性或动力性夹板支持关节，预防关节挛缩。

表 12-4　周围神经损伤后的理疗

目的	方法
预防和治疗浮肿	向心按摩、被动活动关节
预防挛缩与畸形	被动活动关节、功能固定
促进神经再生	电针、电刺激、按摩、肌电生物反馈
促进运动功能恢复	肌力训练、日常生活活动训练、作业治疗
促进感觉功能恢复	直流电离子导入、低频电疗法、按摩、针灸、手的实体感训练

（四）药物治疗

现代药理研究证明益气养血、疏通经络之类药物，具有改善局部缺氧环境，促进雪旺氏细胞的氧利用率和神经轴突再生的作用，能促进损伤神经的恢复。黄芪、当归、人参、丹参、川芎等药物的疗效比较肯定。

周围神经损伤证属痿痹，多由外伤引起气血不和、瘀血阻络、筋脉失养所致，辨证可分为痹证和痿躄两大类。

痹证型为实证，因创伤使神经受到牵拉、挤压或血肿压迫而致损伤，"外伤必致血瘀"，治宜活血祛瘀，方用身痛逐瘀汤加土元、蜈蚣、僵虫、独活。或用独活寄生汤加地龙、全虫、白花蛇等水煎服。或用补阳还五汤，重用黄芪，上肢加桂枝，下肢加牛膝作引经药。

痿躄型为虚证，因损伤日久，经脉痹阻不通，筋脉肌肉失养，肢体痿软无力，渐而伤及脾胃，气血日衰，"治痿独取阳明"，气血两虚者，治宜补气活血，祛瘀通络。方用黄芪桂枝五物汤（黄芪、桂枝、白芍、生姜、大枣）或补阳还五汤合八珍汤加全虫、蜈蚣、地龙、牛膝、青风藤、桑枝。脾肾两虚者，因创伤及瘀血内停，久而致脾阳不振，累及于肾，脾肾两虚，治宜温补脾肾，通经活络用四君子汤合右归丸加姜黄、蜈蚣、地龙、土元、五加皮、薏苡仁等水煎服。

部分 B 族维生素可促进神经再生，常用维生素 B_1、维生素 B_{12}、甲基维生素 B_{12}（弥可保）等。另外局部注射神经生长因子（nerve growth factor，NGF）等也开始进入临床。

（五）实用功能评价

在复合性损伤中，如同时伴有骨与关节、软组织、周围神经的四肢损伤，由神经损伤造成的感觉及运动障碍并不如骨及软组织损伤严重。在下肢，合适的承重力线是极为重要的，任何致残的骨骼畸形必须矫正，耐受性和稳定性必须恢复。在上肢，运动和感觉比力量和耐受性更为重要，但手的有用功能依赖于腕、肘和肩的位置及稳定性，不能维持在功能位的手将是无用的。身体某些部位的感觉丧失非常重要，如手的正中神经分布区和足的胫神经分布区。对于小指，如感觉完全丧失，其残疾程度通常比截指更重。

神经缝合后，为等待神经再生而延长固定时间，将导致麻痹肌肉和正常肌肉的纤维化和关节僵硬。如为维持神经的断端缝合而将膝关节长期固定在屈曲位，至少可产生轻度屈曲畸形，从而破坏了肢体的负重力线，导致站立时疲劳和行走时跛行。

第二节　臂丛神经损伤

臂丛神经（brachial plexus）由 C_5、C_6、C_7、C_8 颈神经及 T_1 胸神经前支组成，有时 C_4 颈神经和 T_2 胸神经分支也加入其中。这些神经根出椎间孔后，在前斜角肌与中斜角肌之间穿出，在前斜角肌外缘由 $C_{5,6}$ 组成臂丛上干，C_7 为中干，$C_8 T_1$ 组成下干。三干向外下延伸，于锁骨中段平面，各干分为前后两股。上、中干前股组成外侧束，下干前股为内侧束，三干的后股组成后束。各束在喙突平面分出神经支，外侧束分为肌皮神经和正中神经外侧头，内侧束分出尺神经和正中神经内侧头，后束分为腋神经和桡神经。正中神经的内、外侧头分别在腋动脉两侧至其前方组成正中神经。

臂丛神经于根、干、束部分别发出很多分支，支配肩、背部的肌肉。分出的几条重要神经中，腋神经支配三角肌和小圆肌，肌皮神经支配肱二头肌和肱肌，桡神经、正中神经和尺神经分别支配上肢伸肌和前臂伸屈肌及手内部肌。

臂丛形成干之前由神经根发生的仅有 2 条神经：胸长神经——$C_{5\sim7}$，前锯肌；肩胛背神经——C_5，肩胛提肌、大小菱形肌。因此，其支配肌肉的麻痹，常提示上臂丛根性撕脱。

臂丛神经根的感觉支配为上臂外侧（C_5 颈神经），前臂外侧及拇、示指（C_6 颈神经），中指（C_7），环、小指及前臂内侧（C_8），上臂内侧中、下部（T_1）。

一、病因病理

造成臂丛损伤的常见因素有枪弹伤、刺伤等造成开放性损伤；跌倒、车祸或运动时臂丛的牵拉以及放射线造成闭合性损伤。牵拉伤多见，其中摩托车事故为最常见原因。80% 臂丛损伤病例伴有其他严重身体损伤，20% 病例伴有腋动脉或锁骨下动脉断裂。常见的并发伤为肱骨近端、肩胛骨、肋骨、锁骨及颈椎横突骨折，以及肩关节、肩锁关节和胸锁关节脱位。臂丛损伤也可伴有肩袖撕裂。

臂丛神经损伤主要分为上臂丛、下臂丛和全臂丛神经损伤。臂丛神经损伤多由牵拉所致，如汽车或摩托车事故或从高处跌下，肩部和头部着地，重物压伤颈肩以及胎儿难产等，暴力使头部与肩部向相反方向分离，常引起臂丛上干损伤，重者可累及中干。如肢体被皮带或传送带卷入，肢体向上被牵拉，造成臂丛下干损伤。水平方向牵拉则可造成全臂丛损伤，甚至神经根从脊髓发出处撕脱。

二、临床表现与诊断

上臂丛包括 $C_{5\sim7}$ 颈神经，由于 C_7 颈神经单独支配的肌肉功能障碍不明显，主要临床表现与上干神经损伤相似，即腋神经支配的三角肌麻痹致肩外展障碍和肌皮神经支配的肱二头肌麻痹所致的屈肘功能障碍。典型的姿势为患侧上肢肘关节伸直，松弛地摆在躯干侧，内收和内旋。三角肌表面、前臂外侧和手的外侧面皮肤感觉丧失。肩的外展、外旋和伸展障碍，屈肘和前臂旋转不同程度障碍。

下臂丛为 $C_8 T_1$ 神经，其与下干神经相同，主要临床表现为尺神经及部分正中神经和桡神经麻痹，即手指不能伸屈，并有手内在肌麻痹表现，而肩、肘、腕关节活动基本正常。上臂、前臂及手的内侧感觉缺失。屈腕肌和手内在肌完全瘫痪，而肩部和上臂肌群完整或稍弱。

全臂丛损伤表现为整个上肢肌呈弛缓性麻痹，全部关节主动活动功能丧失。

三、鉴别诊断

需要对根、干、束损伤进行鉴别诊断。

臂丛神经如为根性撕脱伤，则其特征性的表现在 $C_{5\sim7}$（肩胛提肌、菱形肌麻痹及前锯肌麻痹）与 C_8T_1（出现 Horner 征，即患侧眼裂变窄，眼球轻度下陷，瞳孔缩小，面颈部不出汗）。臂丛的上干或下干损伤产生的感觉和运动障碍与其前支损伤造成的感觉和运动障碍基本相同，但是上干损伤后胸长神经和肩胛背神经的功能得以保留，下干损伤后不出现 Horner 征。臂丛各股的孤立性损伤非常少见，经常伴有或误认为是束或干的损伤。

束损伤所致的功能障碍相当典型。外侧束的损伤导致肌皮神经（肱二头肌麻痹）、正中神经外侧支（桡侧屈腕肌和旋前圆肌麻痹）和胸外侧神经（胸大肌的锁骨头麻痹）分布区的感觉和运动障碍。可以产生盂肱关节半脱位，但可以通过未损伤肌肉积极的康复训练阻止盂肱关节半脱位的发生。在肌皮神经自主支配的前臂前外侧小范围区域可探及感觉障碍。后束的损伤产生下列分布区的感觉及运动障碍：肩胛下神经（肩胛下肌和大圆肌麻痹）、胸背神经（背阔肌麻痹）、腋神经（三角肌和小圆肌麻痹）及桡神经（伸肘、伸腕、伸指肌麻痹）。功能障碍主要包括肩关节不能内旋、上肢不能上举、前臂和手不能伸展。肱三头肌的功能改善而不伴有三角肌的功能恢复提示腋神经在四边孔受到嵌压。感觉丧失最常仅位于三角肌表面腋神经自主支配区。内侧束损伤导致的正中神经和尺神经联合病损包括运动障碍（不包括桡侧屈腕肌和旋前圆肌）以及上臂和手内侧广泛感觉缺失。

上干损伤恢复良好，后束损伤恢复尚可，内侧束损伤恢复较差。锁骨下臂丛损伤的预后相当好，通常伴有闭合性骨折或肩关节脱位。

四、治疗

非手术治疗不仅能改善受伤肢体的血液循环和新陈代谢，减少组织水肿，预防关节僵硬和肌肉萎缩，促进肢体功能恢复，而且对整个肢体起着健壮作用。在综合治疗中，非手术疗法亦作为手术前的准备和手术后的功能恢复。适用于 sunderland 分类的 Ⅰ、Ⅱ 度损伤及神经修复后的功能恢复期。

应用保护性支架使瘫痪肢体肌肉处于休息位，减少对神经根的牵拉。作肌肉的放松按摩并轻柔地被动活动肘及以下各关节。同时配合按摩、针灸、理疗、中药及神经营养药等综合治疗。

如为开放性损伤、手术伤及药物性损伤，应早期探查。闭合性牵拉伤，应确定损伤部位、范围和程度，定期观察恢复情况，3 个月无功能恢复者应行手术探查，根据情况行神经松解、缝合或移植术。如为根性撕脱伤，则应早期探查，采用膈神经、副神经、颈丛神经、肋间神经和健侧 C_7 神经移位，以恢复患肢和手部部分重要功能。臂丛神经部分损伤，神经修复后功能无恢复者，可采用剩余有功能的肌肉行肌腱移位术或关节融合术重建部分重要功能。

显著的功能恢复可能需 3~5 年。

第三节 桡神经损伤

桡神经（C_{6-8}）是以运动为主的神经，是臂丛后束的延续，在腋动脉之后，于肩胛下肌、大圆肌表面斜向后下，绕经肱骨后方桡神经沟至臂外侧，沿肱三头肌外侧头下行。桡神经在腋部发出数支至肱三头肌，然后在肱肌与肱桡肌之间至肘前外侧，于肘上发出分支至肱桡肌和桡侧腕长伸肌。继之于肱桡肌与桡侧腕长伸肌之间进入前臂，分成深、浅两支。浅支（感觉支）与桡动脉伴行，在肱桡肌深面于桡骨茎突上 5 cm 转向背侧，至手背桡侧及桡侧三个半手指皮肤；深支（运动支）又称骨间背侧神经，在进入旋后肌之前发出分支至桡侧伸腕短肌，穿经旋后肌并于其下缘分成数支，支配旋后肌、尺侧伸腕肌、指总伸肌、示指和小指固有伸肌、拇长展肌和拇长、短伸肌。

一、病因病理

桡神经是最常见的受损神经，常见于肱骨干骨折，其次是枪伤，其他原因包括上臂和前臂近端的撕裂伤、注射性损伤及局部长期受压。桡神经在肱骨中、下 1/3 交界处紧贴肱骨，该处骨折所致的桡神经损伤最为常见。

桡神经或其分支之一在行程中某处受压可产生桡神经卡压综合征。桡神经在上臂可受肱三头肌外侧头的纤维弓卡压。Frohse 腱弓（旋后肌浅层的腱性环形边缘）、肘关节的骨折或脱位卡压及前臂骨折，Volkmann 缺血性挛缩、肿瘤、增大的滑囊、动脉瘤和肘关节的类风湿滑囊炎均可造成骨间背侧神经的卡压。

前臂骨间背侧神经可在桡侧伸腕短肌的起始处、桡骨头周围的粘连、桡侧返动脉襻和骨间背侧神经进入旋后肌的 Frohse 腱弓处四个部位发生卡压。过多的旋后动作如乒乓球反拍击球劳损，会导致拱门部纤维性增厚直接压迫。

二、临床表现与诊断

桡神经损伤后产生伸肘及前臂旋后障碍，并有典型的腕下垂畸形。主要表现为伸腕、伸拇、伸指、前臂旋后障碍及手背桡侧和桡侧三个半手指背面皮肤，主要是手背虎口处绝对麻木区。

肱骨中段以远的桡神经损伤，肱三头肌不会明显受累。在桡神经深浅支的分叉处损伤，肱桡肌和桡侧伸腕长肌仍有功能，因而上肢可以旋后，腕关节能够伸展。

如为桡骨小头脱位或前臂背侧近端所致骨间背侧神经损伤，则桡侧伸腕长肌功能完好，伸腕功能基本正常，而仅有伸拇、伸指和手部感觉障碍。

骨间背侧神经麻痹的特点是发病缓慢，麻痹多不完全，没有感觉障碍。一般表现为伸指及伸拇力弱，而伸腕正常。乒乓球横拍削球及反拍攻击型运动员应注意前臂背侧骨间神经麻痹。有时，卡压发生在旋后肌远侧缘骨间背侧神经出口处（拱门），疼痛部位在伸肌群下方桡骨头或桡骨头远侧（相当于手三里），抗阻前臂旋后时疼痛，偶可触到肿块（图12-4）。前臂骨间背侧神经卡压常与网球肘伴发，可能是慢性、难治性网球肘的一个原因。电生理诊断方法有助于鉴别这种特殊类型的网球肘。

检查肱三头肌及伸腕肌时，应在反地心引力下进行。拇指失去外展作用后，不能稳定

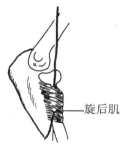

掌指关节，使拇指功能发生严重阻碍。因尺侧伸腕肌与桡侧伸腕长肌瘫痪，腕部向两侧活动困难。前臂背外侧肌肉萎缩明显。

　　桡神经浅支的卡压引起前臂的疼痛及拇指背侧的感觉障碍。神经可在腕部创伤或手术后的瘢痕中受到卡压。该处过紧的饰物也是引起卡压的一个潜在原因。

图 12-4　旋后肌浅层拱门的位置

三、治疗

　　肱骨骨折所致桡神经损伤多为牵拉伤，大部分可自行恢复，在骨折复位固定后，应观察 2~3 月，如肱桡肌功能恢复则继续观察，否则可能是神经断伤或嵌入骨折断端之间，应即手术探查。期间对垂腕症应给予腕背伸 30°固定，保持腕关节功能位，并练习掌指关节及指间关节的活动，避免关节强直，同时配合按摩、针灸、理疗、中药及神经营养药等综合治疗。如为开放性损伤应在骨折复位时同时探查神经并行修复。晚期功能不恢复者，可行肌腱移位重建伸腕、伸拇、伸指功能，效果良好。

　　如上臂桡神经卡压的症状和体征仅发生在肌肉活动后，可望自行恢复。如果卡压发生在其他情况下，特别是在前臂，可予手术及神经减压。

　　对前臂背侧骨间神经麻痹者，早期强的松龙及普鲁卡因封闭有效。晚期如已经出现明显的伸指、伸拇障碍，在控制受伤动作后又不见好者应手术探查，切开拱门或切除局部的压迫组织。

第四节　尺神经损伤

　　尺神经（C_8T_1）来自臂丛内侧束，沿肱动脉内侧下行，在上臂中段逐渐转向背侧，经肱骨内上髁后侧的尺神经沟，穿尺侧屈腕肌尺骨头与肱骨头之间，发出分支至尺侧屈腕肌，然后于尺侧屈腕肌与指深屈肌间进入前臂掌侧发出分支至指深屈肌尺侧半，再与尺动脉伴行，于尺侧屈腕肌桡侧深面至腕部，于腕上约 5 cm 发出手背支至手背尺侧皮肤。主干通过豌豆骨与钩骨之间的腕尺管（Guyon 管）即分为深、浅支。深支穿小鱼际肌进入手掌深部，支配小鱼际肌，全部骨间肌和 3、4 蚓状肌及拇收肌和拇短屈肌内侧头；浅支至手掌尺侧及尺侧一个半指皮肤。

一、病因病理

　　上肢骨骼和神经复合损伤的病人大约 30% 有尺神经损伤。原发性损伤最常见于肱骨内上髁骨折，继发性损伤则多见于肘关节周围骨痂形成。

　　尺神经易在腕部和肘部损伤。在上臂中段尺神经相对受到保护，但在上臂远端和肘部经常由肘关节脱位、髁上或髁间骨折造成损伤。伴有骨折或脱位的尺神经损伤或由原发创伤直接引起或由骨折的多次复位所致，或由伤后一定时间形成的瘢痕造成。切割伤是腕部尺神经损伤的多见原因。

　　儿童肱骨外髁骨折畸形愈合、肱骨内上髁骨折移位等，可使尺神经逐渐受到牵拉，形成不完全麻痹或称尺神经迟发性麻痹。也因肱骨内上髁后方尺神经沟较浅、肱骨滑车发育不全或维持尺神经在尺神经沟正常位置的纤维弓薄弱，造成尺神经反复脱位或半脱位。举重、体操、投掷等运动项目易发生肘内侧骨唇，压迫尺神经而出现尺神经迟发性麻痹。尺神经卡压或压迫也可发生在肱骨内侧髁上突，接近内侧肌间隔的 Struthers 弓、尺侧屈腕肌的两个起始头之间以及腕部的 Guyon 管。

尺管综合征是指肘关节附近无外伤史的压迫性尺神经病变。尺神经进入尺管时，先位于肱骨内上髁后方，再以肘关节为外壁，最后走行于尺侧屈腕肌的两个头外侧。在其他部位，尺神经可被紧绷的筋膜或韧带、肿瘤、类风湿性滑囊炎、动脉瘤、血管血栓或异常肌肉卡压。

术后尺神经麻痹可由直接压迫肘部尺神经或术中肘关节屈曲时间过长造成。前臂在旋前位休息时特别容易造成尺神经卡压。

二、临床表现与诊断

腕部损伤主要表现为骨间肌、蚓状肌、拇内收肌麻痹所致环、小指爪手畸形及手指内收、外展障碍和 Froment 征（示指用力与拇指对指时，呈现示指近侧指间关节明显屈曲、远侧指间关节过伸及拇指掌指关节过伸、指间关节屈曲，亦称夹纸试验），以及手部尺侧、环指尺侧和小指掌背侧感觉障碍，特别是小指感觉消失（图 12-3）。肘上损伤除以上表现外另有环、小指末节屈曲功能障碍。

尺神经在肘关节近端损伤，因小指和环指的指深屈肌同时失神经支配而可能不出现爪手畸形。

感觉检查非常明确，只需检查小指的中远节，这是尺神经的自主支配区（图 12-3）。该处对针刺毫无感觉则强烈提示尺神经完全断裂。手的尺侧缘皮肤发凉、干燥、苍白或潮红，有时皮肤出现水珠及指甲改变，手背毛发生长障碍。

尺神经迟发性麻痹，早期发病缓慢，多不影响训练，仅感尺神经分布区麻木不适、疼痛。有时写字、用筷子等精细动作不灵活。因较轻多不被病人注意。晚期则往往出现功能障碍。Tinel 征阳性，大多数病例屈肘可加剧疼痛和麻木症状。

怀疑是尺管综合征的病人，在肱骨内上髁水平的尺神经叩击试验阳性和屈肘试验阳性强烈提示明显的神经压迫性病变。肘关节完全屈曲时，通常在 1 min 内出现小指和环指麻木和刺痛（屈肘试验阳性）。神经传导检查有所帮助，表现为尺神经经过肘部时传导速度减慢，尽管受损早期传导速度可能保持正常。肌电图检查表现为尺神经支配的手内肌纤颤。

三、治疗

尺神经损伤修复后手内在肌功能恢复较差，特别是高位损伤，除应尽早修复神经外，因腕部尺神经运动与感觉神经已分成束，可采用神经束缝合，以提高手术效果。晚期功能重建主要是矫正爪形手畸形。

尺神经迟发性麻痹，应指导病人不要在工作中屈肘过久，在睡眠时应使用伸展位夹板。一般在进行 3 月的保守治疗后再考虑手术治疗。迁延不愈的迟发性尺神经麻痹在治疗时可能需要将尺神经从尺神经沟中移出，必要时行神经松解，并将其向前转位至肘部屈肌区。

第五节　正中神经损伤

正中神经（$C_{6\sim8}T_1$）由臂丛内、外侧束的正中神经内、外侧头组成，于喙肱肌起点附近移到腋前方，在上臂于肱动脉内侧与之伴行。在肘前方，两者通过肱二头肌腱膜下方进入前臂，穿过旋前圆肌肱骨头与尺骨头之间，于指浅屈肌与指深屈肌之间下行，发出分支支配旋前圆肌、指浅屈肌、桡侧屈腕肌、掌长肌。在旋前圆肌下缘发出骨间掌侧神经，沿骨间膜与骨间掌侧动脉同行于指深屈肌与拇长屈肌之间，至旋前方肌，发出分支支配上述三肌。其主干到前臂远端于桡侧屈腕肌腱与掌长肌腱之间，发出掌短肌支配拇收肌以外的鱼际肌和1、2蚓状肌，皮支支配桡侧三个半手指掌面和近侧指关节以远背侧的皮肤。

一、病因病理

正中神经于腕部和肘部位置表浅，易受损伤，特别是腕部切割伤较多见。正中神经在肘上无分支，其损伤可分为高位损伤（肘上）和低位损伤（腕部）。正中神经损伤中15%是上肢骨骼合并神经复合伤。最常见的损伤原因为肘关节脱位或继发于腕及前臂损伤后的腕管内。

在上臂，该神经可由于相对表浅的裂伤、止血带过紧、肱骨骨折而造成损伤。靠近腋部损伤时，尺神经、肌皮神经和肱动脉常同时受累。在肘部，正中神经可由肱骨髁上骨折或肘关节后脱位造成的正中神经断裂，受旋前圆肌压迫而出现旋前圆肌综合征。在前臂，Struthers韧带也可压迫正中神经。在腕部，正中神经可因桡骨远端骨折或腕骨的骨折脱位造成损伤，也常因位于狭窄的腕管内，可因腕部骨质增生或腕横韧带增厚等原因而产生神经卡压征。

正中神经损伤常引起痛性神经瘤和灼性神经痛（含交感神经纤维）。正中神经损伤后影响手指的精细随意活动。拿东西易落，无实物感，并容易受到外伤。

二、临床表现与诊断

腕部损伤时所支配的鱼际肌和蚓状肌麻痹及所支配的手部感觉障碍，临床表现主要是拇指对掌功能障碍和手的桡侧半感觉障碍，特别是示、中指远节感觉消失（图12-3）。肘上损伤则所支配的前臂肌亦麻痹，除上述表现外，另有拇指和示、中指屈曲功能障碍。大鱼际肌萎缩，拇指紧靠示指不能外展，不能对掌，形成猿手畸形。

嘱患者作两手交叉合拢试验，患者示指和中指不能屈曲合抱，不能用拇指腹接触其他指尖。握拳时拇指不能触及中指背面，握持无力，伸展的示指不能屈曲将指尖触及拇指。

碘—淀粉试验及茚三酮试验对诊断有帮助。自主神经营养性改变如脱水、皮肤萎缩及手指因指腹萎缩而变薄也是提示存在感觉障碍的有用体征。另外，烧灼性疼痛也常见。

在怀疑病人有旋前圆肌综合征时，以下三种抗阻试验有所帮助：①肘关节屈曲位前臂抗阻旋前，然后逐渐伸直肘关节时，如产生症状说明神经病变位于旋前圆肌；②指浅屈肌收缩，单独屈曲中指，如产生桡侧三个半手指的感觉异常和麻木，提示卡压部位在指浅屈肌腱弓处；③肘关节的抗阻屈曲旋后运动，可以检查神经是否在肱二头肌腱膜处卡压。实施旋前肌压迫实验时，将拇指置于旋前圆肌近侧缘的近端外侧进行挤压，如30 s内发生正中神经分布区的疼痛和感觉异常为阳性。

正中神经和尺神经合并损伤者,表现腕关节轻度伸直,手偏向尺侧,拇指外展位,大小鱼际肌萎缩,手掌平坦,手的全部屈肌麻痹,屈腕和屈指功能丧失,在尺神经与正中神经分布区有感觉障碍。

三、治疗

正中神经挤压所致闭合性损伤,应予短期观察,如无恢复表现则应手术探查。如为开放性损伤应争取行一期修复,错过一期修复时机者,伤口愈合后亦应尽早手术修复。神经修复后感觉功能一般都能恢复,拇指和示、中指屈曲及拇指对掌功能不能恢复者可行肌腱移位修复。

正中神经手术探查及减压治疗迁延不愈的旋前圆肌综合征,80%~90%的病人可以成功地缓解症状。

理想情况下,正中神经缝合后约有一半的病人将恢复痛觉和触觉及一定程度的实体辨别觉。

第六节 肩胛上神经损伤

运动员的肩胛上神经损伤又称冈下肌萎缩症,多见于排球运动员,体操、举重、射击运动员偶有所见。由于对肩带活动影响不大,故一般多在体检或沐浴时被发现。

肩胛上神经起自臂丛上干($C_{4~6}$),越过颈后三角,下行至肩胛上切迹处,通过肩胛横韧带之下进入冈上窝,分支支配冈上肌和肩关节。主干继续下行,在肩胛颈部绕过肩胛冈的根部进入冈下窝,发出冈下肌支及到肩关节和肩胛骨的分支,神经绕角48°~88°,平均73°。与肩胛上神经伴行的是肩胛上动脉,供给冈上、下肌的血运(图12-5)。

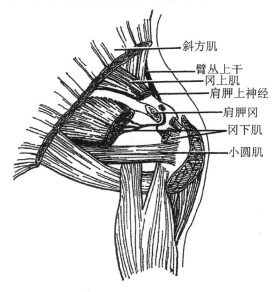

斜方肌
臂丛上干
冈上肌
肩胛上神经
肩胛冈
冈下肌
小圆肌

图12-5 肩胛上神经的毗邻关系

一、病因病理

体操运动员肩的"回环"及"转肩"动作、排球运动员直臂从正前方举至头上扣球时,可导致肩胛上神经的冈下肌支慢性劳损。神经在肩胛切迹处受刺激,致使冈上肌、冈下肌同时萎缩。神经在肩峰根部的冈盂切迹处折屈角大且与骨膜直接相触,当肩极度伸展再向前返回原位时,神经在折屈部直接受刺激,渐渐磨损受伤,只引起冈下肌麻痹萎缩。伴行肩胛上神经的动脉受压,供血差亦可引起肌肉萎缩。肩峰根部的腱鞘囊肿也可导致肩胛上神经麻痹。

颈后三角的穿刺伤、该区的癌症手术损伤、锁骨上区的钝性伤或穿刺伤、肩胛骨上外侧的骨折，特别是累及肩胛上切迹的骨折、肩关节前脱位、肩胛上切迹嵌压、占位性病变如冈盂切迹处的腱鞘囊肿都可造成该神经损伤。

二、临床表现与诊断

运动员的肩胛上神经损伤多无明显外伤史，起病缓慢，早期无明显症状，逐渐感肩部酸软或麻木不适，进而出现患肢挥臂无力，控制力差，扣球易改变方向等症状。

如神经在肩胛上切迹或其近端损伤，可见到冈上肌及冈下肌萎缩。单纯冈下肌萎缩提示冈上肌筋膜以远神经卡压，可发生在冈盂切迹处，上臂抗阻外旋试验显示肌力明显减弱。神经电生理学检查对确诊有帮助。

运动性损伤初期只按症状不易诊断，往往需用肌电图检查才能确诊。肌电图检查可发现去神经电位和异常运动单位。

三、治疗

无症状不影响训练或运动技术的可不予处理。多数病例于长期停止训练后，萎缩可渐渐恢复正常。对局部有酸痛麻木感的，可向肩峰根部神经易伤处注射强的松，也可用感应电治疗以防肌肉进一步萎缩。如果症状明显应暂时停止肩部扣球训练，或改变扣球技术，如大挥臂改为小挥臂。举重运动员可暂停抓举训练，或加宽抓杠的宽度，以使神经折屈角加大而减轻磨损。

手术的目的在于切断肩胛横韧带以使神经减压。有腱鞘囊肿者应手术切除。

第七节　肩过度外展综合征

肩过度外展综合征（shoulder hyperaduction syndrome）是指肩关节处于过度外展活动或负重时，使臂丛神经及周围血管束受压所致的一系列神经、血管症状。在乒乓球和游泳运动员中常见。肩外展位过度训练及运动强度节奏不明的训练史是其主要因素。

一、病因病理

从解剖上看，臂丛神经及血管下行至喙突时，如果臂垂于体侧，神经及血管就必须以喙突为轴绕行，上臂外展与后伸的角度越大，绕行角就越大，喙突对神经干及血管束的压力也就越大。上臂外展及后伸时，特别是挥臂大力杀球时，肩胛骨沿胸壁摆动而使喙突对神经血管的压迫、磨损作用加大（图10-3）。长期反复的挥臂动作，可引起臂丛神经损伤。由于神经和血管的弹力不同，神经易受损伤。

二、临床表现与诊断

多数运动员患者都有上臂外展位发力过多的过度训练史。病初，运动员于过多的训练后或训练当中，感觉上肢酸累或无力。有的于运动时逐渐出现胸大肌发紧或"抽筋"现象。如果运动量不减，仍旧反复重复受伤动作，上肢力量即开始减弱，并逐渐出现神经麻痹症状，主要表现为正中神经或尺神经麻痹。

将上肢伸直并外展时，桡动脉的搏动减弱或消失，受累神经的支配区麻木感加重。如将患者头部向患侧倾斜，则上述症状更加明显，称为臂丛神经牵拉试验阳性。

喙突部 Tinel 征阳性，即有触电样感冲至受害神经所属指尖。有时颈部 Tinel 征也出现类似症状。

肩过度外展综合征需与颈前斜角肌综合征、颈肋综合征、颈椎间盘突出征等相鉴别。

三、治疗

确诊后应消除伤因，改变"单打一"错误的训练方法，这是治疗的根本原则。同时应研究运动技术，分析受伤动作，评定运动量大小，拟定安全训练计划。另外，再辅以按摩、理疗、维生素 B_1、B_{12} 治疗即可治愈。

第八节　外伤性翼状肩胛症

体操、举重、俯卧撑及登山运动可损伤胸长神经（$C_{5\sim7}$），引起翼状肩胛症（登山运动中的损伤主要系登山时背包带的压迫伤或深呼吸时中斜角肌的牵扯伤）。

一、病因病理

其发生机理主要为头受强力牵拉远离肩或扛重时肩部下沉引起，可因劳损或是一次损伤致成。根据解剖，肩胛是依靠前锯肌及菱形肌的收缩紧贴于胸壁的。前锯肌的上 1/3 收缩时，肩胛骨移向前方，下 1/3 收缩时，肩胛角向前方摆动。这时，如果三角肌、冈上肌同时收缩则上臂可平举过 90°。如果前锯肌麻痹，则肩胛骨不能固定于胸壁，也不能向前摆动，因而于抬臂时，不能超过 90°，肩胛也因重力关系，向侧方翘起即产生此症。

前锯肌麻痹时，病人不能充分将上臂前屈至肩关节水平以上，主动外展活动受限。当病人试图用手向前推动物体时，肩胛骨呈翼状突起，其内侧缘和下角过度隆起，故称翼状肩胛症。

二、临床表现与诊断

患侧上肢酸软无力，工作时容易疲劳。检查时肩胛骨内侧缘翘起，呈翼状畸形，患肩外展困难，通常只能外展 90°～100°，被动将肩上举 180°时也不能主动维持。患侧上肢高举不能过头顶。双手推墙试验：患者站立位，双上肢直臂用力推墙时，其患侧肩胛内侧缘翘起呈翼状为阳性（图 12-6）。

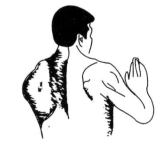

图 12-6　双手推墙试验

三、治疗

（1）固定　患臂用三角巾或外展支架固定于外展、外旋位，使前锯肌完全放松，以利于神经肌肉功能恢复。

（2）药物治疗　口服大量维生素 B_1 或局部注射维生素 B_1、B_{12}，以及 ATP、辅酶 A 等改变局部营养状况。

（3）按摩和针灸治疗　以揉、捏、搓等手法和点穴为主，指针或针灸取天窗、肩外俞、附分、京门等穴位。

四、预防

关于此症的预防应根据运动项目不同采取不同措施，登山、无线电或负重竞走等项目用背包或负重时，背带不能太细，运动中应经常改变带的位置，并调整呼吸，以免压伤或扯伤胸长神经。对体操运动员应特别注意肩部肌肉的练习，以防因肩肌无力将神经拉伤。运动量的控制也非常重要，因为肌肉疲劳力量减退也易使神经受伤。

第九节　臀上皮神经损伤

臀上皮神经损伤又称为臀上皮神经炎、臀部筋膜炎。临床上是指臀部疼痛伴有条索状物的疾病。其发病机制主要是因臀上皮神经在穿出腰背筋膜通过骨纤维管道时，受到嵌压所致。

臀上皮神经的组成，多数人认为由 $L_{1\sim3}$ 脊神经后支的外侧支构成。也有人认为可来自 $T_{12} \sim L_3$ 神经的后支的外侧支。臀上皮神经从髂嵴上方竖脊肌外缘处穿出腰背筋膜浅层到皮下，然后越过髂嵴到臀部皮下及皮肤，在跨越髂嵴处有骨纤维管道固定并保护神经（图 12-7）。

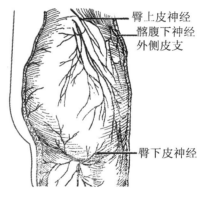

图 12-7　臀上皮神经

一、病因病理

在体育运动和生产劳动中，突然的腰骶部扭转、屈伸，或腰臀部受到直接暴力的撞击，致局部深、浅筋膜及肌肉损伤。伤部组织反应性充血、渗出、肿胀，继而机化产生筋膜粘连、挛缩，压迫或牵拉行走于此部的臀上皮神经产生疼痛。

过度劳累或肌肉筋膜挛缩过久，压迫营养血管，使循环不畅，代谢发生障碍，局部代谢产物不能有效清除，刺激神经末梢，导致臀上皮神经炎而引起疼痛。

二、临床表现与诊断

患者常有腰骶部急性损伤或慢性劳损史。自感腰臀部和大腿后部有牵扯性疼痛，弯腰及行走不便。疼痛可向同侧腰腿部放射，但一般不超过膝关节。

检查时在髂嵴中点向偏下处有压痛，并可摸到一条索状、滑动的、质硬如绳的皮下肿物。直腿抬高试验角度变小，并有牵扯性疼痛，但无根性神经放射痛。

X 线检查均无异常。

三、治疗

（1）按摩治疗　局部擦舒活酒作抚摩、揉、弹拨等手法，放松肌肉，分离粘连的条状物。

（2）中药治疗　内服五灵二香丸，外贴活络膏。

（3）封闭治疗　曲安奈德 10~30 mg 加 1% 利多卡因 4 mL 作痛点封闭，有较好效果。

（4）针灸和小针刀治疗　取阿是穴、环跳、腰阳关、承扶、秩边等穴针刺或用小针刀在痛点、条索状硬节处进行松解、剥离也有较好效果。

第十节　股神经损伤

股神经损伤较少见，且多为手术伤，伤后主要临床表现为股四头肌麻痹所致膝关节伸直障碍及股前和小腿内侧感觉障碍。如为手术伤应尽早予以修复。

股神经（$L_{2\sim4}$）是下肢最重要的神经之一。股神经来自腰丛，沿髂肌表面下行，穿腹股沟韧带并于其下 3～4 cm 股动脉外侧分成前、后两支，支配耻骨肌、缝匠肌、股四头肌。前支至股前部支配大腿前内侧皮肤，后支发出的隐神经是最大的皮神经，支配小腿前内侧皮肤直至内踝及足弓。

一、病因病理

股神经的损伤经常由下腹部的穿透伤引起，有时可伴小肠损伤，也可在该处手术时损伤。因股神经和髂动脉彼此邻近，所以它们可能同时损伤。因关注出血，而且即使股神经完全损伤，膝关节仍然可能处于伸直位，所以股神经的损伤和肌皮神经损伤一样常易漏诊。血友病、抗凝治疗或创伤引起的腹壁血肿也可引起股神经病变，股神经的分支可在骨盆骨折时发生挫伤或牵拉伤。病人俯卧位手术时，必须注意避免该神经过度受压。

股神经的分支隐神经在膝上经内收肌管穿出，其损伤较常见，运动等肌肉的慢性摩擦在内收肌管也可引起神经卡压征，可出现灼性神经痛。隐神经的髌下支在膝部手术时也容易受伤。

二、临床表现与诊断

大腿前方的肌肉萎缩易于发现。因为腓肠肌、阔筋膜张肌、股薄肌及臀大肌可以协助稳定下肢，特别是在水平地面时，所以病人通常能抗重力轻易伸展膝关节，并能站立及行走，但病人在上坡或上楼梯时通常非常困难。股神经的自主支配区通常为髌骨内上方的小片区域，而大腿的前侧及隐神经支配区至多仅有不同程度的感觉减退。

隐神经卡压征可出现膝、小腿及足内面的感觉消失，灼性神经痛。

三、治疗

牵拉损伤可行非手术治疗，常用方法有针灸、按摩、理疗、中西药等。如压迫或神经断裂伤应手术解除压迫，或神经吻合，或肌腱移位术等。

第十一节　坐骨神经损伤

坐骨神经（$L_{4,5}S_{1\sim3}$）是下肢最重要的神经之一。坐骨神经由胫神经和腓总神经组成，分别起自 $L_{4,5}$ 和 $S_{1\sim3}$ 的前、后股，包围在一个结缔组织鞘中。穿梨状肌下孔至臀部，于臀大肌深面沿大转子与坐骨结节中点下行，股后部在股二头肌与半膜肌之间行走，至腘窝尖端分为胫神经和腓总神经，沿途分支支配股后部的股二头肌、半腱肌和半膜肌。

一、病因病理

此神经损伤通常由臀部和大腿的枪伤所致，其次可由髋关节的后脱位或骨折脱位引起，也可由臀部肌肉注射或髋关节周围手术引起。如神经损伤系由髋关节脱位或骨折—脱位引起，单纯腓侧部分损伤比整个神经损伤要常见得多。如神经与臀大肌、梨状肌和坐骨切迹解剖关节的变异造成对坐骨神经的压迫，可引发坐骨神经痛。在大腿部，坐骨神经经常因穿透伤或股骨干骨折而损伤。枪伤造成的坐骨神经近端 1/3 离断或髋关节脱位引起的坐骨神经损伤很少引起半膜肌和半腱肌的麻痹。

二、临床表现与诊断

损伤后表现依损伤平面而定。膝关节后脱位、臀部切割伤、臀肌挛缩手术伤以及臀部肌注药物均可致其高位损伤，引起股后部肌肉及小腿和足部所有肌肉全部瘫痪，导致膝关节屈曲无力、踝关节与足趾运动功能完全丧失，呈足下垂。小腿后外侧和足部感觉丧失，足部出现神经营养性改变。由于股四头肌健全，膝关节呈伸直状态，故行走时呈跨越步态。如在股后中、下部损伤，则腘绳肌正常，膝关节屈曲功能保存。

损伤累及腓神经部分时，感觉障碍区主要分布在小腿外侧及足背。当胫神经损伤时，感觉障碍区主要分布于足的跖侧。足跖面的感觉障碍可导致慢性溃疡。坐骨神经或胫神经的损伤可引起自主神经功能障碍和慢性疼痛。肌电图对评价神经有帮助。

坐骨神经的自主支配区包括跖骨头及足跟的皮肤、脚掌的外侧面及后面、足背第 2 跖骨以外的区域以及沿小腿外侧面向上的条带状皮区（图 12-8）。

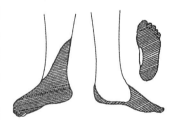

图 12-8　坐骨神经的感觉支配区

三、治疗

非手术治疗的重点在于及时解除压迫，控制畸形。如股骨干骨折及髋关节脱位所致股神经的牵拉伤，处理主要是整复骨损伤，而不是神经损伤。足下垂可用支架控制，经常被动活动可防止关节僵硬。瘫痪的肌肉可用按摩、针灸、电刺激、中西药治疗，恢复需等待较长时间，大腿肌肉功能恢复需约 1 年，小腿肌肉需 2～3 年，感觉恢复亦需 1～2 年。

如损伤预后差，应尽早手术探查，根据情况行神经松解和修复手术。

坐骨神经缝合的效果不佳，特别是远端支配肌肉的功能恢复差，这是因为广泛的逆行性神经元变性、神经内再生纤维吻接与定位错误，以及长期处于失神经支配状态造成的远端肌肉变性。通常只有近端的肌肉可望获得明显的恢复，特别是腘绳肌和小腿肌。如有感觉恢复，通常也只是保持性的。

坐骨神经损伤后已不能修复或不能恢复者，可考虑踝关节融合术。

第十二节　胫神经损伤

胫神经（$L_{4,5}S_{1,2}$）于腘窝中间最浅，伴行腘动、静脉，经比目鱼肌腱弓深面至小腿，在小腿上 2/3 部行走于小腿三头肌和胫后肌之间，于内踝后方穿屈肌支持带进入足底，支配小腿后侧屈肌群和足底感觉。

一、病因病理

在腘窝部，胫神经虽然有肌肉覆盖保护，在膝关节脱位时也可能发生损伤。在这种情况下，可能同时伴有血管损伤，需要仔细检查。比目鱼肌深部的胫神经损伤常由刺伤引起。在肌支以远缝合神经可能会产生严重的足底感觉过敏，引起功能障碍。但神经修复仍然值得，特别是在儿童和青年，以预防或尽量减轻足底的营养性溃疡。虽然腓肠神经断裂可能出现神经瘤，引起不适，但很少引起严重的临床症状。在踝关节的内侧面，胫神经可能在踝管内，分裂韧带与内踝以远的距骨内侧面之间受到压迫（踝管综合征）。

胫神经的损伤会产生严重的功能障碍，因而在足底出现大片感觉缺失区。许多此类损伤还伴有灼性神经痛。

二、临床表现与诊断

股骨髁上骨折及膝关节脱位易损伤胫神经，引起小腿后侧屈肌群及足底内在肌麻痹，出现足跖屈、内收、内翻，足趾跖屈、外展和内收障碍，小腿后侧、足背外侧、跟外侧和足底感觉障碍。

胫神经的绝对支配区有差异，但通常包括足底（除了足背内侧缘）、足跟的外侧面及足趾的跖面。因为胫神经在腘窝深处，在该处刺激神经有时是不可靠的，应行肌电图检查。

三、治疗

此类损伤多为挫伤，应观察 2～3 月，无恢复表现则应手术探查。

胫神经损伤后，运动和感觉功能障碍明显，足底皮肤因神经营养障碍，很容易发生溃疡，因此，对胫神经损伤争取早期神经修复，则神经功能恢复多较满意。晚期影响踝关节稳定者，可作踝关节融合术。

运动和感觉功能的恢复都非常重要，即使是少许的痛觉恢复也是有价值的，因为足部感觉丧失后易发生营养障碍性损害。

第十三节　腓总神经损伤

腓总神经（$L_{4,5}S_{1,2}$）于腘窝沿股二头肌内缘斜向外下，经腓骨长肌两头之间绕腓骨颈，即分为腓浅、深神经。前者于腓骨长、短肌间下行，小腿下 1/3 穿出深筋膜至足背内侧和中间。后者于趾长伸肌和胫前肌间，贴骨间膜下降，与胫前支、静脉伴行，于踇、趾长伸肌之间至足背。支配小腿前外侧伸肌群及小腿前外侧和足背皮肤。

腓总神经本身相对较短，仅有两个感觉支，没有运动支，一支感觉支是腓肠外侧皮神经，支配膝关节外侧和小腿后方近端 1/3 的皮肤。另一支感觉支是腓交通支，与胫侧交通支合成腓肠神经，支配小腿后外侧和外踝、足外侧及第 4、5 趾的皮肤。

一、病因病理

腓总神经损伤最常见于腓骨颈处，继发于胫腓骨骨折或膝关节脱位。

腓总神经损伤比胫神经损伤更多见，在坐骨神经内也是如此。腓总神经可因膝关节周围外伤引起，包括腓侧副韧带断裂、腓骨小头的骨折和脱位、石膏的压迫。骨折后腓浅神经的骨性卡压或在运动时由深筋膜缺损的边缘卡压造成神经损伤也有报告。

二、临床表现与诊断

腓总神经易在腘部及腓骨小头处损伤，导致小腿前外侧伸肌麻痹，出现足背屈、外翻功能障碍，呈内翻下垂畸形。伸𧿹、伸趾功能丧失，呈屈曲状态，小腿前外侧和足背前、内侧感觉障碍。

腓神经的典型损伤产生足下垂，不能用其他辅助或替代动作来克服或掩盖。在腓骨头处很容易原位刺激该神经。

腓神经位于足背的绝对神经支配区很小，且位置和范围的差异很大（图12-9）。

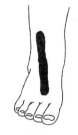

图12-9　腓神经绝对支配区

三、治疗

解除压迫因素通常可以缓解疼痛症状。

儿童可用支架保护，防止畸形发生，必要时可作跖筋膜剥离术、关节后关节囊切开术、胫后肌前移术及胫前肌肌外移术等。成人可作三关节融合术。

该处损伤位置表浅，神经均可触及，应尽早手术探查。功能不恢复者，晚期行肌腱移位或踝关节融合，矫正足下垂畸形。

运动功能的恢复远比感觉重要，因为其位于足背的自主神经支配区很小。只有恢复足部抗重力背伸功能，运动的恢复才有意义。

第十四节　股外侧皮神经麻痹

股外侧皮神经麻痹（paralysis of the lateral femoral cutameous nerve）又称股外侧皮神经炎或感觉异常性股痛症。

股外侧皮神经（$L_{2,3}$）为支配大腿外侧皮肤的感觉神经，出现于臀大肌外侧缘，斜向外下方，经髂肌前面在髂前上棘内侧的近旁穿过腹股沟韧带深面至股部。分前、后两支，前支在髂前上棘下侧约10 cm处，穿出阔筋膜下降，常分为2支，分布于大腿的外侧，直到膝关节的皮肤。后支在前支的稍上方，穿出阔筋膜，继又分裂成分支，分布于大腿外侧部自大转子至大腿中部的皮肤。

一、病因病理

有人认为由于股外侧皮神经穿过阔筋膜及腹股沟韧带向下行走，于缝匠肌的起始部位浅表，故易受损伤。也有人认为由于久站、步行、伸腿仰卧时，在腹股沟部受压迫而形成。大多数病例以往无外伤史，原因不明。

二、临床表现与诊断

股外侧皮神经麻痹以肥胖中年男性为多，也常见于妊娠妇女。自觉症状为大腿前外侧部位出现蚁行感、灼烧感、麻刺感等。亦有出现疼痛者，行走或站立时加剧。客观检查可在大腿前外侧发现大小不等的感觉迟钝区，有时为感觉过敏。主要以触觉与温度觉障碍为主。有时可发现压痛点。

三、治疗

症状轻者可用局部封闭。针刺疗法常用：髀关、阴市、伏兔、梁丘、膝阳关、足三里等穴位。维生素 B 族肌注或穴位注射。如有顽固而严重的疼痛，可考虑神经切断术或松解术。

第十五节　灼性神经痛

灼性神经痛（causalgia）指周围神经损伤后发生的烧灼性疼痛和痛觉过敏，如伴有异常交感神经反应，则多称为反射性交感神经营养不良，在周围神经损伤中占3%～5%。上肢较下肢的发病率高，上肢发病率从高到低依次为正中神经、尺神经、桡神经，下肢依次为坐骨神经、胫神经、腓神经。许多病例伤后立即发生，通常发生在伤后1周内。

一、病因病理

尽管灼性神经痛的准确病因尚不十分清楚，但神经损伤区处的传导短路假说已被多数人接受。即当含大量交感神经纤维的周围神经损伤后，损伤处神经纤维的髓鞘断裂和吸收，髓鞘消失后，在不同神经纤维之间，即产生兴奋传导的短路，超过寻常的大量兴奋向上传导以致产生剧烈的烧灼样疼痛。

轻度灼性神经痛继发于纯感觉神经的损伤，最常见于正中神经的掌侧皮支，其次是桡神经浅支。严重灼性神经痛继发于主要的混合性神经损伤，在正中神经和坐骨神经最常见，后者主要累及胫神经部分。

二、临床表现与诊断

灼性神经痛患者表现出特征性症状。

（1）疼痛和感觉过敏　大多数在伤后不久出现，疼痛剧烈而持续，常表现为难以忍受的抽痛、刀刺样破裂感、扭痛或压榨，疼痛的部位大多相当于损伤神经的皮支分布区。疼痛的另一个特点是可因情绪刺激（如惊吓、发怒）或周围环境的变化而加重，特别在有严重灼性神经痛的病例。损伤神经分布区内触觉和痛觉过敏，外界轻微刺激即可引起剧烈疼痛。

（2）植物神经紊乱　患肢冰冷，肤色苍白或紫绀，出汗较多，皮肤光滑，有时起水泡，汗毛脱落，指甲增厚和起嵴。

（3）肢体废用性变化　由于患肢长时间不活动，以致产生肌肉萎缩、患肢挛缩、关节强直和骨质疏松等。

（4）情绪变化　病人焦虑不安、失眠、易激动和发怒等，有的病人由于不能耐受疼痛，易产生悲观失望情绪。

（5）营养下降　由于疾病的痛苦，病人休息不足，饮食少进，以致全身的营养状态很差。

灼性神经痛严重时，诊断一般是明确的，通过局部阻滞容易确诊。如果疼痛在手部，阻滞第 2 和第 3 交感神经节。如果疼痛在足部，可以阻滞第 2 和第 3 腰交感神经节。三期放射核素骨扫描有助于反射性交感神经营养不良的早期诊断。

三、治疗

目前还没有很满意的治疗方案，早期交感阻滞配合体疗是广泛推荐的治疗方法。治疗应针对受累肢体的所有关节。过度治疗会加重病情。通常需要某种交感神经阻滞，这样不仅可以明确诊断，还可提高对物理治疗的耐受性。一些症状较轻的病例，如果病人可耐受轻微的主动活动及积极的辅助活动而且反应良好，仅以理疗也可缓解疼痛，或是给予镇痛剂和镇静剂。

针刺疗法也有一定效果，近年来有人采用电针在损伤区近端选择性地刺激粗神经纤维，获得良好疗效。穴位注射复方当归液或冬眠合剂亦可见效。中药可用祛风湿、活血化瘀、补益气血等为主进行辨证施治。

（解　勇）

第十三章　其他部位软组织损伤

第一节　头面部软组织损伤

头部的解剖层次由外及里可分为四个部分，即颅外头皮组织，骨性结构，脑膜层及脑组织。头皮为头颅最外层组织，外有头发包裹保护，任何直接致伤暴力均可导致不同程度的头皮损伤。一般来说，头皮部的创伤部位，即表示外力所直接或间接作用的所在部位，多发于拳击、摔跤、散手等运动项目。由于运动员的相互搂抱、缠摔、拳法的互击头部和没有了护头的保护造成了很多的头面部（眉弓、眼角、耳部、鼻部等）擦伤和出血。

头皮部所遭受的创伤程度并不与颅脑损伤的程度一样，临床尤需注意观察。头皮部具有丰富的血管和神经，主要血管破裂，可发生严重的失血，处理不及时，有导致休克的危险。

一、诊断及临床表现

头面部损伤常因车祸或拳脚击伤所致，多数伤在皮肤和皮下组织，患者在伤后几小时内出现皮肤肿胀、充血、疼痛等症状，不仅影响患者睁眼及进食，而且影响患者美观。

头皮部损伤临床上常分为擦伤、挫伤、裂伤、头皮血肿及头皮缺损等。头皮擦伤、挫伤、头皮下血肿一般均被钝性外力所致，裂伤常为锐器性致伤，如刃器切割伤、尖锐物刺入性损伤等。

颌面部最常见的创伤原因是跌伤和碰、擦伤。各种交通事故、工矿企业的工伤事故以及运动创伤均可发生颌面部的损伤。

二、治疗

消瘀止痛酒外用治疗，治疗时常规清洁受伤部位，再用棉球蘸药酒涂于青紫肿痛处（破溃处不涂），轻者每日 1~2 次，重者每日 3~4 次，7 d 为 1 个疗程。

冷疗是利用低于人体温度的物质作用于局部或全身，起到止血、止痛、消炎和退热的作用。在伤后 9 h 内进行冷疗，可取得良好的治疗效果。将冰袋或乳胶手套灌充 2/3 自来水（水温计测试水温为 10 ℃ ~20 ℃），用毛巾包裹冰袋或乳胶手套后放于头面部损伤部位，每次持续 30 min 至 1 h，间隔 30 min 或 1 h 后再继续应用，直至伤后 9 h。冷疗可阻断热力进一步损伤机体组织，保护表皮生发层细胞和真皮微血管，降低毛细血管通透性，使组织水肿减轻。早期冷疗可迅速降低受损组织局部温度，降低局部神经的敏感性，从而减轻组织损伤程度，减轻甚至消除疼痛；还可降低损伤局部组织的代谢，减少氧耗，使损伤组织局部血管收缩，减轻出血及水肿症状。

三、预防

此类损伤多与护具有关，如拳套、头盔的质量差易引起头面部损伤，加强对护具的使用管理及提高运动员的躲闪防守技术可以减少此类损伤。头面部的损伤大多不可避免，但如果提高运动员的技术和战术水平也可以减少这些损伤的发生，如邹市明常用的远距离防守、移动中进攻的战术就是一种预防损伤的最佳方法。其他原因如技术动作不合理、训练中注意力不集中、场地器材不合适、准备活动不充分、管理松懈、运动负荷过大等引起的损伤完全可以通过采取相应措施加以避免。

第二节　击醉

拳击运动员因头部屡次被击，虽当时均未引起重大的脑功能障碍，但反复小损害的累积可导致日后重大脑功能损害，称"击醉"。因为多发于拳击运动员，特别是职业拳击运动员，所以又称"拳击者脑病"、"拳击醉态综合征"，是一种慢性脑损伤。其主要表现为椎体系统、椎体外系统及小脑系统的综合损害征象。随着武术的走向世界，在武术的散打及自由搏击运动中也有可能发生。

一、病因病理

在拳击的训练及比赛中，运动员头颈部经常受击，常被"击倒"和击昏，最后产生本病。其病理变化是在受伤初期脑组织有小出血点及软化，久之积累成广泛的脑内小疤痕，出现脑萎缩。

二、临床表现与诊断

本病多数发生在拳击生涯的晚年，有头部长期反复受外力打击的历史。

临床表现最常见者为语言含糊不清，步态踉跄，甚至有平衡障碍、共济失调等小脑症状。

另有一些病人以精神症状为主要表现，如说话啰嗦、有情绪波动、紧张不安、焦虑、偏执、迫害错觉，甚至明显的精神分裂症状。也有以智力衰退为主要表现的。还有可表现为帕金森综合征症状，有肌强直、动作迟钝缓慢、震颤样不自主动作等。

脑电图中呈中、重度异常，有波幅低平、节律失调、棘波及慢波减少、θ波过盛等非特殊性改变。CT、EMG、MRI 是较好的诊断方法。

三、治疗

本病的治疗除给予大量维生素及神经营养性药物等支持疗法外，一般无特效的治疗方法，关键是预防。应加强拳击和自由搏击运动的医务监督并改进比赛的管理。例如比赛时有被击倒、击昏情况者，赛后应作头颈部冰敷并适当休息；限制比赛局数，以及在比赛双方实力较为悬殊的情况下，裁判应有权及时中止比赛等。

第三节　眼外伤

眼系视觉器官，包括眼球和眼睑、结膜、泪器、眼肌等辅助结构。视觉器官的功能是视网膜接受光的刺激产生神经冲动，通过视神经传入大脑皮质视觉区而产生视觉，借以认识外界事物。

眼球在眼眶内，外形近似圆球，前后径约24 mm，前部稍凸，后部略扁，后部靠近鼻侧部位有视神经和脑相连。眼球的壁由3层被膜（由外至里为纤维膜、血管膜、视网膜）构成。壁内包有透明的内容物（角膜、房水、晶状体、玻璃体），为折光装置。

眼球的附属结构中，眼睑又称为眼皮，分为上睑、下睑，有保护眼球的作用。结膜为透明的黏膜，被覆在眼睑内面的称睑结膜，衬在眼球表面的称球结膜。泪器由泪小管、泪囊、鼻泪管等组成，其分泌泪液有湿润眼球，防止角膜干燥及清除灰尘和杀菌的作用。眼球外肌则为视觉的运动装置。

如果把眼比喻为一部照相机，那么角膜、房水、晶状体和玻璃体组成的折光装置则是照相机的镜头；眼球壁上的瞳孔是光圈；视网膜是感光胶片；眼睑是镜头盖；泪器和结膜则是镜头清洁工具。

由于人眼解剖生理的特殊性，在体育运动中，运动本身，尤其是那些剧烈的对抗性项目，或由运动引发的意外，均有可能首先或同时累及眼部，其征象常因致伤物质、致伤方式和致伤力量的不同而千变万化。拳击、摔跤、球类运动、跳水等，是运动及其意外中最容易导致眼外伤的项目。

一、眼眶皮肤裂伤

此伤又称为"拳击面"，多见于拳击、跆拳道、自由搏击等对抗项目，以及艺术体操、投掷等器械项目。系眶上皮肤在眶骨上被拳击手套或器械打击、摩擦，或眼眶部不慎碰撞在器械上所致。有时还可有眶骨骨折、颅骨骨折，甚至脑组织损伤等。伤部出血可溢入眼裂影响视力。

局部应先冲洗，并压迫止血。也可在局部用冰袋冷敷，以减少出血。裂口小的以创可贴粘覆即可，裂口大者应及时清创缝合。

二、眼睑挫伤

眼睑皮肤及皮下组织疏松，血管丰富，挫伤时常易发生明显肿胀及皮下出血，伤后产生眼睑瘀斑，俗称"乌鸡眼"。血液流注并淤积于眼睑内时，初呈红色，后变褐、变黄，2~3周后全部消退。如有血肿则局部有波动感，出血以后可吸收机化。

受伤早期24 h内者可冷敷，但如有角膜损伤，眼球有内出血或有组织裂口时，则不应冷敷。48 h后可开始热敷及理疗以促进吸收。

挫伤有时会同时损伤鼻腔或鼻窦。气体漏出引起眼睑气肿，其特点是打喷嚏、咳嗽、擤鼻涕时，浮肿加重。一般应避免上述用力动作，局部加压包扎，3~7 d内多可完全吸收。

三、结膜和角膜异物

（一）病因病理

最常见于户外的各种运动，如自行车、田径、铁人三项、棒球、垒球、网球等运动时，若遇到随风飞扬的尘埃、砂粒、小飞虫等均可导致结膜或角膜异物的发生。最常发生在结膜囊或附着于眼睑及球结膜上，有时嵌在角膜上。若取出不及时，常会导致结膜充血，也可继发感染。

（二）临床表现与诊断

异物进入后，即出现不同程度的疼痛及流泪等刺激症状。疼痛严重者可有瞳孔缩小及眼睑挛缩。异物如埋在角膜组织中，疼痛较轻，但却常常因揉擦造成严重的角膜损伤。诊断时须仔细询问病史。有时因泪水将异物冲走，检查时不见异物，这时应仔细检查角膜和上睑板沟，以免漏诊。

（三）治疗

异物落入眼内，切忌自行揉擦或挑取。此时应闭眼片刻再作瞬目运动，让泪水冲走异物。如异物不去，可用生理盐水冲洗或用湿棉签拭去。角膜上的异物轻拭不去者，须到医院，在表面麻醉下将异物拔除。术后涂以抗生素眼膏以防感染。

四、视网膜震荡和视网膜剥离

视网膜震荡系指由于震荡而引起的视网膜外伤性水肿。常因跳水水击、球击、撞击等外力作用于眼部，并自角膜传至眼球后端所致。常出现在受伤后数小时内，视网膜上形成一个分界不清的水肿区，多见于黄斑部。此伤有时没有症状，易被忽略，继续训练，以致病情加重。视力骤降常为此时患者的主诉。此伤宜早期发现，及早治疗。调整运动量，服用血管扩张剂，维生素 A、维生素 C、维生素 K 以及皮质类固醇等药物有效。

视网膜剥离也可见于眼部经常受到过大、过多压力的运动项目中，如拳击、跳水等，特别是有该病家族史的运动员。视网膜变性，如近视眼者尤其容易发生。玻璃体因外力不断动摇，其牵拉力足以使视网膜撕裂。往往发生在伤后几周或几个月，其视力骤降是主要的症状。应考虑手术治疗，如系玻璃体内机化物的牵引所致，可行玻璃体切割术及巩膜环扎术。

第四节 耳损伤

耳是位听器官的主要结构，其构造包括外耳、中耳和内耳 3 部分。外耳露于体表，而中耳和内耳埋藏在颞骨岩部内。

外耳包括耳郭、外耳道、鼓膜 3 部分，有聚集声波和传递声音的作用。耳郭位于头的两侧，分前外和后内两面。前外面凹陷，靠前有一大孔为外耳门；后内面隆凸。耳郭通过外耳门与外耳道相接呈漏斗状，收集声波。耳郭大部分皮下有弹性软骨作支架，下方小部分仅含结缔组织和脂肪，为耳垂。耳郭的皮下组织少，血管位置表浅，因受压易致血肿，并易冻伤。外耳道是自外耳门到鼓膜间的弯曲管道。鼓膜为半透明、灰色的卵圆形薄膜，具有较强的韧性。当其传导声波而振动时，由于它本身既无固有振动，又无振后的残余振动，因而它能与外界声音同始同终。鼓膜的这一结构特点，决定了它能将外界声音如实地传导到内耳。

中耳位于内耳与外耳之间，包括鼓室、咽鼓管和乳突小房3部分。通过鼓室内3块听小骨组成的听骨链间的相互配合将声波的振动传入内耳。声波的振动激起内耳前庭内外淋巴液的波动，推动内淋巴液的流动，刺激螺旋器中的蜗神经感受器，然后沿听觉传导通路至大脑听中枢，从而产生声音的感觉。

一、摔跤耳

摔跤耳系指耳郭遭受钝性暴力打击而引起的挫伤，因摔跤运动员多见而得名。也可见于篮球、冰球、足球、手球、水球、拳击、武术等项目的运动员。

（一）病因病理

耳郭被反复摩擦或打击（一次或反复），导致耳郭软骨与皮肤之间出血形成血肿，如未能及时处理或反复受伤感染，会造成耳郭软骨炎，引起耳郭畸形，成为"菜花耳"。

在中国式摔跤比赛中，当双方技术实力相差悬殊时，弱者之头被强者夹持于坚硬的摔跤服上，被夹者极力挣扎而致伤；篮球、足球或手球运动中由于快速碰撞耳郭也可发生此类损伤；拳击、武术的散打或自由搏击等，耳郭被反复打击也可发生。

（二）临床表现与诊断

有耳郭遭受暴力打击的受伤史。伤后耳郭疼痛，局部压痛。数小时后，可见耳郭出现边界清晰的圆形肿块，系血或血清积聚在软骨两侧皮下形成。这时软骨与周围组织分离，致使软骨失去正常营养而坏死。如未及时合理治疗，血肿机化形成瘢痕即可使耳郭因瘢痕挛缩而变形，成菜花样畸形。

（三）治疗

在训练或比赛中，耳郭因摩擦或打击出现红、肿、热、痛时，应立即冷敷。如有血肿，应在无菌操作条件下穿刺抽出积血后予以压迫；大血肿可在严格无菌操作下切开，清除血块，电凝止血以后用火棉胶浸湿的纱布或棉花，或者石膏以及硅橡胶凝模压迫固定。同时以中医活血化瘀、通络消肿止痛为法，用活血祛瘀汤加减内服：当归15 g，红花6 g，桃仁15 g，地鳖虫9 g，自然铜9 g，骨碎补15 g，没药6 g，乳香6 g，三七3 g，路路通9 g，狗脊9 g。便秘者加酒军12 g，痛剧时增延胡索15 g，随症加减。

晚期血肿机化，耳郭增厚变形，唯有手术整形方可治愈。一般是在局麻下于肿块最高突处线型切开一条约2 cm长的口子，再左右分离皮肤，完全暴露出增生的软骨样组织，用组织剪反复修整，剔除掉所有增生的组织，待耳郭形态基本正常后切除多余皮肤。缝合时力求细致，针线间距尽量短小美观，皮肤与软骨贴合良好，最后再加压包扎。一周后拆线。耳郭撕裂伤者，应尽早清创缝合。做到及时处理，达到极好的预防耳部急性损伤的目的，使耳廓损伤降低到最低水平。治疗用酒精消毒，然后以消毒棉花轻塞，小的裂口多可自愈。

已有菜花畸形者，则只能矫形。效果多不满意。

（四）预防

在训练和比赛时，耳部涂凡士林，以增加滑润，或戴盔式护耳以防受伤。留长发是有效的预防方法之一。

二、外伤性鼓膜破裂

本损伤多发生于水球、跳水、拳击、潜水、篮球、手球等项目。

（一）病因病理

外伤性鼓膜破裂多因空气或水压力突然剧烈震动冲击鼓膜所致。如在水球、篮球、拳击等项目中，耳郭突然被球击或拳击，跳水时耳部被水压冲击等，均可使局部气压突然改变而冲击鼓膜导致鼓膜破裂。此外，潜水队员因感冒使耳咽管不通，潜水时也可发生鼓膜破裂。外伤性鼓膜破裂可以造成传导性听力损伤，其程度根据穿孔大小而决定。鼓膜穿孔常在鼓膜后 1/4 处听骨链附近。

（二）临床表现与诊断

有明确的受伤史。鼓膜损伤后，耳内突然发生剧烈疼痛，耳鸣或有重听，甚至出现眩晕、耳聋等，外耳道可有少许出血。

用耳镜检查，能发现外耳道或鼓膜上有血痂或瘀斑，鼓膜上的裂缝、裂孔多不规则。

（三）治疗

用 1‰新洁尔灭溶液涂擦外耳道，并用消毒棉球轻塞耳孔。外耳道内禁止冲洗和滴药，以免引起中耳继发感染。小的鼓膜裂孔多能自行愈合。跳水、水球和潜水运动员在鼓膜破裂时，常因池水污染，须排除耳内积水，消毒后保持干燥，并应用抗生素防止感染。

三、鼓膜积血

（一）病因病理

空气压力的改变，如拳击、飞行、潜水或其他原因引起中耳腔内血管破裂，导致中耳积血。

（二）临床表现与诊断

有明确的受伤史。伤后有耳内饱胀感、疼痛。由于中耳腔液体阻碍鼓膜振动，故出现突然重听等传导性听力损伤症状。检查时可见鼓膜呈蓝色及鼓膜混浊。

（三）治疗

首先保守治疗，内服消炎类药物，使口中及鼻腔黏膜消肿及减少充血，让中耳腔血液通过咽鼓管排出。若有耳痛作鼓膜穿刺切开，可有效地减轻疼痛。

第五节　腹部软组织损伤

腹部挫伤在运动中比较少见，一旦发生一般都较严重。由于腹腔脏器多，腹部损伤常常是多发伤的一部分，且确诊困难。易引起大出血和严重感染，发生休克和呼吸衰竭，死亡率较高。多发于足球、拳击、骑马跌伤等。

腹部位于胸与骨盆之间，即横膈（膈肌）以下、盆底以上的区域。包括胸、腰椎体及腰大肌前方、腹膜后的组织：肾、胰、腹主动脉和下腔静脉等。腹部有从胃起到直肠的胃肠道，还有肝、胆、胰、脾和泌尿、生殖器官以及腹膜后的大血管等器官组织。由于大部分消化、泌尿、生殖系统疾病都发生在腹部，故腹部在临床上占有重要地位。腹壁分为后、侧和前腹壁。它们的构造一样：最深的一层为腹膜外的脂肪，壁层为腹膜，一层筋膜。筋膜根据其不同的位置与覆盖物的不同有不同的名字（如腹横筋膜、腰肌筋膜）。这些结构的表层（但后腹壁缺少）是三层肌肉：腹横肌、腹内斜肌和腹外斜肌。

位于腹部的器官有肝脏以及附属的胆囊、盲肠以及附属的阑尾，还有胃、小肠、脾脏、结肠、膀胱等。而肾脏、胰腺以及像大动脉和下腔静脉这样的主要血管虽然也是腹部的一部分，但事实上，它们是位于腹膜后间隙的腹膜后腔。

一、病因病理

腹部损伤的范围及严重程度、是否涉及内脏、涉及什么内脏等情况，在很大程度上取决于暴力的强度（主要是单位面积受力大小）、速度、硬度、着力部位和作用力方向等因素。直接受击、跌落、扭转和挤压等外力都可导致腹部受伤，如腹壁直接受撞击、压砸、锐器刺伤、跌打等各种伤害；身体的突然扭转或身体的移动突然停止，如"车祸"或由高处坠落拍击致伤；腹部受到严重的压伤。

二、诊断及临床表现

单纯腹壁损伤的症状和体征较轻，可表现为受伤部位疼痛、局限性腹壁肿胀和压痛，有时可见皮下瘀斑。检查时应注意是否有肝浊音界缩小或消失，有无腹部移动性浊音，肠蠕动是否减弱或消失，直肠指检是否有阳性发现等。必要时进行肛门检查及 X 线透视腹部。根据临床表现，多数受伤者即可确定有无内脏受损。少数伤者可能由于某种原因而使诊断困难。例如，有些伤者内脏破损较小，而且受伤后马上就诊，这时其腹内脏器损伤的体征尚未明显表现出来，因而容易漏诊；还有些单纯腹壁损伤伴有严重软组织挫伤者，其腹部体征往往非常明显而易误诊有内脏损伤。

三、治疗

通过上述各项检查，一时不能确定有无内脏损伤者，对于这些病例，在进行非手术治疗的同时，应进行严密的病情观察。观察期间要反复检查伤情的变化，并根据这些变化，不断综合分析，以便尽早作出结论性诊断，及时抓住手术治疗的时机。

（1）定时监测呼吸、脉率和血压；观察腹部体征，注意有无腹膜炎的体征及其程度和范围的改变。

（2）保持伤员安静，避免不必要搬动，以免加重伤情；不注射止痛剂（诊断明确者例外），以免掩盖伤情。

（3）必要时需禁食、禁水，疑有空腔脏器破裂或有明显腹胀时应行胃肠减压。

第六节　会阴部软组织损伤

由于会阴部是人体泌尿和生殖系统所在的主要部位，神经、血管分布丰富，又处于人体身躯的最底部，因此不管是男性或女性，生殖器在体育运动中都比较容易受到伤害。由此可见，保护和预防损伤的发生是十分重要的。

一、男性生殖器损伤

与女性相比，男性的生殖器官绝大多数位于体外，更容易受到损伤。在运动中男性生殖器可能出现所有类型的软组织损伤：撕裂伤、割伤、擦伤、贯通伤以及挫伤等，且以挫伤多见。

（一）急性睾丸挫伤

急性睾丸挫伤是最常见的男性生殖器损伤，以足球、散打、体操、曲棍球、棒球、冰球、篮球等运动项目多见。

1. 病因病理

在足球训练或比赛中，睾丸可以被球击伤，或在对抗性争抢中，被对方球鞋踢伤；篮球比赛争球跳起落地时被对方膝关节顶伤；散打运动中被对方踢伤；曲棍球训练和比赛时被棍击伤；体操训练或比赛时可因睾丸碰撞在器械上而造成损伤。

轻者致睾丸肿胀和积血，严重者可致睾丸破裂。

2. 临床表现与诊断

有睾丸被踢或撞的急性受伤史。伤后有剧烈疼痛难耐的感觉。局部可有肿胀、睾丸皮肤温度升高以及皮肤发红等现象。严重的挫伤，可引起患者休克。

3. 治疗

一旦发生急性睾丸挫伤，一般情况下，运动员在现场可使用冰袋冷敷会阴部，如果现场只有氯乙烷类的冷镇痛剂，应该用纱布将生殖器遮盖后喷射局部。如果伴有休克，应立即送往医院进行抢救，矫正休克。如果睾丸发生大的血肿，要及时进行手术引流。如发现精索有关血管有合并损伤，应一并手术处理。剧烈疼痛时可服奥芬等止痛药或注射度冷丁止痛。

4. 预防

预防急性睾丸挫伤，关键是要注意自我保护。如佩戴必要的护具等。足球比赛对方发定点球时，可用双手遮挡睾丸。训练或比赛中可穿护身衣。比赛时执法要严，防止粗野动作。对体操运动员上下器械时要加强保护。

（二）男性生殖器的其他隐患

对运动员健康有威胁的是鞘膜积液、精索静脉曲张、腹股沟疝以及隐睾。

1. 鞘膜积液和精索静脉曲张

鞘膜积液是一种阴囊鞘膜内积聚液体量超过正常的情况。其原因除先天性因素外，亦可因睾丸或附睾丸的炎症、肿瘤、局部外伤等继发性引起。精索静脉曲张是指阴囊精索蔓状静脉丛的伸长、扩张及迂曲，其在男性不育的病因分析中占40%而居首位。由于患有鞘膜积液和精索静脉曲张的运动员在受到撞击时更易导致生殖器的严重损伤，因此在参加运动前泌尿科医师应当对患有这些疾病的运动员进行适当的治疗。在通常情况下，配戴运动护具对肿胀的生殖器官进行适当的保护，以免受到挫伤是必要的。

2. 腹股沟疝

腹股沟疝是指腹腔内脏器通过腹股沟的缺损向体表突出所形成的疝，俗称"疝气"。腹股沟区是位于下腹壁与大腿交界的三角区，其间有腹壁下动脉。根据疝环与此动脉的关系，腹股沟疝又分为斜疝和直疝。斜疝多发于儿童及青壮年男性，直疝多发于老年男性。

发病率以腹股沟斜疝占绝大多数。腹股沟斜疝可分为先天性斜疝和后天性斜疝。长期站立、从事重体力劳动等原因，腹内器官可由松弛的深环（内环）经腹股沟管突出体表而成斜疝，成为后天性斜疝。

通常在选材时对患有先天性斜疝的运动员要加以注意，有必要应将疝气处理后再参加运动。运动员在训练过程中可能会有急性疝气发作。疝气常常会引起睾丸和腹股沟疼痛。当运动员咳嗽时，在腹股沟管能触摸到突出的疝气囊，即可作出诊断。绝大多数情况下运动员的疝气通常需要外科手术治疗。队医应根据具体情况确定是否应马上外科手术或是否能安全地推迟到本赛季结束后再手术。

3. 隐睾

隐睾是指男婴出生后单侧或双侧睾丸未降至阴囊而停留在其正常下降过程中的任何一处。也就是说阴囊内没有睾丸或仅有一侧有睾丸。隐睾对身体健康的影响表现在三个方面：第一，睾丸易受外伤。睾丸位于阴囊内，活动度较大，外伤的机会较小。位于腹股沟的睾丸，当腹肌收缩时腹股沟管也收缩，其中的睾丸即受到挤压。腹腔内睾丸也经常因腹压改变而受挤压。这在运动员则更易受伤。其二，隐睾会影响睾丸的生长发育从而导致生精功能障碍，引起不育。其三，隐睾可以大大增加睾丸恶性肿瘤也就是睾丸癌的发病机会。资料显示，隐睾患者其睾丸癌发病概率为正常人的 40 倍。队医对这种状况应该加以充分的注意，发现运动员有隐睾的，应及时到医院请外科医生会诊，手术治疗。

二、女性生殖器损伤

由于女性的子宫、卵巢、输卵管等内生殖器由于体积较小，加上在盆腔内得到很好的保护，因此在运动中受到损伤的概率较小，但外生殖器则较易受到损伤。

女性外生殖器包括阴阜、阴蒂以及在阴道口的大小阴唇。女性尿道口是在阴道前面。直接的创伤可能造成外阴血肿和裂伤，常发生于体操高低杠、跳马等运动和其他涉及到跳跃的运动。这些生殖器官可能在运动中遭受挫伤、割伤、擦伤和撕裂伤。由于女性外生殖器有丰富的神经，因此损伤以后会产生剧烈疼痛。挫伤、割伤、擦伤和撕裂伤应采用湿敷料局部加压控制出血，并用绷带固定好。有大的出血时，要及时到医院进行手术处理。任何情况下，都不要将敷料填塞到阴道里，以免导致生殖器道的感染。

（张　猛）

附方索引

一　画

一号接骨丸（《伤科诊疗》）

【组成】当归60 g　白芍60 g　茯苓60 g　莲米60 g　血竭30 g　川红花30 g　儿茶30 g　丁香30 g　广木香30 g　熟大黄30 g　丹皮15 g　甘草6 g　自然铜30 g　土鳖虫30 g

【功效与适应证】生血，活血，健脾，续骨，促进骨痂生长。用于一切骨折和骨质疏松脱钙。

【用法】共研细末，做蜜丸或水丸。每丸约6克，每次服1丸，每日2~3次。

一号熏洗药（《运动创伤学》）

【组成】川红花60 g　赤芍60 g　血通60 g　合欢皮40 g　松节40 g　香附40 g　威灵仙40 g　三七根20 g　木瓜20 g　生川乌15 g　生草乌15 g　生南星15 g

【功效与适应证】活血散瘀，解痉止痛。用于陈旧性损伤局部冷痛，酸痛，肌肉萎缩，骨折，脱位后关节功能受限。

【用法】以上各药切片，混合均匀，分装成袋，每袋重125 g。水煎，外用熏洗患处。每日熏洗2~3次。

一号新伤药（《运动创伤学》）

【组成】黄柏30 g　延胡索12 g　血通12 g　白芷9 g　羌活9 g　独活9 g　木香9 g　血竭3 g

【功效与适应证】退热，消肿，止痛。外用于新伤局部肿胀，疼痛，微烧。

【用法】上药研为细末，混合均匀。用冷开水和少许蜂蜜调匀，根据损伤面积大小，摊于油纸或纱布上，贴敷伤部。

一号旧伤药（《伤科诊疗》）

【组成】续断15 g　土鳖虫15 g　儿茶9 g　檀香6 g　木香9 g　羌活9 g　独活9 g　血通9 g　松节9 g　乳香6 g　紫荆皮9 g　关桂6 g

【功效与适应证】舒筋，止痛，逐寒。治各关节伤后经常酸痛，不能着力负重。

【用法】同一号新伤药。

二　画

七厘散（《伤科诊疗》）

【组成】血竭90 g　儿茶60 g　红花60 g　乳香30 g　没药30 g　朱砂9 g　元寸香（麝香）3 g　冰片6 g

【功效与适应证】散瘀，开窍，活血，镇痛。用于胸背部损伤，胸部闷气等。

【用法】共研细末，每日 2 ~ 3 次，每次 3 g，酒或水送服。也可撒在新伤药上，贴于患处，散瘀止痛效佳。

七厘散（《良方集腋》）

【组成】血竭30 g　麝香0.4 g　冰片0.4 g　乳香5 g　没药5 g　红花5 g　朱砂4 g　儿茶7.5 g

【功效与适应证】活血散瘀，止血定痛。用于跌打损伤，瘀滞作痛，或筋伤骨折，创伤出血等。

【用法】共研极细末，每服 0.2 g，日服 1 ~ 2 次，米酒调服。外用适量，以酒调敷伤处。

二号接骨丸（《伤科诊疗》）

【组成】当归30 g　首乌30 g　鸡血藤30 g　合欢皮30 g　土鳖虫15 g　广木香15 g　骨碎补15 g　白芨15 g

【功效与适应证】活血行气，补骨，续筋。用于新旧韧带伤和关节脱位，骨折久不长骨痂，脱钙等。

【用法】炼蜜为丸，每丸约 6 g 重，每次 1 丸，日服 2 ~ 3 次。

二号接骨药（《伤科诊疗》）

【组成】续断30 g　元胡15 g　骨碎补30 g　秦艽15 g　独活15 g　木香15 g　黄柏30 g　白芷15 g　血通18 g　自然铜15 g

【功效与适应证】通气活血，解肌肉痉挛，续骨。凡骨折后 3 ~ 4 周肿痛减退，皮下瘀血散尽时即可用此药。

【用法】同一号新伤药。

二号熏洗药（《运动创伤学》）

【组成】桂通45 g　吴茱萸45 g　甘松45 g　独活45 g　土茯苓45 g　威灵仙45 g　陈皮30 g　血通30 g　川芎30 g　藁本30 g　骨碎补30 g　钻地风30 g　苍术15 g　细辛15 g

【功效与适应证】行气，通经络，散寒，暖筋骨。用于筋骨冷痛，腿脚麻木，胀痛，风湿性关节痛。

【用法】同一号熏洗药。

二号旧伤药（《伤科诊疗》）

【组成】黄芪9 g　杜仲9 g　海藻9 g　续断12 g　土鳖虫12 g　红花9 g　羌活9 g　合欢皮6 g　草薢9 g　儿茶6 g　牛膝6 g　松节6 g　紫荆皮6 g　关桂9 g

【功效与适应证】散寒湿，通经络，续筋强筋。用于关节韧带伤后怕冷，酸痛，发硬，乏力。

【用法】同一号新伤药

二陈汤（《太平惠民和剂局方》）

【组成】半夏150 g　陈皮150 g　茯苓90 g　炙甘草45 g　生姜7 片　乌梅1 个

【功效与适应证】燥湿化痰，理气和中，适用于痰浊内阻，中脘不适或痰窜经络，气滞痹阻等。

【用法】为粗末，每服 12 g，水煎服。

八珍汤（《正体类要》）

【组成】党参 10 g　白术 10 g　茯苓 10 g　炙甘草 5 g　川芎 6 g　当归 10 g　熟地 10 g　白芍 10 g　生姜 3 片　大枣 2 枚

【功效与适应证】补益气血，治气血俱虚者。

【用法】清水煎服，每日 1 剂。

八正散（《太平惠民和剂局方》）

【组成】车前子　木通　瞿麦　扁蓄　滑石　栀子仁　大黄　炙甘草

【功效与适应证】清热泻火，利水通淋。治少腹急满，尿频、尿急、尿痛、淋沥不畅或癃闭。

【用法】上药各等份，共研细末，用灯芯汤送服，每服 6～10 g，每日服 4 次。亦可酌量水煎服，每日服 1～3 次。

人参紫金丹（《伤科汇纂》）

【组成】人参 9 g　丁香 30 g　五加皮 60 g　甘草 24 g　茯苓 6 g　当归 30 g　血竭 30 g　骨碎补 30 g　五味子 30 g　没药 60 g

【功效与适应证】补气养血，疏通筋脉。治跌扑闪挫而气虚者。

【用法】共为细末，炼蜜为丸，每服 6 g，早晚淡黄花酒化服。

十灰散（《十药神书》）

【组成】大蓟　小蓟　荷叶　侧柏叶　茅根　大黄　山栀　茜草根　棕榈皮　牡丹皮以上各药等量

【功效与适应证】凉血止血。治呕血、吐血、咯血、创面渗血。

【用法】各烧灰存性，研极细末保存待用。每服 10～15 g，用鲜藕汁或鲜萝卜汁调服。

三　画

三号熏洗药（《运动创伤学》）

【组成】生南星 45 g　白蔹 45 g　赤芍 45 g　川红花 30 g　川芎 30 g　王不留行 30 g　木鳖子 30 g　泽兰 30 g　川木香 30 g　海桐皮 30 g　土茯苓 30 g　鸡血藤 30 g　三棱 30 g　莪术 30 g　生川乌 20 g　生草乌 20 g　木瓜 20 g　穿山甲 15 g

【功效与适应证】活血通经，软坚散瘀积，解痉挛。治陈旧性损伤，局部肿胀发硬，关节功能受限，骨化性肌炎等，骨折、脱位、软组织损伤的后遗症。

【用法】同一号熏洗药。

三七散（《运动创伤学》）

【组成】四制香附 30 g　三七 3 g　甘草 3 g

【功效与适应证】去瘀行气，通经活血，止痛。治肌肉韧带伤，以肋间肌和腰肌效果甚佳。胸肋伤，可与七厘散交替服，效果更好。

【用法】每次 3 g，每日 2～3 次，开水或酒服。

三号熏洗方剂（《实用伤科中药与方剂》）

【组成】海藻 20 g　昆布 20 g　穿山甲 20 g　黄芪 22 g　当归尾 22 g　赤芍 14 g　川乌

14 g　草乌 14 g

【功效与适应证】祛痹，化瘀，散结，软坚，补气。用于关节韧带损伤后局部发硬，活动时关节疼痛，功能障碍。

【用法】水煎，熏洗患部。2 日 1 剂，每日 2~3 次。

三七伤药片（《实用骨伤科诊治手册》经验方）

【组成】参三七　雪上一枝蒿　红花　扦扦活等

【功效与适应证】活血祛瘀，定痛，止血。用于各种急性扭伤、挫伤、关节痛，神经痛及软组织跌打损伤。

【用法】每次 3~4 片，每日 3 次。

大承气汤（《伤寒论》）

【组成】大黄 12 g　炙厚朴 15 g　枳实 12 g　芒硝 9 g

【功效与适应证】阳明腑实证。症见热盛便秘，腹部胀满，疼痛拒按，烦躁谵语，舌苔焦黄起刺，脉沉实有力；或热结旁流，下利清水臭秽；或热厥、痉病、发狂之属于里热实证者。

【用法】水煎服，大黄后下，芒硝溶服。

大补阴丸（《丹溪心法》）

【组成】黄柏 120 g　知母 120 g　熟地黄 180 g　龟板 180 g

【功效与适应证】养阴清热。适用于流痰所致肝肾阴虚者。

【用法】为末，猪脊髓蒸熟，炼蜜为丸，每服 6~9 g，早晚各 1 次。

小柴胡汤（《伤寒论》）

【组成】柴胡 9 g　半夏 9 g　人参 3 g（或党参 9 g）甘草 6 g　黄芩 9 g　大枣 3 枚　生姜 9 g

【功效与适应证】祛邪扶正，涤热降逆。治寒热往来，胸胁胀满，心烦喜呕，口苦咽干，苔白脉弦等少阳证。

【用法】水煎，去渣再煎，分 3 次温服。

大成汤（《仙授理伤续断秘方》）

【组成】大黄 20 g　芒硝 10 g（冲服）当归 10 g　木通 10 g　枳壳 20 g　厚朴 10 g　苏木 10 g　川红花 10 g　陈皮 10 g　甘草 10 g

【功效与适应证】攻下逐瘀。治跌打损伤后瘀血内蓄，昏睡、二便秘结者，或腰椎损伤后伴发肠麻痹腹胀者。

【用法】水煎服。药后得下即停。

小蓟饮子（《济生方》）

【组成】小蓟 10 g　生地黄 25 g　滑石 15 g　蒲黄（炒）6 g　通草 6 g　淡竹叶 10 g　藕节 12 g　当归 10 g　栀子 10 g　甘草 6 g

【功效与适应证】凉血止血，得水通淋。治泌尿损伤，瘀热结于下焦血淋者。

【用法】水煎服。

四　画

四制香附散（《伤科诊疗》）

【组成】盐制香附　醋制香附　酒制香附　当归水制香附　各等份。

【功效与适应证】活血，行气，止痛，消积，通经络。用于肌肉韧带伤，全身肌肉痛，尤以肋间肌肉和腰肌疼痛效果更佳。

【用法】制法：将生香附先放于麻袋内（约占麻袋容量的1/2），用手搓揉，使香附的毛脱落。然后若干香附分为四份，一份用食盐水泡（500 g水加食盐30 g）；一份用酒泡；一份用醋泡；一份用当归水泡（当归30 g加水500 mL煮熬，滤去渣）。

泡法：各种水不能淹过香附，也不能太少。每日要翻搅1次，使之上下浸透。5~7 d取出晒干，研为细末备用。

用量：每日2次，每次3 g，内服。

双龙接骨丸（《伤科诊疗》）

【组成】脆蛇30 g　土鳖虫45 g　当归头60 g　血竭30 g　白地龙15 g　续断30 g　自然铜30 g　苏木30 g　茯苓30 g　熟大黄30 g　广香30 g　朱砂15 g　龙骨15 g　白芍30 g　牛膝30 g　乳香30 g　没药30 g

【功效与适应证】生血，活血，通经络，安神镇痛，增强骨质。用于新旧骨折，骨痂不易形成，废用性脱钙。对半月板损伤也有一定效果。

【用法】炼蜜为丸，每丸6 g，或做水丸，朱砂穿衣。

风湿酒（《伤科诊疗》）

【组成】红毛五加皮15 g　茵陈15 g　杜仲15 g　续断15 g　香橼15 g　羌活9 g　独活9 g　广木香9 g　虎骨9 g　木瓜9 g　甘草9 g　白花蛇9 g　牛膝12 g　天麻12 g　当归12 g　防风12 g　海桐皮12 g　生地6 g

【功效与适应证】祛经络之风，强壮筋骨。治慢性风湿关节痛，腿酸痛，全身胀痛。

【用法】用1 750 g白酒浸2周。每日1~2次，每次最多30 mL。亦可外擦，用以治疗风湿疾病。

双柏散（《中医骨伤科讲义》）

【组成】侧柏叶2份　黄柏1份　大黄2份　薄荷1份　泽兰1份

【功效与适应证】活血解毒，消肿止痛。治跌打损伤早期，疮疡初起，局部红肿热痛，或局部包块形成而无溃疡者。

【用法】同一号新伤药。

六味地黄（丸）汤（《小儿药证直诀》）

【组成】熟地黄25 g　淮山药12 g　茯苓10 g　泽泻10 g　山萸肉12 g　牡丹皮10 g

【功效与适应证】滋水降炎。治肾水不足，腰膝酸痛，头晕目眩，咽干耳鸣，潮热盗汗，骨折后期迟缓愈合等。

【用法】水煎服，日1剂。或将药研末，炼蜜丸，每服10 g，日3次。

五灵二香丸（《中医治疗骨伤科经验》）

【组成】五灵脂120 g　乳香30 g　没药30 g　制川乌45 g　麝香0.3 g　薄荷3 g

【功效与适应证】镇痛，通经络。用于坐骨神经痛，肋间神经痛，椎间盘突出症，风湿关节痛。

【用法】炼蜜为丸，每丸 3 g。每日服 2～3 次，每次 1～3 丸。

乌红散（《运动创伤学》）

【组成】煅乌鸡骨 60 g　煅龟板 50 g　血竭 10 g　白芨 30 g　麝香 1 g

【功效与适应证】活血生新，通经络，强筋骨。用于张腱末端病、髌腱腱病等肌肉、肌腱劳损。

【用法】上药研为细末，混合均匀。用温开水和少许蜂蜜调匀，外敷患部。

乌药顺气散（《伤科汇纂》）

【组成】乌药 6 g　橘红 6 g　麻黄 3 g　白芷 3 g　桔梗 3 g　枳壳（炒）3 g　僵蚕（炒）1.5 g　炮姜 1.5 g　炙甘草 1.5 g

【功效与适应证】疏风理气通络，治跌打损伤兼风之症，遍身顽麻，骨节疼痛，步履艰难，语言謇涩，口眼㖞斜，喉中气急有痰者。

【用法】加姜、葱，水煎服。

木香顺气汤（《卫生宝鉴》）

【组成】木香 1 g　厚朴 1 g　陈皮 1 g　姜屑 1 g　苍术 1.5 g　当归 1 g　益智仁 1 g　白茯苓（去皮）1 g　泽泻 1 g　柴胡 1 g　青皮 1 g　半夏 1 g　升麻 1 g　草蔻 1 g

【功效与适应证】理气止痛，治气滞疼痛。

【用法】水煎服。

五　画

正骨紫金丹（《医宗金鉴》）

【组成】丁香 1 份　木香 1 份　血竭 1 份　儿茶 1 份　熟大黄 1 份　红花 1 份　牡丹皮 0.5 份　甘草 0.3 份

【功效与适应证】活血祛瘀，行气止痛。治跌扑堕坠、闪挫扭伤之疼痛以及瘀血凝聚等症。

【用法】共研细末炼蜜为丸。每服 10 g，黄酒送服。

正骨丸（见正骨紫金丹）

四物汤（《太平惠民和剂局方》）

【组成】川芎 6 g　当归 10 g　白芍 12 g　熟地黄 12 g

【功效与适应证】养血补血。治伤患后期血虚之证。

【用法】水煎服，日 1 剂。

右归丸（《景岳全书》）

【组成】熟地黄 4 份　淮山药 2 份　山萸肉 2 份　枸杞子 2 份　菟丝子 2 份　杜仲 2 份　鹿角胶 2 份　当归 1 份半　附子 1 份　肉桂 1 份　蜜糖适量

【功效与适应证】补益肾阳。治伤患后期肝肾不足，精血虚损而致的神疲心悸、肢冷痿软。

【用法】共为细末，炼蜜为丸。每服 10 g，每日 1～2 次。

六　画

壮筋养血汤（《伤科补要》）

【组成】当归9 g　川芎6 g　白芷9 g　续断12 g　红花6 g　生地12 g　牛膝9 g　牡丹皮9 g　杜仲6 g

【功效与适应证】活血壮筋。用于软组织损伤。

【用法】水煎服。

导赤散（《小儿药证直诀》）

【组成】生地　木通　生甘草梢各等份　竹叶少许

【功效与适应证】清热利水，凉血养阴。治疗骨折后心经热盛，面赤，渴欲冷饮，小便赤涩，茎痛等。

【用法】水煎服。

当归补血汤（《内外伤辨惑论》）

【组成】黄芪15～30 g　当归3～6 g

【功效与适应证】补气生血。主治跌打损伤，金疮，杖疮与久伤后气血损伤，肌热，渴饮，面赤目红，昼夜不息，或劳倦内伤，以及大出血后，脉大而虚，重按全无者。

【用法】水煎服。

血府逐瘀汤（《医林改错》）

【组成】当归10 g　生地黄10 g　桃仁12 g　红花10 g　枳壳6 g　赤芍6 g　柴胡3 g　甘草3 g　桔梗4.5 g　川芎4.5 g　牛膝10 g

【功效与适应证】活血逐瘀，通络止痛。治瘀血内阻，血行不畅，经脉闭塞之疼痛。

【用法】水煎服。

七　画

利水消肿散（《运动创伤学》）

【组成】茯苓30 g　防己30 g　龙骨20 g　牡蛎20 g　黄芪15 g

【功效与适应证】利水消肿。关节损伤后肿胀积液。

【用法】上药研为细末，混合均匀。用冷开水和少许蜂蜜调匀，外敷伤处。

抗骨质增生丸（《运动创伤学》）

【组成】熟地45 g　鹿含草30 g　肉苁蓉30 g　鸡血藤30 g　骨碎补30 g　狗脊25 g　独活15 g　海桐皮15 g　焦神曲15 g　焦麦芽15 g　焦山楂15 g

【功效与适应证】生血、活血，补肝肾，祛风湿。用于老年退变性骨质增生，创伤性关节炎，肾虚腰痛。

【用法】炼蜜为丸，每丸重6 g，每次1丸，每日3次。

劳损丸（《运动创伤学》）

【组成】当归60 g　黄芪50 g　鸡血藤100 g　白芨50 g　血竭20 g　儿茶30 g　羌活20 g　独活20 g　紫河车30 g　象皮15 g　阿胶30 g　桑螵蛸30 g　土鳖30 g　续断30 g

骨碎补 30 g

【功效与适应证】补气血，强筋骨。用于各种劳损，陈旧性损伤。

【用法】炼蜜为丸，每丸重 6 g。每次 1 丸，每日 3 次，淡盐水或黄酒送下。

补肾活血汤（《伤科大成》）

【组成】熟地 10 g　杜仲 3 g　枸杞子 3 g　破故纸 10 g　菟丝子 10 g　归尾 3 g　山萸肉 3 g　淡苁蓉 3 g　独活 3 g　红花 2 g

【功效与适应证】补肾壮筋，活血止痛。用于损伤后期，肝肾虚弱，各种筋骨酸痛无力等证，尤以腰部伤患更宜。

【用法】水煎服。

苏合香丸（《太平惠民和剂局方》）

【组成】白术 2 份　青木香 2 份　乌犀屑 2 份　香附子（炒去毛）2 份　朱砂（水飞）2 份　诃子（煨去皮）2 份　白檀香 2 份　安息香（制为末用无灰酒一升熬膏）2 份　沉香 2 份　麝香 2 份　荜拨 2 份　龙脑（研）1 份　乳香 1 份　苏合香油（入安息香膏内）1 份　白蜜适量

【功效与适应证】温宜通窍。主治脑震荡昏迷。

【用法】炼蜜为丸，每丸 3 g，每服 1 丸，温开水送服，小儿酌减。

苇茎汤（《千金方》）

【组成】苇茎 30 g　薏苡仁 30 g　冬瓜仁 24 g　桃仁 9 g

【功效与适应证】清肺化痰，逐瘀排脓。治肺痈，或伤后咳吐腥臭黄痰脓血，胸中隐隐作痛，咳时尤甚。

【用法】水煎服。

沙参麦冬汤（《温病条辨》）

【组成】沙参 9 g　麦冬 9 g　玉竹 6 g　甘草 3 g　桑叶 4.5 g　白扁豆 4.5 g　天花粉 4.5 g

【功效与适应证】清养肺阴，生津润燥。治燥伤肺胃，津液亏损。

【用法】水煎服。

八　画

和营止痛汤（《伤科补要》）

【组成】赤芍 9 g　当归尾 9 g　川芎 6 g　苏木 6 g　陈皮 6 g　桃仁 6 g　续断 12 g　乌药 9 g　乳香 6 g　没药 6 g　木通 6 g　甘草 6 g

【功效与适应证】活血止痛，祛瘀生新。用于损伤中期，积瘀肿痛。

【用法】水煎服。

虎骨木瓜酒（《伤科诊疗》）

【组成】虎骨 30 g　川芎 30 g　当归 30 g　续断 30 g　玉竹 60 g　五加皮 30 g　天麻 30 g　川红花 30 g　牛膝 30 g　香橼 30 g　白茄根 30 g　秦艽 15 g　桑枝 120 g　松节 60 g　桑寄生 60 g　佛手 45 g　防风 15 g　细辛 15 g　木瓜 90 g　白酒 7 500 g　冰糖 1 000 g

【功效与适应证】祛风湿，镇痛，强壮筋骨，活血。用于风湿关节痛，四肢麻木，半身不遂，脚腿痉挛。

【用法】每日服 1~2 次，根据酒量大小酌情增减。

制香片（三七散压片而成，见三七散）

软坚水（《运动创伤学》）

【组成】山豆根 60 g　海藻 60 g　白蔹 60 g　川芎 30 g　鸡血藤 30 g　川红花 30 g　莪术 30 g　生南星 30 g　生川乌 30 g　生草乌 30 g　生半夏 30 g　赤芍 30 g　木瓜 15 g　一枝蒿 15 g　穿山甲 15 g

【功效与适应证】活血散瘀，软坚散结，止痛。用于陈旧性损伤患部肿硬，关节功能障碍，骨化性肌炎等。

【用法】上药研成粗粉，分装入纱布袋中，每药 50 g 加 45% 酒精 500 mL 坛中浸泡，每周翻动 1 次，1 月后即可使用。棉花或纱布浸湿药水后，外敷患处。

软坚散（《运动创伤学》）

【组成】黄芪 90 g　鸡血藤 90 g　海藻 90 g　川芎 60 g　生南星 60 g　莪术 60 g　赤芍 60 g　白蔹 60 g　山豆根 60 g　生半夏 30 g　苍术 30 g　生川乌 30 g　生草乌 30 g　穿山甲 15 g

【功效与适应证】活血散瘀，温筋，镇痛，软坚散结。用于损伤后期局部软组织肿硬，关节功能受限，骨化性肌炎，骨质增生等。

【用法】上药研为细末，混合均匀。用水、醋各半调成糊状，外敷患部。

软骨膏（《运动创伤学》）

【组成】牛角炭 60 g　血余炭 60 g　火麻炭 60 g　生半夏 36 g　生南星 39 g　穿山甲 24 g　巴豆霜 24 g

【功效与适应证】软坚，散结。主治伤后软组织粘连或有硬结，骨质增生，骨化性肌炎等。

【用法】巴豆霜制法：巴豆剥去内外壳，取净肉放瓷乳钵内，研成粗粉，用吸油纸包好，放榨床内榨去油，隔日换纸一次，每次换纸时将巴豆再研一次，吸油纸包好，再榨至油净为度。

牛角炭、血余炭、火麻炭制法：将碎牛角、乱发或火麻，分别装入砂罐内，罐口用厚牛皮纸封好，放炭火上烧 1 h 左右，待厚牛皮纸变为褐黑色，把砂罐放在干燥的石板或砖上，冷却后开封，取出即为牛角炭、血余炭或火麻炭。

软骨膏熬制：把以上诸药研为细末，加醋 950 g，均入砂锅，在炭火上熬沸后改小火，边熬边搅拌，熬糊状后，将药膏倒入瓷坛内。使用时把软骨膏摊于油纸或纱布上，贴敷患部，或再用红外线照射。

虎潜丸（《丹溪心法》）

【组成】炙虎骨 2 份　干姜 1 份　陈皮 4 份　白芍 4 份　锁阳 2 份半　熟地 4 份　龟板（酒炙）8 份　黄柏 16 份　知母（炒）2 份

【功效与适应证】滋阴降火，强壮筋骨。治损伤后肝肾不足，筋骨痿软，腿足瘦削，步履乏力等。

【用法】共研为末，用酒或米糊制丸如豆大小。每服 10 g，每日 1~2 次，空腹淡盐汤送服。

金匮肾气丸（《金匮要略》）

【组成】熟地黄25 g　淮山药12 g　山萸肉12 g　泽泻10 g　茯苓10 g　丹皮10 g　肉桂3 g　熟附子10 g

【功效与适应证】温补肾阳。治伤病后肾阳亏损者。

【用法】水煎法。或制成丸剂，淡盐汤送服。

参苏饮（《太平惠民和剂局方》）

【组成】人参22.5 g　苏叶22.5 g　葛根22.5 g　前胡22.5 g　法半夏22.5 g　茯苓22.5 g　陈皮15 g　甘草15 g　桔梗15 g　枳壳（麸炒）15 g　木香15 g

【功效与适应证】益气解表，祛痰止咳。主治外感风寒，内有痰饮，恶寒发热，头痛鼻塞，咳嗽痰多，胸膈满闷，苔白脉浮等证。

【用法】为粗末，每用12 g，加生姜7片、大枣1枚，水煎服。

九　画

复元活血汤（《医学发明》）

【组成】柴胡15 g　天花粉10 g　当归尾10 g　红花5 g　穿山甲10 g　酒浸大黄30 g　酒浸桃仁12 g

【功效与适应证】活血祛瘀，消肿止痛。治跌打损伤，血积胁下，或肿痛剧烈的体实患者。

【用法】水煎，分2次服，如服完第1次后泻下大便，得利痛减，则应停服。如6 h之后仍无泻下者，则服下第2次，以利为度。

复元通气散（《伤科汇纂》）

【组成】木香　炒茴香　青皮　炙山甲　陈皮　白芷　甘草　漏芦　贝母各等份

【功效与适应证】行气止痛。治跌打损伤作痛，或恼怒气滞，血凝作痛者。

【用法】共为末，每服3~6 g，温酒调下。

独参汤（《景岳全书》）

【组成】人参10~20 g

【功效与适应证】补气、摄血、固脱。治失血后气血虚衰，虚烦作渴，气随血脱之危症。

【用法】水炖服。

活络膏（《运动创伤学》）

【组成】麝香1.5 g　玉桂156 g　丁香156 g　红花156 g　檀香156 g　排草156 g　白芷36 g　羌活36 g　独活36 g　没药36 g　川芎36 g　木香186 g　山柰36 g　当归16 g　续断195 g　血竭42 g

【功效与适应证】活血散瘀，逐风，散寒，止痛。主治损伤后期肌肉关节疼痛，风湿关节痛。

【用法】以上各药研为细末，混合均匀。桐油500 g，菜油50 g，红丹250 g，放入铁锅内熬成膏，待膏降温到50 ℃~60 ℃时，加入混匀的药粉60 g，搅拌均匀，然后摊于膏药布上，每张活络膏重20~25 g。用时将活络膏烤化后揉匀，待膏药不烫伤皮肤时，贴于伤部。

活络丸（《运动创伤学》）

【组成】当归60g 天麻60g 制首乌60g 防风60g 独活60g 川牛膝60g 煅牡蛎60g 石斛60g 川芎100g 千年健100g 续断80g 杜仲80g 泽泻80g 桑寄生80g 松节80g 狗脊（去毛）40g 厚朴40g 银花60g 钻地风40g 桂枝40g 甘草40g

【功效与适应证】祛风活络，养血舒筋，止痛。全身关节痛，头晕恶风寒，四肢胀麻。

【用法】以上药物经筛选除去泥沙、杂质，切片烘干共为细末，混合均匀，打水丸，如胡椒大小，烘干。每次3g，每日2~3次。

活血止痛汤（《伤科大成》）

【组成】当归12g 川芎6g 乳香6g 苏木5g 红花5g 没药6g 地鳖虫3g 三七3g 赤芍9g 陈皮5g 落得打6g 紫荆藤9g

【功效与适应证】活血止痛。治跌打损伤肿痛。

【用法】水煎服。目前临床上常去紫荆藤。

活血祛瘀汤（《中医伤科学讲义》经验方）

【组成】当归15g 红花6g 地鳖虫9g 自然铜9g 狗脊9g 骨碎补15g 没药6g 乳香6g 三七3g 路路通6g 桃仁9g

【功效与适应证】活血化瘀，通络消肿，续筋接骨。用于骨折及软组织损伤的初期。

【用法】水煎服。

活血舒筋汤（《中医伤科学讲义》）

【组成】归尾 赤芍 姜黄 伸筋草 松节 海桐皮 落得打 路路通 羌独活 防风 续断 甘草

上肢加川芎、桂枝；下肢加牛膝、木香；痛甚加乳香、没药。

【功效与适应证】活血祛瘀，舒筋活络。主治伤筋，关节肿痛，活动功能障碍者。

【用法】水煎服。

顺气活血汤（《伤科大成》）

【组成】苏梗 厚朴 枳壳 砂仁 归尾 红花 木香 赤芍 桃仁 苏木 香附

【功效与适应证】行气活血，祛瘀止痛。用于胸腹挫伤、气滞胀满作痛。

【用法】按病情定剂量，水煎，可加入少量米酒和服。

十 画

逐瘀护心散（汤）（《内伤证治》）

【组成】朱砂 琥珀 乳香（去油）没药（去油）三七各5份 麝香1份

【功效与适应证】活血逐瘀，泻火熄风。治疗或防止瘀血攻心，昏迷不省人事者。

【用法】共为末，每服3g，黄酒冲服。日3次。

桃红四物汤（《医宗金鉴》）

【组成】当归12g 白芍（炒）10g 生地黄15g 川芎8g 桃仁（打碎）6g 红花8g

【功效与适应证】活血祛瘀，主治伤后瘀血作痛。

【用法】水煎服。

逍结散（成都体育学院附属医院方）

【组成】归尾30 g　川芎15 g　生南星30 g　牙皂30 g　海藻40 g　荔枝核30 g

【作用】消瘀，散结，软坚。用于足球踝，网球肘等。

【用法】上药研为细末，混合均匀。用水、醋各半将药粉调匀，外敷患部。

逍遥散（《太平惠民和剂局方》）

【组成】甘草15 g　当归30 g　茯苓30 g　芍药30 g　白术30 g　柴胡30 g

【功效与适应证】疏肝解郁，健脾益血。用于损伤后肝气郁结，横逆犯胃，胸胁胀痛，头痛目眩，口燥咽干，神疲食少，或寒热往来等症。

【用法】共研细末，每服6~9 g，生姜、薄荷少许，煎汤冲服，每日3次。

健步虎潜丸（《伤科补要》）

【组成】龟胶2份　鹿角胶2份　虎胫骨2份　何首乌2份　川牛膝2份　杜仲2份　锁阳2份　当归2份　熟地2份　威灵仙2份　黄柏1份　人参1份姜活1份　白芍1份　白术1份　大川附1份半　蜜糖适量

【功效与适应证】补气血，壮筋骨。治跌打损伤，血虚气弱，筋骨痿软无力，步履艰难。

【用法】共为细末，炼蜜为丸如绿豆大。每服10 g，空腹淡盐水送下，每日2~3次。

健肾丸（《伤科诊疗》）

【组成】山萸肉120 g　准药120 g　芡实60 g　丹皮60 g　云苓60 g　莲须30 g　龙骨（生研，水飞，乳细）15 g　鱼鳔（用蛤粉炒）120 g　熟地黄180 g

【功效与适应证】滋阴潜阳，固肾。滑精，梦遗。跌打损伤患者属于肾虚滑精，盗汗者，可以选用。

【用法】共研细末，做蜜丸剂，每丸6 g。每次1丸，日服2~3次。

海桐皮汤（《医宗金鉴》）

【组成】海桐皮6 g　透骨草6 g　乳香6 g　没药6 g　当归（酒洗）4.5 g　川椒9 g　川芎3 g　红花3 g　威灵仙2.4 g　白芷2.4 g　甘草2.4 g　防风2.4 g

【功效与适应证】活血散瘀，通络止痛。主治一切跌打损伤，筋翻骨错，疼痛不止。

【用法】共为粗末，装白布袋内，扎口煎汤，熏洗患处。亦可内服。

续骨活血汤（《中医伤科学讲义》经验方）

【组成】当归尾12 g　赤芍10 g　白芍10 g　生地黄15 g　红花6 g　地鳖虫6 g　骨碎补12 g　煅自然铜10 g　续断12 g　落得打10 g　乳香6 g　没药6 g

【功效与适应证】祛瘀止血，活血续骨。治骨折及软组织损伤。

【用法】水煎服。

十一画

银翘散（《温病条辨》）

【组成】连翘9 g　银花9 g　苦桔梗6 g　薄荷6 g　竹叶4 g　生甘草5 g　荆芥穗5 g

淡豆豉 5 g　牛蒡子 9 g

【功效与适应证】辛凉透表，清热解毒。用于发热无汗，或有汗不畅，微恶风寒，头痛口渴，咳嗽咽痛，舌尖红，苔薄白或薄黄，脉浮数。

【用法】共研细末，每服 9 g，鲜苇根汤煎，香气大出，即取服，勿过煮。也可作汤剂，水煎服。

理气止痛汤（《中医伤科学讲义》）

【组成】丹参 9 g　广木香 3 g　青皮 6 g　制乳香 5 g　枳壳 6 g　制香附 9 g　川楝子 9 g　元胡 5 g　柴胡 6 g　路路通 6 g　没药 5 g

【功效与适应证】活血和营，理气止痛。用于气分受伤郁滞作痛诸证。

【用法】水煎服，日 1 剂。孕妇禁服，脾胃虚弱者慎用或与健胃药同用。

清气化痰丸（《医方考》）

【组成】瓜蒌仁 30 g　陈皮 30 g　黄芩 30 g　杏仁 30 g　枳实 30 g　茯苓 30 g　胆南星 45 g　半夏 45 g

【功效与适应证】清热化痰，下气止咳。治咳嗽痰黄，黏稠难咯，胸膈痞满，甚则气急呕恶，舌质红，苔黄腻，脉滑数。

【用法】炼蜜为丸，每次 6~9 g，开水送下。亦可水煎服，用量按原方比例酌减。

益气养营汤（《伤科汇纂》）

【组成】人参 3 g　黄芪 3 g　川芎 3 g　当归 3 g　熟地 3 g　白芍 3 g　香附 3 g　贝母 3 g　陈皮 3 g　白术 6 g　甘草 1.5 g　桔梗 1.5 g

【功效与适应证】养血补气。治伤后气血两虚者。

【用法】生姜为引，水煎服。

十二画

舒活酒（《中医治疗骨伤科经验》）

【组成】樟脑 300 g　三七 30 g　麝香 3 g　生地 60 g　红花 30 g　冰片 200 g　薄荷冰（脑）60 g　血竭 30 g

【功效与适应证】舒筋活血、祛瘀。用于骨折、脱位后肌肉、肌腱捩伤，肌肉疲劳及肌腱萎缩等，可透深部。

【用法】制法：（1）先将生地、红花、麝香、三七各用瓶分别浸泡于 500 mL 白酒中，而血竭用 95% 的酒精 500 mL 浸泡。均泡 1 周后使用。（2）将樟脑、冰片溶化于 1 000 mL 95% 的酒精内后，然后立即倒入一定（1 000 mL 以上）数量的白酒。（3）再加入麝香酒、生地酒、红花酒、血竭酒精、三七酒。（4）再加入薄荷冰。（5）最后加 8 000 mL 白酒，即制成舒活酒。外用作按摩介质或涂擦，不可内服。

跌打补伤散（《实用伤科中药与方剂》）

【组成】当归 60 g　黄芪 60 g　土鳖虫 60 g　儿茶 30 g　乳香（去油）30 g　没药（去油）30 g　续断 40 g　骨碎补 30 g　象皮 30 g　接骨木 20 g　合欢皮 30 g　紫河车 30 g　白芨 30 g　脆蛇 30 g

【功效与适应证】生血、活血，强筋壮骨。用于陈旧性损伤，慢性劳损，骨折迟缓愈合。

【用法】共研细末混合均匀，用温开水调匀，外敷伤部。

舒筋活血汤（《伤科补要》）

【组成】羌活6 g　防风9 g　荆芥6 g　独活9 g　当归12 g　续断12 g　青皮5 g　牛膝9 g　五加皮9 g　杜仲9 g　红花6 g　枳壳6 g

【功效与适应证】舒筋活络。治软组织损伤及骨折脱位后期筋肉挛痛者。

【用法】水煎服。

强筋丸（《伤科诊疗》）

【组成】四制香附120 g　乳香15 g　没药15 g　牛膝30 g　续断30 g　甘草15 g　远志15 g

【功效与适应证】通经络，强筋。用于关节、韧带、肌肉陈旧损伤。

【用法】每炼蜜为丸，每丸6 g，每日2～3次，每次1丸，用温开水或酒服。

腱鞘炎散（成都体育学院附属医院方）

【组成】黄柏30 g　白蔹30 g　山豆根20 g　白芨20 g　昆布40 g　海藻40 g　穿山甲20 g　生南星20 g　生半夏20 g　三棱15 g　莪术15 g　红花15 g　防己20 g

【作用】消炎除湿，软坚散结。用于腱鞘炎，腱鞘囊肿等。

【用法】上药研为细末，混合均匀。用水醋各半加热后将药调匀，外敷患部。

滑囊炎散（成都体育学院附属医院方）

【组成】：穿山甲30 g　生南星20 g　生半夏20 g　茯苓20 g　防己20 g　龙骨15 g　牡蛎15 g　山豆根20 g　白蔹30 g

【功效与适应证】软坚散结，利水消肿。用于滑囊炎，粘液囊炎等。

【用法】上药研为细末，混合均匀温水、热醋各半将药粉调匀，外敷患部。

十三画

新伤药水（《运动创伤学》）

【组成】黄芩50 g　生大黄40 g　血通40 g　三棱25 g　莪术25 g　黄柏20 g　白芷20 g　羌活20 g　独活20 g　川芎20 g　川红花20 g　延胡索10 g

【功效与适应证】散瘀，消肿，退热，止痛。用于各种闭合性骨折、脱位和软组织损伤初期有肿痛瘀血者。

【用法】上药粉碎成粗粉，分装若干纱布袋内，放入坛中，每药50 g，加45%的酒精500 mL浸泡。每周翻动药袋1次，浸泡1月左右，即可使用。棉花或纱布浸湿药水后，外敷患处。

十四画以上

黎洞丸（《医宗金鉴》）

【组成】牛黄1份　冰片1份　麝香1份　阿魏5份　雄黄6份　大黄10份　儿茶10份　血竭10份　乳香10份　没药10份　田七10份　天竺黄10份　藤黄10份（隔汤煮

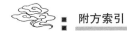

十数次，去浮沫，用山羊血拌晒，如无山羊血，以子羊血代之）

【功效与适应证】祛瘀生新。治跌打损伤，瘀阻气滞，剧烈疼痛或瘀血内攻等证。

【用法】共研细末，将藤黄化开为丸如芡实大，焙干，稍加白蜜，外用蜡皮封固。每次 1 丸，开水或酒送服。外用时，用茶卤抹涂。

常用特殊试验索引